U0190097

编　委　会

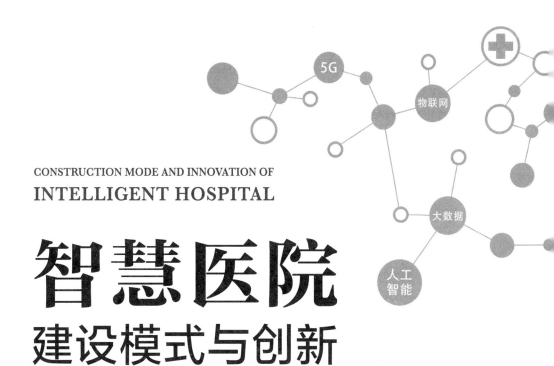

CONSTRUCTION MODE AND INNOVATION OF
INTELLIGENT HOSPITAL

智慧医院
建设模式与创新

刘同柱／主编

中国科学技术大学出版社

内 容 简 介

随着我国医药卫生体制改革的不断深化,卫生信息化建设得到了快速发展,医疗机构信息化水平和程度越来越高,智慧医院成为新的发展方向。本书从智慧医院概述、智慧医疗服务、智慧医院管理、智慧医院运营、信息技术支撑与安全、人工智能在医疗领域的应用、智慧医院发展与展望七个方面,系统阐述了智慧医院建设的内容和发展趋势,重点介绍了云计算、物联网、大数据、人工智能等新一代信息技术在优化就医流程、改进医疗质量、提高服务效率、保障医疗安全等方面的深入应用和实践。

本书可供医院管理者、建设者、信息工作者等参考使用。

图书在版编目(CIP)数据

智慧医院建设模式与创新/刘同柱主编. —合肥:中国科学技术大学出版社,2019.12
(2025.3 重印)

ISBN 978-7-312-04793-0

Ⅰ.智… Ⅱ.刘… Ⅲ.互联网络—应用—医院—建设—研究 Ⅳ.R197.324

中国版本图书馆 CIP 数据核字(2019)第 215289 号

出版	中国科学技术大学出版社
	安徽省合肥市金寨路 96 号,230026
	http://press.ustc.edu.cn
	https://zgkxjsdxcbs.tmall.com
印刷	合肥市宏基印刷有限公司
发行	中国科学技术大学出版社
经销	全国新华书店
开本	787 mm×1092 mm 1/16
印张	27.75
字数	800 千
版次	2019 年 12 月第 1 版
印次	2025 年 3 月第 2 次印刷
定价	108.00 元

序

近年来,在移动互联网、超级计算、大数据、传感网、脑科学等新理论新技术以及经济社会发展强烈需求的共同驱动下,人工智能技术取得了令人瞩目的进展,呈现出深度学习、跨界融合、人机协同、群智开放、自主操控等特征。以人工智能驱动的智能化的变革正在引发第四次工业革命,将极大地提高人类社会的生产力,深刻改变人类社会生活、改变世界。

人工智能是指使用机器实现人的智能活动的技术,是对人类思维的信息过程的模拟,是人类智能的物化。从谷歌围棋程序 AlphaGo 战胜世界围棋冠军到无人驾驶汽车,从智能语音到人脸识别,人工智能已经在我们周围,广泛地应用在商业、金融、教育、工业制造、交通、生物、科研、军事等领域。人工智能催生出的新技术、新产品、新产业、新业态、新模式,展现出了解决社会的各种复杂问题的巨大潜力。在医疗健康领域,人工智能已经在多个医疗环节发挥作用,如医学影像、药物研发、医院管理、健康管理和临床诊疗活动等。

为抢抓人工智能发展的重大战略机遇,构筑我国人工智能发展的先发优势,国务院于 2017 年发布《新一代人工智能发展规划》,明确指出应推广应用人工智能治疗新模式、新手段,建立快速精准的智能医疗体系,探索智慧医院建设。智慧医院是在医院信息化的基础上,利用人工智能、物联网、大数据和云计算等新一代信息技术,优化医疗服务流程,科学化管理决策,从而改善服务质量,提高医院成本效益的新模式,是医院管理和服务的新理念,是医院建设和发展的新方向。

智慧医院的受众群体主要包括患者、医护人员和医院管理者,不同的对象对智慧医院的理解不同。对患者来说,实现便捷和适宜的医疗服务是第一位,智慧医院确定以患者为核心的服务模式,优化、简化就医流程和环节,给患者提供最新的治疗手段与最优化的治疗方案。此外,智慧医院不仅要诊治疾病,而且要有更加全面的健康服务,除了疾病管理、临床治疗、康复保健等医疗服务外,还要包括健康管理、健康指导、疾病预防和疾病干预等健康服务。对于医护人员来说,智慧医院通过快捷完善的数字化信息系统使临床工作实现无纸化、智能化、高效化,比如医务人员使用线上诊疗、移动查房、移动护理、可穿戴设备,突破了医疗服务的空间限制;在诊疗过程中使用语音电子病历、智能医疗决策支持系统,极大提升了服务效率;此外,智慧医院实现电子病历、HIS(医院信息系统)、LIS(实验室(检验科)信息系统)、PACS(医学影像存档与通信系统)、RIS(放射信息管理系统)、CIS(临床信息系统)、医疗决策支持系统、医疗知识库系统以及疾病预测分析模型等智能化辅助系统等的互联互通,帮助医生收集整理患者诊疗数据,使医生诊疗方案更安全、更全面。对于管理者来说,智慧医院将医疗系统产生的海量数据通过智能化的程序进行持续分析,实时信息监测和及时预警提醒,不仅能快速而准确地应对变化,预测和优化未来活动,进一步预判医疗需求,优化资源配置,同时也能把管理者从传统繁杂的医疗监管中解脱出来,逐步使医院的管理实现现代化、科学化、规范化,从而实现医院管理向低成本、高效率的模式转变。

智慧医院的"智慧"体现在三个方面:一是数字化,通过计算机和数字通信网络等信息技术,实现医疗业务管理和行政管理业务的的数字化采集、存储、阅读、复制、处理、检索和传输;二是网络化,借助互联网或云平台,实现区域医疗信息共享,实现跨机构的互联互通与业务协同,有效降低医疗信息获取成本,大幅提高医疗资源利用范围;三是智能化,通过智能处理与决策支持,实现就医流程最优、医疗质量最佳、运行效率最高、管理决策最科学。

智慧医院建设不是对医院各种功能模块进行新技术、新设备的智慧化升级,而是强调医院整体的智慧表现。必须建立起对于智慧医院的全面认识,在整体智慧架构的指导下统一规划、分步实施。中国科学技术大学附属第一医院(安徽省立医院)作为全国首家智慧医院,以患者需求为出发点,引入人工智能、大数据、云计算、物联网等先进技术,注重顶层设计与系统部署,在提升医疗质量和效率、优化医疗资源配置、改善患者就医感受等方面为安徽乃至全国各级医疗机构智慧医院建设提供了规范性、系统性和前瞻性的指导和参考。

人民健康是民族昌盛和国家富强的重要标志,党的十八大吹响了全面建设健康中国的时代号角。公立医院作为守护人民群众生命健康的主阵地,是健康中国建设的桥头堡,在推进健康中国的国家战略中,理应走在前列、积极作为。面对人民日益增长和提高的医疗需求,以及城镇化、老龄化带来的社会挑战,各级医院的管理者应积极推进智慧医院建设,大力提升医疗卫生服务质量和水平,切实解决好人民群众健康需求,努力为人民群众提供更加优质、高效、安全、便捷的全方位、全周期的健康服务,用健康中国托起中国梦。

杨冠林

2019 年 9 月

前　言

　　我国的医院信息化工作已有 40 多年的历史,从 20 世纪 80 年代的以收费和财务核算为核心、连接有限终端的院内小系统,逐步发展为临床、检验、麻醉、影像、后勤保障、医疗质量管理、绩效管理、办公自动化、安全监控等全方位、多视角的应用系统,特别是新一轮深化医改以来,我国医院信息化获得了空前的发展,在优化就诊流程、提升服务效率、改善患者感受等方面发挥了不可替代的作用,取得了阶段性成果。

　　在看到成绩的同时,我们也要清醒地认识到,医院信息化建设与满足更高质量、更高水平、更加便捷的医疗服务的需求还存在差距。因此,基于新一代信息技术的"智慧医院"应运而生,并作为解决和突破当前医疗卫生领域遇到的问题和瓶颈的有益探索。"智慧医院"在全球提出来只有 10 年左右的时间,源于 IBM "智慧地球"的概念,自提出以来,全球各个地区、各类医院都进行了不同探索,把互联网技术、人工智能技术等新一代信息技术应用在医疗服务的每个环节。为指导我国医疗机构科学、规范开展智慧医院建设,国家卫生健康委于 2019 年 3 月发布了《医院智慧服务分级评估标准体系(试行)》,明确各级别智慧医院应当实现的功能、有效应用范围、技术基础环境与信息安全状况,引导医院沿着功能实用、信息共享、服务智能的方向,建设完善智慧服务信息系统,使之成为改善患者就医体验、开展全生命周期健康管理的有效工具。

　　本书以中国科学技术大学附属第一医院(安徽省立医院)智慧医院的建设为背景,参考当前国内智慧医疗领域的政策要求、发展理念、现实需求、实践经验等内容,详细系统地介绍了智慧医院建设的安徽模式。本书共七章:第一章为智慧医院概述,介绍了我国智慧医院产生的背景、智慧医院建设的框架、智慧医院的建设标准三个方面的内容;第二章至第五章分别为智慧医疗服务、智慧医院管理、智慧医院运营、信息技术支撑与安全,对智慧医院建设的主要内容和应用平台进行了详细的说明,包括智慧医院建设的信息技术基础;第六章至第七章分别为人工智能在医疗领域的应用和智慧医院发展与展望,介绍了新一代信息技术在医疗健康行业中的应用,指出了智慧医院下一步的建设方向。

　　本书为实战型参考书籍,编写过程中规避了晦涩的理论知识,观点前瞻,内容贴近工作实际,语言表达通俗易懂,力求为各级医院的非信息技术专业的管理者、建设者提供具有实用性和可操作性的参考指导。本书的编写参考了大量的行业前沿观点以及论文、著作和有关专家学者的研究成果,在此一并表示感谢。由于编者水平所限,书中可能存在不足之处,恳请读者、学者和同仁批评指正。

编　者

2019 年 9 月

目　　录

第一章 智慧医院概述

随着我国经济持续发展,人民生活水平不断提高,人们的健康管理意识逐渐增强,加上社会老龄化以及疾病谱的改变,我国医疗卫生服务需求持续增长,而我国医疗资源总量不足,分布不均衡,存在城乡失衡、东西失衡、专业失衡等现象,人民群众"看病难"问题突出。一方面,互联网基础设施不断完善,移动互联网、物联网、大数据、云计算和人工智能等新一代信息技术快速发展,使医疗卫生服务的智能化水平不断提高;另一方面,随着新一轮医药卫生体制改革的不断深化,卫生信息化建设开始得到空前的重视与发展,各级医疗机构不断加大对信息化建设的投入,开启了对智慧医院建设的探索。智慧医院是在医院信息化的基础上,利用新一代信息技术,优化医疗服务流程,科学化管理决策,从而改善服务质量,提高医院成本效益,使医院的医疗服务能力更强,医疗服务效率更高,医疗服务质量更好,医疗服务范围更广,患者就医体验更佳。

第一节 智慧医院建设背景

一、我国医院信息化发展历程

(一)医院信息系统发展阶段

1. 单机单用户阶段

单机单用户阶段始于 20 世纪 70 年代,这一阶段开始时以小型机为主,采用分时终端方式。至 80 年代初期,随着 PC 机的出现和 BASIC 语言的普及,一些医院开始开发一些小型的管理软件,如工资管理软件、门诊收费软件、住院病人费用管理软件、药库管理软件等。

2. 部门级系统应用阶段

20 世纪 80 年代中期,随着 XT286 的出现和国产化,以及 BASE 和 UNIX 网络操作系统的出现,一些医院开始建立小型的局域网络,并开发出基于部门管理的小型网络管理系统,如住院管理系统、药房管理系统、门诊计价及收费系统等。

3. 全院级系统应用阶段

进入 20 世纪 90 年代,快速以太网和大型关系型数据库的发展,使完整的网络化医院管理系统的实现成为可能,一些有计算机技术力量的医院开始开发适合自己医院的医院管理系统。这一阶段的 HIS(医院信息系统)在设计理念上强调以病人为中心,在实现上注重以医疗、经济和物资三条线贯穿整个系统,在应用面上坚持管理系统和临床系统并重,力争覆盖医院的各个部门。还开发出了全院数据充分共享的门诊、住院、药品、卫生经济、物资、固定资产、LIS、PACS 等系统。

4. 区域医疗探索阶段

我国开始探索区域医疗信息化,在一定区域内实现医疗机构间信息的交换和共享,通过建立跨医院的信息交换平台,实现化验检查结果共享、远程医疗、双向转诊、分级医疗协同、人才培养、信息发布等应用。

(二) 医院信息化建设概况

自 1997 年原国家卫生部发布《医院信息系统软件基本功能规范》以来,我国的医院信息化建设在多年的数字化医院建设的基础上,逐步发展为智能化医院、智慧医院的建设。在数字化医院建设阶段,我们经历了以财务管理为核心的医院信息系统建设和以电子病历为核心的临床信息系统建设的不同阶段,在此过程中,医院信息化建设的核心是以信息技术完善和提升"自身管理"能力为目标的,是一种封闭型的建设。随着国家新医改及相关政策的导向,以及社会需求和信息技术的发展,特别是以互联网技术为代表的新一代信息技术的应用,使医院信息化建设向开放型、共享型快速发展,医院信息化建设的目标是实现有限的医疗资源效率最高化、价值最大化,以不断提升人民群众的就医感受,解决"看病难"问题。

1. 医院信息化建设现状

总体来说,我国医院信息化已基本建成九大体系:以线上、线下相融合的自助就医服务为代表的便民服务体系;以电子病历为核心的临床信息系统应用体系;以移动护理和护理管理为代表的护理信息化应用体系;以远程会诊和双向转诊为代表的区域医疗协同信息系统应用体系;以综合运营管理为目标的医院精细化运用应用体系;以综合保障为核心的后勤信息化应用体系;以医院信息平台和数据中心为核心的医院数据平台体系;楼宇智能化体系;信息安全体系。

2. 医院信息化建设成效

医院最重要的资源是医、患,最重要的区域是门诊、急诊和住院部,因此医院信息化的目标是为医院最核心的资源提供服务,为医院最重要的区域提供管理支撑。

(1) 改善患者就医感受

通过建立线上、线下相融合的自助就医服务体系,为患者提供预约挂号、分时就诊、手机支付、院内导航、智能分诊、自助查阅和打印检验、检查报告以及自助打印影像检查胶片等,提高了就医效率,减少了排队,缩短了候诊时间,不仅提升了患者的就医感受,也使医院实现对空间资源和医疗资源的高效利用和管理。

(2) 提高医务人员工作效率

以电子病历为核心的临床信息系统应用体系的建立,实现了诊疗信息的共享,提高了诊疗效率,规范了医嘱开立、执行和医疗文书书写,实现了对医嘱开立、执行的全过程的可追溯管理,支持全过程、可追溯的医疗质控管理。这也是构建医疗大数据平台的重要基础。

以远程会诊和双向转诊为代表的区域医疗协同信息系统应用体系的建立,扩大了优质医疗服务资源的服务范围,同时也为提升基层医疗服务人员的能力水平,打造了培训、学习的平台。

（3）提升医院管理水平

以综合运营管理和药品、医用材料为代表的物流供应链管理信息系统应用体系的建立,支持医院实现精细化管理,例如,医用材料的"零库存"管理,有效降低了医院的管理及运营成本,支持医院逐步实现基于数据化、智能化的运营决策管理。

3. 医院信息化建设的发展方向

随着医改的深入及新一代信息技术在医疗行业的应用,医院信息化由数据化建设向智能化建设发展。2018年4月,国务院办公厅发布的《促进"互联网＋医疗健康"发展的意见》提出,发展"互联网＋"医疗服务,创新"互联网＋"公共卫生服务,优化"互联网＋"家庭医生签约服务,完善"互联网＋"药品供应保障服务,推进"互联网＋"医疗保障结算服务,加强"互联网＋"医学教育和科普服务,推进"互联网＋"人工智能应用服务。

在已建成的医院信息化应用体系基础上,依托新一代信息技术,打造互联网医院,构建医学人工智能应用体系,开展智慧医院建设,是医院信息化建设的发展方向。

二、智慧医院产生的背景

（一）卫生健康政策的推动

1. 医药卫生体制改革政策

2009年,国务院发布的《关于深化医药卫生体制改革的意见》（中发〔2009〕6号）指出,建立健全覆盖城乡居民的基本医疗卫生制度,为群众提供安全、有效、方便、价廉的医疗卫生服务,并把建立实用共享的医药卫生信息系统作为一项重要保障措施。

之后,中共中央、国务院、国家卫生行政主管部门相继发布《关于加强卫生信息化建设的指导意见》（卫办发〔2012〕38号）、《关于加快推进人口健康信息化建设的指导意见》（国卫规划发〔2013〕32号）、《关于推进分级诊疗制度建设的指导意见》（国办发〔2015〕70号）、《关于印发进一步改善医疗服务行动计划（2018—2020年）的通知》（国卫医发〔2017〕73号）、《全国医院信息化建设标准与规范（试行）》（国卫办规划发〔2018〕4号）、《关于进一步推进以电子病历为核心的医疗机构信息化建设工作的通知》（国卫办医发〔2018〕20号）、《关于印发深化医药卫生体制改革2018年下半年重点工作任务的通知》（国办发〔2018〕83号）、《关于深入开展"互联网＋医疗健康"便民惠民活动的通知》（国卫规划发〔2018〕22号）等文件,全面推进我国卫生信息化建设。

（1）完善国家卫生信息化建设总体框架

建立覆盖各类卫生计生机构高效统一的网络,实现业务应用互联互通、信息共享、有效协同,即"463121"工程:"4"是指建成统一权威、互联互通的国家、省级、地市级、县级4级人口健康信息平台;"6"是指实现公共卫生、计划生育、医疗服务、医疗保障、药品供应、综合管理六大业务应用系统的资源共享和业务协同;"3"是指建成全员人口信息、电子健康档案和电子病历三大数据库并实现数据融合、动态交互和共享;"1"是指依托国家电子政务网和政府数据共享交换平台,实现各级平台和各级各类卫生计生机构的互联互通和信息共享;"2"是指建立完善人口健康信息化标准规范体系,强化标准规范的建设和应用管理,实施网络安全战略,加强信息安全防护体系建设;"1"是指普及应用居民健康卡,实现居民健康管理和医疗服务一卡通用。

（2）优化医疗资源配置

将大数据技术、云计算技术、人工智能技术和物联网技术列为医院信息化建设的重要技术支撑体系,通过电子病历信息化建设,探索建立健全智慧医院标准、管理规范和质量控制方式方法。发展基于互联网的医疗卫生服务,充分发挥互联网、大数据等信息技术手段在分级诊疗中的作用。

（3）推进智慧医院建设

发挥互联网、大数据、云存储、云计算、区块链、机器人等有关技术在医疗管理工作中的优势,改造、优化诊疗流程,贯通诊前、诊中、诊后各环节,改善患者就医体验,实现智能导医分诊,开展多种医疗健康场景下的智能语音技术应用,推进"智慧药房"建设,应用智能辅助诊断系统等,逐步使患者在就诊过程中享受到更智能、更高效、更便捷、更安全、更人性化的个体化诊疗。

2. 国家卫生健康规划

中共中央、国务院、国家卫生健康委员会等先后发布《关于促进健康服务业发展的若干意见》（国发〔2013〕40 号）、《全国医疗卫生服务体系规划纲要（2015—2020 年）》（国办发〔2015〕14 号）、《关于促进和规范健康医疗大数据应用发展的指导意见》（国办发〔2016〕47 号）、《国家信息化发展战略纲要》（中办发〔2016〕48 号）、《"健康中国 2030"规划纲要》、《关于印发"十三五"卫生与健康规划的通知》（国发〔2016〕77 号）、《关于印发新一代人工智能发展规划的通知》（国发〔2017〕35 号）、《促进"互联网＋医疗健康"发展的意见》（国办发〔2018〕26 号）、《"十三五"全国人口健康信息化发展规划》（国卫规划发〔2017〕6 号）等文件,要求实施健康中国战略,开展智慧医疗服务,提升医疗卫生现代化管理水平,优化资源配置,创新服务模式,提高服务效率,降低服务成本,满足人民群众日益增长的医疗卫生健康需求。

（1）开展智慧医疗服务

开展健康中国云服务计划,积极应用移动互联网、物联网、云计算、可穿戴设备等新技术,推动惠及全民的健康信息服务和智慧医疗服务,逐步扩大数字化医疗设备配备,探索发展便携式健康数据采集设备,与物联网、移动互联网融合,不断提升自动化、智能化健康信息服务水平。推广应用人工智能治疗新模式、新手段,建立快速精准的智能医疗体系,探索智慧医院建设,研发基于人工智能的临床诊疗决策支持系统,开展智能医学影像识别、病理分型和多学科会诊以及多种医疗健康场景下的智能语音技术应用,提高医疗服务效率。

（2）促进健康医疗大数据的应用

建设全民健康保障信息化工程、健康医疗大数据应用发展工程、基层信息化能力提升工程、智慧医疗便民惠民工程和健康扶贫信息支撑工程,推进智慧医院和全民健康信息平台建设,加快推动医疗机构之间实现诊疗信息共享,完善人口健康信息服务体系,推进全国电子健康档案和电子病历数据整合共享,实施健康医疗信息惠民行动,促进和规范健康医疗大数据应用发展,推进健康医疗临床和科研大数据应用。依托现有资源建设一批心脑血管、肿瘤、老年病和儿科等临床医学数据示范中心,集成基因组学、蛋白质组学等国家医学大数据资源,构建临床决策支持系统。

（3）开展"互联网＋医疗健康"便民服务

全面实施"互联网＋医疗健康"便民服务,发展面向中西部和基层的远程医疗和线上线下相结合的智慧医疗,促进云计算、大数据、物联网、移动互联网、虚拟现实等信息技术与健康服务的深度融合,提升健康信息服务能力。

（4）开展智慧医院分级评估

2019年3月,《国家卫生健康委办公厅关于印发医院智慧服务分级评估标准体系(试行)的通知》(国卫办医函〔2019〕236号)指出,建立医院智慧服务分级评估标准体系,旨在指导医院以问题和需求为导向持续加强信息化建设、提供智慧服务,为进一步建立智慧医院奠定基础。

（二）信息技术的发展

信息技术是指用于管理和处理信息所采用的各种技术的总称,是应用计算机科学和通信技术来设计、开发、安装和实施信息系统及应用软件,通常也被称为信息和通信技术,主要包括传感技术、计算机与智能技术、通信技术和控制技术。信息技术已成为支撑当今经济活动和社会生活的基石,在医学领域,已经形成了许多新的医学方法和临床应用技术,促进了临床医学、基础医学、预防医学、医学工程、医院管理和卫生管理等跨越式发展,特别是在医疗设备数字化和智能化、医院信息化建设及远程医疗等方面取得了巨大的成就。

1. 新一代信息技术的发展

自信息技术产生以来,世界经历过三代信息技术的代际变迁:第一代于20世纪80年代开始,采用集中控制的方式,主要特征是大型机、中型机、小型机和简易终端等的广泛使用;第二代发展的时间节点是21世纪初,采用分布式方式,主要特征是个人计算机和通过网络连接的分散式服务器的普及;第三代的发展主要是最近十年,集中体现在物联网、云计算、大数据、移动互联网及其应用。2010年,国务院发布了《关于加快培育和发展战略性新兴产业的决定》(国发〔2010〕32号),明确了七大战略性新兴产业,即节能环保产业、新一代信息技术产业、生物产业、高端装备制造产业、新能源产业、新材料产业和新能源汽车产业。其中,新一代信息技术包含下一代通信网络、物联网、三网融合、新型平板显示、高性能集成电路和以云计算为代表的高端软件。

新一代信息技术不仅仅是芯片技术、网络技术、数据挖掘、人工智能、虚拟现实等一系列单一信息技术的纵向升级,更主要的是信息技术与产业的融合,从而推动以信息服务平台为特征的整体代际变迁。新一代信息技术的主要特征在于网络互联的移动化和泛在化、信息处理的集中化和大数据化、信息服务的智能化和个性化,具体包括云计算、大数据、物联网、移动互联网、人工智能和区块链等。

（1）云计算

云计算是分布式计算、并行计算、效用计算、网络存储、虚拟化、负载均衡、热备份冗余等传统计算机和网络技术发展融合的产物。美国国家标准与技术研究院将其定义为:云计算是一种按使用量付费的模式,这种模式提供可用的、便捷的、按需的网络访问,进入可配置的计算资源共享池(资源包括网络、服务器、存储、应用软件、服务),这些资源能够被快速提供,只需投入很少的管理工作,或与服务供应商进行很少的交互。

例如,2016 年 3 月,安徽省卫生和计划生育委员会主导的国家级医改惠民工程——安徽省医疗影像云正式上线,旨在通过实现全省所有医院影像检查数据的互联互通,开展基于影像远程会诊/诊断、远程医学教育培训、云胶片和人工医学智能诊断等服务,让"数据多跑路,群众少跑腿",切实做到将优质医疗资源下沉,全面实现"小病不出乡,大病不出县"的民众诉求,从根本上解决群众"看病难,看病贵"等问题。截至 2018 年底,安徽省医疗影像云已实现全省 1069 家医院联网,占全省意向联网医院的 86.14%;其中包括 4 家省级医院,17 家市级医院,140 余家县区级医院和逾 800 家乡镇、社区医院。联网的设备包括联网医院的各类影像学检查设备,其中主要是普通 X 线检查的 CR 和 DR、CT 以及磁共振影像检查设备。

(2) 大数据

美国国家标准与技术研究院将大数据定义为数据的容量、数据的获取速度或者数据的表示,限制了使用传统关系方法对数据的分析处理能力,需要使用水平扩展机制来提高处理效率。从数据表现形式看,大数据具有"4V"特征:数据容量(Volume)巨大、数据类型(Variety)繁多、处理速度(Velocity)快和价值(Value)密度低。

大数据与云计算的关系就像硬币的正反面一样密不可分。大数据必然无法用单台的计算机进行处理,必须采用分布式架构,它的特色在于对海量数据进行分布式数据挖掘,但它必须依托云计算的分布式处理、分布式数据库和云存储、虚拟化技术。

(3) 物联网

2005 年 11 月,国际电信联盟正式提出物联网概念。物联网是指通过无线射频识别技术、红外感应器、全球定位系统、激光扫描器等信息传感设备,按约定的协议,把各种物品与互联网相连接,进行信息交换和通信,以实现对物品的智能化识别、定位、跟踪、监控和管理的一种网络。

2013 年 2 月,国务院发布《关于推进物联网有序健康发展的指导意见》(国发〔2013〕7号),指出物联网是新一代信息技术的高度集成和综合运用,具有渗透性强、带动作用大、综合效益好的特点,推进物联网的应用和发展,有利于促进生产生活和社会管理方式向智能化、精细化、网络化方向转变,对于提高国民经济和社会生活信息化水平,提升社会管理和公共服务水平,带动相关学科发展和技术创新能力增强,推动产业结构调整和发展方式转变具有重要意义,我国已将物联网作为战略性新兴产业的一项重要组成内容。目前,物联网技术在医疗行业的应用主要有婴儿防盗、病房监护、输液监护、医用垃圾跟踪、资产管理和室内导航等。

(4) 移动互联网

移动互联网是一种通过智能移动终端,采用移动无线通信方式获取业务和服务的新兴业务,包含终端、软件和应用三个层面,采用基于医院局域网自建的无线局域网和运营商 4G 网络两种组网方式。移动互联网技术是目前在医疗行业应用最早、最成熟、最广泛和最有成效的新一代信息技术,在服务于医、患,优化就医流程,提高医疗服务效率和提升服务质量方面,产生了极好的效果,是在医院最先实现将桌面应用向移动应用转变的新一代信息技术。

例如,移动医生站、移动护士站、患者手机端自助就医服务和院内物流供应链管理等。

2017 年 1 月,中共中央办公厅、国务院办公厅印发了《关于促进移动互联网健康有序发展的意见》,指出移动互联网以其泛在、连接、智能、普惠等突出优势,有力推动了互联网和实体经济深度融合,已经成为创新发展新领域、公共服务新平台、信息分享新渠道。

（5）人工智能

人工智能的主要内涵包括脑认知基础、机器感知与模式识别、自然语言处理与理解和知识工程。人工智能的应用领域包括认知科学、机器学习、自然语言理解、机器人学、计算机博弈、自动定理证明、模式识别、计算机视觉、人工神经网络、专家系统、知识发现与数据挖掘、自动程序设计、智能控制、智能决策支持系统、分布式人工智能以及大数据、云计算和"互联网＋"等。

2017 年 7 月,国务院发布《新一代人工智能发展规划》,指出人工智能发展进入新阶段,新一代人工智能相关学科发展、理论建模、技术创新、软硬件升级等整体推进,正在引发链式突破,推动经济社会各领域从数字化、网络化向智能化加速跃升;还指出,人工智能在教育、医疗、养老、环境保护、城市运行、司法服务等领域广泛应用,将极大提高公共服务精准化水平,全面提升人民生活品质。目前,人工智能技术在医疗健康领域的研究和应用主要有语音电子病历、医学影像辅助诊断、医学辅助诊断、导诊机器人和物流机器人等。

2. 新一代信息技术的应用

新一代信息技术在医疗领域的应用,推动了医疗服务模式和管理模式的转变。例如,利用互联网技术不断优化医疗服务流程,为患者提供预约诊疗、移动支付、床旁结算、就诊提醒、结果查询、信息推送等便捷服务;应用智能导医分诊、智能医学影像识别、患者生命体征集中监测、临床决策支持、智能诊疗助手、临床智能诊疗方案、智能医学影像识别、智能病理分型、智能多学科会诊和智能语音等新手段提高诊疗效率;应用可穿戴设备为签约服务患者和重点随访患者提供远程监测和远程指导,实现线上、线下医疗服务有效衔接;利用大数据信息技术为医疗质量控制、规范诊疗行为、评估合理用药、优化服务流程、调配医疗资源等提供支撑。应用互联网、物联网等新技术,实现配药发药、内部物流、患者安全管理等信息化、智能化;应用医用机器人、可穿戴设备、基因芯片、生物三维打印、数字医疗设备和物联网设备等,推动医疗服务模式的转变。

（三）医院信息化建设需求

1. 建立现代医院管理制度的需求

2017 年 7 月,国务院办公厅发布《关于建立现代医院管理制度的指导意见》(国办发〔2017〕67 号),指出强化医院信息系统标准化和规范化建设,与医保、预算管理、药品电子监管等系统有效对接。完善医疗服务管理、医疗质量安全、药品耗材管理、绩效考核、财务运行、成本核算、内部审计、廉洁风险防控等功能。加强医院网络和信息安全建设管理,完善患者个人信息保护制度和技术措施。

2. 便民惠民需求

2018 年 7 月,国家卫生健康委员会发布《关于深入开展"互联网＋医疗健康"便民惠民活动的通知》(国卫规划发〔2018〕22 号),指出加快推进智慧医院建设,运用互联网信息技术,改造优化诊疗流程,贯通诊前、诊中、诊后各环节,改善患者就医体验。到2020年,二级以上医疗机构普遍提供分时段预约诊疗、智能导医分诊、候诊提醒、检验检查结果查询等线上服务,让患者少排队、少跑腿。

3. 发展互联网医院需求

2018年4月,国务院办公厅发布《关于促进"互联网+医疗健康"发展的意见》,允许依托医疗机构发展互联网医院。医疗机构可以使用互联网医院作为第二名称,在实体医院基础上,运用互联网技术提供安全适宜的医疗服务。发展互联网医院,在确保医疗质量和信息安全的前提下,积极为患者在线提供部分常见病、慢性病的复诊服务,以及随访管理和远程指导,逐步实现患者居家康复,不出家门就能享受优质高效的复诊服务。

互联网医院是线下实体医院在线上的延伸,在提高医疗服务效率、扩大医疗服务的广度及实现优质医疗资源价值最大化等方面,将发挥非常重要的作用,会深刻改变传统的医疗服务模式和医疗机构建设模式。未来,互联网医院将是医院信息化体系中最大的应用平台。

4. 智慧医疗服务需求

依托新一代信息技术,建立快速精准的智慧医疗体系,已经成为医院的发展方向。例如,开发人机协同的手术机器人、智能诊疗助手,研发柔性可穿戴、生物兼容的生理监测系统,研发人机协同临床智能诊疗方案,实现智能影像识别、病理分型和智能多学科会诊。

第二节　智慧医院建设框架

一、智慧医院概念

2008年11月,IBM提出了"智慧地球"概念,即把新一代的信息技术、互联网技术充分运用到各行各业,把传感器嵌入、装备到全球的医院、电网、铁路、桥梁、隧道、公路、建筑、供水系统、大坝、油气管道,通过互联网形成"物联网";再通过超级计算机和云计算,使得人类以更加精细、动态的方式和生活,从而在世界范围内提升"智慧水平",最终实现"互联网+物联网=智慧地球"。根据智慧地球的概念,产生"智慧电力""智慧医疗""智慧城市""智慧交通""智慧银行"等系列方案。

智慧医疗是指通过信息通信、物联网和大数据等技术手段,深度融入诊疗和全生命周期健康管理过程,打造健康档案区域医疗信息平台,实现患者与医务人员、医疗机构、医疗设备之间的互动,极大地提升医疗服务效率、医疗服务能力和医疗服务质量,提供更加安全、高效和便捷的医疗服务和健康管理。智慧医疗由智慧医院系统、区域卫生系统和家庭健康系统组成。

2018年9月,安徽省医院协会在全国团体标准信息平台发布了《智慧医院建设规范》团体标准(编号 T/AHYY 0001—2018),提出智慧医院是运用云计算、大数据、物联网、移动互联网和人工智能等新一代信息技术,在医院建立线上、线下相融合的自助就医服务体系,打造具有辅助决策支持功能的以电子病历为核心的临床信息系统体系,建立精细化、智能化的经济运营、综合管理和后勤保障体系,打造支持临床科研和医学教育的信息平台体系,建立基于"互联网＋"的医疗协同体系及信息安全体系,以患者为中心,极大地提升医疗服务效率、服务能力和服务质量,提供更加安全、高效和便捷的医疗服务和健康管理。

二、智慧医院建设规范

安徽省医院协会发布的《智慧医院建设规范》团体标准,从建设内容框架、服务体系、管理体系、支撑体系的内容及基本要求等方面编制了可供参考的智慧医院建设框架,对智慧医院的建设和实施提供了指导。

智慧医院由智慧医疗服务体系、智慧医院管理体系和信息技术支撑体系三大体系构成。智慧医疗服务体系包括智慧门诊,智慧急诊,智慧病区、药房、手术室,智慧医技,"互联网＋"智能健康管理,智慧医疗协同;智慧医院管理体系包括智慧医疗管理、智慧教学管理、智慧科研管理、智慧运营管理和智慧后勤管理;信息技术支撑体系包括基础设施、信息安全和新一代信息技术。

(一)智慧医疗服务体系

1. 智慧门诊

(1)移动端自助服务

基于互联网为患者提供挂号、候诊、缴费、信息查询、医患沟通等服务,实现患者门户、预约挂号、挂号查询、院内导诊、检验报告查询、检查报告查询、自助缴费、费用查询、诊断及处方查询、医患沟通和信用管理等功能。

(2)医院端自助服务

建立线下自助服务体系,提供自助发卡、充值(支持手机端、银行卡和现金等)、挂号、预约挂号、签到、扣费、检验报告打印、检查报告打印、胶片打印、门诊病历打印、发票打印、信息查询、满意度评价等功能。

(3)诊区分诊台服务

支持排队叫号、重复呼叫和信息实时显示功能;建立排队规则知识库,队列管理建议支持二次分诊或多重分诊,多区域实现自动排队功能;支持使用居民健康卡、居民身份证刷卡等签到;提供消息提醒,支持等候时间、等候人数及人次等信息。

(4)诊间服务

门诊病历书写应支持结构化录入及处理、图形图像标注、多媒体调用、医学专用符号及表达式等功能;支持患者临床信息调用,可直接引用患者基本信息、检验、检查等数据;提供临床医学知识库,包括诊断和鉴别诊断库、医学术语库、电子病历模板库、病历质控规则库等,支持历史数据自学习;提供医学矢量图,方便医学图像的查看、处理;提供痕迹保留,支持病历内容历次修改痕迹保留;提供病历信息智能查询检索,支持病历信息的多角度、多维度分析处理;支持病历信息共享。按照政府发布或指定的信息标准实现病历信息共享。

门诊处方和处置管理应支持不同级别医生开立相应级别的药物、检验检查、治疗方案以及手术等医嘱信息;提供处方处置规则知识库,包括药物字典、检验检查字典、手术治疗字典等;提供处方处置审核知识库,包括药物过敏、合理用药、医保控费等信息提示;提供处方处置信息共享,支持采用政府发布或指定的信息标准实现门急诊处方处置信息共享和结构化处理,支持全流程关键节点数据的采集和分析。

支持诊间支付;支持基于物联网的门诊输液管理。

(5)"互联网+"人工智能门诊应用服务

支持电子健康卡应用,支持在线开展部分常见病、慢性病复诊;提供线上智能分诊、智能诊前病史采集、智能随访及健康宣教、智能陪护、室内精准导航、预约停车等功能;提供线下智能导诊导医语音交互、门诊语音电子病历、智能辅助诊断等功能。

2. 智慧急诊

(1)院前急救服务

建立院前急救知识库;移动监护及音视频信息的采集和存储(含现场急救和转运过程)应支持高清音视频编解码;急救信息共享与协作应包括综合信息显示、SIP(会话发起协议)视频协作、信息交接等;救护车定位应支持北斗、GPS(全球定位系统);行车路径引导。

(2)急诊分级分诊

患者身份识别应支持通过居民身份证、居民健康卡等身份证件进行识别,支持用扫描腕带等方式获取患者身份信息;患者生命体征自动采集,系统与生命体征监测设备通过接口连接自动读取监测数据(如心率、血压、体温、血氧等指标);急诊分级知识库和病情评估模型根据患者生命体征数据和患者主诉,系统自动给出病情分级建议结果;二级分诊和队列调整规则应支持自动二级分诊,同时支持手工调整急诊患者队列次序和诊室分配。

(3)急诊病历书写

急诊病历书写应支持结构化录入及处理、图形图像标注、多媒体调用、医学专用符号及表达式等功能;支持患者临床信息调用,可直接引用患者基本信息、检验、检查等数据;提供临床医学知识库,包括诊断和鉴别诊断库、医学术语库、电子病历模板库、病历质控规则库等,支持历史数据自学习;提供医学矢量图,方便医学图像的查看、处理;提供痕迹保留,支持病历内容历次修改痕迹保留;提供病历信息智能查询检索,支持病历信息的多角度、多维度分析处理;支持病历信息共享按照政府发布或指定的信息标准实现病历信息共享。

(4)急诊处方和处置管理

急诊处方和处置管理应支持不同级别医生开立相应级别的药物、检验检查、治疗方案以及手术等医嘱信息;提供处方处置规则知识库,包括药物字典、检验检查字典、手术治疗字典等;提供处方处置审核知识库,包括药物过敏、合理用药、医保控费等信息提示;提供处方处置信息共享,支持采用政府发布或指定的信息标准实现门急诊处方处置信息共享和结构化处理,支持全流程关键节点数据的采集和分析。

(5)"互联网+"人工智能急诊应用服务

支持电子健康卡应用;支持语音电子病历;将物联网技术及智能穿戴技术应用于急诊、急救患者的定位、体征信息采集和监护等;支持智能分诊、智能急救临床路径与质控、智能输液监控、远程急救指导、远程会诊、智能床位管理、智能辅助诊断和智能照护等。

3．智慧病区

（1）住院患者管理

住院患者入、出、转管理应提供患者主索引注册服务；门急诊患者信息共享应支持门急诊与入院科室、转入与转出科室间患者信息共享，包括患者基本信息、疾病信息、医嘱信息、检查检验结果、手术信息、费用等信息；患者入、出、转状态变更规则管理应包括患者入院、出院和转科时相关医嘱执行、费用的规则管理。

住院床位管理要求床位信息实时共享应支持住院相关业务系统（包括住院登记、住院医生站、护理等）、统计查询系统共享床位信息；条码、二维码、RFID（射频识别）识别应支持床位和患者信息匹配；床位智能调整应支持采用数据分析工具智能化调整床位；床位使用分析应分析不同时间段床位利用率，提供床位使用现状和未来发展建议。

住院结算管理要求支持患者缴费信息获取，支持门诊、急诊、住院等相关业务信息系统获取患者门诊处方、检验检查、手术、住院费用等待缴费的信息，支持缴费信息在人工服务窗口、移动智能终端、网站、自助机等实时共享；支持多种支付方式，支持包括现金、银行卡、移动支付（基于移动智能终端的支付方式）等；医保实时结算，支持新农合、社保、商业保险等医疗保险患者的费用信息实时共享和结算；信息推送，推送缴费消息提醒。

（2）医疗服务管理

住院病历书写要求病历书写编辑器支持结构化录入及处理、图形图像、标注、多媒体调用、医学专用符号及表达式等功能；患者临床信息调用应直接引用患者基本信息、检验、检查等数据；临床医学知识库应包括诊断和鉴别诊断库、医学术语库、电子病历模板库、病历质控规则库等应支持历史数据自学习；医学矢量图应方便医学图像的查看、处理；痕迹保留应支持病历内容历次修改痕迹保留、病历信息智能查询检索，应支持病历信息的多角度、多维度分析处理；病历信息共享中电子病历使用的术语、编码、模板和数据应当符合相关行业标准和规范的要求，在保障信息安全的前提下，促进电子病历信息有效共享；全流程病历质控管理应支持环节质控与终末质控相结合、自动质控与人工质控相结合的多级质控体系。

住院医嘱管理支持不同级别医生开立相应级别的药物、检验检查、治疗方案以及手术等医嘱信息；医嘱处置规则库包括药物字典、检验检查字典、手术治疗字典等；医嘱处置审核知识库根据医嘱知识库实现医嘱项目智能审核；医嘱信息共享支持采用政府发布或指定的信息标准，实现医嘱信息共享和结构化处理，支持全流程关键节点数据采集和分析；申请单自动生成，支持根据开立的医嘱自动生成申请单并自动完成申请单的关键信息完整性校验；患者信息获取，支持从其他信息系统自动获取与申请单相关的患者基本信息、诊断和病史等信息；检验检查项目知识库及项目智能组合，根据检验检查项目知识库实现申请项目智能组合；应用界面功能集成，将申请单应用界面集成到医生工作站、护士工作站和医技科室护士登记工作站等系统。

临床路径应支持临床信息共享，获取病案信息、体检信息、诊断信息、检验检查结果、实时病程记录、手术记录、治疗同意书、诊疗项目、手术方案等信息，验证并自动完成临床路径的诊疗内容；可视化路径配置应根据临床路径标准配置诊疗服务项目；临床路径知识库应包括入径判断规则、管理规则、出径规则等；临床路径统计应包括路径执行监测、路径变异等数据统计与分析。

（3）护理服务管理

护理记录中的护理记录编辑器应支持结构化录入及处理、痕迹保留、支持体温单、手术记录单、危重症护理记录单等护理记录智能生成及录入；临床信息调用应直接引用患者基本信息、检验、检查、医嘱信息等数据；智能提醒应根据危急值、体温、出入量等录入或监测异常数据，能够通过多种方式实时提醒护士进行相应的操作；临床护理知识库应包括护理评估知识库、护理等级规则库、护理质控规则库、临床术语知识库、护理模板库等，支持历史数据自学习。

输液管理中的条码、二维码、RFID识别应支持护士通过条码、二维码、RFID对患者身份和药物进行核对功能；临床信息共享应直接引用患者基本信息、输液处方、检验检查结果和医嘱信息等数据；智能提醒应通过输液监测智能设备自动提醒护士输液进度；建立医嘱校对知识库。

药品医嘱执行应支持患者及医嘱信息自动获取和比对；医嘱配伍禁忌审查应支持不合理用药提示；用药前后，患者病情的自动获取。

非药品医嘱执行中的条码、二维码、RFID识别应支持护士通过条码、二维码、RFID对患者身份和检验、检查、治疗等非药品医嘱以及患者检验标本进行核对功能；临床信息共享应直接引用患者基本信息、检验、检查、治疗等数据；建立非药品医嘱审核知识库。

（4）随访服务管理

患者诊疗和随访信息共享应按照政府发布或指定的信息标准实现门诊和住院信息、随访信息的跨系统共享和处理；随访计划自动生成应按照病种模板自定义随访计划和随访周期，按病种或按科室制定随访问卷；随访问题及健康教育知识库；随访服务数据统计分析应支持应用数据挖掘技术对随访服务进行统计分析；随访跟进服务应利用网络和移动通信技术实现随访跟进服务；语音识别应将语音转换成随访文本记录。

（5）移动医疗

患者疾病信息集成查询应支持移动智能终端调阅患者基本信息、疾病信息和检验检查结果等信息；患者影像信息的查询和展现应支持面向移动智能终端的快速医疗图像处理、压缩、解压缩技术；移动智能终端数据录入应支持医嘱录入和处理、患者疾病信息录入，可选用键盘输入、语音识别、音频、图片、视频等方式；知识库服务应包括药品知识库、疾病知识库、化验结果指标知识库、健康指导知识库等；危急值的提醒与实时处理；抗菌药物申请、重大手术申请等信息实时通知并处理。

（6）移动护理

患者疾病信息集成查询应支持移动智能终端调阅患者基本信息、疾病信息和检验检查结果等信息；医嘱执行智能提醒规则应根据医嘱闭环管理流程要求，按照关键节点制定医嘱执行提醒规则；医嘱执行智能提醒知识库应根据医嘱执行全流程关键要素，制定相关提醒知识规则；规范护理服务应支持患者管理、身份识别、医嘱执行、用药核对、体征采集等护理服务；护理关注要点智能提醒应通过消息机制将患者的陪护关注要点信息及时提醒护士；护理评估和记录应支持风险评估、护理文书、体征信息记录、材料记账、护理计划等，具备护理服务从计划、执行、跟踪到结束的全过程监督管理，支持护理计划自动生成；移动护理知识库；条码、二维码、RFID识别等技术；支持用药、输血、巡视、检验标本采集等安全核对；支持护理备忘录入;可以录入护理工作备忘信息,支持手动设置事件提醒,可选用键盘输入、语音、音频、图片等方式;应支持统计分析查询;支持对病区的医嘱闭环执行、护理计划、患者风险评估、体征等信息的统计查询。

（7）病区医用耗材管理

耗材库存移动盘点应采用移动智能终端、手机等应用,实现物资扫码盘点;耗材追溯管理,使电子货柜识别、RFID 识别获取标签信息,自动识别,增减库存,支持高值耗材与患者信息精准匹配,实现耗材使用的全流程跟踪和追溯;耗材库存自动化提示应支持有效期自动提醒,库存高低限自动提醒;医嘱核销应依据设定的规则自动对接医嘱信息,核减耗材的库存。

（8）"互联网＋"人工智能病区应用服务

应支持智能辅助诊断、智能随访及健康宣教、智能陪护、语音电子病历、智能输液监控、人员(医、护、患)定位、智能会诊、智能药柜、智能货架、电子签名(医、护、患)、医疗废弃物智能管理。

"互联网＋"患者自助服务应支持多种支付方式,支持包括现金、银行卡、移动支付(基于移动智能终端的支付方式)等,应支持检验、检查报告查询,缴费明细查询,病历查询。

4．智慧药房

（1）基本药物监管

基本药物监管应支持基本药物信息共享,药库、药房、临床应用及财务的各环节共享药品采购、价格、使用等信息;用药监控辅助决策知识库应支持临床合理用药,提高临床用药的安全性、有效性,提供临床用药的持续监管;智能提醒应支持对基本药物流通环节,包括采购、支付、价格等信息以及基本药物使用环节中合理用药等信息的自动提示,支持通过有线或无线方式,实现监控信息智能提醒;数据挖掘分析应支持采用数据挖掘分析工具,针对基本药物使用的安全性、有效性、合理性、可负担性、依从性等要求,实现基本药物临床应用综合评价和监管分析。

（2）药物物流管理

药物识别应支持应用条码、二维码、RFID 识别药物,支持药物批次追溯;配送器具识别,绑定配送人员,应用条码、二维码、RFID 识别配送器具各个环节的数据;药物进出库及库存管理应采用各省药品集中采购平台统一使用的药品编码(YPID),支持药品供应链信息接入和院内药品管理,具备采购和进出库药物的数量、价格、效期、批次的自动化管理。

（3）发药管理

药房药物管理规则应采用工作流引擎设置发药、退药、药房调剂等的管理流程,建立全院统一的药品管理规则,包括批次、效期、调价、库存等;基于临床用药知识库的处方审核应利用合理用药、用药监控辅助决策知识库等辅助进行处方审核;处方和医嘱信息获取应支持门诊、住院患者用药信息共享;智能提醒应支持不合理用药、库存不足等信息的自动提示;药物自动识别应支持条码、二维码、RFID 等自动识别;药物追溯功能应支持药物从入库、出库、发药到患者等整个流程的跟踪。

（4）静脉药物配置中心

患者及医嘱信息自动获取应支持医嘱信息共享和合理用药审核结果信息共享,包括患者基本信息、病历病史信息、疾病诊断信息、医嘱信息、用药信息、过敏信息等;医嘱配伍禁忌审查应提供不合理用药提示;药物盘点记录自动生成,盘点结果支持人工盘点和自动盘点两种录入方式;支持条码、二维码、RFID识别。

(5)"互联网+"人工智能药房应用服务

支持自动发药机、自动分包机、智能货架、智能药柜、智能用药指导。

5. 智慧手术室

(1)手术信息管理

手术名称和编码库、统一手术分类和编码字典库应建立与电子病历和医嘱管理信息系统中手术名称、编码的对应关系;手术信息核查应实现患者、医生、护士的基本信息管理,对具有患者身份识别信息、手术用物识别信息、术前备血识别信息、手术标本识别信息等的标志物进行识别核对;手术信息共享应实现术前、术中和术后信息推送和共享,术前信息包括手术申请、手术审批、手术安排等信息,术中信息包括手术进程、危急值等信息,术后信息包括麻醉复苏进程、术后随访等信息;手术进程监控应支持手术室和手术术野全程高清视频监控;手术室信息集成和展示应通过医院信息平台与电子病历、临床检验、医学影像、病理等系统对接,获取患者疾病信息数据,支持患者信息全景展示以及互动;检验设备数据采集应与血气分析检验设备连接,自动获取手术患者血气分析结果;手术物流管理应对手术器械、药物、耗材、敷料等实现规范管理。

(2)麻醉信息管理

麻醉知识库应支持应用麻醉知识库开展术前风险评估、术中风险预警和麻醉复苏效果评估;移动术前访视和随访应支持使用移动终端实施麻醉术前访视记录和术后随访记录;设备数据采集应支持自动采集麻醉机、监护仪、呼吸机、输液泵等手术麻醉设备数据;自动生成麻醉记录应根据设备采集的数据自动生成麻醉记录;输液智能控制应自动控制输液泵的输液量和速度。

(3)手术室高值耗材管理

高值耗材库存移动盘点应采用移动智能终端、手机等应用,实现物资扫码盘点;高值耗材追溯管理应使用电子货柜识别、RFID获取标签信息,自动识别,增减库存,支持高值耗材与患者信息精准匹配,实现高值耗材使用的全流程跟踪和追溯;高值耗材库存自动化提示应支持有效期自动提醒,库存高低限自动提醒,三证资质自动提醒;医嘱核销应依据设定的规则自动对接医嘱信息核减高值耗材的库存。

(4)移动医疗——术前访视

患者疾病信息集成查询应支持移动智能终端调阅手术相关的患者基本信息和疾病信息,以及最新检验检查结果等信息;建立麻醉宣教知识库;术前访视计划和方式记录自动生成应支持术前访视模板智能化调整,以及键盘输入、语音识别、音频、图片、视频等多种录入方式。

(5)"互联网+"人工智能手术室应用服务

支持人员(医、护、患)定位、设备定位、手术物资闭环管理、手术示教、智能柜技术应用、医用机器人、智能排班、智能调度、手术室运营智能分析。

6. 智慧医技

(1)临床检验信息管理

建立检验医嘱知识库;医嘱合并应根据检验医嘱知识库自动合并检验医嘱;LIS系统和

检验设备间应建立双向通信,LIS系统检验项目数据应自动传入检验设备,检验结果应自动输出到LIS系统;诊断报告自动审核,根据审核规则,支持检验结果智能审核;双向质控条码管理应通过条码自动识别质控品,并将质控结果数据传入质控管理系统;消息预警出现危急值或发现不合格样本,通过消息提醒医生、护士或检验技术人员;实现检验全过程时间管理。

（2）医学影像信息管理

影像数据采集支持与医院所有的医学数字成像和通信接口设备（DICOM（医学数字成像和通信）和非DICOM接口）影像设备的连接,实现影像数据采集;影像后处理分析应综合运用计算机图像处理技术、医学知识,将各种医学图像重组处理,得到立体仿真的医学影像;医学影像一致性输出应支持应用影像集成模型,确保在不同的输出和浏览环境获得一致性的观察效果,包括胶片、影像诊断工作站等;影像数据存储归档应支持存储模式,支持网络附属存储（NAS）、存储区域网络（SAN）、混合型等多种模式;影像数据存储管理系统应实现在线、近线、离线存储,支持医院数据中心处理存储影像数据;图像压缩采用国际标准无损压缩算法对图像进行压缩。

（3）病理管理

标本流转全过程追溯管理支持病理标本条码化管理;病理标本标准化处理;病理切片数字化处理应通过全自动显微镜或病理切片扫描仪采集病理切片的高分辨率数字图像,支持医院数据中心处理、存储病理切片数据;图像压缩应采用国际标准无损压缩算法;支持结构化病理诊断报告。

（4）生物标本库管理

生物标本应与患者信息关联;生物标本信息全过程可追溯;标本存储设备和环境温度监控应实时监控深低温冰箱、冰箱、液氮罐、室内温度和湿度等情况;生物标本数据存储应支持医院数据中心处理、存储生物标本数据。

（5）输血信息管理

输血评估应根据患者生命体征及相关医疗信息,评估患者输血的必要性;配血记录应支持自定义配血规则;用血全流程追溯应支持条码、二维码等方式对血液信息进行核对;血液运输应支持存储温度自动监测;建立用血不良反应记录;输血知识库应包括输血评估、风险控制及干预规则知识库。

（6）电生理信息管理

设备数据采集应通过专业接口从电生理设备采集数据;数据传输及解析应将电生理设备采集的数据传输到工作站,并进行数据解析;建立电生理诊断知识库;患者信息获取应通过医院信息平台获取患者基本信息和疾病信息;支持结构化电生理报告模板配置。

（7）透析治疗信息管理

患者信息获取应通过医院信息平台获取患者基本信息和疾病信息;透析治疗方案辅助创建应支持根据患者病情辅助或自动创建治疗方案;支持透析机基本信息管理,包括机型、设备编号、感染属性、治疗范围、默认消毒时间等,支持自动采集透析设备数据;支持结构化透析电子病历;设备运行监控应实时监控透析设备的运行情况。

（8）放疗信息管理

患者信息获取应通过医院信息平台获取患者基本信息和疾病信息;放疗治疗方案辅助

创建应支持根据患者病情辅助或自动创建治疗方案;建立放疗相关知识库;设备运行监控应实时监控放疗设备运行情况;患者放疗监控应实时监控患者放疗期间生命体征情况,并及时预警;放疗设备质控监控应支持放疗设备质控数据采集、传输、存储和处理分析。

（9）化疗信息管理

患者信息获取应通过医院信息平台获取患者基本信息和疾病信息;化疗治疗方案辅助创建应支持根据患者病情辅助创建治疗方案;建立化疗相关知识库;患者化疗监控应实时监控患者化疗期间生命体征情况,并及时预警。

（10）康复信息管理

患者信息获取应通过医院信息平台获取患者基本信息和疾病信息;康复方案辅助创建应支持根据患者病情辅助或自动创建治疗方案;建立康复相关知识库;患者康复监控应实时监控患者康复期间生命体征情况,并及时预警;设备运行监控应实时监控康复设备的运行情况。

（11）放射介入信息管理

患者信息获取应通过医院信息平台获取患者基本信息和疾病信息;放射介入治疗方案辅助创建应支持根据患者病情辅助或自动创建治疗方案;建立放射介入治疗相关知识库;设备运行监控应实时监控放射介入设备运行情况;患者放射介入治疗监控应实时监控患者放射介入治疗期间生命体征情况,并及时预警。

（12）高压氧信息管理

患者信息获取应通过医院信息平台获取患者基本信息和疾病信息;高压氧治疗方案辅助创建应支持根据患者病情辅助或自动创建治疗方案;建立高压氧治疗相关知识库;设备运行监控应实时监控高压氧设备运行情况;患者高压氧治疗监控应实时监控患者高压氧治疗期间生命体征情况,并及时预警。

（13）"互联网＋"人工智能医技应用服务

支持智能医学影像辅助诊断、智能心电辅助诊断、智能病理辅助诊断、智能语音发报告、电子签名应用、智能危急值管理;建立标准的医技专科数据库,用于支持人工智能医学辅助诊断的研究和应用。

7. "互联网＋"智能健康管理

（1）体检信息管理

健康体检全流程管理应支持检前提醒咨询、个性化体检项目设计、体检预约、体检策略智能调整、体检区控制、体检模板自动生成、健康体检档案创建、体检报告生成与发布等;体检知识库应具备体检相关信息,具备医生总检工作相关知识提示,实现体检结果智能分析,支持知识库扩展;体检结果信息整合应通过标准接口技术或信息平台,实现常规体检、检验、检查等体检结果信息的统一集成,支持一体化体检图文报告系统和设备,实现一体化图文报告,支持体检报告智能解读分析。

（2）"互联网＋"智能健康管理

线上线下相融合的健康管理服务流程应支持线上分时预约、支付、体检报告查阅等;支持智能体检引导,智能随访;支持智能批量阅片,智能辅助诊断,智能穿戴设备应用;支持健康管理数据平台的建立及应用。

8. 智慧医疗协同

（1）多学科协作诊疗

患者信息共享应支持多学科会诊、多学科科研等诊疗协作管理的患者病历信息共享；消息提醒机制和规则应根据多学科会诊需求，基于消息组件生成任务消息，发送给参与各方；会诊级别管理应支持根据疾病严重程度配置各级别会诊医生，设置会诊申请优先级。

（2）电子病历和健康档案调阅

患者授权应支持患者对医生进行授权，医生根据患者授权调阅其历史电子病历和电子健康档案信息；电子病历和健康档案信息共享应支持各级各类医疗卫生机构之间的电子病历、健康档案共享调阅；电子病历和健康档案调阅权限控制应按医生职责和医生级别分配电子病历和健康档案调阅权限；患者病历调阅应提供患者病历调阅相关途径。

（3）远程会诊

患者身份认证应通过居民身份证、居民健康卡等身份证件进行认证；患者病历信息采集应通过电子病历等信息系统共享患者临床信息；数字音视频处理应支持标准语音视频协议，支持抗干扰、抗噪声处理，支持远程语音视频交互；视频压缩传输应支持标准视频编解码协议，支持高清图像传输，高效编码传输与保存高清视频数据；建立远程会诊相关知识库；建立远程会诊工作量统计分析。

（4）远程影像诊断

影像数据采集应实现设备数据采集标准化，支持与医院所有的医学数字成像和通信接口设备（DICOM 和非 DICOM 接口）影像设备的连接，实现影像数据采集；影像后处理分析应综合运用计算机图像处理技术、医学知识，将各种医学图像重组处理，得到立体仿真的医学影像；影像数据标准化处理应支持医学影像一致性输出，应用影像集成模型应确保在不同的输出和浏览环境获得一致性的观察效果，包括胶片、影像诊断工作站等；影像数据存储归档的存储模式建议采用网络附属存储、存储区域网络或混合模式；影像数据存储管理系统应实现在线、近线、离线存储；图像压缩依据政府发布或指定的信息标准，采用无损压缩算法压缩图像；数据加密处理应支持网络传输信息加密，影像数据加密规范化处理，支持国密算法；数据安全管理在远程影像诊断和数据共享服务过程中，数据的采集、处理、存储和传输等应提供必要的安全保护机制，包括身份鉴别、访问控制、匿名化处理等。

（5）分级诊疗

分级诊疗信息系统应结合医院自身规模、医院信息化建设现状等因素，依托区域全民健康信息平台或城市大医院主导的医联体、医共体等实现分级诊疗全程管理；分级诊疗知识库应为分级诊疗临床决策提供支持，包括转诊指征、会诊指征、慢病协同管理指征等；疾病分级分类模型应根据疾病编码，对各类疾病进行分类，确定疾病级别。

（6）双向转诊

双向转诊知识库应根据体征、症状等信息判断是否转诊；患者身份识别应通过居民身份证、居民健康卡等身份证件识别个人信息；患者信息共享应支持患者基本信息、费用信息、电子病历、检验检查等数据在转诊医院之间及区域信息平台之间进行共享；患者状态跟踪应支持转诊患者治疗状态跟踪和提醒。

（7）区域病理共享

区域病理共享应支持病理标本标准化处理；病理切片数字化处理应通过全自动显微镜

或病理切片扫描仪采集病理切片的高分辨率数字图像;图像压缩应依据国际和政府发布或指定的信息标准,采用无损压缩算法压缩图像;数据传输加密应通过互联网传输影像数据时,需要采用数据加密传输,支持国密算法;支持物联网,病理标本运输过程冷链管理;病理诊断报告发布后,通过消息通知申请医院医生。

(8) 区域检验共享

建立检验医嘱知识库;医嘱合并应根据检验医嘱知识库自动合并检验医嘱;LIS 系统和检验设备间双向通信应根据仪器扫描的条码信息系统,自动传入检验项目,检验结束后检验设备自动将结果输出到 LIS 系统,并实现输出结果的智能转换和计算;诊断报告自动审核应根据审核规则,智能审核检验结果,检验报告调阅需经过授权;双向质控条码管理应通过条码自动识别质控品,并将质控结果数据传入质控管理系统;消息预警应出现危急值或发现不合格样本,支持危急值管理,通过消息提醒医生、护士或检验技术人员;支持检验全过程时间管理,支持标本采集、接收、运输、检测全过程关键时间节点采集和管理;数据传输加密应通过互联网传输数据时,需要采用数据加密传输,支持国密算法;标本全程冷链监测应使用RFID 支持标本传输过程中的温度监控管理;检验报告发布后,通过消息通知申请医院医生。

(9)"互联网+"人工智能应用服务

支持智能医学影像辅助诊断、智能病历辅助诊断、智能辅助质控平台、互联网医院建设。

(二) 智慧医院管理体系

1. 智慧医疗管理

(1) 智慧医务管理

① 电子病历质量管理

建立基于电子病历关键节点的病历质控知识库;支持以患者为中心的临床数据集成和调阅;质量管理应建立质控问题解决与追溯的信息交互机制,以及质控改进的业务协同;病历质控统计分析应支持相关工具以及相应分析结果展示,包括柏拉图、散点图等。

② 手术分级管理

建立手术分级知识库;手术分级审批规则应按照患者疾病情况、手术难易程度、手术危害程度、医生职称级别来确定,自定义的手术分级审批设置,可采用类工作流引擎等技术实现手术分级流程管理;手术权限管理应针对临床开展手术业务的实际情况,对医生的手术权限授权。

③ 危急值管理

建立检验、检查结果危急值管理规则,提供危急值项目和结果范围管理依据危急值判定规则对符合危急值的检验检查结果配置醒目的提醒(如标志颜色);应建立危急值处理措施知识库,以疾病为中心建立统一的危急值管理规则知识库自动提供危急值对应处理措施供医生、护士参考;危急值自动提醒应通过消息机制(包括短信、预警信息等方式)将危急值提醒医生、护士,需医生、护士对消息回复后方可取消提醒;危急值时限管理应提供危急值从发生到各阶段角色的响应时间管控和阈值预警,建立对危急值处理过程的实时监控和事后分析,逐步发现和解决瓶颈问题。

④ 临床路径与单病种管理

支持临床路径与单病种数据采集,质控数据采集应贯穿临床路径和单病种实施全过程的关键节点,质控数据采集要支持事中、事后监管,通过工作流引擎,在临床路径和单病种管理过程中,采集关键节点数据;质控指标智能化路径分析模型应建立临床路径与单病种的相关质控指标,形成分析模型;建立基础疾病、并发症和合并症管理。减少对主要治疗方案的干扰,保障单病种与临床路径的有效施行。

⑤ 医疗质量监控

建立医疗业务流程闭环管理;实现对重点患者的监控,针对危重症患者、特殊传染病患者建立重点患者监测规则;医疗质量监控规则配置应涵盖对门诊监控、住院监控、手术质量与安全监控、检验检查与报告监控、医疗不良事件监控、重点患者监控等规则的配置;医疗质量监控知识库应包含电子病历质控、不良事件、院内感染、护理质量等内容;业务数据质控分析应支持医疗行为质量管理相关分析与预测。

⑥ 医疗安全(不良)事件上报

医疗安全(不良)事件上报结构化设计应支持医院根据实际情况自定义配置;审批工作流引擎应将医疗安全(不良)事件登记逐级推送到上级审批部门;医疗安全(不良)事件的相关临床信息集成调阅应通过对不良事件发生时的临床信息综合调阅,辅助对各类事件进行原因分析;事件上报临床数据引用方式应采用数据源可配置的方式自动获取;医疗安全(不良)事件干预措施应制定干预措施简化不良事件处理流程。

⑦ 死因信息上报

死因信息上报审批流程设置应规范死因信息上报流程;死因信息采集应基于个人主索引、电子病历等,按照国家相关数据标准采集死亡基本信息;死因信息上报卡导出配置应配置导出文件类型、导出途径;建立死亡信息上报审核流程;死亡信息漏报补报流程应对漏报情况进行监控和管理。

⑧ 突发公共卫生事件相关信息上报

突发公共卫生事件信息上报审批流程设置应规范突发公共卫生事件信息上报流程,以及复核、审批的模板配置;突发公共卫生事件上报诊断触发应按照突发公共卫生事件监控规则分析突发公共卫生事件发生情况,临床医生录入相应的诊断信息,自动触发突发公共卫生事件上报;患者疾病信息采集应基于个人主索引、电子病历等,按照国家相关数据标准采集突发公共卫生事件中患者基本信息、疾病信息;突发公共卫生事件上报卡导出配置应配置导出文件类型、导出途径;突发公共卫生事件漏报补报流程应对漏报情况进行监控和管理;突发公共卫生事件信息报告质量管理应支持流程设置、电子签章和时间戳模板配置。

⑨ 传染病信息上报

传染病信息上报审批流程设置应规范传染病信息上报流程,以及复核、审批的模板配置;传染病上报诊断触发应根据传染病诊断标准,临床医生诊断后自动触发传染病报告填报模块完成传染病卡的填报;患者疾病信息采集应以身份证、居民健康卡作为基础服务的主索引,按照政府发布或指定的信息标准采集患者基本信息和疾病信息;传染病报告卡管理配置应支持查询、审核、统计分析、导出文件类型、导出途径等;支持传染病聚集性病例监控预警;传染病报告质量管理模块支持查看门急诊、住院病历、检验和影像结果,对漏报情况进行监控和管理；数据交换接口配置应保障数据交换的实时性。

⑩　重大疾病信息上报

严重精神障碍、肿瘤、职业病等重大疾病信息上报审批流程设置应规范上报流程，以及复核、审批的模板设置；严重精神障碍、肿瘤、职业病等上报诊断触发，临床医生录入诊断为严重精神障碍、肿瘤、职业病患者信息自动触发上报；患者信息采集应基于个人主索引、电子病历等，按照国家信息采集标准，采集患者基本信息、疾病信息；信息导出配置应支持配置导出文件类型、导出途径；支持统计分析；质量控制管理模块应对漏报情况进行监控和管理；数据交换接口配置应保障数据交换的时效性。

⑪　食源性疾病信息上报

食源性疾病信息上报审批流程应规范上报流程，以及复核、审批的模板配置；食源性疾病信息上报诊断触发应按照食源性疾病监控规则分析食源性疾病的发生情况，临床医生录入相应的诊断自动触发食源性疾病上报；患者疾病信息采集应基于个人主索引、电子病历等，按照政府发布或指定的信息标准采集患者基本信息、疾病信息；食源性疾病上报信息导出配置应配置导出文件类型、导出途径；建立食源性疾病上报审批流程；建立食源性疾病爆发监控规则；食源性疾病漏报补报流程应对漏报情况进行监控和管理。

⑫　"互联网＋"智能医务管理

建立临床数据中心，提供各类医疗指标的智能分析；建立医务管理相关的完善的知识库体系，支持对电子病历、手术分级、危急值、临床路径和医疗质量等的智能质控管理；提供智能报表；支持移动端管理。

（2）院内感染管理

院内感染数据采集出现疑似院感诊断时，实时采集院内感染报卡信息，实验室环境监测报告数据采集；院内感染知识库应提供院内感染发生的判定规则配置；院内感染指标分析应采用符合国家院内感染指标作为临床院内感染控制的决策依据；事前干预应建立院内感染爆发预警模型，及时反馈到临床，使临床能够干预并阻断感染发生。

（3）智慧药学管理

①　用药干预

合理用药知识库应提供患者用药咨询及用药安全宣教；处方审核、点评规则应实现审核处方用药的适宜性，审核过程临床药师实时干预，与医生协同解决用药安全问题；临床药学评估工具应提供患者药物反应，提供用药建议；支持临床药历书写和管理工具；支持药师数字身份认证。

②　合理用药

合理用药知识库应支持知识库功能扩展，实现对疾病诊断、过敏原、患者生理或病理状态等基础信息的比对设置；智能审查提醒应实现对药物医嘱的药物相互作用、配伍禁忌、适应证等的事前学习、事中提醒、事后点评；合理用药统计分析应对临床医生的不合理用药行为进行回顾性指标分析，具有合理用药的历史回顾分析功能。

③　抗菌药物管理

建立抗菌药物管理知识库；抗菌药物分级规则和医师处方权限应采用自定义的工作流引擎或者抗菌药物分级规则，制定药品供应目录，明确各级医师的抗菌药物处方权限，设置抗菌药物分级管理流程;审批提醒应将各分级审批流程植入临床业务系统中,实时提醒医生或上级审批人员及时审批特殊药物;用药目的管理应建立对于临床使用抗菌药物的目的进行管控,并能进行差异化管理;围手术期抗菌药物管理,对于围手术期抗菌药物使用独立的管控模式;对抗菌药物指标持续监控。

④ 处方点评

建立处方点评知识库;处方数据抽取规则应从临床业务信息系统或医院信息平台(数据中心)抽取处方数据;临床信息调阅应通过患者临床视图调阅患者临床医疗信息;点评报告自动生成,可采用机器自动点评与人工点评相结合的方式,处方点评完成后,自动生成各类点评统计报告;临床药剂师与医生的消息互动,支持实时发送点评结果反馈(包括短信、系统消息提醒);专项点评应对于重点关注抗菌药物、抗癌药物进行独立模型的专项点评;点评跟踪管理应对点评中发现的问题,进行干预和跟踪管理。

⑤ "互联网＋"人工智能药学应用服务

利用移动互联网、大数据和人工智能等新一代信息技术,实现智能审方、抗菌药物智能管控、处方智能点评、智能用药咨询等,支持移动端应用。

(4) 智慧护理管理

① 护理质量管理

建立护理质控知识库;临床数据集成与调阅,以患者为中心的护理记录及医嘱执行情况等数据共享;护理质控目标任务分解应配置各项护理质量检查表,确定质控问题跟踪流程,逐级分解临床科室护理人员的总体质控目标,以护理单元为质控主体确定具体护理质控任务;护理质控监控规则应支持设定统一的护理质量控制规则,自定义院内的质控规则;PDCA 质控理念应贯彻计划实施检查行动的全流程,借助移动终端,进行目标制定、计划下发、移动质控检查、问题分析、整改跟踪和总结,逐步提高临床护理质控水平;专业统计分析工具应对护理质控过程进行监督和分析,支持鱼骨图、柏拉图、雷达图、直方图等数据分析工具,提高质量管理工作效率。

② "互联网＋"人工智能应用

利用移动互联网、大数据和人工智能等新一代信息技术,应用于护理管理,建立护理质控知识库和质控规则体系,实现智能质控,支持智能数据分析、智能报表,支持移动端应用。

2. 智慧运营管理

(1) 智能财务管理

① 财务管理

自动会计凭证应支持门诊、住院的业务数据自动生成财务凭证;凭证标错应实现凭证审核自动标错;支持凭证、账簿数据防篡改技术;支持财务分析,财务数据多维度查询与分析;数据校正与同步支持医疗业务数据与财务数据一致性校验,财务结算时间与收费系统结账数据实时同步,门诊、住院结账报表与形成总账凭证数据自动校验与同步。

② "互联网＋"人工智能应用

利用信息平台、移动互联网、大数据和人工智能等新一代信息技术,实现医院财务业务一体化,实现财务业务数据的互联互通和实时共享,支持智能数据分析、智能财务预测、智能报表等;应用财务机器人;支持移动端应用。

（2）智能预算管理

全面预算管理应实现预算管理相关数据智能采集；预算编制智能生成应支持编制事业计划和医疗计划，支持弹性预算、零基预算、滚动预算等预算方法；自定义的预算审批设置应采用工作流引擎配置审批管理流程；建立预算控制规则知识库；预算执行智能监控应支持智能推送消息和阈值预警；支持智能数据分析，智能报表。

（3）成本核算

建立医院成本基础数据字典库管理；支持医院门诊业务收入、住院业务收入、财务、固定资产、人力资源等成本相关数据智能采集；医院成本核算规则应采用三级四类成本分摊算法，并灵活设置成本分摊参数；医院及科室成本效益分析应包括量本利预测模型，可提供对核算周期内，门诊住院医技收入、成本、收益及保本工作量和保本收入的查询分析；成本核算模型应建立科室成本核算数学模型、项目成本核算数学模型、病种成本核算数学模型、诊次和床日成本核算数学模型、作业成本数学模型。

（4）绩效考核

建立绩效指标库管理；建立绩效相关数据智能采集；智能数据分析应支持查询和分析绩效考核结果，及考核方案调整与改进；对全院、科室、个人等不同级别绩效评价过程实现智能管理；绩效考核规则设置应支持多种考评体系，包括平衡计分卡、目标管理法、行为锚定法、关键因素法、综合评价法等；支持从多维度设置评价指标，包括区间法、目标参照法、加分扣分法等。

（5）人力资源管理

人力资源基础信息管理应包括人力资源规划、人事档案管理、职称职务管理等，建立员工基本信息数据在医院信息系统的自动同步共享机制；人力资源辅助智能管理应包括人才招聘、员工培训、员工考勤、休假排班等；绩效与薪酬智能管理应提供员工薪酬计算方法的数学模型，基于绩效管理规则，实现员工薪酬计算和财务凭证生成的智能化；建立智能数据分析，智能报表。

（6）智能物资管理

① 高值耗材管理

院内外高值耗材信息共享，医院与供应商之间可采用数据电子交换，支持医院高值耗材仓库的统一动态管理，支持与医院收费、手术管理等的业务协同，在收费过程中实现实时自动扣减库存；供应商比价优选数学模型；高值耗材审批规则应采用工作流引擎配置审批管理流程，自动形成业务单据；高值耗材库存移动盘点应采用移动智能终端、手机等应用，实现物资扫码盘点；高值耗材追溯管理应使用电子货柜识别、RFID获取标签信息，自动识别，增减库存，支持耗材与患者信息精准匹配，实现高值耗材使用的全流程跟踪和追溯；高值耗材库存自动化提示应支持有效期自动提醒，库存高低限自动提醒，三证资质自动提醒；医嘱核销应依据设定的规则自动对接医嘱信息核减高值耗材的库存。

② 低值耗材管理

院内外耗材信息共享，医院与供应商之间可采用数据电子交换，支持医院耗材仓库的统一动态管理，支持收费过程中实现实时自动扣减库存；建立供应商比价优选数学模型；耗材库存移动盘点应采用移动智能终端、手机等应用，实现物资扫码盘点；耗材追溯管理应使电子货柜识别、RFID 获取标签信息,自动识别,增减库存,支持高值耗材与患者信息精准匹配,实现耗材使用的全流程跟踪和追溯;耗材库存自动化提示应支持有效期自动提醒,库存高低限自动提醒;医嘱核销应依据设定的规则自动对接医嘱信息核减耗材的库存。

③ 检验试剂管理

检验试剂信息共享应实现相关检验试剂使用信息系统共享检验试剂信息,支持按试剂批次溯源;检验试剂管理规则应采用工作流引擎设置检验试剂入、出、存管理流程,实现检验试剂库存动态统一管理;检验试剂自动识别应支持条码、二维码、RFID 等方式;试剂盘点应采用移动智能终端或人工盘点等多种方式实现检验试剂的盘点;自动预警应支持检验试剂的有效期、库存等情况的自动预警功能。

④ "互联网＋"人工智能物资应用服务

建立统一的医用材料物流供应链平台,延伸服务至临床、医技部门的二级库管理,引入物联网技术、智能终端等,支持医嘱核销,实现医用材料的可追溯管理。

(7) 智能资产管理

① 固定资产管理

固定资产全过程管理应支持采购管理、合同管理、出入库管理、使用管理、报废管理等;固定资产状态管理应支持固定资产在库、使用信息获取,掌握固定资产使用状态及相关故障信息等;固定资产折旧算法应依据固定资产折旧模型测算固定资产折旧情况,包括年限平均法、工作量法等;建立固定资产移动盘点管理;建立资产维修保养预警规则,包括阀值预警、到期维护提醒等。

② 医疗仪器设备管理

医疗仪器设备移动盘点应采用 PDA、手机等移动终端和应用,盘点医疗仪器设备;医疗仪器设备折旧算法应依据医疗仪器设备折旧模型,测算医疗仪器设备折旧情况,包括年限平均法、工作量法等;医疗仪器设备状态管理应实现医疗仪器设备在线、离线移动信息获取,实时了解医疗仪器设备使用状态及相关故障信息(包括故障原因、维修内容、维修费用)等;医疗仪器设备负荷和效益分析应实现对单个设备的使用数据(包括检查或治疗项目名称、例数)、收入与支出数据的管理(包括人员、维护维修、水电等费用),实时了解医疗仪器设备的负荷及效益。

③ "互联网＋"人工智能应用

利用物联网、大数据、信息平台和人工智能等新一代信息技术,提供对固定资产的智能定位管理,建立医疗设备智能管理平台,提供医疗设备定位、工作状况的智能数据采集、智能分析和智能监控,提供医疗设备使用的智能效应分析等,支持移动端应用。

(8) 供应室管理

消毒包信息应标识、自动识别及追溯管理;支持灭菌机基本信息管理,包括机型、设备编号、消毒时间和温度等,支持自动采集消毒设备数据;设备运行监控应实时监控消毒设备运行情况;专用设备(包括清洗机、灭菌机等)接口通信技术应支持设备运行数据采集。

(9) 医院运营决策管理

基于医院信息平台应建立医院运营决策智能管理平台;提供医院管理决策支持模型,支持医院运营、医疗质量、科室、用药、医保监控等相关业务管理;利用大数据和人工智能技术,提供智能数据分析,支持医院管理决策;提供管理决策相关信息的集成化、智能化展示,支持可交互的可视化界面展现信息(包括信息仪表盘、直方图、箱图、饼图、雷达图等);支持移动端应用。

3. 智慧后勤管理

(1) 智能运行监控管理

利用物联网、移动互联网、信息平台和人工智能等新一代信息技术,对医院后勤各种设备进行运行状态监控、信息整合和异常报警,主要包括:变配电系统、中央空调系统、锅炉系统、电梯系统、照明系统、环境温湿度系统、热水智能控制系统、给排水系统、污水生活垃圾处理系统、中心供氧系统、中心吸引系统、楼控系统、手术洁净度管理等模块。

(2) 智能安保管理

利用物联网、移动互联网、信息平台和人工智能等新一代信息技术,建立包括门禁系统、视频系统、消防系统、停车系统、信息安全管理体系、电子认证管理、机房管理等智能安保管理平台;支持移动端应用。

(3) 智能综合服务管理

利用移动互联网、物联网、大数据和人工智能等新一代信息技术,建立包括报修系统、运送系统、营养餐点餐系统、食堂终端销售系统、保洁清床系统、护工管理系统、布草绿化系统等智能综合服务保障平台;支持移动端应用。

(4) 智能能耗管理

利用物联网、移动互联网、信息平台和人工智能等新一代信息技术,建立包括能耗实时监控、分项分部计量、重点设备能耗监测、能耗分析等的智能能耗管理平台;支持移动端应用。

(5) 医疗废弃物管理

医疗废弃物垃圾车实时定位应支持多方复核医疗废弃物出库;医疗废弃物全流程管理,支持条码、二维码、RFID 等方式实现医疗废弃物自动识别,规范化管理及相关工作人员身份认证,具备医疗废弃物标志管理,生成医疗废弃物的条码标志;医疗废弃物云端数据分析应具备医疗废弃物垃圾车物联网定位功能,实时监测医疗废弃物垃圾车位置信息及医疗废弃物信息,支持临床科室医疗废弃物交接、收集等信息的自动分析统计。

(6) 智能后勤物资管理

具备低值耗材及办公用品请领、出入库、物资调价、物资盘点、标识码、批次、台账、电子数据交换、自动化预警、自定义审批设置等功能;支持条形码、二维码、RFID、电子货柜识别等方式,支持 PDA、扫描枪、电脑、手机等终端设备。

4. 智慧科研管理

(1) 科研项目管理

基于医院信息平台应利用大数据和人工智能等新一代信息技术,建立科研项目管理平台,建立模型、数据可视化和生成文本报告等形式指导医院科研规划;支持智能匹配项目评审专家;实现科研评估智能化;实现大数据支撑项目立项决策;支持项目变更智能预警;支持项目结项自动筛选,智能匹配达到结项要求的项目;科研经费预算智能控制与分析应自动进行预算检查、预算冻结,经费执行全流程监控,经费审计智能化,科研经费报销实现与财务管理系统对接;项目管理智能监控应实现重要节点智能提醒;临床试验项目智能化管理应实现试验立项流程、伦理申请与审查流程、协议签署流程、试验实施流程、试验结题流程、档案管理流程、试验药品管理流等全过程信息化管理,实现对试验项目的实时在线追踪与监控管理。

（2）临床科研数据管理

基于医院信息平台和临床数据中心应利用大数据和人工智能等新一代信息技术,建立临床科研数据中心,按照统一的数据模型对各种业务数据进行集成,支持科研方案可视化管理,支持科研方案设计和科研数据分析;数据质量监控应按照数据质量监控规则监控和分析科研数据质量,支持对科研数据抽取、集成进行全过程监控;数据脱敏应按照脱敏方案进行脱敏,保护患者隐私信息;数据使用权限应按照科研项目类别、科研人员职责分配数据使用权限。

（3）科研成果管理

运用科研数据库实现对科研成果的评估,支持科研成果申报智能化;科研成果临床应用智能化分析,建立科研成果临床应用跟踪系统,对成果转化效果进行智能化监控;科研成果转化应用与数据共享,构建信息咨询中心;构建医院科研成果数据库,构建智能化评价模型,对科研成果价值进行评价;基于科研数据库实现科研绩效科学评估。

5. 智慧教学管理

（1）智能学分管理

支持学分重复智能提醒、现场智能学分登记(刷卡、指纹、人脸识别、移动终端等)、学分批量重算、学分档案管理等学分管理方式。

（2）智能排课管理

智能排课包括排课重复智能提醒、教师授课智能提醒、学生上课智能提醒。具有多种课程资源,包括微课程、电子文档、图片、影视、动画、语音、PPT、网页等多种形式。

开展翻转课堂、微课堂、MOOC 在线教学等智慧课堂,提供"人机一对一"个性化教学指导。建设学习管理平台,存储海量教学信息资源,支持多种资源形式,包括图片、文本、音频、视频、动画等,兼容多种数据类型,覆盖网站和移动端。

收集、分析动态学习数据;动态学习诊断与评价(课前测评与反馈、课堂实施检测评价与即时反馈、课后作业评价与跟踪反馈)。通过云端进行师生、生生之间课内外全时空交流互动;学习资源个性化智能推送,包括微视频、电子文档、图片、语音等多种形式。

（3）考试管理

具备考试题库,支持多种试题类型,可用电子病历、健康档案等临床诊疗信息作为素材形成试题;支持试题录入和试题批量导入,试卷内容支持多媒体信息;支持智能组卷、自动出卷和自动阅卷;支持考试预约;支持在线考试模拟考试和考试预约,预约服务、变更和预约通知;考试成绩自动统计分析;兼容各种数据源,支持各种格式文件。

（4）远程教学管理

配备高清摄像头、麦克风等硬件设备和系统管理软件,开展远程会诊、远程双向转诊、远程教学、疑难病例讨论、远程视频会议等。远程与知名医院、知名专家进行"现场化"交流,获取高质量教学质量,提供远程会诊和远程教育服务。

移动平台提供教学素材、教学课件、教学测试、学生反馈、学生评价、教师点评等教学资源管理,通过行为识别、大数据等技术记录学生学习行为,包括学习资源、学习时间、学习频率、学习地点、作业情况、互动讨论、学习成绩等,提供精准教学服务。

(5)智能培训管理

具备培训学员个人信息登记和查询、培训计划管理、培训项目管理、培训经费使用管理、智能排课管理、在线课程预约、师资信息登记和查询、培训质量统计分析、智能监管、智能化档案管理、档案智能跟踪等功能;具有培训资料资源库;支持医院内外部资源共享,包括远程会诊、手术临床等示范教学培训内容智能导入。

(6)教学资源管理

具有直接为教学服务的数字化、信息化和智能化资源,包括多媒体智能教室、虚拟实验室、实验器材、3D打印设备、大数据中心,以及教学网站、多媒体素材、数字教材、电子图书、临床案例、临床检验资料、影像资料、正版软件、掌上医院、医院云平台、掌上教学APP(应用程序)、医院微信平台等应用系统,教学环境无线网络覆盖,有限网络专用,移动互联网络补充。

(7)智慧教室管理

智慧教室内配有交互式智能一体机、平板电脑、无线路由、VGA(视频图形阵列)返送投影(智慧教室与远程课堂的实时互动)、可移动和自由拼接的课桌椅、高清数字摄像机、直播录播系统等现代化的仪器设备。综合应用AI(人工智能)、AR(增强现实)技术和设备,虚拟实验场景,借助体感交互设备虚实互动,进行实验互动教学。

配置3D投影设备,运用3D虚拟显示技术,采用3D投影机,搭配中央控制系统、3D服务器、3D信号处理器、3D互动讲台、3D白幕、3D红外眼镜、3D教学资源库、音响等设备,集中管理,一键联动控制。

VR虚拟实验室应具备虚拟现实互动设备,运用虚拟仿真技术构建虚拟实验环境和实验操作对象,进行实验观摩、模拟实验、拓展训练等操作。

大型教室配备3D LED大屏,以及中央控制系统、3D服务器、3D信号处理器、3D互动讲台、3D红外眼镜,大屏幕展示,可视角度覆盖全场。

(8)教学评价管理

运用AI智能等评估教学质量。具备人工智能大数据分析的教学评估系统,对教师和学生的课堂行为进行智能识别和大数据分析。包括学生评价老师、学生互评、老师评价学生、教学环境评价、教学方法评价、教学成果评价、评价汇总统计分析。

(三)支撑体系

1. 基础支撑体系

(1)机房基础

按照《全国医院信息化建设标准与规范》(国卫办规划发〔2018〕4号)"第三章 基础设施(十二、机房基础)"执行。

(2)信息平台

① 数据交换

中间件应包括消息中间件或企业服务总线（ESB）；数据抽取应包括全量抽取、增量抽取；支持大数据，包括数据库、文本、多媒体等多种类型数据源；数据路由应包括路由策略、负载均衡等；参数配置与状态监控应支持对数据源、资源、任务、适配器等参数的可视化配置；数据交换运行引擎应支持对变量、路由、任务、命令语句等处理规则的设定；数据提取和装载策略应包括实时同步、定时同步和应急需求处理等，支持临床、科研、医疗等不同场景的数据质量和性能要求。

② 数据存储

基础信息存储应包括静态数据（包括患者、医护人员、数据元字典）及规则类数据（包括流程模板）的存储；资源目录库应实现资源项与分布式信息资源的信息关联；临床文档信息库应包括透明和一致化的电子病历信息建模，支持临床信息的动态更新、订阅与发布等。

③ 数据质量

数据管理应实现数据分层、分级、分类管理；建立数据质量评价知识库；建立数据质量评价，运用数据质量评价数据模型，自动形成数据质量评价报告。

④ 平台服务

注册服务应包括注册库建模、实体唯一标志生成、标志匹配度判定、标志合并等，支持对患者、医疗卫生服务人员及科室、医疗卫生术语各类实体等统一注册管理；主数据管理应包括标准化建模、注册、检索、匹配、订阅、审核及发布，支持对科室、人员、诊疗项目等业务字典、医学标准术语等数据的管理；患者主索引服务应包括患者主索引算法配置、唯一标志的产生、匹配和交叉引用管理、标志及基本信息的更新通知，以及向健康卡跨域主索引平台注册、更新与注销患者主索引信息，在医院信息平台绑定保存主索引号等；电子病历档案服务应包括电子病历文档源收集、存储、注册、索引、调阅、订阅、更新和发布等，具体要求应符合WS/T 447—2014 的规定；支持储存库和注册库通用模型架构、文档模型及模版、文档提交注册存储机制、文档订阅发布服务模式、文档检索和获取等。

⑤ 业务协同

业务协同框架应包括流程协议支持、开放性支持、平台支持等；协同服务组件注册应包括服务功能组件化、注册机制；协同事务管理应包括协同事务的全局性表示、编排、组装、标准化以及事务基本属性（原子性、一致性、隔离性、持久性）保证；业务协同可视化应包括流程呈现、状态提示等。

⑥ 平台配置及监控

权限配置应包括对平台功能的图形化展现、交互式权限分配、异常访问侦测等；标准性支持应包括对各种协议、标准规范的遵从性检测规则设定、检测异常提示等；性能监控应包括对平台集成（含路由、转换等）能力、吞吐能力和稳定性的指标设定、检测规则设定和运行异常提示；辅助故障分析应包括故障点可视化展示、关联因素提示等；信息推送应包括以在线应用、邮件、短信等方式推送平台异常信息。

⑦ 医院门户

支持静态网页实现技术；支持服务器端动态网页技术；支持网站的组件技术；支持网站的客户端动态网页技术。

⑧ 单点登录

身份认证应包括 CA 证书、短信认证、生物识别等方式；授权控制应包括角色分配、资源边界管理、操作授权等；用户账号管理应包括账户创建、自动分配、变更处理、离职处理、归档等；应用信息同步应实现登录后可信应用之间信息环境的继承；登录审计跟踪和日志。

⑨ 医疗机构电子证照管理

医疗机构电子证照支持现有纸质《医疗机构执业许可证》；医疗机构电子证照为带芯片的智能 IC 卡，可存储医疗机构的基本信息和执业信息；医疗机构电子证照卡应包含国家卫生和计划生育委员会（以下简称国家卫生计生委）签发的数字证书。

⑩ 医师电子证照管理

医师电子证照卡支持现有的纸质《医师资格证书》和《医师执业证书》；医师电子证照卡为带芯片的智能 IC 卡，包含医师的基本信息和执业信息；医师电子证照卡应包含国家卫生计生委统一签发的数字证书；可对医师身份进行认证，对医师诊疗行为进行监管。

⑪ 护士电子证照管理

护士电子证照卡支持现有的纸质《护士执业资格证书》；护士电子证照卡为带芯片的智能 IC 卡，包含护士的基本信息；护士电子证照卡应包含国家卫生计生委统一签发的数字证书。

（3）数据管理

① 数据采集与交换

数据采集流程应规范数据采集、抽取、清洗、转换、传输、存储的过程；数据质量控制应对结构化、非结构化数据处理全流程的质量控制，包括数据采集、识别匹配、数据标准化、数据清理等；数据交换管理应规范系统之间医疗数据的整合和应用，规范医疗信息系统之间的协同通信。

② 数据标准化与质量控制

数据标准化处理应按照政府发布或指定的信息标准，通过标准化引擎，产生符合数据元、数据集规范以及电子病历共享文档规范的数据；数据质量控制应对数据抽取、转换、装载等阶段可能发生的数据质量问题，进行识别、度量、监控、预警等管理，对每个节点的数据进行校验，保证数据的完整性、一致性、准确性。

③ 数据仓库

数据处理目的应支持在线数据分析、数据挖掘、决策支持等，产生分析性报告和决策支持；医院决策支持应包括成本核算、绩效考核、业务监管等；临床决策支持，包括疾病诊断、药物使用、风险预警、疗效评价等；数据分析技术应包括数据模型、业务分析模型、数据挖掘任务模型、可视化分析技术等。

2. 新一代信息技术体系

（1）云计算技术

按照《全国医院信息化建设标准与规范》（国卫办规划发〔2018〕4 号）"第五章　新兴技术（二十、云计算技术）"执行。

（2）大数据技术

按照《全国医院信息化建设标准与规范》（国卫办规划发〔2018〕4 号）"第五章　新兴技术（十九、大数据技术）"执行。

（3）物联网技术

按照《全国医院信息化建设标准与规范》（国卫办规划发〔2018〕4 号）"第五章 新兴技术（二十二、物联网技术）"执行。

（4）人工智能

按照《全国医院信息化建设标准与规范》（国卫办规划发〔2018〕4 号）"第五章 新兴技术（二十一、人工智能技术）"执行。

3. 信息安全体系

（1）数据中心安全

按照《全国医院信息化建设标准与规范》（国卫办规划发〔2018〕4 号）"第四章 安全防护（十五、数据中心安全）"执行。

（2）终端安全

按照《全国医院信息化建设标准与规范》（国卫办规划发〔2018〕4 号）"第四章 安全防护（十六、终端安全）"执行。

（3）网络安全

按照《全国医院信息化建设标准与规范》（国卫办规划发〔2018〕4 号）"第四章 安全防护（十七、网络安全）"执行。

（4）容灾备份

按照《全国医院信息化建设标准与规范》（国卫办规划发〔2018〕4 号）"第四章 安全防护（十八、容灾备份）"执行。

第三节 智慧医院建设标准

一、医院信息化标准概述

（一）我国医院信息化标准概况

医院信息化建设是智慧医院的基础，但在相当长的时期内，我国医院信息化建设表现为用户需求触发的由下而上建设，缺乏顶层设计和信息标准化，医院内"信息烟囱""信息孤岛"现象突出。

1997 年，原卫生部印发了《医院信息系统软件基本功能规范》，对于加快卫生信息化基础设施建设，推动医院计算机应用的健康发展，规范和提高医院信息系统软件质量，起到了重要的指导作用。2006 年，中国 HL7（Health Level Seven）委员会成立，标志着我国卫生信息化发展从分散独立建设进入了应用整合和实现互操作的新阶段。

2009 年，中共中央、国务院发布《关于深化医药卫生体制改革的意见》，提出建立实用共享的医药卫生信息系统，医药卫生信息化建设得到了高度的重视。为了规范医院信息化建设工作，国家卫生标准委员会信息标准专业委员会先后制定《电子病历基本架构与数据标准

（试行）《电子病历基本规范（试行）》《电子病历系统功能规范（试行）》《基于电子病历的医院信息平台建设技术解决方案（试行）》《电子病历系统功能应用水平分级评价方法及标准（试行）》《卫生行业信息安全等级保护工作指导意见》《基于电子病历的医院信息平台技术规范》《电子病历应用管理规范（试行）》等一系列制度规范，大大推动了以电子病历为核心的医院信息化的规范建设。

2012年，原国家卫生计生委启动了医院信息互联互通标准化成熟度测评工作，推动各级医院开展医院信息化的标准化建设，解决了医院异构信息系统之间数据交换和信息共享问题，促进数据资源整合，提高信息利用价值，改善了医院医疗服务质量、医疗服务协同效率，提高了医院的科学管理水平。

目前，我国医疗健康信息标准开发工作成果显著，据不完全统计，2011—2018年，我国共发布了224项国家医疗健康信息标准，对我国卫生健康行业信息化的规范建设发挥了重要作用。

（二）医院信息化建设评价体系概述

根据国家医院信息化建设评价体系，开展医院信息化建设，是推动医院信息化的重要方式。目前，我国医院信息化建设评价体系主要有《电子病历系统应用水平分级评价标准（试行）》和《国家医疗健康信息区域（医院）信息互联互通标准化成熟度测评方案（2017年版）》。

1. 电子病历系统应用水平分级评价

2010年，原卫生部启动了以电子病历为核心的医院信息化建设试点工作。为保障试点工作顺利开展，客观、科学评价各医疗机构以电子病历为核心的医院信息系统功能状态、应用水平，有效引导医疗机构合理发展医院信息系统，卫生部组织有关专家，在充分借鉴国际经验的基础上，结合我国电子病历发展实际，起草了《电子病历系统功能应用水平分级评价方法及标准（试行）》，并于2018年进行了修订。

根据《电子病历系统应用水平分级评价标准（试行）》，电子病历系统应用水平划分为9个等级，即0级：未形成电子病历系统；1级：独立医疗信息系统建立；2级：医疗信息部门内部交换；3级：部门间数据交换；4级：全院信息共享，初级医疗决策支持；5级：统一数据管理，中级医疗决策支持；6级：全流程医疗数据闭环管理，高级医疗决策支持；7级：医疗安全质量管控，区域医疗信息共享；8级：健康信息整合，医疗安全质量持续提升。

国家卫生健康委员会（以下简称国家卫健委）发布的《关于印发电子病历系统应用水平分级评价管理办法（试行）及评价标准（试行）的通知》（国卫办医函〔2018〕1079号），要求地方各级卫生健康行政部门要组织辖区内二级以上医院按时参加电子病历系统功能应用水平分级评价，到2020年，所有三级医院要达到分级评价4级以上，二级医院要达到分级评价3级以上。

2019年，国家卫生健康委印发《关于启动2019年全国三级公立医院绩效考核有关工作的通知》（国卫办医函〔2019〕371号），要求全国所有三级公立医院在2019年6月底前完成电子病历应用功能水平分级标准评估。

2. 国家医疗健康信息医院信息互联互通标准化成熟度测评

2012年，原卫生部统计信息中心组织部分省市和医院开展了卫生信息标准化试点建设及互联互通成熟度等级测评试点工作。2014 年,国家卫生标准委员会信息标准专业委员会和原卫生部统计信息中心发布了《医院信息互联互通标准化成熟度测评方案(试行)》,并在 2017 年进行了修订。

医院信息互联互通测评的项目应用评价分为七个等级,由低到高依次为一级、二级、三级、四级乙等、四级甲等、五级乙等、五级甲等,每个等级的要求由低到高逐级覆盖累加,即较高等级包含较低等级的全部要求。一级是对采纳、应用电子病历数据标准的基本要求,医疗机构的住院电子病历数据应符合标准中对数据元属性的要求;二级是在满足一级要求的基础上,增加了对门(急)诊电子病历数据的要求,电子病历数据完全符合标准要求,逐步提高对电子病历数据标准的采纳、应用水平,为规范电子病历数据的传输和共享提供标准数据;三级是在满足二级要求的基础上,住院电子病历共享文档符合标准,从单纯的“数据”维度测评扩展为包括共享文档、医院信息平台交互服务、医院信息平台建设、平台基础设施建设和实际应用效果的“多维度”测评,是从数据采集到数据应用的进一步规范,初步实现医院信息集成系统或平台,实现电子病历数据整合;四级乙等是在满足三级要求的基础上,门(急)诊电子病历共享文档符合标准,初步建成基于电子病历的医院信息平台和电子病历共享文档库,且注册服务、与上级平台的基础交互服务符合标准要求,并进一步规范了医院信息平台建设、平台基础设施建设和实际应用效果等内容;四级甲等是在满足四级乙等要求的基础上,建成较完善的基于电子病历的医院信息平台和基于平台的独立临床信息数据库,平台服务基本支持医疗机构内部标准化的要求,平台上的应用、平台内、外联通的业务系统数量符合标准要求;五级乙等是在满足四级甲等要求的基础上,法定医学报告及健康体检共享文档符合标准,平台实现院内术语和字典的统一以及与上级平台共享文档形式的交互,满足院内业务协同和管理决策支持,医院信息平台的性能满足接入上级信息平台的要求,初步实现与上级信息平台的互联互通;五级甲等是在满足五级乙等要求的基础上,医院信息平台实现与上级信息平台进行丰富的交互且医院信息平台的交互服务完全满足医疗机构内部标准化的要求,医院与上级平台实现术语和字典的统一,实现跨机构的业务协同和互联互通应用。

2018 年,国家卫健委印发《关于进一步推进以电子病历为核心的医疗机构信息化建设工作的通知》(国卫办医发〔2018〕20 号),明确要求到 2020 年,三级医院要实现院内各诊疗环节信息互联互通,达到医院信息互联互通标准化成熟度测评四级水平。

二、智慧医院标准研究概况

当今,以云计算、大数据、物联网、移动互联网和人工智能等为代表的新一代信息技术,推动医院信息化向智慧医院建设发展,智慧医院使医疗服务的模式发生根本改变,将改变传统医院现有的形式和架构,也将根本改变支撑传统医院运行的机制。

要建成真正意义上的智慧医院,制定智慧医院标准必须先行。研制和建立智慧医院标准体系刻不容缓。

(一)智慧医院建设技术指南

根据国家发展和改革委员会《关于促进智慧城市健康发展的指导意见》(发改高技

〔2014〕1770 号)的文件精神要求,按照国家标准化管理委员会制定的《智慧城市评价指标体系总体框架》和《智慧城市评价指标体系分项制定的总体要求》的具体规定,国家卫生计生委医疗管理服务指导中心专门成立智慧医疗项目组,调研了智慧医疗的发展现状,经过多次项目组和专家会议讨论,制订了智慧医疗评价指标体系总体框架和智慧医院评价指标分项,从能力建设、应用管理和成效评价等三个方面来评估医院的智慧建设和应用水平。构建了一套智慧医疗评价指标体系总体框架和智慧医院评价指标,探索从客观角度,应用客观指标实现对医院智慧应用与管理的综合评价,从而促进医疗机构智慧应用的规范化、标准化,指导全国各级医疗机构开展智慧医疗应用,加强医院信息化建设和管理。

2015 年,国家卫生计生委医疗管理服务指导中心组织了全国专家,共同研究编写了《智慧医院建设技术指南》,从智慧患者、智慧医疗、智慧护理、智慧医技、智慧后勤、智慧管理和智慧科研教学系统方面进行需求分析,构建了智慧患者设计架构、智慧医生设计架构、智慧护士设计架构、智慧医技设计架构、智慧管理设计架构、智慧科研教学设计架构、智慧医院基础设施设计架构和智慧保障设计架构。

(二)全国医院信息化建设标准与规范(试行)

2018 年 4 月,国家卫生健康委印发《全国医院信息化建设标准与规范(试行)》(下简称《建设标准》)。《建设标准》针对目前医院信息化建设现状,以及二级医院、三级乙等医院和三级甲等医院的临床业务、医院管理等工作,覆盖医院信息化建设的主要业务和建设要求,从软硬件建设、安全保障、新兴技术应用等方面规范了医院信息化建设的主要内容和要求。

将新一代信息技术与医疗服务和医院管理深度融合,是建设智慧医院的重要基础。《建设标准》将医院业务划分为便民服务、医疗服务、医疗管理、医疗协同、运营管理、后勤管理、科研管理、教学管理和人力资源管理 9 类业务体系,并强调大数据技术、云计算技术、人工智能技术和物联网技术的应用。

(三)智慧医院建设规范

为指导和推进安徽省智慧医院建设,在安徽省卫生和计划生育委员会、安徽省医院协会支持下,中国科学技术大学附属第一医院(安徽省立医院)、安徽省卫生和计划生育委员会、安徽省工业和信息化研究院、中国科学技术大学公共事务学院和科大讯飞股份有限公司组织专家,于 2018 年 9 月在全国团体标准信息平台发布。

《智慧医院建设规范》强调构建智慧医院三大体系,即智慧医疗服务体系、智慧医院管理体系和智慧医院技术支撑体系,围绕场景、人群及管理需求,结合新技术应用。智慧医疗服务体系由智慧门诊、智慧急诊、智慧病区、智慧药房、智慧手术室、智慧医技、智慧健康管理及智慧医疗协同构成;智慧医院管理体系由智慧医疗管理、智慧运营管理、智慧后勤管理、智慧科研管理和智慧教学管理构成;智慧医院技术支撑体系由基础支撑体系(机房基础、信息平台和数据管理)、新一代信息技术体系和信息安全体系构成。

(四)医院智慧服务分级评估标准体系(试行)

2019 年 3 月,国家卫生健康委办公厅《关于印发医院智慧服务分级评估标准体系(试行)

的通知》(国卫办医函〔2019〕236号)提出,要指导医疗机构科学、规范开展智慧医院建设,组织制定了《医院智慧服务分级评估标准体系(试行)》,供各地推进智慧医院建设和改善医疗服务参考,并指定机构开展评估工作。

《医院智慧服务分级评估标准体系(试行)》对医院应用信息化为患者提供智慧服务的功能和患者感受到的效果两个方面进行评估,分为0级至5级。0级是医院没有或极少应用信息化手段为患者提供服务,医院未建立患者服务信息系统;或者在挂号、收费、检查、检验、入出院、药事服务等环节中,面向患者提供信息化服务少于3个。患者能够通过信息化手段获取的医疗服务信息较少。1级是医院应用信息化手段为门急诊或住院患者提供部分服务,医院建立服务患者的信息系统,应用信息化手段对医疗服务流程进行部分优化,在挂号、收费、检查、检验、入出院、药事服务等环节中,至少有3个以上的环节能够面向患者提供信息化服务,患者就医体验有所提升。2级是医院内部的智慧服务初步建立,医院应用信息系统进一步优化医疗服务流程,能够为患者提供智慧导医分诊、分时段预约、检查检验集中预约和结果推送、在线支付、床旁结算、生活保障等智慧服务,患者能够便捷地获取医疗服务相关信息。3级是联通医院内外的智慧服务初步建立,电子病历的部分信息通过互联网在医院内外进行实时共享,部分诊疗信息可以在院外进行处理,并与院内电子病历信息系统实时交互。初步建立院内院外、线上线下一体化的医疗服务流程。4级是医院智慧服务基本建立,患者医疗信息在一定区域内实现互联互通,医院能够为患者提供全流程的个性化、智能化服务,患者就诊更加便利。5级是基于医院的智慧医疗健康服务基本建立,患者在一定区域内的医院、基层医疗机构以及居家产生的医疗健康信息能够互联互通,医院能够联合其他医疗机构,为患者提供全生命周期、精准化的智慧医疗健康服务。

第二章　智慧医疗服务

智慧医疗服务是智慧医院建设的重要内容,是指医疗服务机构对患者提供检查、诊断、治疗、康复、预防保健等医疗卫生服务,以及与这些服务有关的提供药品、医用材料器具、救护车、病房住宿和伙食等业务过程中,应用信息技术改善患者就医体验,加强患者信息互联共享,提升医疗服务智慧化水平的新时代服务模式。

第一节　智慧门诊

智慧门诊是以患者为中心,基于云计算、大数据、物联网、移动互联网及人工智能等新一代信息技术,建立线上、线下相融合的门诊就医服务体系和安全保障体系,最大限度整合门诊诊疗资源,引导患者高效、有序和安全就诊。智慧门诊建设是一项系统工程,需要从多个维度、多种需求层面实现其建设目标:从服务患者角度,利用信息手段,优化患者就医流程、消除"三长一短"(即挂号时间长、等待时间长、候诊时间长、看病时间短)现象,减少患者排队和等待时间,为患者提供智能分诊导诊、预约挂号、在线支付、诊间预约、智能发药等全流程自助化、智能化的智慧就医服务体系;从便捷医护角度,建设安全、易用的门诊电子病历系统,支持便捷、快速调用患者信息,提高医护工作效率;从医院管理角度,作为医院主要的业务系统之一,系统能完整采集门诊患者原始数据,进而生成医院所需的各项统计信息,支持医教研、经济、行政决策等工作。

智慧门诊建设思路是以患者视角为主,优化就诊流程,减少排队等候时间,提升门诊工作效能。智慧门诊建设涵盖患者预检分诊、建卡挂号、就诊、缴费、检验检查、取药、报告查询和随访等每个环节,建设线上线下的医疗服务闭环,实现患者智慧就医服务,根据患者就诊的流程可分为智慧诊前服务平台、智慧诊中服务平台、智慧诊后服务平台和智慧全程服务平台。智慧门诊就诊流程及关键子系统如图2.1所示。

一、智慧诊前服务平台

(一)实名建档系统

为使患者健康信息能永久、连续保存,要求患者实名建档,即患者首次就诊时,必须使用证明本人身份信息的证件,如身份证、户口簿、军官证、港澳居民来往内地通行证、台湾居民来往大陆通行证、护照、外国人居留证、驾驶证等,进行实名建档。利用互联网技术,为患者提供线上认证、院内自助机认证、现场窗口人工辅助确认及安全确认等多样化的实名建档模式,为患者发放实体就诊卡、居民健康卡、电子就诊卡、银医卡等多种实体或虚拟就诊卡。

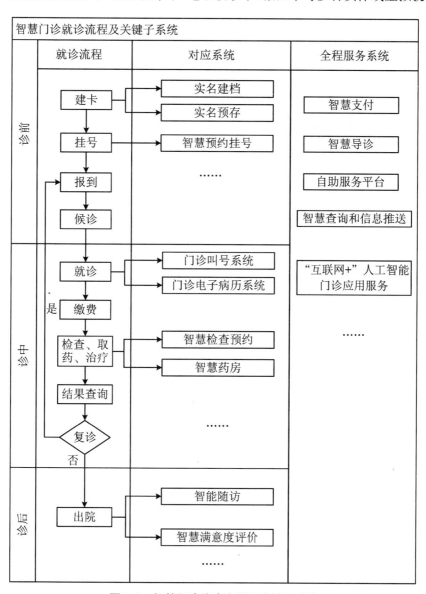

图2.1　智慧门诊就诊流程及关键子系统

(二)实名预存系统

为患者提供便捷的、多样性的、具有互通性的实名预存服务。系统支持现金、银联卡转账、自助机、网上银行、支付宝、微信等多种预存和退款渠道,支持门诊预存账户和住院预存账户互通。

（三）智慧预约挂号系统

统一号源池管理，支持患者（持有就诊卡、居民健康卡、电子就诊卡、银医卡、身份证）在网站、区域挂号平台、电话、移动终端（APP、微信公众号、支付宝生活号）、自助设备、门诊诊室和医院窗口等不同场景进行分时段预约挂号（可精确到30分钟）。患者根据预约结果在指定时间直接到医院诊室接受诊疗服务，无需二次排队。支持双向转诊预约；根据患者历次检查、治疗情况，系统自动为患者提供预约安排参考；医生出诊信息发生变化时，系统将及时通知患者；系统自动筛选出疑似倒号、伤医、连续爽约等行为并进行有效约束。

二、智慧诊中服务平台

（一）门诊叫号系统

实施人性化的门诊叫号系统，辅助管理就诊秩序，为患者营造良好的就诊环境。系统支持排队叫号、重复呼叫和信息实时显示功能；建立排队规则知识库，队列管理建议支持二次分诊或多重分诊，实现多区域自动排队功能；支持就诊卡、居民健康卡、居民身份证等报到签到；提供消息提醒，支持等候时间、等候人数及人次等信息。

（二）门诊电子病历系统

门诊电子病历系统提供门诊医生病历书写功能，协助医生逐步完成各类医疗数据的电子化管理并可以打印成文档、具有粘贴、存盘功能（支持 XML、ODF、PDF 格式）。在经过身份验证和获得患者本人许可指令后，患者本人及其亲属可通过微信、支付宝、互联网、手机APP、自助机或其他医院官方授权渠道和自助终端或政府渠道查阅患者门诊电子病历。

将语音技术应用在传统电子病历系统中，构建语音电子病历系统，结合专业定制的降噪麦克风，医生以口述的方式录入相关病历内容并进行实时智能展现。

将电子签名技术应用于门诊电子病历，能够保证处方的真实性与完整性，优化工作流程，提高工作效率。

（三）智慧检查预约系统

为减少患者检查排队次数和等待时间，医院提供智慧检查预约服务，目前常见有集中预约和诊间预约两种服务模式。集中预约即医院设置集中预约平台，统一管理全院检查资源，患者在集中预约平台实现一站式检查预约服务；诊间预约是将检查资源分配给医生，医生在诊间诊疗过程中直接提交检查预约申请，患者检查当天按照预约指引直接去检查科室报到、检查。两者均能节约患者排队时间，提高检查科室服务能力，集中预约方式优越性体现在更利于对检查资源的综合利用和管理，预约精准度高，诊间预约方式则能减少患者排队次数。

以中国科学技术大学附属第一医院（安徽省立医院）的诊间检查预约系统为例，该系统将原来由医生开医嘱后患者携带医生开的纸质检查单到医技科室排队预约的形式改成了由医技科室将检查资源提交医生工作站共享，医生在诊间直接为患者提供检查项目分时段预约和预约单打印。患者按照预约单上的预约检查时间,合理安排时间在自助机上完成扣费、报到、去检查科室完成检查。系统优化了患者的就医流程,减少了患者往返诊室与医技科室的次数和排队时间,提高了医院的服务质量和患者的就医满意度。

(四)智慧药房

智慧药房配有智能自动发药机、自动分包机、智能货架、智能药柜,支持智能自动用药指导,建立药品全流程追溯体系。智慧药房的发药模式可以大大减少患者等待时间,减轻药房人员的工作负担。患者扣费后,系统会自动分析处方、分配不同的调剂方式,发药机自动调配药品,传递到药剂师手边。智慧药房的药品全流程溯源体系,对内可以追溯到源头,对外追踪到用药患者,实现药品全流程闭环管理。

三、智慧诊后服务平台

(一)智能随访系统

智慧随访系统利用互联网、大数据和 AI 等技术,实现门诊和住院信息、随访信息的跨系统共享和处理,根据患者信息自动生成随访计划和定制随访内容,支持电话、短信、网站、APP、微信等多种随访方式,支持出院康复指导、健康咨询、健康宣教、个性化健康教育、护理指导等随访内容,支持主动随访、用药复诊提醒、专科随访、随访跟进、语音转换文本、数据统计分析、信息实时推送等个性化功能,形成完善的随访服务体系。

(二)智慧满意度评价系统

智慧满意度评价系统通过线上网站、移动终端和线下电话(短信)、窗口、自助机、病区床旁终端等,向患者主动推送满意度调查问卷或回访,收集和分析患者反馈的信息,为患者提供评价预约、接诊、收费、药房、检查等医疗过程的平台,帮助医院持续改进医疗服务质量。

四、智慧全程服务平台

(一)智慧支付系统

智慧支付平台系统打通线上线下壁垒,构建统一融合的结算支付方式,支持窗口、自助机、门诊诊间、执行科室、移动终端等多种支付渠道,支票、银联卡、微信、支付宝、现金、医保卡等多种支付方式,支持缴费退费的线上线下无缝对接,为患者提供多样、便捷的支付服务。

(二)智慧分诊导诊系统

智慧分诊导诊服务系统在门诊大屏显示、二级分诊小屏显示、诊间医生工作终端显示、收据提醒和语音呼叫等传统分诊导诊系统基础上,增加人体 3D 分诊、智能导诊语音交互、院内导航等智能导诊功能,支持自助机、机器人和手机等多终端展示,实现线上线下联动的智能分诊导诊模式,通过多终端的互联引导,为患者提供智慧分诊导诊服务,提高患者的就医速度与体验。

（三）自助服务系统

自助服务系统通过线上网站、APP、微信公众号、支付宝生活号等线上服务平台，和线下院内自助终端，为患者提供线上线下交叉、医院端移动端相结合的自助发卡建档、充值、预约挂号、签到、候诊导诊、缴费退费、报告打印、电子病历打印、发票打印、信息查询、医患沟通等服务，减少患者窗口排队等待时间。

（四）智慧查询和信息推送系统

智慧查询和信息推送系统通过移动终端、网站、病区床旁终端、自助机等方式，为患者提供专家出诊及号源信息、诊疗记录、报告单、消费记录和停车位等信息查询服务，并通过短信、网络、移动终端、电话等方式，主动将就诊预约、住院排床、变更通知、手术通知、危急值通知、检查检验结果等信息及时推送给患者。

（五）"互联网＋"人工智能门诊应用服务

支持电子健康卡应用，支持在线开展部分常见病、慢性病复诊，提供线上智能分诊、智能诊前病史采集及健康宣教、智能陪护、预约停车等服务，提供门诊语音电子病历、智能辅助诊断等服务。

第二节　智　慧　急　诊

智慧急诊是依托云计算、大数据、物联网、移动互联网及人工智能等新一代信息技术，实现对患者急诊、急救的院前联动、院中的全程监护及院后随访，围绕急诊、急救全过程管理需求，建立医、护、患、抢救设备及床位等资源联动的智能化的急诊、急救服务模式。智慧急诊建设思路是以患者为中心，以有线或无线通信系统、计算机网络系统为纽带，以急救临床信息系统为支撑和核心，以卫星定位系统、视频监控系统为增值辅助，构建一个从院前急救、预检分诊、急诊抢救、急诊留观、急诊手术室、急诊 ICU 至患者转归的全流程管理的信息共享、高度协同的急救网络体系，并建立结构化的急诊专科电子病历系统，具体可分为院前急救服务平台和院内急救业务平台，院前急救服务平台将急救病人的信息采集由医院端拓展至医院外，对病人体征、波形数据可以及时的观察处理，院内急救业务平台通过导航式询诊，快速确定病人病况，为抢救病人赢得宝贵时间，各个过程关键业务事件流程如图 2.2 所示。

智慧急诊建设的重点，一是规范的时间管理，对于关键时间节点采用系统自行记录或者客观的触发来记录时间节点，避免人工录入的主观性，时间节点均采用统一的标准时间，为医疗行为等提供依据，例如患者发病时间、报警时间、第一份心电图时间等，各类时间可通过系统自行记录，或者利用 RFID 阅读器等设备，当患者佩戴 RFID 设备进入急诊科时，RFID阅读器自动采集患者时间节点信息；二是自动采集生命体征，院前急救车载急救系统和院内急诊系统均提供自动采集监护患者生命体征功能,自动采集脉搏、心率、呼吸、血压等数据;三是院前患者电子交接,随着电子签名技术在医疗领域的深入应用,可利用手写电子签名的方式签署"患者知情同意书""院前-院内交接单"等相关文书,实现电子化交接。

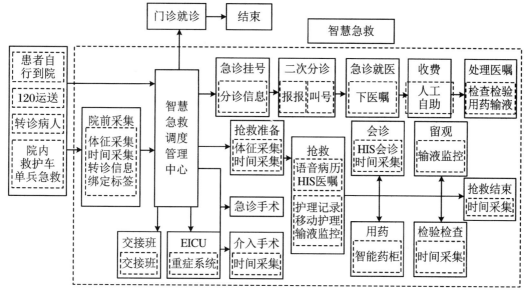

图2.2 智慧急诊(急救)关键业务流程

一、院前急救服务平台

院前急救服务平台包括智慧急救平台系统、车载急救系统、急救指挥会诊系统、急救电子病历管理系统和急救辅诊系统,对接区域数字化急救平台、各层级远程会诊系统、院内医疗业务系统等,为急诊指挥中心、急诊医护人员、出诊医护人员和患者提供全面的数字化信息统一服务平台,最大限度地提供急救服务。

(一)智慧急救平台系统

智慧急救平台系统实现急救过程业务数据的统一集中存储和管理,平台端统一向车载急救系统和急救指挥会诊系统提供数据的接口服务,主要包括急救电子病历管理服务、急救电子地图服务、急救心电图服务、急救消息引擎服务、数据采集网关服务、RFID采集网关服务、音视频服务、急救自动服务、急救微信服务、统一时钟服务、区域急救病历同步服务。

1. 急救电子病历管理服务

支持查看患者病历、查看交接单、打印病历、打印交接单、打印患者知情同意书和回放急救车路径等功能,实现对患者病历数据的全方位管理,同时支持对救护车医疗舱视频的调阅。

2. 急救电子地图服务

提供行政区划、医院管理、急救站、急救人员、车辆管理、设备管理、腕带管理等功能,实现对急救基础信息的统一管理和维护。

3. 急救心电图服务

提供心电图服务，实现院前急救心电图数据的上传、存储和调阅核心服务，心电图服务支持心电图报告（图片）、标准心电图原始数据（HL7aECG、SCP）格式的存储和解析。

4. 体征采集网关服务

急救车患者监护仪体征数据和波形会通过无线网络实时传输到平台，平台端体征采集网关实现监护仪数据的接收和转发功能，同时为各会诊终端提供救护车上的体征数据，实现院前救护车和院内会诊端体征数据的集成。

5. 急救自动服务

与120调度系统集成，在调度系统支持并提供接口的情况下实现和调度系统对接。

6. 统一时钟服务

所有时间均自动与时间服务器同步，由服务器为其他各有关系统节点提供统一的标准时间信号，供各节点与服务器保持时钟同步，实现急救平台的统一的时间标准，为时间管理提供准确的时间数据（图2.3）。

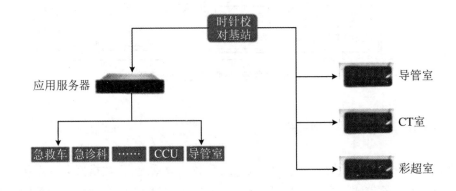

图2.3 时间与服务器同步

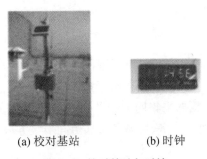

(a) 校对基站   (b) 时钟

图2.4 校对基站与时钟

物理时钟采用校对基站的方式进行一对多同步，基站通过无线方式与北京时间同步，在每日固定时间点同步下属的每个时钟，保证每个物理时钟的时间统一（图2.4）。同时时钟统一还可以通过软件控制将单机设备时间进行同步，例如医院内部视频监控电脑。

7. 统计分析服务

为急救管理人员提供常规急救统计报表，主要包括出车情况统计、急救患者统计、急救任务时间统计表、病种分类统计表、病种分类月统计表、病历流水统计表、急救患者转归流水表、病历完成率、急救车速度分布图、特殊事件统计表、出车时间超时表等，实现对日常急救常用数据的统计分析功能。

（二）车载急救系统

车载急救系统基于无线网络，实现音视频、医疗设备数据的采集，使急救车成为信息服务的载体，完成自动采集患者生命体征、记录患者车内诊疗行为、填写患者病历、申请院内急救资源、申请远程专家指导等一系列工作。

1. 车联网信息集成

系统提供对急救车的硬件数字化升级服务，在连接相关车载智能终端及具有数字化接口的医疗设备（监护仪）时，支持采集和集成相关设备数据并传输到智慧急救平台系统。

（1）与120调度系统集成

在区域120调度系统支持的前提下，急救平台实现与120系统的紧密对接，在患者拨打120报警后，急救平台可直接从120系统中提取患者的基本信息，信息包含了任务接收时间、患者发病时间、发病地点、呼叫120时间、派车人员、接诊地址等信息（图2.5），实现调度任务的自动下发。

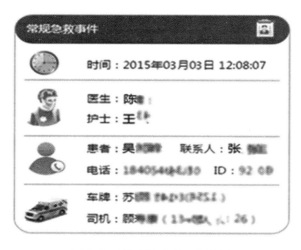

图2.5　120系统中的信息显示

（2）与车载设备信息集成

车联网信息系统支持与车载GPS设备、监护仪、心电图机、身份读卡设备、呼吸机、POCT设备、行车记录仪等设备进行信息采集和集成，利用无线网络技术实现相关信息的远程传输。系统支持多种型号设备的采集技术，支持自动采集具有数字化输出接口并开放协议的设备数据，实现患者监护信息与急救平台、医院专家会诊终端的互联互通（图2.6）。

（3）车载视频通话

对一些需要院内专家会诊的患者，急救车医生可以启动远程音视频专家会诊功能，向院内在线的远程专家寻求帮助，将患者的病历信息、体征信息传输至院内，利用音视频与专家进行互动，实现对患者快速诊断与救治的目的。

（4）车载行车记录仪

支持和驾驶舱安装的视频摄像设备进行对接，实现行车记录和监控功能。

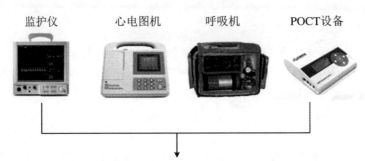

对车载医疗设备进行自动采集，实时传输监护仪、心电图机等采集的医疗信息

图 2.6　自动采集车载医疗设备

2．移动医生工作站

（1）院前急救电子病历

为了院前急救医生更加便捷和方便的采集和书写急救电子病历，提供移动平板作为电子病历的载体，研发全结构化的急救电子病历。主要包括患者信息、患者病史、体格检查、生命体征（交接时）、诊断与处理、救治结果和交接记录内容。

（2）专科评估

系统支持对胸痛患者、创伤患者和卒中患者提供专科评估工具，实现对三类患者的专科评估，相关评估信息如卒中 FAST 评分、胸痛评估和创伤 TI 评分信息会在评估完成后实时传输给院内专家，辅助专家进行快速准确的诊断（图 2.7）。

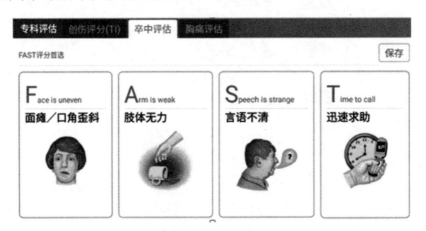

图 2.7　卒中评估

（3）电子交接

系统支持对"患者知情同意书"和"院前院内交接单"的电子签署功能，实现电子化交接。系统支持在车载平板急救电子病历上查看患者知情同意书，知情同意书格式内容按照急救中心要求进行呈现；医护人员向患者展示平板上的电子患者知情同意书，患者或家属使用手写签名方式进行确认（图 2.8），系统需要记录患者的签名数据；系统支持查看历史急救任务的患者知情同意书；急救中心管理人员、急救站病历管理相关系统需要提供患者知情同意书的查看和打印功能。

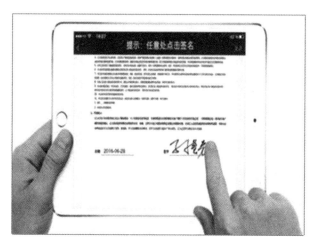

图 2.8 电子手写签名

（4）一键预警

院前急救医务人员在需要院内专家帮助时，启动一键预警功能，支持实时通知院内相关科室专家，提前进行各项救治准备工作。

（三）指挥会诊系统

建设急救应急指挥中心，应用指挥会诊系统对常规急救、应急突发事件进行远程急救指挥管理。指挥会诊系统与院内急诊和专科住院系统进行对接，急诊科医护人员可以在急诊系统查看院前 120 来源患者的电子病历数据，对患者进行准确诊断，同时可随时转入相关专科，实现院前与院内无缝对接。

1. 急救指挥调度

系统提供在线地图，实时展现和定位当前急救车的位置，并提供急救车任务概览信息和患者急救电子病历信息，结合视频通话、视频监控和大屏公告信息，为急救指挥人员进行应急急救指挥提供技术和信息保障。同时通过车辆 GPS 记录，并配合在线地图应用，实现追踪每一辆救护车的位置及行车路线，同时优化车辆调度，让医院提前做好接诊准备，启动救治流程。

在突发性事件或大型赛事保障时，可根据事件情况定义不同的显示模式，配合一键启动可迅速切换至相应的急救指挥模式，展示该应急事件相关急救车及各单位的信息，为应急指挥保驾护航。

2. 视频通话

系统与急救车、院内相关各科室建立实时视频通话，并提供多路视频通话功能，能够与急救指挥功能结合，实现急救应急指挥调度管理。

3. 视频监控

系统对急救车驾驶舱安装的行车记录仪和医疗舱视频摄像头设备进行实时监控，在大屏上对正在执行急救任务的所有急救车进行视频监控，指挥调度人员可以实时了解急救车的运行轨迹。

4. 公告大屏

公告大屏详细显示当前出诊急救车的状况,记录信息包括车辆信息、患者信息以及送往医院信息等(图2.9)。院内医护人员可实时了解所有急救车目前的出诊信息,并及时为即将回院的急救车做好接车准备。

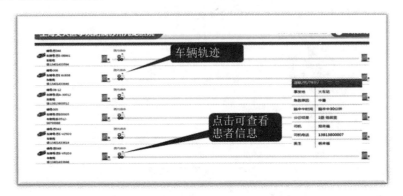

图2.9 公告大屏显示当前出诊急救车信息

5. 专家会诊

系统采用同一时间维度采集记录急救过程中的视频、波形、病历等信息,在原有电子病历基础上集成音视频与体征元素,通过无线技术传输至院内,院内会诊专家能够实时查阅任意时间点患者的急救动态信息(视频、监护波形、心电图和电子病历等),并通过多方音视频通话实现对患者的远程会诊和病情诊断。

二、院内急救业务平台

(一)急诊预检分诊系统

急诊预检分诊是根据患者症状和体征,区分病情轻、重、缓、急及隶属专科,根据病情分级结果,进行相应的初步诊断、安排救治的过程。急诊预检分诊流程如图2.10所示。

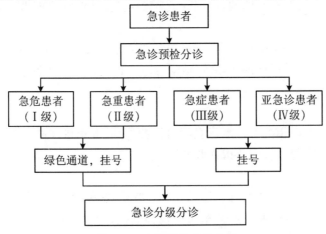

图2.10 急诊预检分诊流程

急诊预检分诊系统提供专业、灵活、可手动维护的分级知识库,收录外伤、非外伤、主诉类别,通过向导式操作方式外加生命体征自动评分对患者进行推荐分级,由人工确认后完成对患者的分诊。系统提供专业的评估体系,整合患者所有诊疗数据,筛选关键性指标加入到评估体系中,医生可选择或自定义病情评估模型,对患者病情进行综合评价。通过分级知识库和评估体系,系统自动给出病情分级建议,辅助医护人员进行病情判断分级和病人分流。

同时,系统支持居民身份证、居民健康卡、医保卡、就诊卡或腕带等多种患者身份识别方式,支持特殊患者(三无患者、婴幼儿患者、批量抢救患者)建档和登记。

(二)急诊分级叫号系统

通过急诊预检分诊,患者一般被分为四级:一级患者,也就是急危患者;二级患者,即急重患者,存在生命危险;三级患者,即急症患者,有潜在风险;四级患者,病情一般,即亚急诊或非急症患者但又在急诊就诊。患者完成挂号后,急诊分级叫号系统将按照患者级别进行二级分诊,同时支持手工调整急诊患者队列次序和诊室分配。

(三)急诊电子病历系统

急诊电子病历系统由急救医生在急救过程中记录的标准院前急救电子病历和入院后的专科评估组成。标准院前急救电子病历主要包括患者基本信息、患者病史、体格检查、生命体征(交接时)、诊断与处理、救治结果、交接记录等基本病历数据项,专科评估包括胸痛评估、卒中评估和创伤评估等。

急诊电子病历系统既要符合电子病历的规范,又需要体现急救业务流程和特点,以节约医生书写病历的时间,让医生专注于对患者的抢救。因此,急诊电子病历系统提供个性化的模板定制(抢救、留观等),满足多病种的病历需求,实现快速高效准确的病历记录;支持获取急救患者的全结构化电子病历数据,并能够进行动态展现,为院内专家对患者进行远程诊断提供支持;病历信息覆盖结构化电子病历信息、图片信息、视音频信息及生命体征信息,为患者提供详细的病情记录;支持患者临床信息调用,可直接引用患者基本信息、检验、检查等数据;提供临床医学知识库,包括诊断和鉴别诊断库、医学术语库、电子病历模板库、病历质控规则库等,支持历史数据自学习;提供医学矢量图,方便对医学图像的查看、处理;提供痕迹保留,支持病历内容历次修改痕迹保留;提供病历信息智能查询检索,支持病历信息的多角度、多维度分析处理;提供数据插入功能,支持检验、检查、医嘱、生命体征、病情记录等数据直接插入病历文书;支持病历信息共享,按照政府发布或指定的信息标准实现病历信息共享。

(四)专科急救抢救路径系统

针对特定病种或专科,建立急救抢救路径,通过辅助医生诊断,快速、准确地进行危险评估,帮助医生对患者进行有效的分类治疗,以减少误诊、漏诊及过度治疗的可能性。

(五)质控管理信息系统

对预检分诊、抢救、留观环节的数据进行采集、汇总、分析,形成专科特色的质控分析,为病人病情分析和科室质控提供数据支撑,为科室主任管理提供量化尺度。

(六)重症医学临床信息系统

急诊重症医学临床信息系统(EICU)进行急诊重症患者的数据采集、特护单、闭环管理、可视化病情分析、危急患者的数据科研平台、科室管理、质控,协助急诊 ICU 对危急患者进行监护及管理。

(七)急诊留观信息系统

对留观患者实现急诊留观护理、转科、转院等处理,包括留观入、出、转登记,留观床位管理,核对及执行等。

三、"互联网+"人工智能急诊应用服务

系统可完成患者从分级分诊到抢救室、留观室、病房、手术间、EICU 等科室的行为轨迹跟踪;将物联网技术及智能穿戴技术应用于急诊、急救患者的定位、体征信息采集和监护等;包括智能急救临床路径与质控、智能输液监控、智能床位管理、智能辅助诊断和智能照护等。

第三节 智 慧 病 区

智慧病区是在病区管理信息化建设基础上,围绕住院诊疗的全过程,以医、护、患等不同角色需求为业务主线,以医疗安全、运营、绩效等需求为管理主线,依托云计算、大数据、物联网、移动互联网及人工智能等新一代信息技术,实现病区医疗和管理的智能化,使医疗更安全、服务更规范、诊疗更高效。智慧病区的建设思路是围绕"以患者为中心"的人性化住院诊疗服务模式,以方便医患、确保医疗质量安全为目的,通过各类传感设备和标签,对医护系统、病房环境、患者情况等各类信息进行实时采集、传输、存储、处理与应用,从而将病房、患者、医护人员与医疗设备无缝连接在一起,医护人员通过智慧化的住院系统高效处理病患遇到的问题,满足病患及家属的服务需求,实现患者诊疗、护理等医疗业务及病区管理的数字化、集成化和智能化,可具体分为智慧病区业务平台和智慧病区管理平台。智慧病区架构如图 2.11 所示。

一、智慧病区业务平台

(一)移动医护工作站

通过 PDA、手机、平板、移动推车等移动终端,帮助医护人员随时随地查阅患者电子病历和检查、化验等信息,进行移动医护查房、护理巡视、入院评估、健康宣教等,即时录入和执

行医嘱,采集和录入患者生命体征信息,记录护理文书,进行危急值提醒处理、抗菌药物申请、手术申请等医疗操作。建立标准化医护知识库,搭建模板库,部分常规操作只需要在模板的基础上进行修改即可,进一步提高医护人员工作效率。

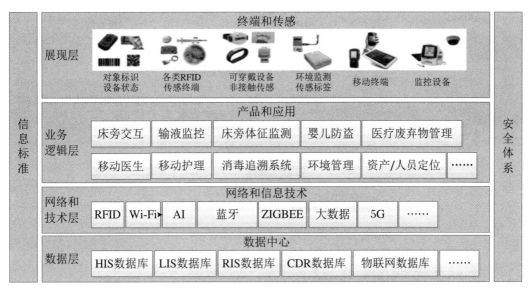

图2.11　智慧病区架构图

例如,中国科学技术大学附属第一医院(安徽省立医院)和科大讯飞股份有限公司为移动查房联合开发了一套语音智能化系统——云医声、云护理移动查房系统,系统将语音识别、语音搜索、语义理解和人脸声纹识别技术应用于移动医护查房中,基于医院现有的HIS基础信息平台,通过无线局域网络或有线同步工具以及移动手持设备,实现在院临床一线医生随时随地浏览、查询、采集和传输病人相关信息。系统通过安全加密的网络为医生建立高效的数据展示平台,并且通过智能语音技术解决移动端信息录入的瓶颈。让医生可以在查房等诊疗过程中通过智能语音技术快速、及时、精准地完成各项工作。

(二)床旁体征监测系统

床旁体征监测系统通过物联网技术手段监测生命体征,打破传统的生命体征采集方式,并且体征数据、分析报告等还可以分享给医院各信息系统,为临床科室的教学科研提供全新的数据支持。例如,通过在耳温枪、血压计、体重秤等移动医疗测量设备的数据输出接口上安装数据发送与定位标签,实现测量出的生命体征数据的自动记录和上传,同时标签的定位功能,能实时精确定位设备的位置,方便查找设备;通过铺设智慧床垫(功能如图2.12所示),随时对患者的压疮、心率、呼吸率及体动翻身、在离床等数据进行动态实时连续的采集、分析统计,实现床位监测、异常事件提醒等功能。

(三)智能输液监控系统

智能输液监控系统是利用RFID技术,通过部署在床头的输液监视器和传感器,实时侦测输液状态,并在护理电子看板上实时显示,出现异常情况或输液结束时,及时提示护士前去检查,并对输液的全过程进行记录。

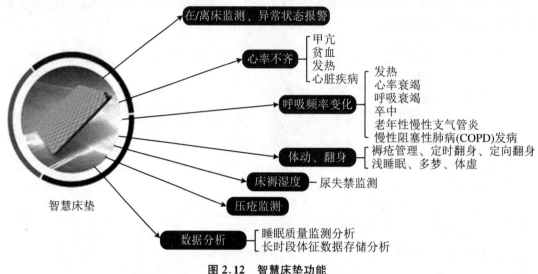

图 2.12　智慧床垫功能

（四）病案无纸化系统

病案无纸化系统是通过部署 CA 签名认证、电子医嘱单、电子病历等系统,将所有的病案内容进行电子化,支持病案的提交、质控、复核、编目、补充、存储、调阅和集中打印等操作。

（五）临床辅助诊疗系统

临床辅助诊疗系统通过收集海量临床诊疗数据,并通过计算机认知算法,给医生提供建议和支持,辅助医生进行智能诊断、治疗和科研;自动匹配相似患者与治疗方案相近的病例,逐步为单病种构建疗效评价体系,为医生提供患者当前阶段的治疗方案建议;支持精准、高效的数据检索功能,满足医疗、科研等多种需求。

二、智慧病区管理平台

（一）床旁智能交互系统

利用物联网、智能感知和传感技术,将各类医疗信息、健康教育材料和生活资源以更完整易读的方式连通到床旁,为患者及家属呈现贴心的服务窗口,为医护人员提供便捷的工作站,为医院打造信息交互与沟通的桥梁,打造病房一站式信息服务平台。系统主要可以分为患者交互信息系统、开放式软件平台和半封闭可扩展的物联网硬件平台三个部分。

1. 患者交互信息系统

包括医患双向呼叫、电子床头卡、患者信息集中查询、信息主动推送、患者全病程管理、精准健康宣教、电子告知书、院内科室导航、视频语音对讲、家属远程探视、满意度调查、本地影音点播等模块。

2. 开放式软件平台系统

通过与第三方软件系统对接,可以在原设备上接入更多的软件系统以扩展系统业务功能。这些扩展应用包括但不限于床旁护理、床旁查房、被服领用、床旁营养点餐、院内陪护及评价、床旁支付、人脸识别定位。

3. 半封闭可扩展的物联网硬件平台系统

通过内置丰富的物联网通信模块,凭借 RFID、NFC(近场通信)等无线射频识别通信技术,使得原设备可以连接(感应)更多硬件以实现原设备所集成的物联网系统中相关信息的交互。可扩展功能包括但不限于输液监测、婴儿安全管理、可穿戴设备。可扩展的智能硬件包括但不限于智能体重秤、心电监护仪、智能床垫、智能血压仪等。床旁智能交互系统可以通过蓝牙/RFID 等数据交互方式采集智能硬件数据,并传输至后台系统进行统计及分析,如果遇到异常可及时提醒患者及医护人员。

(二) 人员定位管理系统

人员定位管理系统是将人员定位技术应用于患者和医护人员管理中,实现人员实时定位跟踪,具体应用包括婴儿防盗、患者防走失和医护人员定位。

1. 婴儿防盗

通过佩戴在婴儿手臂上的电子腕带与终端联动,实时传输 RFID 信号。医务人员通过系统实时查看病区内所有婴儿的位置和状态。未经批准的情况下,婴儿被带离病区或腕带被打开,系统会自动警报,并指示异常发生地点。

2. 患者定位

通过病人身上的腕带/手环、智慧鞋、智能鞋垫等设备,实时跟踪了解院内病人位置。医院根据实际,对病人活动区域的划分,设置不同警戒围栏,支持紧急呼叫功能。当病人离开院内监控区域时,根据定位模块,实现对院外病人实时定位管理。

3. 医护人员定位

通过发放给医护人员可佩戴的定位标签(可嵌入到工号牌中),实时精准定位医护人员位置,例如可实现护士巡房轨迹的自动记录。

(三) 物资定位管理系统

物资定位管理系统是将定位技术应用于医院物资管理中,实现对医疗设备、医用耗材、医疗废弃物的精细化管理。

1. 医疗设备管理

在医疗设备(急救设备、检验治疗仪器、移动车辆等)上安装定位标签,借助于医院多种辅助定位设备(包括独立的辅助定位器、床头卡、病房显示屏、病房标牌等),通过物联网定位技术实现实时的设备位置跟踪、活动状态监控、流通轨迹跟踪与分析和物资自动盘点。

2. 医用耗材管理

耗材库存移动盘点应采用移动智能终端、手机等应用,实现物资扫码盘点;耗材追溯管理,使电子货柜识别、RFID 获取标签信息,自动识别,增减库存,支持高值耗材与患者信息精准匹配,实现耗材使用的全流程跟踪和追溯;耗材库存自动化提示应支持有效期自动提醒,库存高低限自动提醒;医嘱核销应依据设定的规则自动对接医嘱信息核减耗材的库存。

3. 医疗废弃物管理

将定位技术应用于医疗废弃物管理中,对医疗废弃物分类、打包、暂存、装车、运输、中转、处理等生命周期进行有效追溯管理和条码化管理,对回收垃圾车、医疗废弃物进行实时定位(辅助定位器和蓝牙定位)以及流程监管,防止进入医疗通道,造成二次感染。

(四)智能病房环境监测系统

智能病房环境监测系统通过多种感知标签来实现病房环境参数(温度、湿度、光照、噪音、空气质量、异常气体等)实时、连续不断采集,并通过物联网网络上传,实现病房环境实时监测,支持报警、异地监测、统计分析等功能,提高病房环境管理能力。

(五)护士站大屏系统

护士站大屏系统包含床位卡管理、护理电子白板、手术协同、呼叫显示、通知推送等功能。

1. 床位卡管理

护士站大屏显示科室床位总览信息,将患者基本信息和医护人员关注的重要信息显示在主屏幕上,并将危重患者的床位用特殊颜色标出予以区分。同时根据病人的状态,如体征出现异常,检验出现危急值等,系统将提供多样的提醒方式,如滚动字幕、文字闪烁、声音等。

2. 护理电子白板

护理电子白板是使用智能一体机/智能电视上替换病区传统的护理白板,通过系统从后台自动提取数据,将病区入院、出院、压疮、跌倒等模块的患者信息实时显示在智能一体机/智能电视上。

3. 手术协同

护士站大屏与智慧手术室系统互通,在病区同步显示本病区的手术患者的基本信息和手术进程信息,方便病区护士了解手术患者的实时状态,有效提醒病区护士进行接台前准备、手术后准备及下一台次准备,提高手术室的周转效率和病区护士的工作效率。

4. 呼叫显示

护士站大屏与病房呼叫系统互通,实时显示当前病区呼叫情况,在多人呼叫时可根据呼叫的时间顺序进行排序,有序引导护士处理病区患者的呼叫,提高护士的工作效率。

5. 通知推送

院级管理员或病区级管理员可以发送通知并在大屏上展示。

(六)病区护理管理系统

病区护理管理系统实现护理人力资源、考核、培训、意外事件、满意度、工作量统计、护理质控检查、护士长排班等的信息化管理,提供病区事务管理、护理人员管理、护理质量管理和智能报表等功能,支持电脑、平板、手机、移动推车等多种展现终端,有效提高护理管理效率和质量。

1. 病区事务管理

实现病区事务管理信息化,包括护士长工作手册、护理质量自查、病区问题汇总、护理制度建设管理等。

2. 护理人员管理

实现护理人员、实习护士、进修护士管理信息化,包括人员档案管理、护理排班、绩效考核管理等。

3. 护理质量管理

实现护理质控、不良事件管理、护理质量检查、护理行政查房、护理夜间查房和满意度调查等信息化管理。同时,利用物联网、标签技术,借助移动终端,实现医护患高效协同及护理医嘱审核、执行等全过程可追溯的闭环管理,提高药品(口服药、外用药、针剂、输液)、检查、检验、治疗、手术器械包等各类医嘱执行的安全性,杜绝护理差错,如静配输液闭环管理、消毒供应闭环管理、临床用血闭环管理等。

第四节　智慧手术室

智慧手术室是依托云计算、大数据、物联网、移动互联网及人工智能等新一代信息技术,引入情景智能、万物互联、消息互通、智能机器人等机制,致力于打破传统业务逻辑、改善手术流程、整合各种资源、促进医疗服务质量、满足手术室各个主体不同需求,打造以患者服务为基础、用户体验为目标、医疗质量为核心的智慧手术室平台,实现对手术患者、主刀医生的全过程、各节点、可追溯的闭环管理,建立智能化的手术保障体系,实现对手术室人力、物资、设备和空间等资源的科学调度和精细化管理。

智慧手术室建设思路是以患者安全为核心,利用物联网、图像识别等技术,实现对术前、术中、术后进行全流程的闭环管理,提高手术室管理质量和效率,和传统的手术室信息化建设相比,智慧手术室应具备:① 全息记录手术过程,包括记录手术三类原始信息(手术操作、麻醉事件、生命体征演变)及术前用药、术后处理全程,并做到手术全程信息直播和教学;全程数字化手术室工作,覆盖包括手术排班、手术准入、手术考勤与准点开台、手术接台协同、临时手术停台控制、手术麻醉、手术护理、手术直播与录播教学、远程手术会诊等功能,实现手术室的流程信息化;② 精准网络转播,基于现有网路,实现在线直播,可以同时支持全员教室和医生工作站浏览,实现多方会议和讨论;③ 全面的设备集成,减少信息死角,集成手术室传统视音频设备,如腹腔镜、电子显微镜、手术摄像机(无影灯摄像机、特写摄像机、场景摄像机)、介入造影机(DSA)、达·芬奇机器人、术中 MR 等实时影像设备,同时集成监护仪、麻醉机、血气分析仪等床边监护设备;④ 完整的信息衔接,免除"信息孤岛",衔接 HIS、LIS、PACS、EMR(电子病历系统)等医院现有信息系统,在手术室可以查阅各类信息、医嘱、记录事件等;⑤ 完备的安全鉴权体系,保护学术隐私与患者隐私,建立权限管理体系,确保病人的隐私和医生的学术隐私。对网络的每个用户可以进行远程控制、观看、录像等的授权,也可以进行观看时段和观看手术的授权;同时手术医生可以利用触摸显示屏随时了解观看的教室和个人的列表,并可以随时切断某用户或取消部分权限;⑥ 强大的兼容性,将医院现有硬件投入价值最大化:利用医院手术室现有设备,实现兼容,减少所谓一体化的重复投入;

⑦ 扩展及延展性,节省前期投资。系统采用结构化、模块化设计,极易扩展升级,避免重复投资。

智慧手术室具体包括智慧手术室业务信息平台、智慧手术室护理信息平台、智慧手术室安全管理信息平台和围术期临床数据中心。

一、智慧手术室业务信息平台

(一)手术麻醉临床信息系统

手术麻醉临床信息系统核心功能是辅助麻醉医生完成患者围手术期内所有事件的记录并最终生成麻醉医生需要的文书。系统以信息和设备集成共享为两大支撑平台,覆盖与麻醉相关的从提交手术申请、分配手术、术前访视、术中记录、术后恢复的全过程,通过与床边监护设备的集成,与医院信息系统的信息整合,实现患者体征数据(包括患者手术信息、麻醉信息、手术过程信息等)的自动采集和共享、报告的自动生成以及病历的电子化,将麻醉工作标准化、流程化和自动化,提高医疗质量和工作效率。

手术麻醉临床信息系统具体功能包括手术排班、术前信息管理、术中信息管理(如设备数据采集、术中用药等事件记录等)、术后信息管理等。

1. 手术排班

批量接收和安排 HIS 下达的手术申请信息,并查看临床科室申请的手术申请单的详细信息,可显示临床科室对手术的特殊要求,分配手术资源,完成麻醉的排班过程。为手术申请信息分配麻醉医生、助手、洗手护士、巡回护士。根据手术安排情况自动生成符合医院要求的患者接送单、手术通知单。

2. 术前信息管理

批量接收 HIS 下达的手术排班信息,自动生成术前访视单、知情同意书。查看患者的电子病历信息、检查检验信息、影响报告、医嘱信息等,辅助医生进行术前讨论并记录讨论内容。能够提供麻醉计划单,辅助麻醉医生通过系统查看患者病情、病史,便于拟定患者麻醉计划,实现风险评估单分数自动汇总。

建立麻醉宣教知识库;提供术前访视单和麻醉计划需要录入的各种信息,通过接口自动获取术前访视单中的部分检查、检验信息,并支持术前访视模板智能化调整,以及键盘输入、语音识别、音频、图片、视频等多种录入方式,最终自动生成术前访视单和麻醉计划;支持移动术前访视。

3. 术中信息管理

系统自动采集麻醉机、监护仪、呼吸机、输液泵等手术麻醉设备数据,并自动将采集到的患者信息、生命体征参数记录在麻醉单上,对术中患者的异常体征进行报警。以时间轴的方式显示患者的手术流程。对麻醉事件、用药等信息快速录入,支持以公有和私有的方式管理麻醉记录单模板。具有数据进行修正的功能,并保存修正前的原始数据。在得到授权的情况下可以在任一手术间、办公室了解全部手术间的麻醉状态。同时,输液智能控制系统能自动控制输液泵输液量和速度。

根据患者手术结束情况,自动结束文书记录。按照医院要求生成护理记录单、器械清点单,记录患者手术过程中的护理信息、手术器械使用信息。支持患者抢救模式,提供转出手术时,可一键选择转出至病房、PACU(麻醉后监测治疗室)、ICU(重症加强护理病房)。

4. 术后信息管理

记录术后复苏过程中麻醉用药、事件情况,自动采集患者苏醒过程中的生命体征趋势并自动绘制在复苏记录单上,支持复苏记录单延续术中麻醉记录单。对手术患者进行术后手术信息登记和统计。并按照医院要求生成术后随访单、镇痛记录单、麻醉总结记录单,提供麻醉 Steward 苏醒评分和疼痛评分。支持移动术后随访。

5. 病案管理

支持病案打印和归档,支持病案的自动归档和未归档提醒,并显示病案归档时间和归档状态;支持将患者麻醉病案上传至电子病历系统(EMR),并能够追溯历史文书版本,检索指定患者病案信息。在提交病案时进行病案完整情况校验和提醒。

6. 系统支撑

通过 HIS、LIS、PACS、EMR 等系统获取患者基本信息和诊疗信息,通过手术室设备获取生命体征信息,支持对文书模板进行保存和维护。

7. 用户权限管理

为指定用户分配角色以获得相应的程序访问权限。根据医院信息化管理的要求创建用户,分配指定角色所具备的系统权限。

8. 统计查询

根据指定条件统计麻醉医生例数及平均麻醉时长,护士例数及平均手术时长,手术医生例数及平均手术时长,麻醉科麻醉例数及平均麻醉时长,手术总例数及临床手术科室分类例数。统计指定日期范围内的 ASA 不同等级的例数、全科或者指定医生不同麻醉方法的手术例数、术后镇痛患者信息。根据患者信息、医护人员、科室、手术时间、手术状态、麻醉效果条件实现手术信息的查询,并将上述统计查询结果导出为 EXCEL 格式报表。

(二) 远程手术指导与会诊系统

1. 远程会诊

建立患者和专家、医生与专家之间的实时视频,面对面、多学科间的交流,利用检查、检验、电子病历等信息系统了解患者病情,通过移动会诊车查看急重症患者,支持交互式远程会诊和离线式远程会诊。

2. 双向转诊

建立专科分级体系,将乡村、县市、高等级医院通过信息平台连接起来,通过远程医疗协作使得患者不出本地就可以获得高级专家的诊疗指导。对上、下级医院的医师进行授权,确保其有权限为患者进行预约转诊,保持绿色通道畅通,及时实施救治,保障患者安全。

3. 手术指导

通过网络传输高清影像、实时交互音视频、患者病历信息、实时生命体征数据为专家和基层医生协作提供远程指导支持。专家不仅可以通过音视频与基层交流,同时还可以随时随地查看患者的电子病历、实时生命体征变化等信息,为远程指导提供全面翔实的依据和参考。

（三）手术示教与观摩系统

1. 患者档案记录查询

能够完整记录手术全过程，包括手术过程中的过程视频、医疗设备影像、患者病历报告信息。提供手术档案安全机制，保证文件在上传和存储过程中的安全保护。能够保证在手术档案记录时不影响手术视频的显示和切换，不影响手术直播转播。

2. 手术档案回顾

能够根据条件检索回看术中记录的手术全过程视频、影像和病历报告信息。

3. 手术远程教学与观摩

在学习室观摩指定手术间的手术，实现双向的沟通交流，同时在具备权限的情况下，调取病人相关信息及手术情况，病历资料可以和多路手术视频集成显示，将结果以图形化方式汇总成患者病情摘要，辅助专家在手术开始前充分了解患者病情。

（四）手术协同系统

1. 术中家属谈话

能够召唤指定患者的家属到谈话间谈话，在谈话间实时调看手术间对应影像和相关的检验检查报告、医嘱等信息，并录制交谈过程的音视频。可调取手术相关同意书供家属阅读签字。

2. 病理协同

能够实时获取患者病理报告，自动打开最新更新的病理报告至手术室任一显示屏上显示。能够满足病理科与手术室随时进行交流的需求，并具有交互等待功能。能够满足在病理科、检验室实时查看手术室的直播视频。

二、智慧手术室护理信息平台

（一）手术护理临床信息系统

手术护理临床信息系统专为医院手术室护理人员的临床工作而设计，覆盖了与手术护理工作相关的各个临床工作环节，包括手术安全管理、护理电子病历管理、手术排班等模块，将手术护理的日常工作标准化、流程化和自动化，实现手术室内的手术设备、手术耗材、手术器械的闭环式可追溯管理。

1. 手术安全管理

支持术前、术中、术后等过程中的智能患者身份核对、患者交接、护理访视和三方安全核查等功能，提高手术安全管理。能够支持通过扫描患者腕带实现患者身份识别，确保手术安全实施；形成患者交接记录表；完成护理人员对手术患者的术前、术后访视记录。支持对手术患者在不同阶段进行压疮评估，降低患者压疮风险；实现患者三方核查电子化记录，操作规范化，确保患者安全。

2. 护理电子病历管理

实现手术室护理人员所需记录的病历存档表单的填写、记录和打印功能，实现手术室护理和记录一体化,协助管理者进行护理质量管控,规范护理操作、流程,提高护理质量和满意度,降低差错、事故的发生率。具体包括手术风险评估、器械清点记录、护理记录、异常自动提醒(如低体温提醒)、压疮评估、不良事件上报等功能模块。

支持手术风险评估电子评估,自动计算 NNIS(手术风险分级标准)评级;支持术中器械清点记录,完成电子器械清点单;支持术中过程护理关注内容记录,自动形成护理记录单,提升护理记录效率;能够对术中患者出现低体温时进行及时提醒,以做好护理防护工作;支持对手术患者不同阶段进行压疮风险评估,自动形成压疮评估单;支持术中的不良事件记录和上报,以便于对后续护理质量持续改进。

3. 手术排班

能够快速获取已有手术申请信息,并能根据手术排班计划性和随机性的双重特点对手术进行安排,确保手术安排信息及时发布和接收。能够直观展示各手术间的进程并实时更新反馈,便于相关人员快速了解手术情况,并对特殊情况做出响应。

4. 科室管理

提供手术月报表、分级手术统计、护理工作绩效统计、手术室利用率分析,同时支持定制符合医院要求的报表,提高科室管理水平。

5. 手术计费

提供按手术类型套用收费模板功能,实现计费录入、计费审核的电子化、智能化,帮助护理人员实现快速、高效、准确地记录患者费用情况。

6. 术中输血管理

支持输血申请、接收、核对、评估和血袋回收等整个手术室用血过程的电子化记录,形成术中用血流程的闭环管理。可追溯查询整个用血情况,规范术中用血流程,明确责任,做到责任到人,提高管理质量和管理效率,减少术中用血相关差错发生。

7. 术中病理标本管理

通过对术中病理标本(快速病理、普通病理、特殊病理)进行电子化、系统化的管理,实现从手术间标本采集到存放、巡查、送检等进行全程透明化、闭环管控,可对术中病理流程进行追溯查询。

8. 高值耗材管理

对高值耗材入库、申领、发放、使用、归还、盘点和出库等业务流程进行信息化管理,形成全流程闭环管控,降低耗材相关事故、意外发生率。其中,高值耗材库存移动盘点采用移动智能终端、手机等应用,实现物资扫码盘点;高值耗材追溯管理使用电子货柜识别、RFID 获取标签信息,自动识别,增减库存,支持高值耗材与患者信息精准匹配,实现高值耗材使用的全流程跟踪和追溯;高值耗材库存自动化提示支持有效期自动提醒,库存高低限自动提醒,三证资质自动提醒;医嘱核销依据设定的规则自动对接医嘱信息核减高值耗材的库存。

(二)手术室护理考核系统

1. 手术室质量管理与评价

以手术室护理质量评价标准为基础,支持手术室巡回护士专科质量评价、手术室洗手护士专科质量评价、手术室管理质量评价、手术室安全核查质量评价、手术室标本管理质量评价、手术室仪器设备质量评价等质量评价标准。借助移动端 APP 实时对不符合标准的情况进行扣分,对员工的绩效进行统计。在 PC 端进行数据统计,形成各类报表,对未达到标准的个人进行单独培训和考察,为手术室的资源优化配置、科研分析提供准确依据,从而达到提高手术室护理质量的目的。对院感指标规定的内容进行采集,并自动生成报表,以达到对手术室感染管理进行监控。

2．手术室护理临床教学与考评

以手术护理教学操作考核为基础,对手术室护士的操作进行评分。针对医护人员所必须掌握各项临床操作,系统提供考评方案,同时支持在线考试结果分析,为后续改善学习水平提供依据。系统提供考评明细、考评通过率、教学老师考评分析、得分汇总、考评误操作管理,为后续护理人员操作技能培训提供依据。后台统计考核结果,作为员工职称晋升、绩效发放的参考标准。

三、智慧手术室安全管理信息平台

(一) 行为管理系统

1．流程管控

通过系统可以远程控制开门,与一卡通和手术排班系统进行无缝对接,针对医护人员设置不同的准入条件,记录医生出入各个流程过程中的信息。借助门禁、自动发衣机、自动换衣柜等自动化设备,自动通过设备屏幕进行视窗提示或语音提示违反相关流程的医护人员。

2．设备控制

医护人员在任何一台自动发衣机刷 IC 卡,比对识别人员身份自动发放相应尺寸的衣鞋(具备数量过少提醒)。手术结束刷 IC 卡后,回收机识别物品并自动回收(具备数量过多提醒)。衣鞋柜采用主机控制平台控制各个柜体,主机内的单片机直接和每个柜体的柜门锁、红外、臭氧相对接。医护人员在柜子的刷卡区域刷卡,系统自动根据持卡人的身份权限分配鞋柜并进行相应的提示,同时自动记录柜门开启时间。

3．综合管理

综合管理系统中不同类别的标签,自动进行信息录入与维护管理。自动记录医护人员在进出大门,衣鞋的领用、归还等重要的节点相关信息,管理人员随时统计并查询一个完整流程中各个环节的信息数据并生成各种报表。能够将没有正常走流程的人员的情况投递到显示屏上,并与短信平台对接,通过短信提示告知其应该遵守手术室管理流程。系统能够自动检测衣鞋柜的被占用情况,远程管控设备的开关,对于异常柜远程锁定。

4．患者入口管理

医护人员信息系统与患者腕带扫描系统融合,患者信息与医生信息绑定,进门刷卡即可核实患者信息。与手术麻醉信息系统对接,手术室内手术结束可自动呼叫空闲护工接患者。护工工作站显示手术室呼入信息,护工在工作站刷 IC 卡响应,以绑定患者,并记录时间。护工送完患者需回到岗位,刷 IC 卡与患者解除绑定,以显示为空闲状态。

（二）手术安全追溯系统

1．患者路径跟踪

在手术患者离开病区、进入手术室、到手术完成后离开手术室，返回病区的所有环节，由护理系统将各时间节点信息推送至追溯系统中。在追溯系统中，形成患者手术流程的所有环节，结合监控视频并进行实时的画面追踪。

2．患者路径指引

系统通过大屏可自动展示患者路径，显示手术室目前所有患者所在节点，方便医护人员引导患者应该进入的下一个手术区域，实现患者手术路径的智能安全指引。

3．患者路径追溯

在患者手术路径的完整流程结束后，系统自动生成基于某一患者的完整手术路径视频记录，并支持在系统通过语音识别技术对患者，手术，时间等信息进行检索，实现患者的手术完整路径追溯。

4．智能分析平台

通过对患者所涉及的各个区域的进入和离开时间节点的记录，自动计算患者在某一区域停留的时长，手术环节中某一项工作的时耗，辅助管理人员实现手术室部分业务数据的统计及分析。

（三）手术资源管理系统

1．人员管理

全面管理手术流程涉及的人员，对不同的人员进行可视化的、有针对性的结果展示。实现手术室排班，包含手术排班、护士排班、麻醉医生排班、护工调度，并根据排班信息对人员行为进行规范管理，严格控制手术室准入人员。

2．设备管理

从设备新领用开始到使用、后期维修等进行全程透明化闭环管理，可对设备使用进行追溯查询，对科室设备进行电子化分类登记，记录、查看和分析科室设备使用情况和维修记录。

3．高值耗材管理

对手术室高价值和特殊耗材进行管理，从耗材进入手术室到使用等进行全程透明化闭环管理。从耗材入库到申领发放，归还出库，对耗材进行追溯查询，对接物资系统、直接调取相关数据内容。

4．器械包管理

通过扫码直接获取器械包信息，自动将器械包内容生成到器械清点单上，对器械清点流程进行整体的电子化管控，严防因器械清点不清造成的手术器械、辅料遗留体在内。

5．术中输血管理

与医院输血科血库系统对接，记录下救治用血的整个过程信息，从输血申请、接收、核对、评估到血袋回收，形成用血流程的闭环管理。可追溯查询整个用血情况，减少术中用血相关差错发生。

6．术中病理管理

与医院病理科信息系统的对接，确保安全、正确留置手术标本。对术中病理标本进行电子化、系统化的管理,降低术中病理标本的遗忘、漏送、过期未送等影响病理结果的事件发生。

(四)手术室集中监控系统

1. 集中监控管理

能够提供中央监控功能,方便用户动态了解所有手术间的基本情况。能够在具备权限的情况下切换查看除全景外的其他视频画面。能够提供语音呼叫功能,可随时与任一手术间进行语音交流。

2. 自动关联患者

将患者相关信息与手术治疗记录进行自动匹配,并可以将正在观看的手术患者与其病案信息自动匹配。

3. 手术过程回顾

提供条件检索,快速找到并可追溯回顾患者手术全过程。能够导出检索到的患者手术全过程,可实现一屏多画面进行观看。能够在同一时间轴下同步播放手术多路视频影像、生命体征及术中事件,完美重现整个救治过程。

四、围术期临床数据中心

(一)患者病案追溯

能够基于时间轴方式记录患者手术过程中的手术过程视频、语音交流信息,医疗设备影像、患者生命体征波形、患者病历报告信息,有效记录患者手术全过程。满足用户的病案追溯需求,定位任一时间点可查看患者对应的所有相关治疗记录。

(二)术前信息概览

能够在诊疗过程中查询或接收的大量 HIS、LIS、PACS、RIS、EMR 等信息化系统中患者的信息进行整合,将患者相关的病历报告按照时间先后顺序进行展现。

(三)术中过程分析

能够以时间轴方式按照时间先后顺序将患者在手术过程中治疗过程进行全过程展现,方便回顾患者手术治疗全过程。

(四)术后病案总结

能够对救治全生命周期资料完全记录,构成完整的患者临床数据中心,按照时间先后顺序展现患者术后相关的病历报告总结。

(五)手术过程影像回顾

满足用户定位任一时间点,即可结合术中事件和患者生命体征情况进行分析,回顾当时手术情况。能够以一屏多画面的形式动态展现患者手术治疗过程中的相关影像。

（六）患者病案导出

能够在具备权限的情况下随时将所有患者相关档案进行导出，导出的所有病案均可脱离医院环境回顾观看。

第五节 智 慧 医 技

智慧医技是指围绕门诊、住院诊疗全过程中的检查、检验和用药需求，依托自动化、物联网、移动互联网及人工智能等技术，实现各医技科室工作的智能化管理及服务。智慧医技建设的思路是为医技工作人员提供高效、便捷的信息化服务，辅助其为患者提供更加优质、安全的专业医疗服务。智慧医技关键子系统如图2.13所示。

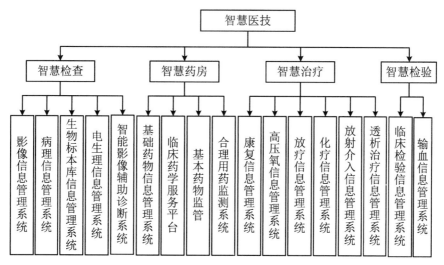

图2.13 智慧医技关键子系统

一、智慧检查

（一）智能影像信息管理系统

医学影像信息管理系统实现医学影像信息资料电子化传输和存储，对放射、核医学、超声等医学影像信息资料进行后处理与调阅，具体功能包括影像采集、数据存储归档、检查预约、登记、影像后处理、诊断、诊断报告管理、图像内容检索、影像调阅、诊断报告打印、质控管理等，同时支持以下功能：

① 支持与医院所有的医学数字成像和通信接口设备（DICOM和非DICOM接口）影像

设备的连接,实现影像数据采集。

② 综合运用计算机图像处理技术、医学知识,将各种医学图像重组处理,进行影像后处理分析,得到立体仿真的医学影像。

③ 支持应用影像集成模型,确保在不同的输出和浏览环境获得一致性的观察效果,包括胶片、影像诊断工作站等,保障医学影像输出一致性。

④ 支持网络附属存储(NAS)、存储区域网络(SAN)、混合型等多种影像数据存储归档模式。

⑤ 支持在线、近线、离线存储,支持医院数据中心处理存储影像数据。

⑥ 采用国际标准无损压缩算法对图像进行压缩。

⑦ 支持胶片自助打印、报告多终端自助查询和自助打印,支持电子签名的应用。

(二)病理信息管理系统

病理信息管理系统是通过对病理标本的识别(包括标本的识别、患者的识别、标本与患者的对应关系等)和送检流程进行实时监控,实现医院患者病理标本(包括手术标本、内镜标本等)送检的全过程的规范化、精细化的管理。具体功能包括标本封装、标识、转送、登记、接收、核对、监管等,同时系统支持以下功能:

① 标本流转全过程追溯管理支持病理标本条码化管理。

② 病理标本标准化处理。

③ 病理切片数字化处理应通过全自动显微镜或病理切片扫描仪采集病理切片的高分辨率数字图像,支持医院数据中心处理存储病理切片数据。

④ 图像压缩应采用国际标准无损压缩算法对图像进行压缩。

⑤ 支持结构化病理诊断报告。

⑥ 支持报告多终端自助查询和自助打印,支持电子签名应用。

(三)生物标本库信息管理系统

生物标本库信息管理系统实现了生物标本的标准化收集、集中保存用于研究的正常或病理标本以及与生物样本相关的临床、病理、治疗、随访、知情同意等信息的管理,为疾病研究、转化医学、药物研发提供重要数据基础。具体功能包括标本采集管理、条码管理、样品存放管理、样品出入库管理等,同时系统支持以下功能:

① 生物标本应与患者信息关联。

② 生物标本信息全过程可追溯。

③ 标本存储设备和环境温度监控应实时监控深低温冰箱、冰箱、液氮罐、室内温度和湿度等情况。

④ 生物标本数据存储应支持医院数据中心处理存储生物标本数据。

(四)电生理信息管理系统

电生理信息管理系统主要用于提供心电图机与运动平台、脑电图、肌电图、动态心电图等电生理检查的信息支持。具体功能包括设备数据采集、数字图像分析、诊断报告管理、质

量控制等,同时系统支持以下功能:

① 设备数据采集应通过专业接口从电生理设备采集数据。

② 数据传输及解析应将电生理设备采集的数据传输到工作站,并进行数据解析。

③ 建立电生理诊断知识库。

④ 患者信息获取应通过医院信息平台获取患者基本信息和疾病信息。

⑤ 支持结构化电生理报告模板配置。

⑥ 支持报告多终端自助查询和自助打印,支持电子签名的应用。

(五) 智能影像辅助诊断系统

将人工智能、深度学习和影像识别及处理技术应用于医学影像中,通过海量学习影像数据和临床信息以及专家诊断经验和标注数据,实现医学影像的智能辅助诊断功能,并广泛应用于胸部 CT、乳腺钼靶影像、病理、心电图、核磁共振和超声等影像中。建立标准的医技专科数据库,用于支持人工智能医学辅助诊断的研究和应用。

二、智慧检验

(一) 临床检验信息管理系统

临床检验信息管理系统实现常规检验、生化检验、免疫检验、微生物检验、分子检验等全流程信息管理,具体功能包括条码管理、标本管理、全过程时间管理、设备数据采集、诊断报告书写、质控管理、诊断报告审核、危急值管理等,同时系统支持以下功能:

① 建立检验医嘱知识库,并根据知识库自动合并检验医嘱。

② 系统和设备间双向通信,即系统检验项目数据自动传入检验设备,设备检验结果自动输出到 LIS 系统。

③ 支持根据审核规则,智能审核检验结果。

④ 支持智能质控功能,通过条码自动识别质控品,并将质控结果传入质控管理系统。

⑤ 支持预警功能,当出现危急值或发现不合格样本时,系统将通过消息自动、即时提醒医生、护士或检验技术人员。

⑥ 提供便捷的检验结果查询和自助打印功能。

(二) 输血信息管理系统

输血信息管理系统实现对全血、血液成分及临床用血全流程管理,具体功能包括血制品种类管理、运输管理、出入库管理、临床输血管理、温度管理、血制品有效期管理等,其中临床输血管理中包括标本管理、血型鉴定、配血管理、诊断与报告管理、输血不良反应上报、输血适应证管理、全流程追溯管理、自提血回输管理、输血评价等,同时系统支持以下功能:

① 根据患者生命体征及相关医疗信息,进行输血评估。

② 配血记录应支持自定义配血规则。

③ 用血全流程追溯应支持条码、二维码等方式对血液信息进行核对。

④ 血液运输应支持存储温度自动监测。

⑤ 建立用血不良反应记录,输血知识库应包括输血评估、风险控制及干预规则知识库。

三、智慧辅助治疗平台

(一) 康复信息管理系统

康复信息管理系统实现康复治疗业务的全过程信息管理,具体功能包括患者管理、康复评估、康复方案及计划、康复治疗、分次康复治疗记录、电子病历查询、康复疗程结果评估、患者治疗状态监控、统计分析等,同时系统支持以下功能:

① 通过医院信息平台获取患者基本信息和疾病信息。

② 根据患者病情辅助或自动创建康复治疗方案。

③ 建立康复相关知识库。

④ 实时监控患者康复期间生命体征情况,并及时预警。

⑤ 实时监控康复设备运行情况。

(二) 高压氧信息管理系统

高压氧信息管理系统实现高压氧治疗业务全过程信息管理,具体功能包括高压氧治疗预约、登记、患者基本信息管理、方案及计划、分次高压氧治疗记录、不良反应监测报告、电子病历查询、疗程结果评估、患者治疗状态监控、统计分析、质量控制等,同时系统支持以下功能:

① 通过医院信息平台获取患者基本信息和疾病信息。

② 根据患者病情辅助或自动创建治疗方案。

③ 建立高压氧治疗相关知识库。

④ 实时监控高压氧设备运行情况。

⑤ 实时监控患者高压氧治疗期间生命体征情况,并及时预警。

(三) 放疗信息管理系统

放疗信息管理系统实现放射治疗业务全过程信息管理,具体功能包括患者预约登记管理、治疗方案及计划安排、病历查询、CT 影像调阅及靶区结构勾画、生物计量评估、设备管理等,同时系统支持以下功能:

① 通过医院信息平台获取患者基本信息和疾病信息。

② 根据患者病情辅助或自动创建放疗方案。

③ 建立放疗相关知识库。

④ 实时监控放疗设备运行情况。

⑤ 实时监控患者放疗期间生命体征情况,并及时预警。

⑥ 对放疗设备质控数据进行采集、传输、存储和处理分析。

（四）化疗信息管理系统

化疗信息管理系统实现化疗业务全流程管理,具体功能包括患者预约登记管理、化疗剂量方案制定、化疗输液管理、电子病历查询、医嘱处方查询、分次化疗前患者评估、化疗疗程结果评估、质量控制、查询及统计分析等,同时系统支持以下功能:

① 通过医院信息平台获取患者基本信息和疾病信息。

② 支持根据患者病情辅助创建化疗方案。

③ 建立化疗相关知识库。

④ 实时监控患者化疗期间生命体征情况,并及时预警。

（五）放射介入信息管理系统

放射介入信息管理系统实现放射介入治疗业务全过程信息管理,具体功能包括患者预约登记信息管理、放射介入治疗计量方案及计划、分次放射介入治疗记录、电子病历查询、疗程结果评估、患者状态监控、统计分析、质量控制等,同时系统支持以下功能:

① 通过医院信息平台获取患者基本信息和疾病信息。

② 根据患者病情辅助或自动创建放射介入治疗方案。

③ 建立放射介入治疗相关知识库。

④ 实时监控放射介入设备运行情况。

⑤ 实时监控患者放射介入治疗期间生命体征情况,并及时预警。

（六）透析治疗信息管理系统

透析治疗信息管理系统实现患者在临床血液透析、腹膜透析全过程管理,包括患者基本信息、透析评估、病床监控、透析治疗记录、用药管理、耗材管理、质量控制、设备管理、排班安排等,同时系统支持以下功能:

① 通过医院信息平台获取患者基本信息和疾病信息。

② 根据患者病情辅助或自动创建透析治疗方案。

③ 支持透析机基本信息管理,包括机型、设备编号、感染属性、治疗范围、默认消毒时间等,支持自动采集透析设备数据。

④ 支持结构化透析电子病历。

⑤ 实时监控透析设备运行情况。

四、智慧药房

智慧药房由基础药物管理系统、临床药学服务平台、基本药物监管系统和合理用药监测系统等系统组成,通过建立智能化、可追溯的药物管理体系,配备自动发药机、自动分包机、智能货架、智能药柜等智能设备,实现药品的自动化、智能化管理和智能用药指导。

（一）基础药物管理系统

基础药物管理系统有发药管理、静配中心管理、药品供应链管理三个模块。

1．发药管理

实现各药房、自动包药机、自动发药机的发药流程管理以及退药等功能管理,确保用药安全,实现药品的可追溯,具体功能包括门急诊处方审核、门急诊药房配发药、住院发药审核、住院药房调剂、退药处理等,同时系统支持以下功能:

① 药房药物管理规则应采用工作流引擎设置发药、退药、药房调剂等的管理流程,建立全院统一的药品管理规则,包括批次、效期、调价、库存等。

② 处方和医嘱信息获取应支持门诊、住院患者用药信息共享。

③ 智能提醒应支持不合理用药、库存不足等信息的自动提示。

④ 药物自动识别应支持条码、二维码、RFID 等自动识别。

⑤ 药物追溯功能应支持药物从入库、出库、发药到患者等整个流程的跟踪。

2．静配中心管理

提供经过药师审核的处方或医嘱,按照标准操作程序,辅助完成全静脉营养、细胞毒性药物和抗菌药物等各类静脉药物的混合调配,实现医嘱审核和药物配伍禁忌复核等功能,具体功能包括智能获取信息(如病历病史信息、疾病诊断信息、医嘱信息、用药信息、过敏信息等)、药师审核、贴签摆药、入舱核对、冲配核对、出舱核对、病区签收、退药管理等,同时系统支持以下功能:

① 患者及医嘱信息自动获取应支持医嘱信息共享和合理用药审核结果信息共享,包括患者基本信息、病历病史信息、疾病诊断信息、医嘱信息、用药信息、过敏信息等。

② 医嘱配伍禁忌审查应提供不合理用药提示。

③ 药物盘点记录自动生成,盘点结果支持人工盘点和自动盘点两种录入方式。

④ 支持条码、二维码、RFID 识别。

3．药品供应链管理

实现医院各级药库、药房的药品进销存管理,可接入院外药品供应链信息,提供完整的药品账务管理依据,通过药品标识码,实现药品的批次追溯功能,具体功能包括药品供应链接入、药品入库、药品出库、药品调价、药品盘点、药品标识码管理、药品配送、批次管理、台账管理、药品冷链管理等,同时系统支持以下功能:

① 药物识别应支持应用条码、二维码、RFID 识别药物,支持药物批次追溯。

② 药物进出库及库存管理应采用各省药品集中采购平台统一使用的药品编码(YPID),支持药品供应链信息接入和院内药品管理,具备采购和进出库药物的数量、价格、效期、批次的自动化管理。

③ 药品冷链管理,能利用物联网 RFID 射频识别技术和无线传感技术,实现低温药品的全生命周期管理,使医院药品管理更安全、可靠、完善。

(二)临床药学服务系统

临床药学服务系统具备流程优化、数据共享、沟通及时、操作独立性、移动便捷、媒体多样性等特征,涵盖处方审核、处方点评、临床药师、药物警戒、数据挖掘等功能模块,为患者、医生、护士和管理者提供从实时用药监控、预警,到临床用药过程干预等一整套完整的智能化服务,具体功能包括药学查房、药学监护、用药咨询、智能处方审核、智能处方点评、智能药物警戒、用药宣教、药学会诊等。

1. 智能处方审核

智能处方审核是运用信息技术辅助药师进行处方审核,审核处方用药与临床诊断的相符性、药品用法用量、剂型与给药途径、是否重复用药、药物相互作用和配伍禁忌等,实现处方审核工作的信息化、规范化,提高审核工作效率和质量,保证用药安全。图 2.14 是中国科学技术大学附属第一医院(安徽省立医院)处方审核工作流程,该流程体现了高效的闭环管理,同时嵌入了合理用药软件对处方进行预判,药师在审方时可以浏览 HIS 病历、检验、检查等相关记录,并按不合理警示值对不合理处方进行分级管理。

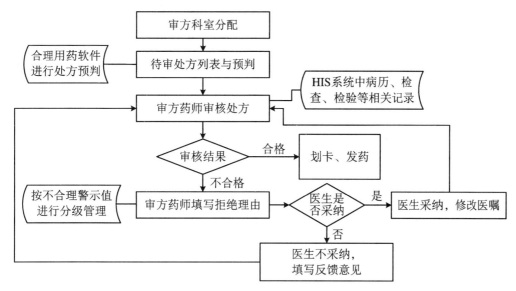

图 2.14 处方审核工作流程

2. 智能处方点评

处方点评是定期对门诊处方或住院医嘱进行抽查,对抽查样本提供审核和点评功能,以事后审查方式降低用药风险,具体功能包括处方点评规则设置、处方抽取、处方样本点评及统计、超常处方统计等。图 2.15 是中国科学技术大学附属第一医院(安徽省立医院)处方点评工作流程,根据工作需要,系统设置了 20 余种处方抽取条件,嵌入了合理用药软件对处方进行辅助点评,药师在点评过程中可以浏览 HIS 病历、检验、检查等相关记录,并按不合理警示值对不合理处方进行分级管理。

3. 智能药物警戒

智能药物警戒是利用人工智能、大数据和机器学习技术,自动从大量源文件中提取潜在的不良事件数据,辅助临床专业人员对特殊人群、特定药物进行安全用药监测,对临床路径相关合理用药进行监控,快速、全面地发现潜在的药物相关副作用,并自动上报,提高药物警戒工作效率和质量。

4. 抗菌药物合理使用预警

抗菌药物合理使用预警通过融合构建的知识库、抽取的指征信息、建立的深度学习模型进行推理,结合多角度信息进行综合决策,实现对抗菌药使用合理性进行审核。

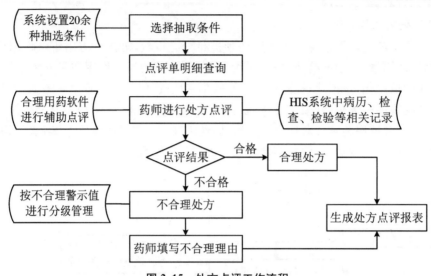

图 2.15　处方点评工作流程

（三）基本药物监管系统

基本药物监管系统实现医疗机构对基本药物的采购、支付、价格、使用等各环节进行监管以及临床综合评价,具体功能包括基本药物采购、支付、报销、使用、价格等环节的数据监测,收集基本药物临床使用安全性、有效性、合理性、可负担性、依从性等方面信息,同时系统支持以下功能:

① 基本药物信息共享。药库、药房、临床应用及财务的各环节共享药品采购、价格、使用等信息。

② 用药监控辅助决策知识库。支持临床合理用药,提高临床用药的安全性、有效性,提供临床用药的持续监管。

③ 智能提醒。支持对基本药物流通环节,包括采购、支付、价格等信息以及基本药物使用环节中合理用药等信息的自动提示,支持通过有线或无线方式,实现监控信息智能提醒。

④ 数据挖掘分析。支持采用数据挖掘分析工具,针对基本药物使用的安全性、有效性、合理性、可负担性、依从性等要求,实现基本药物临床应用综合评价和监管分析。

（四）合理用药监测系统

合理用药监测系统是根据临床合理用药的基本特点和要求,运用信息技术对科学、权威和不断涌现的医药学及其相关学科知识进行标准结构化处理,实现医嘱自动审查和医药信息在线查询,及时发现潜在的不合理用药问题,具体功能包括合理用药知识库管理、实时监测提醒、智能审查等。通过将系统功能嵌入到医生工作站、处方审核等系统中,帮助医生、药师等临床专业人员在用药过程中及时有效地掌握和利用医药知识,实现临床医生用药合理性的实时监测、辅助药师对用药合理性进行预判,预防药物不良事件的发生,提升临床合理用药工作质量和效率。

第六节　智慧健康管理

智慧健康管理是基于云计算、大数据、物联网、移动互联网及人工智能等新一代信息技术，以疾病预防和控制为中心，围绕健康体检、健康管理等场景，构建智能化、系统化的新一代健康管理平台。

一、智慧健康体检平台

智慧健康体检平台是依托新一代信息技术，建立覆盖检前、检中、检后的智能一体化应用体系，为客户提供全方位的健康管理服务，改善客户体验。

（一）体检预约系统

1. 提交体检预约

通过网站、微信、支付宝、APP、自助终端和现场人工服务等多种方式进行体检预约，确定体检项目组合、体检具体时间等信息。线上或自助预约时，通过对客户的既往病史、家族病史、饮食生活习惯进行问卷调查及分析，系统自动推荐合适的套餐供选择。

2. 预约审核及管理

预约审核及管理是对进入预约系统的预约信息进行响应，进行排期。系统根据各科室上限体检量、时间段、体检者年龄段等条件，进行压力提示判断，对预约个人或团体进行分时段排期，超过科室工作量给予提示，并经特殊授权后才可进入排期。预约审核通过后，预约成功的信息将以短信、微信等形式自动推送给客户，并在自助机上打印预约单。支持多渠道支付，使体检预约更加个性化。

（二）全流程智能导检系统

根据体检场所的布局设置、导检规则、实时候检情况，通过精准分析与计算，为客户提供全流程的智能导检服务：从客户进入体检中心开始，每完成一项检查后，系统将分配并指引客户到最合理、等待时间最短的科室按序候检。结合院内导航系统，进行最佳路径指引，帮助用户省时、省力，使现场更加有序，用户体检更佳。常见的导检规则有时间最短原则、核心项目原则、区域就近原则、餐前餐后原则、区分男女原则、项目依赖原则等。

（三）体检报告管理系统

系统根据体检知识库，实现体检结果的智能分析和汇总，并通过标准接口技术或信息平台，实现常规体检、检验、检查等体检结果信息的统一集成，最终形成个人或团体的一体化图文报告，随机分配到指定的总检医师审核，体检报告分为常规体检报告与生活习惯、膳食、运动等健康建议报告。系统支持综合对比分析历次检查结果，针对阳性结果提出后续治疗建议，根据不同的体检类型（公务员体检、学生体检、招工体检、干部体检、健康体检等）设置不同的体检报告格式，支持批量导出和打印不同格式的体检报告，支持在线领取和咨询体检报告。

（四）检后跟踪管理系统

1. 客户回访

① 检后回访：根据体检结果、疾病分析筛选人群，记录病人历次回访情况，包括回访时间、病人身份证号、姓名、检查结果、跟踪结果等。

② 回访提醒：平台可以设置下次回访时间，到期后系统将自动提示以提醒工作人员是否对该客户进行进一步回访。

③ 回访查询：设置查询功能，输入身份证号、姓名、单位、时间段等查询条件时，可查询该客户或团体的所有回访记录及管理情况，以便使工作人员全面掌握该病人的资料信息。

2. 健康计划

① 运动管理：根据客户健康状况与运动功能的检测，帮助制定运动计划，进行运行与脂肪消耗分析，并进行跟踪指导，记录运动日记。

② 膳食管理：根据客户健康状况和相关检查结果，对膳食习惯进行评估，给予膳食管理指导，记录膳食日记。

③ 心理健康管理：根据客户健康状况及性格、生活压力、睡眠状况等，进行心理健康测评，并给出心理健康建议。

3. 会诊管理

为有会诊需要的客户，提供会诊预约申请功能，详细记录每次会诊情况，并支持会诊查询统计。

（五）疾病预警系统

疾病预警系统提供实时疾病预警、复查，支持综合查询，并可跟踪随访管理。系统对体检异常结果预警，需定期复查的客户，到期系统自动提醒工作人员，并可设置短信、微信、APP 自动提醒客户；对癌症家族遗传因素、病史因素、职业因素、不良生活习惯因素的高危人群，提供疾病预警与跟踪管理服务。

（六）综合查询统计系统

综合查询统计系统提供体检状态查询统计、体检人数、人次查询统计、工作量查询统计、体检病种统计、综述报告查询、费用统计、阳性体征筛选、满意度调查统计、每日实时数据等查询统计功能。

二、智慧健康管理平台

智慧健康管理系统是利用新一代信息技术，通过健康信息采集、健康检测、健康评估、健康干预等手段对个人或人群的健康危险因素进行全面管理，以预防和控制疾病发生与发展，提高生命质量。

（一）电子健康档案系统

电子健康档案系统是智慧健康管理的基础，通过汇总不同智能硬件的健康数据、个人基本健康情况记录、历次体检记录以及就诊信息，集合为客户的电子健康档案，为医疗数据接入、慢病管理提供健康数据依据。个人基本健康情况指的是居民个人姓名、性别、住址、家族病史、既往病史等基础信息；体检记录指的是基础性、一般性的健康状况检查、生活方式、健康评价、医疗用药等的概述和评价等内容；就诊记录包括基本的门诊、住院、会诊、转诊记录等，还包括老年群体、幼儿群体、孕产妇群体、慢性重症患者、精神病患者等特殊群体的健康情况和医疗记录等。

系统支持客户通过手机、计算机等终端，及时、准确地查询到个人历次体检信息和实时健康数据；医护人员通过平台进行体检健康状况的动态追踪，为体检者提供连续、综合、有效的健康服务；平台配置强大的数据挖掘、深度分析功能，为管理决策和科研人员提供数据支持。电子健康档案参考居民健康档案建设标准，支持与居民健康档案对接。

（二）健康风险评估系统

健康风险评估系统是基于大量健康基础数据（体检数据、饮食生活习惯、既往病史、遗传因素等），分析建立生活方式、环境、遗传等危险因素与健康状态之间的量化关系，建立健康知识库和评估模型，通过评估模型，系统自动生成相关疾病分析评估报告，预测个人在一定时间内发生某种特定疾病或因为某种特定疾病导致死亡的可能性，并据此提供有针对性的控制与干预。

（三）健康实时监测系统

健康实时监测系统通过穿戴设备、智能床垫等，全程跟踪了解客户健康状况和实时定位信息，建立个人健康档案，并主动将健康数据通过手机端推送给监护人或医院，支持异常警示功能，实现远程监护和健康实时监测。

（四）慢病健康管理系统

慢病健康管理系统对高血压、糖尿病、高脂血症、肥胖、冠心病、脑卒中、慢阻肺等慢性病进行跟踪服务与管理，为慢病患者建立个人档案，定期进行跟踪随访，对健康数据进行分析和动态监测，及时给予干预方案。

（五）健康宣教系统

健康宣教系统通过部署在医院大厅、电梯厅、休息区、病区等的各种信息显示屏和自助查询终端，进行健康宣教，向大众普及常见病、慢性病、特殊病的防控知识，并基于电子健康档案，为患者推送个性化健康知识，开办远程健康讲坛等，提高患者的健康意识。

第七节　智慧延续医疗服务

延续医疗服务是将医疗服务从院内延续到出院后的社区和家庭中,为患者提供全程连续的专业医疗服务。智慧延续医疗服务是以患者健康为中心,围绕延续医疗服务需求,依托大数据、物联网、移动互联网及人工智能等新一代信息技术,实现"医院—社区—家庭—患者"多级联动的协作模式,构建智能化、标准化、规范化的延续医疗服务信息化平台,关联产业深度融合,拓展延续医疗服务的模式和内容,为出院患者提供更全面、安全、高效的医疗服务。智慧延续医疗服务代表性系统包括"互联网+"延续性护理平台、智慧随访平台、慢病管理平台、智慧健康养老平台等。

一、"互联网+"延续护理平台

延续性护理是通过一系列行动设计用以确保患者在不同的健康照顾场所(如从医院到家庭)及同一健康照护场所(如医院的不同科室)受到不同水平的协作性与连续性的照护,通常是指从医院到家庭的延续,内容包括电话随访、健康教育、用药管理、家庭访视、社区与医院协调转诊等。

"互联网+"延续护理平台,是将"互联网+"技术应用于延续性护理服务领域中,在医院—社区—家庭间搭建畅通的信息沟通渠道,实现三者联动机制。病人出院时由医院护士进行评估,决定后续护理服务方案,并将相关资料转交给社区,护士与病人联系,预定护理服务。出院患者或家属也可以通过使用手机、电脑等线上下单,预约院外护理服务;收到服务请求后,系统会在后台进行自动匹配,将订单推送给合适的护理人员;平台与电子健康档案系统对接,帮助护理人员实时调阅和上传患者健康信息,为患者提供线下安全的护理服务和健康指导。平台对接随访系统,支持对出院患者进行长期有效追踪,定期推送个性化健康宣教、用药指导及术后护理等知识,帮助患者及家属提高自我护理能力。

二、慢病管理平台

慢病管理是指医师、药师、护士等专业人员为慢病患者提供全面、连续、主动的管理,以达到促进健康、延缓病程、减少并发症、提高生活质量及降低医药费用的科学管理模式。

慢病管理平台将患者、医护人员、医疗机构结合起来,涵盖院内诊疗、院外诊疗及随访的全过程,建立集预防、治疗、教育、随访、家庭康复和患者自我管理为一体、"患者—医护人员—医疗机构"协同的慢病管理机制。平台包括慢病患者健康档案、慢病健康评估及筛查系统、慢病患者自我管理信息系统等功能模块。

（一）慢病患者健康档案系统

慢病患者健康档案收集包括慢病患者基本信息、体检信息、问卷调查信息、诊疗信息、智能监测设备自动记录的生命体征数据和其他医疗服务产生数据等，对接电子健康档案系统、HIS 业务系统，实现监测数据的复用和共享，实现互联互通。慢病患者健康档案系统为患者延伸服务、管理决策和科研工作提供数据支持。

（二）慢病健康评估及筛查系统

慢病健康评估及筛查系统是基于健康档案数据，自动评估个体慢性病患病风险，构建慢病高危人群分类模型，生成个体健康评估报告，并对高危人群进行个性化防治和干预，定期随访高危人群，形成"筛查—评估—预防—随访"为一体的动态反馈机制。

（三）慢病患者自我管理信息系统

慢病患者自我管理信息系统为患者提供主动参与疾病管理的平台，为患者和医护人员提供互动渠道，为患者提供健康宣教、用药指导及提醒、康复建议、随访提醒、疗效预警、风险预测、医患交流等多方面指导，指导患者进行危险因素控制及生活习惯养成，提高患者依从性，最终实现自我健康管理。

三、智慧随访平台

智慧随访平台利用互联网、大数据和人工智能等技术，实现门诊和住院信息、随访信息的跨系统共享和处理，根据患者信息自动生成随访计划和定制随访内容，通过电话、短信、网站、APP、微信等多种随访方式，为患者提供出院康复指导、健康咨询、健康宣教、个性化健康教育、护理指导等随访服务，支持主动随访、用药复诊提醒、专科随访、随访跟进、语音转换文本、数据统计分析、信息实时推送等个性化功能。

中国科学技术大学附属第一医院（安徽省立医院）上线了智能语音随访系统，将语音技术、智能交互技术与智能外呼服务技术应用于随访工作中，根据随访计划和内容，系统将代替人工，自动通过电话或短信完成患者术后随访、学术科研随访、就诊满意度调查、复诊复查预约、通知宣教等日常随访工作，随访过程中，系统通过语音识别和转换技术，记录对话内容并自动生成统计报表。

四、智慧健康养老平台

智慧健康养老平台是依托医院智能化医疗平台和智能化医疗体系，通过基于物联网、传感器技术的健康类可穿戴设备、便携式健康监测设备、自助式健康检测设备、智能养老监护设备、家庭服务机器人等，为客户提供健康档案管理、健康监测、医疗健康管理、延续护理等服务的"互联网＋"健康养老医疗服务平台。平台具备实时定位、活动轨迹管理、一键报警、个性化随访等功能。

第三章　智慧医院管理

医院管理是医院在医疗、教学、科研活动中各项管理职能的总称。随着大数据、物联网等新一代信息技术在医疗管理领域的不断深入应用，智慧医院成为新时期医院管理的新模式。通过建立完善的智慧医院管理机制，不仅能提升医院服务质量和管理水平，同时也能够提升医院核心竞争力。

第一节　智慧医疗质量管理

医疗质量直接关系到人民群众的健康权益和对医疗服务的切身感受，因此医疗质量是医院的生命，医疗质量管理是医院管理的核心内容。为进一步规范医疗服务行为，更好地维护人民群众健康权益，保障医疗质量和医疗安全，原国家卫生和计划生育委员会发布《医疗质量管理办法》，并于2016年11月1日起施行，其中明确提出"医疗机构应当强化基于电子病历的医院信息平台建设，提高医院信息化工作的规范化水平，使信息化工作满足医疗质量管理与控制需要，充分利用信息化手段开展医疗质量管理与控制"。

一、医疗质量管理内容

（一）医疗质量的概念

根据《医疗质量管理办法》，医疗质量是指在现有医疗技术水平及能力、条件下，医疗机构及其医务人员在临床诊断及治疗过程中，按照职业道德及诊疗规范要求，给予患者医疗照顾的程度。

（二）医疗质量管理的内涵

根据《医疗质量管理办法》，医疗质量管理是指按照医疗质量形成的规律和有关法律、法规要求，运用现代科学管理方法，对医疗服务要素、过程和结果进行管理与控制，以实现医疗质量系统改进、持续改进的过程。

医疗质量管理工具是指为实现医疗质量管理目标和持续改进所采用的措施、方法和手段，如全面质量管理（TQC）、质量环（PDCA 循环）、品管圈（QCC）、疾病诊断相关组（DRGs）绩效评价、单病种管理、临床路径管理等。

医疗质量管理主要包括基础质量管理、环节质量管理和终末质量管理。

二、智慧医疗质量管理平台

智慧医疗管理平台是在信息化医院基础上，应用新一代信息技术、物联网技术等手段，以提高工作效率、保障医疗质量与安全为目的，把医疗质量管理相关理论、工具、制度、流程等要素融入信息系统，通过构建覆盖医、护、患全程业务的高效、智能、实时的质量管理平台，实现对医疗质量的全程质控、实时监管。

（一）电子病历系统

根据原卫生部颁发的《电子病历基本架构与数据标准电子病历》，电子病历是指由医疗机构以电子化方式创建、保存和使用的，重点针对门诊、住院患者（或保健对象）临床诊疗和指导干预信息的数据集成系统，是居民个人在医疗机构历次就诊过程中产生和被记录的完整、详细的临床信息资源。电子病历的基本内容由病历概要、门（急）诊诊疗记录、住院诊疗记录、健康体检记录、转诊（院）记录、法定医学证明及报告、医疗机构信息等七个业务域的临床信息记录构成。

根据原卫生部颁发的《电子病历系统功能规范（试行）》（卫医政发〔2010〕114 号），电子病历系统是指医疗机构内部支持电子病历信息的采集、存储、访问和在线帮助，并围绕提高医疗质量、保障医疗安全、提高医疗效率而提供信息处理和智能化服务功能的计算机信息系统，既包括应用于门（急）诊、病房的临床信息系统，也包括检查检验、病理、影像、心电、超声等医技科室的信息系统。电子病历系统的功能分为基础功能、主要功能和扩展功能。

1. 电子病历系统的基础功能

电子病历系统应当具有用户授权与认证、使用审计、数据存储与管理、患者隐私保护和字典数据管理等基础功能，保障电子病历数据的安全性、可靠性和可用性。电子病历的管理以建立数据中心为基础，实现信息实时上传和自动备份到医院数据中心和第三方存储中心，在设定一定权限的基础上实现数据资源的共享，并保障数据安全。

2. 电子病历系统的主要功能

（1）电子病历的创建功能

为患者创建电子病历，必须赋予患者唯一的标志号码，建立包含患者基本属性信息的主索引记录，确保患者的各种电子病历相关记录准确地与患者唯一标志号码相对应。

（2）患者既往诊疗信息管理功能

电子病历系统应当提供患者既往诊疗信息的收集、管理、存储和展现的功能，使医护人员能够全面掌握患者既往诊疗情况。

（3）住院病历管理功能

住院病历管理功能主要为医疗、护理和检查检验结果等医疗电子文书提供创建、管理、存储和展现等功能支持。

（4）医嘱管理功能

医嘱管理主要对医嘱下达、传递和执行等进行管理,重点是支持住院及门(急)诊的各类医嘱,保障医嘱实施的正确性,并记录医嘱实施过程的关键时间点。

（5）检查检验报告管理功能

检查检验报告管理功能主要为各类检查、检验报告的采集、修改、告知与查阅、报告内容展现等提供支持。

（6）电子病历展现功能

病历展现功能是以直观、有效、便捷的方式展现患者的病历资料,为医护人员全面、有效掌握患者的病历资料提供支持。

（7）临床知识库功能

临床知识库功能为医师开具医嘱、诊疗方案选择等提供辅助支持。临床知识库应用的重点是辅助医师实施正确的诊疗措施,提供主动式提示与警告,规范诊疗行为。

（8）医疗质量管理与控制功能

电子病历系统通过对病历数据的汇总、统计与分析,在病历质量管理与控制、合理用药监管、医院感染监测、医疗费用监控和高值耗材监控等方面为医疗质量管理与控制提供信息支持。

3. 电子病历系统的扩展功能

（1）电子病历系统接口功能

电子病历系统应当支持临床科室与药事管理、检查检验、医疗设备管理、收费管理等部门之间建立数据接口,逐步实现院内数据共享,优化工作流程,提高工作效率。

（2）电子病历系统对接功能

电子病历系统与区域医疗信息系统、与居民电子健康档案信息系统、公立医院与基层卫生服务机构的信息系统、新农合信息系统等进行对接的功能。

（二）病案管理系统

病案管理系统是综合运用计算机软件与网络技术,对医院历年来的病案进行数字化处理,实现了包括医院卫生统计、病案流通、质控、回收、催交、编目、入库等业务的一系列工作的数字化管理。

1. 病案入库登记

病历经过回收、整理、编目、质控后做入库登记,可以扫条形码批量入库或单册入库,同时临床科室电子病历予以归档锁定。

2. 病案收回登记

对接 HIS 系统提取全部出院病人列表,通过出院时间、回收状态、出院科室等组合查询,实现分科打印,病案回收人员据此向临床科室催收病历。在收回病历后,通过本界面进行病案回收登记,自动生成带有条形码及病人基本信息的病案封皮。超过两个工作日未回收病历自动标注为红色,便于回收人员及时催交病历。

3. 病案首页编目

对接 EMR 系统将出院病人基本信息及入院、转科、诊断、费用等首页信息直接调入,同时将医院增加的附页,包括非计划再次手术、医疗并发症等内容一并调入。系统嵌入 ICD 编码库,疾病与手术操作编码直接调取,可直接进行查找、选择,也支持输入诊断名称简拼或汉字模糊查找。

4. 数据查询

信息查询是对已经编目归档的病案首页库进行按条件数据检索,可通过病人姓名、身份证等进行快速查询,或者通过疾病或手术相关条件组合查询。查询系统支持模糊查询。

5. 病案借阅系统

通过指定条件调出相应在库病历,进行勾选,登记借阅基本信息,包括借阅人、经办人等内容,最后点击"登记",完成本次借阅登记。病历归还时,提取相应借出病历,勾选归还标志,进行"归还"操作后病历重新入库。

6. 字典管理

字典分为两大类型:一是医院在系统实施时需要维护的数据字典,包括医院的科室字典、医护人员字典等;二是首页及其他记录数据在存储时,由卫生部下发的国家或主管部门下发的标准字典,包括诊断 ICD 码库、手术码库等。

7. 病历质控

病历终末质控由病案科质控医师完成,存在问题将以短消息形式发送至临床医师登录系统电脑界面,并设有登陆后消息提醒。

8. 报表管理

报表条件内容输入后,以"打印""图表"和"导出"三种方式输出报表数据,通过"页面"按钮,可进行打印设置,包括纸张、缩放等。

(三)医院感染管理信息系统

1. 全院综合性监测信息系统

(1)感染病例监测

监测信息包括医院感染信息、暴发预警信息、医师上报信息、统计分析报表等。系统定时自动加载各管理系统数据,后台对数据进行多参数综合分析,自动展示医院感染疑似病例,生成病例预警、暴发预警,提供当前感染或疑似感染人数、致病菌以及感染部位等信息。对符合医院感染暴发且条件达到阈值的信息显示为可疑暴发,提醒感染管理科及时干预。同一科室一周内监测到感染相同部位或相同病原体的现患病例或疑似病例大于 3 例,或者患者呈现相似感染症状如群体腹泻、群体发热大于 10 例的,即显示为科室感染暴发。

(2)职业防护监测

监测信息包括职业暴露报告、到期自动提醒、统计分析报表等。系统设置不同类型的职业暴露后续检查和治疗时间,依据网上填报的登记表信息,到期后自动提醒专职人员对职业防护暴露者进行跟踪随访。

2. 目标性监测信息系统

针对高危人群、高发部位开展的医院感染及其危险因素监测,专职人员可以根据监测信息及早实施干预措施。

(1)侵袭性操作的目标监测

监测信息包括中心静脉置管相关感染、呼吸机相关性肺炎、导尿管相关泌尿道感染等。

系统可在全院范围内查询科室侵袭性操作、相关感染情况,并自动生成统计分析报表。

（2）耐药菌相关监测

感染管理部门实时监测全院的细菌检出情况及药敏结果,对医院重点监测的多重耐药菌检出情况进行预警,自动显示每日检出数量、名称、耐药率曲线、统计分析报表等,并自动发送信息至医护工作站和相关医师手机,提示医护人员落实诊断、隔离和预防控制措施。医护工作站收到信息后,必须按照系统提供的预防控制措施进行操作,点击完成记录备查,由专职人员到临床一线检查措施落实情况。

（3）外科手术监测

可提供不同切口类型的手术信息,术前预防用药情况,手术切口感染情况,并自动生成统计分析报表。

（4）抗菌药物监测

正确合理应用抗菌药物是提高疗效、降低不良反应、减少或减缓细菌耐药性发生的关键。医院感染管理信息系统支持相关法律法规对于抗菌药物的数据需要,并根据院内分工,提供医院感染病例送检率、治疗性使用抗菌药物送检率、耐药率、未送检病例、术前预防用药情况、统计分析报表等信息。

3. 传染病信息监测系统

监测信息包括传染病信息、预警信息、医师上报信息、统计分析报表等。系统自动识别传染病疑似病例,生成病例预警,由医师填报传染病报告卡,感染管理科对上报信息进行审核确认。同时,系统还提供当前传染病或疑似传染病人数、疾病名称、漏报病例等信息。

4. 信息查询系统

（1）病人信息

可通过姓名、住院号等查询住院患者的详细信息,包括病历、医嘱、检验、影像、体温单等,便于专职人员对疑似病例进行诊断。

（2）科室信息

可查询所有住院患者院内感染情况,包括科室感染率、各种感染部位感染率、目标性监测数据、暴发预警情况等。

（3）手卫生用品信息

与医院物资系统链接,可查询各科室任何时段的手卫生用品(洗手液、手消毒剂、干手纸等)领用量情况。

5. 学习考试系统

提供医院感染专业知识学习平台,包括理论知识的文字查阅、干预措施的发送等。考试系统由感染管理部门上传不同岗位类型的考试题目,医护人员在客户端完成答题,由系统控制答题时间,并反馈和统计答题结果等。

（四）临床路径管理系统

临床路径管理系统不同于医院信息系统中的其他子系统、是一个独立的子系统、是以电子病历为核心的医院信息平台的组成部分,是以质量控制和费用控制为核心,在临床系统、计费系统、电子病历系统、护理系统、医技系统、数据挖掘系统基础上构建的业务解决方案。

1. 临床路径维护

① 按专业、病种定义临床路径,对照临床路径表单的内容,实现临床路径的阶段、步骤、项目等信息的维护。维护临床路径知识库(准入标准、治疗方案、变异及原因分析),根据数据格式要求准备临床路径表单数据,实现临床路径的阶段、步骤、项目等信息的导入。

② 维护临床路径诊疗项目与 HIS 或电子病历数据项目的关联,判断诊疗项目执行情况;可根据不同分析维度,维护临床路径实施中常见的变异类型、变异原因和出径原因字典。

③ 对于各临床路径实施过程中需要重点关注的一些关键点,如手术、重点医嘱等,可按维护监控规则,检查入径患者是否在指定时间完成指定项目。

2. 临床入出径操作

① 符合入径要求的患者,按照临床路径治疗方式进行治疗,医生需做入径操作;在临床治疗过程中,如遇特殊情况,需要退出临床路径治疗方式,医生需进行出径操作,并填写出径原因。

② 路径表单以日期或阶段(如入院评估、术前检查与准备、手术、术后恢复、出院)为横轴,以诊疗项目为纵轴开展每日的诊疗工作。

③ 临床医生可对入径患者按照临床路径表单项目开立医嘱,实现医嘱的准确、快速、直观、方便录入,并且同步进行项目实施记录。

④ 非医嘱项目根据实际诊疗过程,对表单治疗项目进行执行操作,生成临床路径项目实施记录,并与 HIS 的电子病历系统衔接,自动生成部分项目实施结果。

3. 查询与统计

(1)入径明细及患者查询

按入径、出径、入院、出院时间查询患者出入径明细,并可以查询整个实施路径的项目实施情况、变异情况、医嘱执行情况等。统计在院患者的出入径情况,直观反映在院患者出入径情况;统计一段时间内各科室出院患者的出入径情况(例数、比率),直接反应路径各项目完成情况、变异情况、时限监控及用药监控等信息。

(2)病情变异分析

对出入径患者的出径原因、变异原因进行统计分析,为临床路径的改进和调整提供数据依据。

(3)临床路径监控

对出入径患者的项目执行情况和医嘱执行情况进行监控,加强对临床路径的管理。监控患者各项目完成情况、变异情况、完成时限及用药等信息。

(4)病种统计与报表

统计一段时间内各病种出院患者人数、入径率、变异率、出径率,统计入径和未入径患者的住院日、费用、药费比的差异。

(五)DRGs 管理信息系统

DRGs 管理信息系统以病案首页数据为基础,以电子病历为核心,采用指定的 DRGs 分组器对所有出院病例进行分组、分析、统计并展示,可用于监测病历首页质量、重点指标预警、医疗质量控制、绩效考核、费用控制等方面,主要包括:实时监测医疗评价情况,包括医院和科室所收治病种种类、数目、病例组合指数(CMI)、费用消耗指数等指标;管理低风险死亡数据;病案首页填写现状,责任到科室、到医师;进行自身纵向比较,与其他医院及其科室进行横向比较;实现季度、年度分析报告;综合分析相关数据,并不断改进完善等。具体功能如下:

1．住院医疗服务绩效评价

实现了医院—科室—主诊组—医师 4 个层级的指标分析与绩效比较,包括 DRGs 组数、CMI 值、费用消耗指数、时间消耗指数、低风险死亡率、中低风险死亡率、低风险死亡人数、中低风险死亡人数等。系统可对 4 个层级内各项指标进行智能比较与排序,同时利用 DRGs 标杆服务设定对比值,采用折线图、柱状图、雷达图等统计工具进行历史数据比较分析,登录进入系统即可一目了然知悉医院、科室、医师的住院医疗服务基本情况。

2．病种监测

病种监测分为主要诊断分类(MDC)、相近的诊断相关分组(ADRG)、DRG 三个层级,对指定 MDC、ADRG、DRG 在各科室组的评价指标进行监测。系统通过层级查看明细数据,或者直接查看 MDC、ADRG、DRG 分别在各科室的分布情况,以查询相应的评价指标,最后落脚点均在医师的具体病例上。这种方式可查看全院不同 DRG 的 CMI 值、费用消耗指数、时间消耗指数等指标并进行分析,可及时发现评价指标与医学常识或现状不符的情况,并予以分析整改。此外,还可横向比较各科室或医师在同一 MDC、ADRG、DRG 病种上的住院医疗服务情况,如针对相同 DRG 病种,通过查看不同医师的费用消耗指数、时间消耗指数,可初步评价其医疗行为是否妥当或者首页填写是否正确,查找问题并进行整改。

3．病例分析

采取可自由选择的时间维度,对全院出院病例进行统计分析,包括未入组病例、住院超过 60 天病例、危急重症病例、疑难病例、出院 31 天再住院病例、死亡病例等指标,进行详细原因分析并预警。如未入组病例原因分为手术/操作与诊断不符、费用/住院日异常、缺少主要诊断、主要诊断有误、新生儿年龄/体重有误等。系统将未入组病例直接对应至科室以及相应原因,通过查看病案首页、电子病历资料,找出未入组的具体原因并进行整改,以提高入组率。

4．实时动态监测

系统可实现对当日病案首页编码完毕的病例进行实时查看,数据每日即时更新,并统计当日病例总数、未入组病例、住院超 60 天病例、费用超标病例、住院日超标病例、死亡病例、低风险死亡病例、中低风险死亡病例等指标并进行预警。同时可查看当天所有的病例明细,即时了解病例 DRGs 分组、CMI 值、主要诊断、主要手术、住院总费用、住院天数等指标,针对 CMI、诊断填写等内容与病例实际情况不符情况,第一时间与科室、医师沟通,进行修正。

5．多维度分析功能

管理者可直接、主动获取实时数据,节省了数据采集和分析时间,同时降低了统计错误发生率,高效助力医疗质量管理,提高决策效率。实现自行设置报表标题、表头、表体格式、报表数据来源,灵活定义过滤条件,支持打印、导出、在线查看多种方式。

（六）护理管理信息系统

护理管理信息系统是利用医院现有的信息资源,针对护理质量安全管理、人力资源管理、护理考核、护理排班等管理内容,通过应用管理系统,实现系统化、多维度、闭环式的护理质量管理,持续优化质量流程,提高护理管理效能,运用数据分析支持护理决策,提升医院护理管理水平。

1. 护理质量管理

护理质量管理主要功能包括护理安全管理、质控管理、指标数据维护、满意度调查、不良事件上报、统计查询等功能。支持多级、多维度的管理部门对病区进行质控检查,通过信息系统录入数据和文字后,信息系统自动将存在问题反馈给受检病区,支持对检查结果进行统计分析并跟踪检查结果改进。

2. 人力资源管理

人力资源管理包括档案管理、岗位管理、晋升管理、执业注册、查询统计等功能。护理人员档案管理包括护理人员基本信息(学历、职称、入院时间、层级、轮转信息、培训信息、论文科研信息),可实时更新;岗位管理包括设置护理岗位,以及各管理岗位管理护理单元的权限设置;系统设置有提醒延续注册功能,完成注册确认后系统才取消提醒条目;查询统计功能包括护理人员职称、层级、学历、年龄结构统计,护理执业注册统计报表、护士轮转记录实时查询与数据统计分析。

3. 护理考核管理

护理考核管理包括对教学组织架构、年度计划总结、各层级护士培训与考核,专科护士培训与使用管理、疑难病例讨论及护理查房、外出进修学习及学分管理,新入职护士规范化培训、实习轮转管理、实习全程培训与考核、教学双评管理、教学质量管理等,具体功能包含考试安排、考试发布、考试成绩录入等。考核管理与人力资源管理、护理排班管理模块相互管理,实现护理人员绩效管理。

4. 护理排班管理

护理排班管理内容包括护理排班、休假与考勤管理、绩效管理(字典管理、指标管理、项目管理、方案管理,考核结果)等。根据医院和科室排班规则,将科室所有排班维护到系统中,系统自动计算科室内的夜班费。排班模块与绩效考核模块关联,实现岗位工作量和绩效指标自动采集。

5. 护理知识库

护理知识库主要用于维护医院规章制度、护理制度文件、各类护理操作手册等,供全院护理人员查看下载。

6. 消息提醒功

根据岗位和管理职责,设定相应群组,设置消息提醒功能,及时提醒接收信息。

（七）临床数据中心

建立一个医院异构系统(如 HIS、LIS、PACS、CIS 等)之间、物联网和应用系统之间、医院信息平台和区域信息平台之间实现互操作(信息共享、流程交互)的临床数据中心,实现各业务系统的数据集成、保证各业务数据之间准确关联,将这些信息从电子病历、收费、医嘱、药品、检验、PACS、手术等信息系统抽取、清洗、分析,从而为临床、科研、教学提供全面的数据信息基础。

临床数据中心集成各种医疗指标,实现医疗质量管理和临床决策支持。同时,在临床过程中,这些指标与临床信息系统实际信息相比对,向管理层和操作人员提供数据展示,并进行告警、警示信息提醒。根据各类指标的实时性需求不同,数据的集成方式分为定时抽取和实时统计两种。

① 管理层的数据看板。包括门诊、住院医疗管理的关键指标,以可视化的方式向医疗管理人员展现。

② 临床主要病种相关指标统计分析。主要提供病种的相关指标,通过临床数据中心数据可进行实时统计分析。

③ 向医生护士工作站提供临床决策分析。包括用药、感染控制以及临床路径的相关提醒和病人医疗安全警示。

例如,通过门诊医疗管理应用,管理部门能够实时了解科室门诊人次、诊间设置、检查预约、门诊预测以及收治病种情况。针对人流高峰,能够帮助管理部门实时配置和调整医疗资源,保障医疗秩序,提升病人就诊的获得感和体验度。

第二节　智慧医院教学管理

医院不仅是给患者或特定服务对象提供医疗服务的场所,也是医学人才培养的重地。医院教学工作可以促进临床医疗工作更加规范化、正规化和标准化。同时,在教学活动中,临床教师也不断提高自己的理论和实践技能,促进医院整体医疗水平的提升。

一、医院教学管理内容

(一) 医学教育概念

医学教育是指有目的、有计划、有组织地培养医药卫生人才的教育活动,主要分为两个部分,即基础医学教学和临床医学教学。作为医药卫生人员,其接受医学教育是一个终身过程,这一过程又可分为三个阶段:

① 基础医学教育。主要为医学院学生的在校教育。医院应按照教学计划和任务进行教学组织与管理,使学生顺利完成基础医学课程。

② 毕业后教育。毕业后教育包括住院医师规范化培训、研究生教育,医学生从医学院校毕业以后,在所学的基本知识和技能的基础上,接受专业化培训,使所学知识和技能朝着某一专业方向深化。

③ 继续医学教育。继续医学教育是包括对卫生技术人员的再教育、对外来进修人员等

的培训,是一个终身教育过程。通过医院教学组织管理,使医务工作者能跟上医学科学的发展,持续不断掌握新知识、新技术,不断提高为患者服务的能力。

(二)医院教学工作的基础内容

① 编制教学培养方案。内容包括制定各层次人员的培养目标、设置课程内容、安排各专业学时等。

② 制定教学课程大纲。教学大纲是实施教学培养方案的基本保证,也是进行教学、考核和教学质量评估的指导性文件。

③ 编排教学课程表和进度表。课程表和进度表是教学培养方案在一定时间段内具体执行的工作时间表。

④ 进行理论授课。理论授课是医学教学的主要授课形式。随着医学教学改革的深入,许多新的授课方式应运而生,促进了医学人才培养模式从知识传承型到知识创新型转变。

⑤ 实验室教学。实验室教学是学生在教师的指导下借助仪器、实验用品或其他专门设备完成教学。

⑥ 临床教学。临床教学是医院教学的重要组成部分,尤其对于医学生来说是培养临床思维、提升临床技能以及树立良好医学伦理观起着非常重要的作用。

⑦ 考核。通过考核可以评价和反馈教学效果,促进教学管理水平的不断提高。

(三)医学教育组织管理

医院教育组织管理工作通常由分管教学的副院长直接领导,教学副院长可以全面把握医学教育的方向和要求,协调医院教育处与其他处室的关系,保证临床教学任务完成,为医院进一步发展提供人力资源。教学副院长下设三级教育管理组织体系具体负责医院的各项教学工作。三级教育管理组织体系包括教育处、教研室和临床科室。

① 教育处。在分管院长领导下统筹安排医院教学的各项工作,根据各教研室的教学要求,规划教学任务,安排各类课程,做好见习实习工作等。

② 教研室。在教育处指导下,按照教学计划,完成所承担的教学任务;进行教学改革,不断提高教学质量。

③ 临床科室。临床科室是临床带教工作的基层教学单位,带教科室的教学质量直接影响医学生医德医风的培养和临床工作能力的提升。

二、智慧教学平台

2018 年 4 月 13 日,教育部印发《教育信息化 2.0 行动计划》,宣布我国进入教育信息化 2.0 时代并提出"引入'平台 + 教育'活动"。随着医院信息化建设的不断推进,医院智慧教学平台也被开发、使用并不断完善。通过此类平台应能很好得实现对教师、学生及教学组织的管理,促进教学质量优化、教学效率提高,同时也使教学管理更为精准和智能。

智慧教学平台可以由教师管理系统、学生管理系统、智能课程系统、住院医师规范化培训系统等系统组成,各系统及其功能如下:

（一）教师管理系统

教师是完成教育教学任务的主体，也是教育教学过程的实际管理者和操作者。医院教师涉及医师、护师、技师、药师等多种类别和部门，这些医务工作者在承担教师职责的同时还要承担其他医疗卫生工作。通过智慧教师管理系统，医院教育职能部门能更合理地安排和使用教师，协调好教学工作和其他医疗卫生工作的关系，保证教学工作和医务工作的顺利进行。

1. 教师资质申请

（1）登录注册

系统可支持多种方式的注册和登录方式，如微信扫码、支付宝扫码、人脸识别登录，输入姓名、工号登录注册等方式。

（2）个人资料上传

系统支持分类别在线个人资料上传，如姓名、性别、电子照片、年龄、学历、职称专业方向、工作科室等信息。

（3）智能推荐

在医院教学工作中，不同的教学对象或不同的课程对教师的资质要求是不一样的。当申请者提交其个人资料后，系统可向申请人推荐与其资质相匹配的教师类别及相关课程要求。如系统推荐的教师类别符合申请人的意愿，申请人即可在系统上提出正式申请，内容包括：

① 申请教师类别，如内科学理论课授课教师、实习生带教老师、科室总带教老师、教学秘书等。

② 所带课程，如临床基础理论课、操作实践课、实验室助教等。

③ 可授课时间，如工作日、非工作日、晚间等。

④ 个人教学经历及工作经历等，如担任过 2 年颅脑外科带教老师，担任过 1 年实习生带教老师，担任过内科学本科教学等。

2. 教师资质审核

当申请人在线提交教师资质申请后，系统将按申请人的职系依次提交给相关人员审核，包括：

① 科室负责人审核，主要是对申请人所填信息的真实性进行审核。

② 医务或护理部门审核，主要是在主管部门对申请人相关信息再次审核及在主管部门处备案。

③ 教育处审核，经教育处最终确认后，申请人即可获得相关教师资质，并进入相应教师库。

3. 在线授权

系统支持在线完完善申请人相关基本信息的录入，如指纹、人脸照片等；同时对其进行教学授权，如教学平台、教室、教学器具等的使用权限等。

4. 授课信息管理

（1）授课提醒

系统会根据课程安排在不同时间节点自动给授课教师发送信息，如课程时间、课程地点、所需教具等信息，提醒教师做好上课准备。

（2）授课记录

教师在完成授课后并在系统中确认后，教师的授课信息将自动录入系统中，如课程时间、授课内容、授课地点、授课对象等。

（3）授课信息查询

支持便捷查询授课信息。在系统中输入与课程相关的信息，如课程名称、教师姓名或课程时间等，系统均能支持与该课程有关的其他全部信息的查询。

5．教学考核管理

（1）阶段性教学质量考核

系统可在指定时间段内将学生、考核人对其的评价或考核得分自动汇总后通过既定算法给出考核的分数和评语建议，待教育处工作人员确认后通过院内办公系统发送给教师本人。

（2）年终教学质量考核

根据阶段性考核结果及其他年度考核指标，系统按既定算法或权重，给出年终考核意见，待教育处工作人员确认后，通过院内办公系统发送给教师本人及医院学科考核办公室以确定奖惩等。

（3）考核结果查询

系统支持单人、多人或按学科查询教师的考核成绩。

（二）学生管理系统

在医院学习的学生包括见习生、实习生和进修生等，人员构成复杂、培养模式多样，组织管理困难。通过学生管理系统，可以使对各类学生的管理工作更为及时、动态和高效。

1．学习申请

（1）登录注册

系统支持多种方式的注册和登录方式，如微信扫码、支付宝扫码、人脸识别、输入姓名或工号等。

（2）个人资料上传

系统支持分类别在线个人资料上传，如姓名、性别、电子照片、专业、所在学校或单位、学习要求等。

2．在线审核

系统将按学习申请者的专业将申请发送给相关职能部门，如临床专业的学生申请发送给医务处、护理专业的学生申请发送给护理部、药学专业的学生申请发送给药学部等，当部门审核通过以后，教育处即可以通过该学生的学习申请，将该学生纳入与其专业相匹配的医院学生库。

3．必学规章制度推送及测试

系统可在学生进入医院学习之前，通过 APP、微信或短信的形式向学生推送相关规章制度，如相关法律法规、岗位职责、院感知识和应急预案等必须要先行了解的内容。

4. 必学规章制度在线测试

（1）自动组题

系统可从必学知识库随机自动组织测试题目，包括单选题、多选题、填空题。

（2）在线测试

学生可在线完成测试，并提交测试结果。

（3）自动阅卷

学生提交测试后，系统能自动批阅试卷并将结果反馈给学生及工作人员。只有当学生通过必学知识测试后，系统才会将学生的信息发送到下一环节。

5. 公示教学要求

公示教学要求包括根据不同角色或不同学习阶段向学生生推送培养方向、学习大纲、课程表等。

6. 自动排班

自动排班包括轮转时间安排及各班次安排，能形成排班表，并能实现考勤统计，如请假情况、轮转科室、各班次统计等。

7. 学习内容推送

系统可根据学生的轮转安排向其推送各专科操作标准、流程及操作视频资料；教学查房的教案、课件及查房记录。

8. 线上考试及考核

系统可根据教学要求从考题库中抽题组成考卷，经任课教师审核后在线上推送给学生，学生可在移动客户端完成考试。

9. 填写学习手册

学生和老师均可在线填写相关教学记录，如个人出科小结、带教老师评语、出科理论及操作考试考核成绩及扣分原因，学生对带教老师的评价等。

（三）智能课程系统

1. 智能排课系统

智能排课系统是通过预设的排课算法，根据教学计划，合理组合各类教学要素，包括教师、教具、教学场地、教学时间等完成医院教学课程安排的系统。

（1）排课约束原则

① 同一时段同一教室只能安排一门课程。

② 同一时段同一教师只能安排一门课程。

③ 同一时段同一学生只能安排一门课程。

④ 同一专业不同课程不能安排在同一时段。

⑤ 实际上课人数不能超过教室可容纳人数。

⑥ 上课所用物品应和课程计划相符且数量满足最低要求。

（2）自动推荐授课教师

排课时，在系统中输入课程名称及对授课教师的要求、授课时长、课时数等，系统会自动调取相关数据，结合授课教师的临床工作情况推荐适合代课的教师。

（3）显示课程信息

在系统中输入课程名称及授课教师工号或姓名后,系统可显示课程时间及时长、教室或示教室房间号、所需物品、助教姓名、学生数量、授课名称或主题等。

（4）开课提醒

课前对教师和学生进行自动开课提醒,提醒上课日期、时间、地点及注意事项。

（5）排课系统应用场景

以基础生命支持课排课为例,登录智能排课系统,输入课程名称"基础生命支持"、学生数量"20人"、课程完成期限"2周"内,系统即显示具有基础生命支持课授课资质的导师姓名列表,勾选授课导师后,系统将自动生成初排课表。初排课表显示授课导师姓名、职称、上课时间、所用教室门牌号及所需模型和数量。初始课表的产生是智能排课系统通过连接医院其他系统抽取医生在手术室、病房、门诊等诊疗工作的时间同时根据既定算法计算其工作强度,然后科学合理地安排课程。初始课表经排课管理人员审核确认后即可生成最终课表。最终课表生成后,系统将自动发短信提示授课老师和学生做好上课准备。

2. 公共课程系统

公共课程系统是面向所有人员(包括普通大众)开放的医学知识宣教系统,通过医院网站、微信公众号、APP等媒介,进行急救技能、疾病防治知识、居家护理技能等医学科普知识宣传和健康生活方式引导。

（1）登录

系统可支持多种登录方式,如微信、支付宝扫码登录,输入身份证件号码登录,人脸识别登录。

（2）自动统计

系统自动统计同一身份信息的登录及学习次数、学习内容。

（3）智能推送

根据登录者学习的内容,自动推送登录者感兴趣的课程内容。

（4）关键词检索

可根据登录者输入的关键词,检索相关宣教内容,如登录者输入"高血压",系统会自动检索到高血压相关的健康教育内容,包括高血压病的防治知识、生活指导、用药指导等。

（5）多次学习

系统可支持同一内容的反复多次播放,给学习者提供反复观看和学习的机会。

（6）多倍速播放

操作指导类视频可提供多种不同的播放速度,以方便学习者根据自己具体情况选择观看速度。

3. 微课系统

微课是将课堂教学视频及与该教学主题相关的教学设计、素材课件、教学反思、练习测试及学生反馈、教师点评等辅助性教学元素,按一定的组织关系呈现出的半结构化、主题式的教学资源。

（1）短视频推送

根据认知特点和学习规律,微课课程长度在8—10分钟,方便学生利用碎片时间学习。

（2）以单知识点为重点

每个微课以一个单知识点为重点，如某一概念的解析、某操作的具体步骤、针对某一知识点的测评等，学生通过短时间的学习即可掌握该知识点的内容。

（3）简短测试

对某一知识点的内容，根据教学要求通过 1—3 个问题对学习者进行测试，评价学习者对此知识点的掌握情况。

（4）成绩上传

学生通过微课学习的成绩能自动计入其总成绩内，便于教育职能部门对其考核。

（5）错题反馈

系统能将学生的错题组合成错题簿，方便学生查找和复习。

（6）重点复习

系统根据学生错题分布情况，了解学生的薄弱环节，自动给学生推送短信或微信，提醒学生复习某课程的知识点。

（四）教学质量监控系统

教学质量监控是保证和提高教学质量的重要手段，建立智能化的教学质量监督系统，以实时监控为特征，对教学全过程质量进行追踪，可为医院教育职能部门提供便捷、客观、有效的信息化监控结果，同时也可有力促进和保证医院教学工作质量不断地提高。

1. 教师资质审核

系统可自动提示教师身份、职称、所能承担的教学任务，如内科医生不能进行外科学的授课，低年资住院医生不能进行复杂手术的演示示教，进入某些实验室需要特殊身份认证等。

2. 备课质量管理

（1）课堂教学备课质量管理

根据授课内容按时上传备课教案，包括教学目标、教学过程、板书设计、教学总结和反思。

（2）示教/实验课备课质量管理

录制并上传完整的标准化示教/实验视频，包括个人准备、物品准备、操作过程、示教/实验结束后的整理等。

（3）物品准备

在系统中输入课程名称并选择学生数量，系统将自动提示授课地点、所需物品数量以及领取物品的地点；如果所需物品和其他课程有冲突，系统能及时提示，保证上课物品配备齐全。

3. 课中质量管理

（1）实时监控

通过教室或示教室的摄录设备，监控教师的教学行为及学生听课状况或学生自习的情况。

（2）专家听课

专家可通过监控系统实时调阅各教室、示教室教学情况，并线上提交检查结果和听课记录。

4. 教学结果监控

（1）教师教学结果监控

① 系统支持学生线上填写授课老师评价表，并对填写好的评价表进行自动汇总，能以汇总表的形式呈现。

② 计算评价表中各条目学生选择的情况，将学生勾选比较集中的负面评价做重点提示。

③ 根据预设权重，以量化形式给授课教师做出评价。

（2）学生学习结果监控

① 自动汇总学生同一门课程不同阶段的测试成绩，如单元测试，期中、期末测试，操作考试成绩。

② 以课程为单位，根据预设权重以具体分值的形式给学生课程评分。

③ 对于书面考试，系统能自动反馈考试情况，包括每一题的对错、试题分析及试卷整体分析等。

（五）智慧继续教育系统

智慧继续教育系统是以多媒体技术与网络技术为支撑，以辅助课堂教学为目的，为广大医务工作者提供打破时间和地点限制的学习平台。该系统还应能满足区域远程教学的需求，尤其对医联体内的医院，可以给不同级别医院的医务工作者提供同质化的优质学习资源。智慧继续教育系统的功能包括：

1. 登录注册

系统支持多种方式的登录和注册方式，如微信、支付宝扫码，输入个人身份信息，人脸识别等。

2. 课程分类

继续教育课程按不同专业分为不同类别，如临床医学类、护理学类、药学类等。

3. 智能推送

根据登录者的身份优先推送与其身份密切相关的课程，如登录者为护士，系统将优先推送护理相关的继续教育内容。

4. 快速查询

支持关键字查询，如输入"CPR"，系统能快速查到与"CPR"有关的理论授课、操作视频、指南等内容。

5. 学习记录统计

系统可按人员姓名、人员类别或科室自动统计各课程的学习人次及学习时长。

6. 课程提醒

系统可有针对性地将新上线课程推送给目标人群。

7. 学分管理

① 能满足学时及学分的设置。

② 能统计学习者的学时及学分。

③ 登录者能查询自己的学时、学分,当学分没达到指定要求时应能及时提醒。

8. 师生互动

① 支持学生线上提问及教师答疑,如教师在学生提问后一定时间内未予答疑,系统能给该教师推送答疑提示短信。

② 支持学生线上提交作业及教师的在线批改。

③ 可在教师指定的学生范围内进行优秀作业展示、主题讨论等。

(六)临床技能中心系统

临床技能中心系统是医学模拟训练及整体化管理系统,为医学生能顺利进入临床工作而提供智能化教学及考试管理。

1. 课程管理

(1)排课系统

① 系统可全程自动检测资源冲突(模型设备、人员、房间冲突等),对冲突进行智能过滤、筛选可用资源并根据预设规则对可利用资源进行组合。

② 提供课程模板以方便教师编辑课程,也可将教师自行编辑的课程保存为该教师的课程模板。

③ 课程信息提示,包括课程基本信息、课程资源需求、学生学习资源、教师教学指导等的提示。

(2)课程预约管理

① 可查看教师课程列表,包括预约课程及历史课程,并可对教师本人审核未通过的预约课程进行修改、删除等操作。

② 管理员审批。管理员可对预约课程进行审批,包括审核通过、申请驳回、终止课程、查看课程详情。

2. 考试管理

(1)排考系统

① 系统可自动检测资源冲突(模型设备、人员、房间冲突等),对冲突进行智能过滤,筛选可用资源,系统将锁定已选择资源 30 分钟,超时将释放资源。

② 支持考试模式。单站考试、多站轮循考试、多站队列考试、长短站考试。

③ 支持自定义考站类型并能设定考站所需资源类型功能。

④ 计算排考。根据考站时长、考试起止时间及考生数量等信息,系统自动进行计算排考,包括跨天排考、多考点排考等。

⑤ 能支持多评委、多标准化病人参与考试,支持评分表与评委/标准化病人直接绑定,支持各评分角色之间评分权重设定。

⑥ 支持多病例抽签考试。

⑦ 支持设备评分权重设定参与成绩核算及设备评分显示。

⑧ 自动生成排考表,支持排考表的自动导出。

(2)考试预约管理

① 支持考生查看本人考试列表,包括预约考试列表及历史考试列表,并可进行编辑、删

除、查看排考表等操作。

② 支持管理员审批考试预约,如查看考试申请详情、审核通过、申请驳回等。

3. 开放实验管理

（1）开放实验预约

① 实验员预约。支持实验员开放实验训练预约并提交管理员审核。

② 学员预约。管理员审核通过后学员可按课时、房间自助预约已通过开放实验。

（2）实验预约管理

① 实验员可查看本人及其他实验员共享的开放实验,并对本人未通过审核的预约进行修改、删除等操作。

② 管理员可审批开放实验预约,包括查看详情、审核通过、申请驳回等。

4. 成绩反馈管理

（1）成绩管理

① 教师可查看本人预约的已完成的考试,包括成绩公布、成绩查询及修改、成绩单打印及导出、成绩统计、考试视频回放。

② 成绩统计。

（2）考试成绩统计

可查看成绩统计报告,包括分数段分布图、班级表现统计、学员表现统计等,按考站查看考站评分表统计报告。

① 课程成绩统计。可查看课程学员表现统计、课程评分表统计报告。

② 阶段成绩统计。查看班级在指定阶段内课程、成绩统计报告。

（3）反馈管理

授课/考试结束,学员、教师等可在此查看待反馈列表,并在规定时间内填写反馈表。反馈类型:学员、老师对课程、考试的反馈,学员、教师对 SP 的反馈,学员对老师/评委的反馈,同行评价,学员自评。

（4）反馈统计

① 课程反馈统计,包括课前/课后学生评估统计、课程反馈表统计。

② 考试反馈统计,包括对考试分反馈统计、对标准化病人表现的反馈统计、对评委的反馈统计、学员自评统计。

③ 教师反馈统计,在指定阶段内,学员、同行等对某教师的反馈,并生成开放式问题评估报告。

④ 标准化病人反馈统计,统计指定阶段内,学员、教师等对某标准化病人的反馈,并生成开放式问题评估报告。

5. 标准化病人(SP)招募管理

① 添加 SP 角色。系统支持多类别 SP 库的在线编辑,可添加 SP 角色的特性类别。

② 发布招募信息。在课程、考试预约中,选择所需 SP 意愿,系统将根据选择意愿自动给符合条件的 SP(包括 SP 角色、SP 特性需求、性别、年龄)发送招募信息。

③ 确认招募。符合招募条件的 SP 在收到招募信息后,登录系统在日程管理界面查看招募信息并确认参加。

6. 评分管理

(1) 手持课程评分

① 显示教师待授课列表,提供进入课程评分界面功能。

② 选择课程评分表,支持课程选取多个评分表。

③ 可按组对学员进行评分,也可对单个学员进行评分。

④ 查看已评分学生得分详情。

(2) 手持考试评分

① 系统根据排考表自动加载考生信息,智能自动加载当前考生评分表。

② 支持考试现场使用手持平板电脑进行评分。

(3) 远程评分

① 评委可远程对指定的考站进行实时登录评分,可支持多路视频、一路音频、一组心电数据、一组设备屏幕转显、日志记录。

② 支持远程摄像头云台控制,焦距调节视角远近、角度,进行实时评分。

③ 可对视频时间轴实时添加评语和事件、扣分标记,标记分为不同样式,自动记录事件日志。

④ 自动加载相应考试的评分表,可查询已考、在考、未考考生的考试相关信息。

⑤ 系统自带常用事件图标及评语,允许编辑自定义事件图标及评语。

⑥ 支持视频窗口位置调整,可根据需要关闭或打开某个窗口,或拖动窗口位置。

7. 督考系统

(1) 视频监控

① 监控视频录制。考试开始系统立即自动实现视频录制;支持全局监控,控制所有监控点,多路同时录制。

② 支持全屏及多画面播放。

③ 支持视频窗口位置调整,可根据需要关闭或打开某个窗口,或拖动窗口位置。

④ 支持云台控制,多方向调节摄像头角度、方向。

⑤ 可快速查询房间及摄像头列表,在画面上自主选择要显示的视频画面。

⑥ 支持实时对讲,总控可向所有房间或选定房间进行语音广播。

(2) 视频回放

① 视频查询:依据输入的查询条件,检索出相关的视频,并呈现在视频列表中。

② 支持在线流媒体播放视频。

(3) 待考信息显示

① 展示当前监控考试待考信息。

② 展示考试信息,如考号、考生姓名、考站顺序、进场时间、考试状态(考试中、准备中、待考中)。

③ 支持显示待考信息显示项目自定义功能。

④ 待考名单可在待考区大屏幕滚屏显示。

(4) 成绩公布

① 展示当前监控考试已完成考试的考生成绩。

② 成绩公布区大屏幕滚屏显示考生成绩。

（5）暂停/恢复考试

提供考试过程中暂停/恢复考试功能。

（6）筛选督考

提供筛选监控某场考试功能，支持多场考试同时进行但分别督考。

8. 录播点评系统

（1）视频监控

① 视频监控系统。支持全局监控系统，控制所有监控点，多路同时录制视频。

② 支持全屏及多画面播放。

③ 支持视频窗口位置调整，可根据需要关闭或打开某个窗口，或拖动窗口位置。

④ 可快速查询房间及摄像头列表，在画面上自主选择要显示的视频画面。

⑤ 支持云台控制可多方向调节摄像头角度、方向，调节视频参数。

⑥ 支持实时对讲，可向所有授课房间或选定房间进行语音广播。

⑦ 支持选择录制，教师点击录制（开始＋停止），方才进行视频存储，保留制定时间后即删除。

⑧ 可对视频时间轴实时添加评语和事件图标，并在视频轴显示图标标记。

⑨ 支持手动录像功能，设置时间名称、录制房间、学员、教师/评委、病例、视频等信息即可开始手动录像。

（2）视频回放

① 依据输入的查询条件，检索出相关的视频，并呈现在视频列表中。

② 支持在线流媒体播放视频。

③ 可对视频时间轴实时添加评语和事件图标，并在视频轴显示图标标记。

④ 系统自带常用事件图标及评语，允许编辑自定义事件图标及评语。

⑤ 支持下载视频包至本地功能。

⑥ 支持删除及解锁视频包功能。

⑦ 支持保存对视频包所做的修改功能。

（七）智慧住院医师规范化培训系统

住院医师规范化培训是指临床医学专业毕业生在完成医学院校教育后，以住院医师的身份在认定的培训基地接受以提高临床能力为主的系统性、规范化培训。2014 年 8 月，国家卫生和计划生育委员会组织制定并颁发了《住院医师规范化培训管理办法（试行）》，同年 11 月教育部等 6 部门联合印发了《关于医教协同深化临床医学人才培养改革的意见》，标志着国家住院医师规范化培训工作全面开展。

住院医师规范化培训系统的使用人员主要为住院医师、带教老师、专业基地管理人员、轮转科室教学秘书及科室负责人等，系统应能实现以下功能：

1. 基础信息维护

（1）基础信息录入

内容包括：

① 个人信息,如姓名、性别、年龄、学历、专业、电子照片等。

② 专业基地信息,如培训计划、培训要求、考核指标等。

③ 轮转科室信息,如轮转科室基本情况、轮转科室具体学习要求等。

(2) 基础信息的维护与更新

系统能实现实时信息维护与更新,保证系统内信息与实际情况相符合。

2. 系统使用授权

① 住培相关人员的系统使用权限应统一由医院教育职能部门统一授权。

② 个人登录的权限与其在住培系统中的角色相匹配。

3. 日常轮转管理

① 系统可根据科室需求及住院医师专业方向编排住院医师轮转计划表,包括各科轮转人数、轮转科室顺序及每个轮转科室轮转时长。

② 住院医师的临床医疗权限应和轮转工作表相匹配,并按照轮转工作表开放或关闭相应临床科室的医疗权限。

4. 住院医师电子学习档案填写

住院医师电子学习档案是以记录住院医师成长过程为核心的电子学习档案,简称电子学档。电子学档注重记录住院医师的学习活动的过程,可以作为一种过程性评价方法对住院医师的培训活动及结果进行更为客观的评价。

① 系统支持教育处管理人员根据住院医师的轮转要求创建电子学档的标准模板,内容包括病历记录、操作记录、病种量累计、参加各种学术活动和培训、个人小结或总结等。

② 支持管理人员修改已有模板,并将修改的模板保存为常用模板。

③ 支持规培医师使用文字、图片、视屏及音频等多种形式的录入学习记录。

④ 具有修改功能,支持住院医师对已保存的日志内容进行修改和完善。

⑤ 具有提示功能,在相应的时间节点可以通过短信的形式提示规培医师及时填写电子学档。

⑥ 支持分类查阅和打印,如可以仅查阅并打印某医师的在规培期间的个人小结。

5. 考核及评价管理

① 支持带教老师创建标准化试题。

② 支持管理人员将各带教老师创建的标准化试题组合成标准化考试题库。

③ 支持住院医师利用题库进行日常训练和模拟考试。

④ 系统可根据轮转工作表优先推送住院医师当前所在专科的训练试题。

⑤ 支持带教老师批量导入试题并形成初始试卷。

⑥ 带教老师可线上审核初始试卷并可调整试题,行成考试试卷。

⑦ 带教老师可在指定时间段内将考试试卷发送给住院医师,当住院医师在线上答题完毕后,系统将自动批改试卷并将考试结果反馈给带教老师和住院医师。

除考试以外,对住院规培医师的评价还包括其他多个维度,如带教老师对住院医师的评价,基地和科室负责人、共同工作的其他工作人员及患者都可以对住院医师进行评价。考核和评价的结果由带教老师录入该住院医师的电子学档。

（八）智慧教学档案管理

医院教学档案是对医院教育教学工作的真实记录,是医院教育教学工作在材料上的体现,是医院教学研究的重要基础信息,也是评价医院教育教学质量和医院管理水平高低的主要指标之一。智慧教学档案系统应是医院智慧档案系统的一部分,可通过创建覆盖全院的档案管理信息系统,对教学科研中产生的各种类型的教学档案进行统一集中化管理。

智慧教学档案系统的功能包括:

1. 自动识别

① 系统应提供关键字检索功能,通过关键字搜索可自动识别教育教学相关信息。

② 支持同类信息归类存储,如关于教育教学工作的医院发文、教学监督记录、教学病历等。

2. 便捷查询

① 能调取不同时间段档案信息,如按年度调取某教师的教案、课时数、授课评价、工作量等。

② 能调取不同类别或不同人员的相关档案信息,如按学期调取某为学生的学习情况、考试考核成绩等,查阅某位规培医生在某科室参加教学查房的情况等。

3. 内容共享

医院教学档案应能在保证信息安全的前提下对院内其他系统开放,使传统意义上封存的档案活起来,为其他研究所用。

第三节　智慧医院科研管理

医学科学研究是医学科学进步的重要基础,是医院医疗工作的重要组成部分,也是评价医院水平和医院影响力的重要因素及不断提高医疗质量和培养医学人才的重要措施。医院科研管理是对医学领域的科学研究和技术活动的管理,是运用计划、组织、协调、控制等手段,有效利用人、财、物、信息等要素,使其相互配合,不断促进医学科学事业的发展和医疗技术、医疗质量的不断提高。

一、医院科研管理内容

（一）医院科研工作的基本内容

1. 医学基础研究

医学基础研究是探索和认识生命活动的基本规律,探索和揭示疾病发生、发展和转归的一般规律,从而对医疗、预防提供科学理论依据,指导医学科学实践。

2. 医学应用研究

医学应用研究是通过科学方法,针对某个特定的有实际应用价值的目标开展的系统的研究或评价，并通过研究改进临床工作，提高诊疗护理质量，到达对患者的最佳照护实践。

3.医学开发研究

医学开发研究是运用医学基础研究和应用研究的成果发展为新材料、新产品、新设计、新流程和新方法，或者对现有的材料、流程、方法进行本质上创新。医学开发研究主要是为了推广和开辟医学领域新的应用。

（三）医院科研组织管理

医院科研组织管理工作通常由分管科研的副院长直接领导，下设科研处或科研科作为职能部门负责协调、组织科研工作。为了更好地做好科研课题的申报和保障受试者的安全，通常会成立学术委员会和伦理委员会负责相关具体工作。

1.科研副院长

全面把握医院科研工作的方向和要求，推动学科建设与改革，协调科研处与其他处室的关系，保证临床科研任务地完成和医院科研水平的不断提高。

2.科研处

协助院长组织制定医院的科研发展规划，建立健全科研制度，合理协调科研力量，做好人才培养和管理，提高科研工作的效率和质量。

3.学术委员会

学术委员会由医院内学术造诣较高、品德高尚、才学出众的专家组成，主要负责科研课题申报前的评审和咨询，提出改进意见与建议、论证科研活动方案等。

4.伦理委员会

伦理委员会一般由5—7名医学专业人员、行政人员和至少一名非医学专业技术人员组成，负责论证医学科研中涉及人体试验方面的伦理学术问题。

二、智慧科研管理平台

随着医院信息化建设步伐的加快，医院信息系统（HIS）、数字化影像系统（PACS）和医疗卫生服务系统（MIS）三大信息系统建设日趋成熟和完善，而与之相对应的科研管理信息化建设却相对滞后，科研管理的自动化和智能化程度还较低，具体表现如：科研信息采集方式还比较落后，科研相关数据和信息的采集和统计还多为人工方式；科研数据和临床数据融合度差；科研数据利用率低；科研项目管理比较粗放，科研人员重视立项轻视结题等。因此，建设智慧科研管理平台，提升医院科研管理的效率和规范性十分必要。

（一）智慧科研项目管理系统

随着医学事业的迅猛发展和国家对医院科研工作支持力度的不断提升，跨部门、跨医院的科研合作越来越多。为了使科研管理工作更加规范和精细，很多医院都在探索智慧科研管理平台的建设。功能比较完善的智慧科研管理平台是基于 Web 的集科研项目申报、项目评审、项目管理、项目资金管理、科研资料和科研档案管理及科研成果管理为一体的智能化科研管理系统，它可以使科研项目管理不受地域和时间的限制，实现实时互动、管理及查询，并能最大化地节约管理成本、简化科研管理工作程序、提升科研管理水平和效率。

1. 项目信息发布

① 支持科研管理人员在系统中编辑、发布科研项目相关信息。

② 提供网站链接,科研人员可以便捷跳转到其他网站。

③ 科研管理人员可以通过网站、微信、短信等方式有针对性的将各项目申报情况推送给相关人员。

2. 注册及登录

① 系统支持多种方式的登录和注册方式,如微信、支付宝扫码,输入个人身份信息,人脸识别等。

② 支持登录者修改其个人已输入的身份信息。

③ 支持管理人员按类别查询登录人员,如项目负责人登录情况、实验人员登录情况、临床医师登录情况等。

3. 项目立项

① 系统支持科研人员在线查询申报条件、要求和流程等。

② 支持线上对拟申报项目进行可行性论证。

（a）支持线上选择论证专家；

（b）设置论证专家讨论区；

（c）支持论证专家在讨论区发表文字或语音资料；

（d）有即时通信工具,满足论证专家和项目成员之间的交流；

（e）支持线上提交可行性论证报告。

③ 支持线上签订电子项目合同。

（a）支持创建电子项目合同模板；

（b）支持科研人员修改已有的合同模板,并可保持为其自己的模板；

（c）可加盖电子印章；

（d）合同一旦签订,不支持修改。

4. 项目过程管理

科研项目的实施阶段主要是指科研项目立项后组织实施到科研成果验收前这一阶段,这一阶段也是项目流程管理的重点,其目的是方便项目管理人员掌握项目进展的最新动态。

（1）系统支持按照科研课题不同的申请途径分类

如国家自然科学基金项目、科技部科研基金项目、教育部基金项目等。

（2）支持按项目进展情况分类

如申报中课题、过程中课题和已结课题。

（3）项目节点提示

① 根据课题要求在相关节点给科研人员发送提醒,提醒其按规范进行相关科研资料的录入或导入。

② 自动检测录入或导入资料的格式是否正确,对异常数据进行提示。

③ 提示科研管理人员对课题进展情况进行具体管理和考核。

（4）考核指标反馈

① 系统支持以短信、微信或 OA 的形式反馈科研项目的考核情况。

② 考核结果可同时发送给被考核人员和医院学科办公室。

（5）项目经费管理

① 系统支持输入关键字查询科研经费来源。

② 支持按时间段查询科研经费使用情况。

③ 能查询各科研项目经费使用具体情况。

④ 能根据患者参与的具体项目对其所发生的费用进行区分，符合课题研究的费用将自动计为科研经费。

⑤ 当项目结题时，能自动生成科研经费的使用明细。

⑥ 系统能自动比对相关财务数据，科研经费的使用数目和财务系统中的数据相吻合。

⑦ 系统能对科研经费中的异常数值进行提醒。

（6）项目资料和档案管理

① 系统能根据项目进展情况自动提醒科研人员上传或导入相关资料。

② 涉及患者授权或伦理相关资料，可直接录入并保存影像、影音资料。

③ 支持根据不同角色设置资料和档案的查询权限。

④ 对已录入资料的修改要有科研管理人员和项目负责人的授权。

（7）科研成果管理

内容包括科研成果鉴定、奖励及转化。科研成果的利用和转化涉及多学科的交叉和合作，是跨院际、跨地区，甚至是国际间的合作，智能科研平台要有扩展性，能和其他平台或系统很好地连接。

（二）智能实验及数据管理系统

伴随着医学研究和临床工作会产生数量庞大、种类繁多的数据，但大多数医院对这些数据的存储、管理、分析、挖掘和利用或再利用还停留在比较低的层次。智能数据管理系统是在云计算、仓储和关联等技术基础上构建的智能化信息数据服务系统，此系统能将大量多元异构、碎片化、分布式的数据有效整合，便于搜索、提取和利用。医院科研数据通常是来自两个方面：一是实验室的实验数据，二是临床诊疗工作中产生的临床数据。

1. 实验室管理平台

（1）实验人员管理

① 系统支持实验人员通过微信账号、支付宝账号、人脸识别、指纹识别等方式申请进入实验区域的授权。

② 支持在线完善实验人员基本信息，如姓名、职称、在实验中的角色等。

③ 支持线上完成实验人员身份审核和授权。

④ 实验前，系统自动向相关实验人员推送实验室相关规章制度、相关实验设备操作流程等。

（2）实验区域管理

① 系统根据实验室管理人员录入的实验名称、实验区域、实验台编号和实验物品等内容自动生成实验列表。

② 系统根据实验列表开放相关实验区域，非实验列表时间段内，无关人员无法进入实

验区域。

③ 支持以人脸识别、指纹识别、刷卡等方式记录所有进入实验区域的人员。

④ 系统能按时间段查询进入实验区域的所有人员。

⑤ 系统能查询指定人员在实验区域的行动轨迹。

（3）实验设备管理

① 系统支持按实验列表开启实验设备，非实验列表时间段内无法开启。

② 支持通过身份识别后才能开启实验设备。

③ 系统可自动统计并支持查询各实验设备使用次数、使用时长、使用人员等。

④ 实验数据的查询需有身份认证并按不同角色设置查询权限。

（4）实验室安全管理

① 系统支持对特殊实验设备进行性能监测，并能提出预警。

② 可对贵重设备、仪器的开闭进行实时监测并记录。

③ 使用智能危险化学品（简称危化品）储存柜，只有得到授权的实验人员才能开启，且开启时要通过指纹识别或人脸识别。

④ 在取用危化品之前，要输入取用危化品名称及取用量。

⑤ 智能危化品储存柜配有摄像设备，能录取危化品的取用量。

⑥ 系统能实时统计各类危化品的使用量及剩余量。

2. 实验室数据管理平台

① 系统支持所有实验数据的自动采集、保存。

② 支持对于同一类型的数据识别和对比。

③ 实验数据查询有权限设置。登录实验数据查询系统应有身份验证；根据查询者的角色设置不同的查询权限。

④ 系统应装载多种数据分析软件，方便实验人员分析实验数据。

⑤ 在数据导出前应按预设要求进行数据脱敏。

⑥ 支持实验数据的自动归档。

3. 临床数据管理平台

临床数据管理平台主要用于对各类临床数据进行标准化、结构化表达及存储，并在此基础上实现检索、计算和应用再现。

（1）电子病历系统

① 系统支持创建电子病历模板。

② 支持对已有的电子病历模板进行修改和保存。

③ 登录电子病历系统时应有身份识别。

④ 电子病历的录入和修改有权限设置。

⑤ 在病历录入过程中对没有填写的必填项进行提示。

⑥ 系统能自动记录录入或修改电子病历的人员信息和时间。

⑦ 进行电子签名后的病历不允许修改。

（2）临床电子数据采集系统

① 系统满足所有临床电子数据的录入和存储。

② 进行临床电子数据录入、查询和使用时均应有身份识别。

③ 对同一类别或同一患者的信息能自动关联。

④ 查阅支持使用关键词检索和查询相关数据或资料。

(3) 移动患者端数据采集系统

① 系统支持移动患者端数据的实时传输及保存。

② 支持多种不同数据的同时传输及保存。

③ 对同一类别或同一患者的数据能识别和比对。

④ 对录入数据能根据需要实时显示。

⑤ 对异常数据能立即提示。

据统计显示,我国每所三级医院每天平均产生 60 GB 数据量,再加上实验室产生的实验数据,绝对称得上是"大"数据,但数据数量的庞大并不是"大数据"真正的含义,要将这些数据依据规范的数据融合标准融合后再加以科研利用并发掘出其背后的规律方能真正体现医院数据的价值。临床科研数据中心的建设,就是要实现实验室数据和临床诊疗数据的联合使用,使院内所用数据能在同一平台的支撑下实现共享,让每个部分的数据都"活"起来,使这些数据持续不断为增进人类健康所用。

第四章　智慧医院运营

智慧医院运营是融合现代管理理念和流程,通过建立一套高效、互联互通、信息共享的管理应用系统,对医院业务进行全面管理,整合医院资源,提升整体运作效率,使医院人、财、物管理科学化、规范化、精细化,实现成本控制最优化和医院的可持续发展。

第一节　智慧人力资源管理

医院是以保障和提升人民健康为目标的组织,它所提供的医疗、预防、保健、康复等服务,是通过医院员工的有效分工与协作共同完成的,因此,人力资源是医院实现目标的载体,是医院发展的决定性因素,是保证医疗服务项目开展的前提,是保障医疗服务质量的核心。

一、人力资源管理内容

(一)人力资源概念

医院人力资源指在医院中拥有一定的知识、技术、专长的人员的总和,他们运用智力、体力劳动为医院目标的实现贡献自己的价值。医院的人力资源包括卫生技术人员、管理人员和工勤技能人员三大类。

1. 卫生技术人员

卫生技术人员分为医、护、药、技四类。医,指取得执业医师资格或执业助理医师资格,经注册在医院执业的各级医师;护,指经执业注册取得护士执业证书,从事护理活动的护理人员;药,是指医院的药剂人员,包括中、西药师;技,包括临床检验、影像、营养等科室的卫生专业人员。

2. 管理人员

管理人员是指担任医院领导职责或管理任务的工作人员,主要从事党政、人事、医政、科研、继续教育、信息管理等工作。

3. 工勤技能人员

工勤技能人员是指在医院中承担技能操作和维护、后勤保障等职责的工作人员,护理员

（工），收费员，以及从事电梯、搬运、供暖、安保、保洁等工作的人员都属于工勤技能人员。

（二）人力资源管理的内容

医院人力资源管理是指根据医院发展战略的要求，运用现代科学理论与方法，对医院人力资源进行有效开发、合理配置、充分利用，并通过培训、考核、激励等一系列管理措施，发掘员工的潜能，充分调动员工的积极性与创造性，最终实现医院发展与员工工作需求的双向目标。医院人力资源管理包括了医院从员工获取之前到雇佣关系结束之后的全过程，主要有以下方面：

1. 人力资源规划

人力资源规划是指医院在对其所处的外部环境、内部条件以及各种相关要素进行系统分析的基础上，从医院发展目标出发，对人力资源的开发、利用、提高和发展所作出的总体预测、决策和安排。

2. 人力资源配置

医院人力资源配置是指医院根据服务功能、任务、规模及发展目标的要求，对各类人员的数量、质量、结构进行合理设置的过程。人力资源配置有两种形式：一是单位用工标准，即完成单位任务所需员工的数量，医院工作任务总量决定员工的数量；二是服务比例标准，即患者服务量与医务人员的比例。

3. 人员招聘

医院人员招聘是指医院根据工作的需要，通过一定的程序与方法，寻找、选拔符合要求的人员到医院工作的过程。

4. 人员培训

人员培训是指医院通过对员工进行一系列有计划、有组织的学习活动，让员工获得完成其岗位工作所需要的专业知识与技能，进而提高员工现在或将来的工作绩效的过程。

5. 薪酬管理

根据人员的资历、职级、岗位及实际表现和工作成绩等方面综合考虑，制定相应的、具有吸引力的工资报酬标准和制度，并随人员工作职务的升降、工作岗位的变动、工作表现及工作成绩的优劣进行相应的调整。

6. 人员激励

人员激励是指通过文化、经济、管理等方法，满足员工工作、生活需要，最大限度地激发员工的工作热情与创造性，发掘其潜能，为更好地实现医院目标而采取的管理活动，包括对各类人员的报酬、资格认可、职称评定、聘任、晋升管理等。

7. 福利与劳动保障

根据国家、政府有关条例和规定，落实退休金、医疗保险、工伤事故、节假日等规定。制定工作岗位的安全和健康的条例和措施。

8. 职业生涯规划

根据员工的职业愿望与组织发展需要，针对员工的专长、个性特征，以及医院实际工作需要，和员工一起制订职业生涯规划。在实施职业生涯规划过程中，医院要尽量为员工提供其成长所需要的各种条件，使员工能在组织为其搭建的职业平台上努力工作，逐步实现员工与医院的共同发展。

二、智慧人力资源管理平台

智慧医院人力资源管理平台是将现代化的信息技术应用于人力资源管理中,通过建立信息化、标准化和网络化的管理信息系统和专业、高效、集中式的信息数据平台,实现对人力资源信息的精准整理、收集、存储和分析处理。

(一)组织管理系统

组织管理系统是医院开展人力资源日常运维工作和报表分析的基础模块。通过组织管理系统对医院内部的组织结构、岗位设立、隶属关系、权限职责等相关信息在系统中进行规划、设置、维护、管理,使每个员工和岗位之间建立联系,建立组织结构图,从而支持医院进行高效的人力资源规划和开发、组织机构体制机制变革以及日常运维管理。该平台具体有如下功能:

1. 岗位创建与维护

医院各部门、职位(岗位)的创建和维护,并与各项业务系统相连,同时采用可视化结构,实时掌握医院内部各部门职位配置情况;记录医院组织机构不同阶段的变动情况。

2. 业务报表功能

自动生成医院各组织机构、岗位、职务和职工的配置情况的业务报表,记录医院各职务、职位的资质需求和职责内容,为医院人事招聘管理以及人力资源配置状况分析提供信息支持。

(二)人事管理系统

利用计算机存储、传输、处理员工基本信息以及人员管理,支持员工从入职、岗位流动、培训进修到退休或离职的全职业周期的状态变动和流动的管理。

人力资源管理部门定期收集、整理、确认,并进行录入、维护、管理员工的人事基础数据,人事基础数据主要分为人员的基本信息、附属信息、合同信息等。人员的基本信息包括岗位、职位、职称、学历等,可以根据医院管理要求在结构设置中扩展基本信息的数据项目;人员的附属信息主要是保存职工的工作简历、职称变动、职位变动、学历变动、个人培训、继续教育、年终考核、资格证书、科研成果、奖惩信息等历史信息以及家庭成员等其他相关信息;合同信息主要是管理职工合同的签订、续签、终止、解除,并通过到期合同查询为合同管理人员进行合同续签提供方便。

(三)招聘管理系统

招聘管理系统实现医院的招聘管理流程对招聘活动进行全流程的管理。招聘管理平台与短信平台实现互联互通,支持短信验证、短信提醒、短信回复等功能。招聘系统分为管理端和用户端。

1. 管理端主要功能

① 招聘计划管理。根据医院发展规划、科室需求自动生成招聘需求,通过需求自动生

成招聘计划。

② 招聘启事管理。实时发布招聘信息。

③ 人员甄选管理。对应聘人员按条件查询、筛选、处理、甄选应聘人员，通过审核页面对应聘人员进行流程处理（简历通过、安排面试、拒绝面试、完成招聘等）等操作。

④ 招聘评估功能。招聘完成后，系统对招聘计划进行执行分析，评估招聘效果。

2. 用户端主要功能

① 招聘信息查询。应聘者可查看医院招聘启事。

② 在线投递简历。应聘者可注册登录、填写简历、申请职位、投递简历等，可根据申请不同职位，选择不同的简历模板进行填写申请，支持对简历的创建、修改、删除、归类等操作，简历信息主要包括基本信息、教育信息、工作经历、项目信息和文章信息等。

③ 招聘进度查看。应聘者可以实时查看医院的招聘信息以及自己的应聘进度。

（四）考勤管理系统

支持多种考勤方式，帮助医院完成员工在时间上的控制。可以灵活定义考勤项目和考勤人员类别，设置公休日、节假日、夜班或特殊岗位的倒休与调休方式。支持职工多科室轮转考勤，能根据人员调动、借调自动生成考勤基本数据，对有缺陷的考勤数据进行校验。考勤统计能实现各科室职工每天的各种考勤项目的统计，考勤可作为薪酬的计算依据，实现与薪酬模块的整合。考勤分析表能自动计算出职工在各个科室出勤的工作量，作为科室直接人力成本分摊的依据。员工可以在线申请加班、休假、公务外出，上级可在线审批，人力资源管理部门审核确认。

（五）薪酬管理系统

薪酬管理系统可以自动完成工资、奖金、社保公积金等的发放，并能够进行个人所得税的扣除、工资奖金核算以及核算数据过账等业务处理，帮助医院实施多维度的薪酬结构管理，实现工资核算的自动化、流水化的处理，并对未来年度成本进行预算。

1. 薪酬设计

对不同人员类别灵活设置薪酬项目和计算公式，通过接口与考勤管理平台等联动，自动获取薪酬变动信息。

2. 薪酬发放

通过接口可以自动将人事部门确定的薪酬信息转入财务的工资发放，实现人事薪酬与财务工资发放的联动。

3. 人力成本分析

通过接口自动获取职工年度的基本工资、绩效工资、基本津贴、其他补贴等工资数据，并进行人力成本分析。

（六）绩效管理系统

绩效管理系统与医院的财务系统、成本管理系统、质量管理系统、OA系统等运营管理系统以及HIS、LIS、PACS等临床系统互联互通，获取基础数据，从而实现对科室、部门及人员的绩效考核、分配核算、分析评价等工作的自动化、流程化和智能化。

1. 绩效方案管理模块

① 考核对象管理。对考核对象进行设置和修改,包括部门、科室、病区、亚专科、医疗组等。

② 考核指标管理。根据医院长期目标、短期目标,由各职能部门针对不同考核对象、岗位,设置不同的绩效考核方案,明确考核的内容、范围与权重等。

2. 考核管理模块

根据不同职能部门分别授予相应的管理权限,由各职能部门分别填报绩效考核结果和评分。考核指标结果可由信息系统自动生成,同时支持手工录入和校正。在考核结果确认后,根据系统设定规则,自动转化为各考核单元具体得分。扣分原因可由管理人员手工录入,便于绩效考核单元复核。

3. 反馈管理模块

反馈管理模块实现职能部门与考核单元信息双向互通、信息共享。各职能部门在每月指定时间前完成考核评估并预发布。临床考核单元可根据授权进入系统,查看当月自身绩效考核得分情况。如有异议,可通过申诉功能在线反馈。职能部门可以通过信息系统查看到考核单元签收意见、签收人和签收时间,并及时与科室进行沟通复核,进一步确定和修改各考核单元绩效考核结果和评分,最后再正式提交考核结果。

绩效管理部门可通过系统查看各职能部门绩效考核工作进展,并根据进度,提醒各职能部门尽快完成当月绩效考核相关工作。

经过各临床科室复核、职能部门完善考核结果并正式提交后,绩效管理部门正式发布绩效考核结果。各考核单元可对当月绩效考核情况进行核对和意见反馈之外,还可按月份或按考核部门查阅考核得分、扣分原因等,为持续改进提供基础数据。

4. 绩效应用模块

绩效应用分为绩效分配和绩效分析两个子模块。

① 绩效分配。按照奖金分配方案,进行奖金核算、分配、发放、查询等功能,所有数据均支持追溯历史数据和查看明细功能。

② 绩效分析。包括对考核指标完成情况、业务收入、工作量分布、奖金收入、绩效管理部门建议及效果跟进等内容进行回顾分析、横向比较,分析绩效指标发展趋势,进行绩效分析与预测,及时发现问题、作出调整,为科学决策提供重要依据。

（七）分析决策系统

根据医院管理需要,面向医院领导层,根据各类人力资源报表,对医院现状进行分析,展示医院当前人事编制、薪酬、绩效等数据,为领导决策提供信息服务。

第二节　智慧财务管理

财务管理作为医院管理中的重要环节,其管理水平对于医院的运营发展起着直接的影响作用。

一、智慧财务管理内容

智慧财务是指在新一代信息新技术支持下,通过建立管理专业化、核算集中化、业务一体化的信息系统,实现"战略财务、业务财务、共享财务"的管理需求。智慧财务系统以"整合资源,信息共享""统一架构,业务协同"为原则,主要分为三个方面:一是搭建统一的财务处理平台,实现财务信息系统与OA、人事、科研、教育、物流、药品、合同等业务系统的无缝对接,整合审批流、物流、资金流、信息流,实现财务处理的集中化、标准化和自动化;二是借助现代企业管理的思想和理念,建立健全医院高效运营管理系统,保证业务系统之间数据共享和协同,实现财务数据与业务数据互为校验与稽核,降低综合运营成本,满足管理会计对于业务、监督、管理、决策及分析的需要,实现运营与医疗的高效协同;三是借助大数据、人工智能、区块链等技术,进一步挖掘数据价值,进而实现管理过程自动化、资金流动虚拟化、风险管理精准化,满足战略财务对于决策支持的要求,为医院的精细化管理和跨越式发展提供支撑。智慧财务信息系统整体框架如图4.1所示。

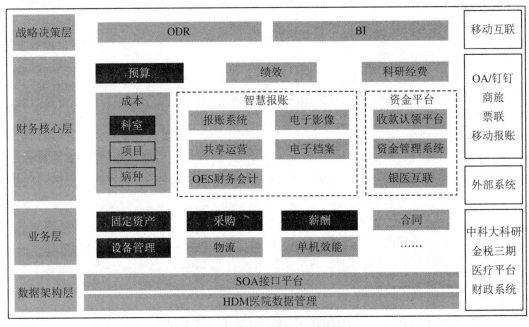

图4.1 智慧财务信息系统整体框架

二、智慧财务系统管理平台

(一)预算管理系统

医院预算管理系统(图4.2)涵盖了事业计划、收入预算、支出预算、资本性支出预算、科教项目预算,通过与其他运营管理系统的深度集成和数据交互,建立基于模型和历史数据的预算编制的自动化、预算执行的动态监控和预警提示、线上和移动端的预算审核等一系列应用,实现从预算编制、预算审批、预算调整、预算执行、预算分析到预算考核评价全过程的完全系统化,保证预算管理的高效、及时追踪监督。

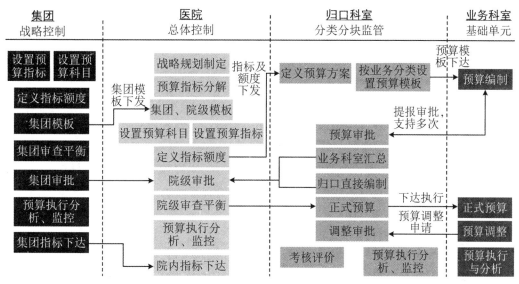

图 4.2 预算管理系统

1.收入预算

业务部门根据上年预算执行情况智能编制本年的计划预算,依据计划指标和收入预算的关系自动计算出本年收入预算;支持按月份编制预算,根据历史比例自动将年度预算分解成为月份预算;能够通过从会计核算或者成本核算自动采集收入的执行数据,实现计划指标、收入预算的预算执行情况的智能分析。

2.支出预算

支持支出预算编制到月份,能够按照历史比例分解到月份;通过从会计核算或者成本核算、报账单中自动采集支出的执行数据,实现支出预算的预算执行情况的智能分析。

3.专项预算

实现对医院的科研、教学、财政、院内的各种专项的预算管理;项目信息期初维护管理,包括项目的立项、执行、结束、结账等过程的管理;智能的项目经费管理,能够提供项目年度经费初始账的自动设置,以及项目经费的到账管理,实现项目经费的自动化报销管理,并实现对项目经费执行情况的智能分析。

(二)会计核算系统

会计核算系统主要用于实现财务日常账务处理要求和财务业务一体化管理需求。

1.账务处理

会计核算模块记录了一个医院发生的各种经济业务在账务上反映的全部内容;反映整个账务处理的全过程,从账务处理所需初始信息,到凭证录入、审核、记账,以及各种辅助核算账信息的输入和输出,包括现金流量核算、部门核算、职工核算、供应商核算、科研项目核算等,提供各个业务系统自动生成凭证功能,最后产生各种会计账簿、备查簿、报表并输出打印。

2. 往来管理

往来管理主要反映医院与供应商、客户、职工、科室之间的资金往来情况,包括应收、应付款项的登记、核销、账龄分析和往来核销明细查询和核销清册数据,根据应收数据生成往来催款单;提供应付票据的登记、核销及应付票据备查簿;并能够根据会计制度规定的坏账提取范围和方法自动提取坏账准备。

3. 财务分析

实现财务报表分析、财务结构分析、财务预算分析、指标分析和杜邦分析功能,支持绝对数、环比、定基、对比和结构等多种分析方法,支持图形、表格的展现方式。

4. 报表管理

报表管理反映账务处理的结果,按照财政部门和行业主管单位、本单位的需要而规定的格式化的报表,如资产负债表、收入费用总表、医疗收入费用明细表、现金流量表、财政收支补助明细表、基本数字表等。可以自由定制报表的格式、类型,自动生成报表。支持各种类型的会计取数函数,支持各种关系的审核定义和汇总定义。可以自动生成报表、查询、审核、汇总,支持报表跨单位、跨账套取数,支持表间取数和表间审核。

(三)薪酬管理系统

薪酬管理系统(图4.3)实现对医院员工的薪酬发放情况进行明细和准确的计算,满足薪酬计算、发放、查询需求,具体功能包括薪资管理、福利支出管理、代缴项管理。系统通过固定工资功能,实现基本工资、岗位工资、薪级工资、公积金等固定工资项的核算及工资的补发补扣单据式维护,由财务部进行统一确认,形成固定工资的应发数据;通过变动工资功能,实现奖金、绩效等变动工资项的核算,可以按照成本承担科室,实现跨单位的人员变动工资维

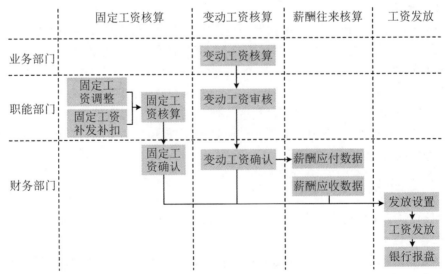

图4.3 薪酬管理系统

护,变动工资的数据来源有津贴、奖金、内部劳务,可以与业务系统进行无缝集成。

1. 工资核算

员工基本工资项由人事系统对应的岗位、薪级核定。变动工资项系统操作后留痕,实现可追溯管理,并能生成当月变动工资项目明细。

2. 奖金分配

通过员工管理模块,实现薪酬发放通知消息能及时通知到核算员,各核算员通过手机APP等渠道及时获知核算信息。

3. 公积金管理、社保稽核

自动获取员工信息,实现公积金和社保缴费基数的准确核算,每年调整变动信息能及时推送给员工,并能获取员工反馈,反馈信息存档,完善公示环节的政策风险。

4. 税务管理

实现当月薪酬、劳务多次发放,员工自然月内获取的薪酬能累计计税,并将个税信息推送给员工。系统能统计本次、当月、全年的个税信息。

5. 薪酬发放

在银行代发环节,由管理员设定不同银行的代发优先级,系统自动匹配相关账号,并在资金支付后推送消息给员工。

(四)智能报账系统

智能报账系统(图4.4)实现各类借款、各类日常费用报销、科研报销及物资、资产、药品等各类采购付款申请的发起、审批、确认、支付、生成凭证的一体化管理,同时借助于集中影像实现对所有的影像信息集中扫描、集中存储、集中归档管理。

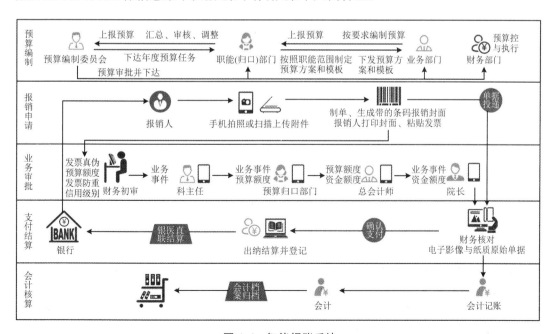

图 4.4　智能报账系统

1．报销方式

支持 APP 发起、员工自助发起、财务录入单据的报销模式；支持报销模板的自定义管理，根据不同的报销类别（如差旅费用、会议培训费用、科研费用、三公经费等），制定不同的报销模板；支持报销流程实现自定义管理；支持劳务费用报销，满足劳务费个税计税模式，以及劳务费用批量支付管理要求。

2．报销控制

① 费用标准控制。能够根据报销人员的职称、级别制定不同的报销标准，在报销单中进行报销标准的自动化检查，不符合标准进行提示或不允许通过。

② 借款标准控制。能够根据报销人员的职称、级别制定不同的借款标准，在填制借款单时，设置预计还款时间，根据预计还款时间生成还款预警，同时，预计还款时间已到尚未还款的，则不允许录入新的借款单。

③ 预算额度控制。与预算模块一体化应用，通过与支出预算相比较，支持柔性控制、刚性控制、单项控制、多项控制（不超过预算总额）等多种控制策略。

④ 科教项目控制。针对科教报销的特殊性，除了要进行科教项目的预算控制，还需进行科教项目的余额控制，即外拨资金余额不足，不允许支出；对于已经结账的项目不允许再发生业务支出。

⑤ 信用等级控制。根据每个人的初始信用等级及个人填单完整性、借款后报销及还款时间等多种条件，系统自动综合评分，评价出当前报销人的信用等级。信用等级与审批流结合应用，针对不同的信用等级，会进入不同的审批环节与流程。当报销人的信用等级较高时，则审批环节较少，报销速度快。

⑥ 电子发票防伪防重。随着电子发票的日渐增多，为限制电子发票的重复报销，需要建立电子发票库；根据电子发票解析规则自动解析发票信息，实现电子发票防伪、防重、校正功能。

3．票据影像中心

为了实现报销的便捷和电子票据信息自动化检索需求，系统支持所有资金收支信息（如发票、经济合同等）的扫描上传至影像中心，并且可以进行便捷的查询检索，并与资金、会计账务等财务业务进行关联核对。

（五）资金管理系统

资金管理系统通过搭建财务共享云，将资金管理、税务管理、电子发票、银行对账等全面纳入，实现不同资金结算业务的统一办理和报账、结算、线上支付、收入稽核的一体化管理。

1．资金收付

依据系统产生的资金的支付指令，触发支付系统，通过系统内票据影像，在系统内完成审核过程，实现高效的资金支付。

2．财政资金管理

财政资金额度到达后，通过系统及时推送相关消息给项目负责人，并依据资金支付进度，定期推送消息，督促使用。财政资金支付后，系统按项目建立备查簿，并记录资金的支付、余额、结转、项目置换等备查信息。

3. 收款稽核

对医疗应收款,系统匹配银行流水,做到应收尽收,对未达账项、差错做记录跟踪处理。对医保资金,考虑医保局成立,与医保基金平台对接,搭建统一对账平台,完成多方对账,进而精确形成收款结算单、催款单,自动生成应收医保收入备查簿。对其他收入,与票据管理挂钩,做到每笔收入与开票信息的对应管理,避免多收、漏收。

4. 日常报销及审核

通过财务共享平台实现报销智能化、便捷化。网上报账平台作为财务数据的采集入口,将报账支付数据完全电子化,利用信息技术再现原始业务活动。主要解决票据实物流转问题、原始凭证调阅问题、业务处理的分工和效率问题等。

5. 票据管理

完善各类外部票据、医疗票据、内部票据的全生命周期管理,实现领购、使用、核销全流程操作可查询。票据开具和收入稽核挂钩,防止多开、少开、错开票。

6. 大额资金管理

大额资金支付做到记录、汇总、查询、分析,提供大额资金支出月度分析报表。对存量资金有效管理,系统给予大额存单投资建议,增加资金收益。对定期大额存单设置到期日,提醒财务人员及时处理。

(六)合同管理系统

合同管理系统实现贯穿医院所有经营管理合同、协议(包括采购合同、维保合同、基建合同、装修合同、服务类合同、租赁合同、物流供货协议、服务协议等)的签订、履行、变更、违约、索赔、结算、归档等全过程管理,并实现与医院的固定资产、无形资产、物流管理、会计核算等系统实现一体化业务整合,结合强大的预警功能,充分体现"合同与实物的一致性监管""合同与账务的一致性监管""合同履行情况的全过程追踪监管""合同往来账款的追踪监管""合同全阶段资料文档的监管"等先进管理思想,进一步提高医院精细化管理水平。

(七)资产管理系统

资产管理系统通过建立资产档案,对资产购置计划、招标、合同、安装验收、入库、变动、付款、使用、计量、维修、提取折旧、处置进行全程的记录和管理;根据预算批准项目进行招标采购;对资产增加、减少、盘盈、盘亏进行核算,期末产生报表;对大型设备进行单机核算管理,并作出效益评价和分析;同时使资产管理系统与财务系统、成本管理系统、合同管理系统、HIS 系统等其他业务子系统之间实现数据共享。

1. 资产日常管理

启用 RFID 标签技术,结合微信公众号扫描平台等对资产进行自动化数据采集,通过网络传递到管理系统的数据中心,达到设备的实时定位与动态监测;基于 APP 的移动巡检和资产盘点,盘点支持条码或者 RFID 的方案,通过"手机 + 扫码设备"或蓝牙通信方式实现。

完善并应用资产系统入库验收、合同管理、资产文档管理、维修、保养、计量等功能。设备管理的论证管理通过从单机效能引用数据分析,从经济合理性角度对采购、大修设备的经济合理性进行分析,能提供基于折旧年限的投资回收分析,预测所需的工作量及收入情况,更好地为采购论证做决策依据。

2．资产调拨管理

实现医院内部间的调拨,且能完成院区间调拨后资产的相关财务处理工作,包含资产的归属变化、折旧数据处理等。

3．单机效能分析

实现各类可收费设备的全成本经济效益分析和不可收费设备的社会效益分析,对无法或不需进行单机考核的设备通过系统进行类别分析,为医院资产管理运营决策提供数据支撑,通过软件开发实现数据采集和分析,提高工作效率,保证数据准确性。

(八)成本管理系统

成本管理系统(图4.5)是依据医院管理和决策的需要,对医疗服务过程中的各项耗费按照一定的对象进行归集、分配,以货币为计量单位计算总成本和单位成本,为医院成本管理提供真实的成本资料。按照核算对象的不同,医院成本核算分为科室成本核算、医疗服务项目成本核算、病种成本核算和DRG成本核算。

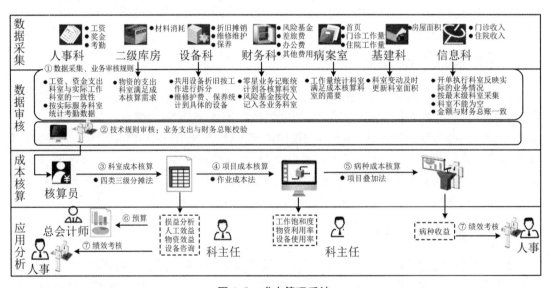

图4.5　成本管理系统

1．数据管理

通过集成化的数据管理模块,对医院成本核算的数据源进行统一的采集、清洗和转换,实现成本核算基础数据的标准化、智能化处理和生成。

2．多维度分析

展现成本数据不同纬度的分析,对项目成本核算产出的结果进行完整的、全方位的展现。实现医疗项目按照科室、院级的单位成本、成本构成、单位收益的智能化查询分析。

3．成本管控

通过与前端业务系统以及后端运营管理系统的有效衔接,保证医院全口径成本的准确和高效核算,通过成本核算过程的高效处理以及成本报表的自动生成,对病种成本管控提供及时全面的参考,实现智能化的全面成本管控。

(九) 决策分析系统

决策分析系统(图4.6)是以数据为中心,以病人为起点全链贯通医院运营管理,促使医院运营管理趋于精益化,同时通过数据共享和智能互联可为医院运营和政府决策提供数据服务和决策依据。

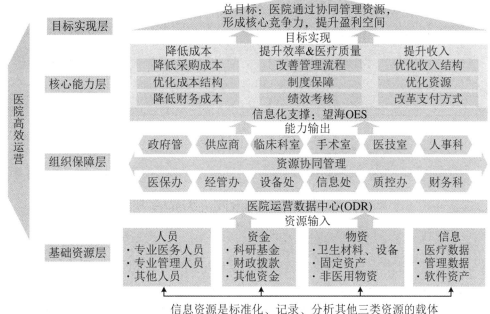

图4.6 决策分析系统

系统支持多院区的运营数据统一集中归档,包括财务、DRG成本、人力、物资设备以及基于病案首页的多维主题分析;建立多级运营管理指标,实时、动态地开展运营管控与监督,提供决策支持,优化流程、降低费用、提高效能。系统通过运用物联网、数字医学技术、云计算、移动互联网、人机交互、人工智能等新兴技术,实现无法通过人工合理时间内完成的各业务系统及运营管理系统的医疗大数据采集、处理和管理,将其提取为可解读的信息,找到物与物、物与人、人与人之间的数据关联与规律,集成共享,交叉复用,形成医疗领域智力资源和知识服务能力,为医院管理者提供准确、可靠的决策依据,最终提升服务能力和管理决策水平。系统根据管理者的不同角色设置不同的分析主题(图4.7),可实时了解到医院(科室)总体运营状况、医疗运行情况。通过多种形式的数据采集对医院的工作量、收入、支出、费用、效率效益指标、偿债能力指标、预算指标等进行同比分析、环比分析、趋势分析、排名分析、因素分析等,医院(科室)领导能够全面掌握医院的经济投入产出情况和整体发展情况,找出各个院区的差距以及与本区域行业的差距,为合理配置医院的卫生资源、进行医院投资决策、提升医院创收能力、控制和降低医疗成本、控制患者就医费用、提升医院运营管理质量和效率提供及时有效的决策依据。

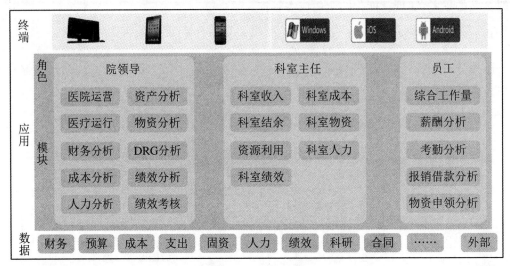

图 4.7　分析主题

第三节　智慧医院物流管理

医院物流管理工作是医院日常运营工作的重要组成部分,借助信息化发展的智慧物流管理在现代医院管理中的地位越来越凸显,其几乎涵盖了医院全部业务部门的日常作业和管理活动。良好的医院物流管理既可以有效降低医院运营成本,提高医院运行效率和经济效益,也顺应了现代物流智能化、信息化和时代化的发展趋势。

一、物流管理内容

(一)医院物流管理的概念

物流是指物品从供应地到接收地的实体流动过程,根据实际需要,将运输、装卸、搬运、包装、流通、配送和信息处理等基本功能实施有机结合。医院物流管理属于物流管理的一个分支,是物流管理在医院领域的具体应用,主要包括对医院内发生的为保障患者诊疗需要以及医护人员生活的医疗产品和生活必需品的管理。

(二)医院物流管理的基本内容

医院物流的基本结构一般包括采购管理、库存管理、分发管理和回收管理四个模块。

① 采购管理,是医院物流管理的起始点,医院根据部门需求向供应商采购物品,供应商根据采购合同将采购产品按时送达医院的过程。

② 库存管理,是采购物品进入医院仓库之后到分发使用之前的一个阶段。库存管理的

主要目的是在满足医院正常经营的前提下,实现库存最小化。

③ 分发管理,是指物流中心对于门诊、药房、住院部等一线部门医疗物资消耗情况进行统计,并给这些部门补货的行为。

④ 回收管理,是指医疗废弃物的回收或再利用。随着人们环保意识以及健康意识的不断提升,医疗废弃物的回收管理在医院物流管理中的重要性也在不断提升。

二、智慧物流管理平台

智慧物流管理平台是通过将物流环节、物流过程和物流管理进行集成,降低整个供应链条中的流通成本,构建医院物流系统综合解决方案,达到降低医院运营成本、提高运行效率、优化诊疗流程及促进医院管理水平的提升。

(一)医院物资 SPD 信息平台

SPD(Supply,Processing and Distribution)医用物资智慧物流服务模式(以下简称 SPD 模式)是一种以保证医院医用物资质量安全和满足临床需求为宗旨,以物流信息技术为支撑,以环节专业化管理为手段,强化医院医用物资管理部门的全程监管,协调外部与内部需求为主导,对全院医用物资在院内的供应、加工、配送等物流的一元化运营服务模式。

1. 供应采购协同系统

此系统是为医院和供应商之间的供应采购业务搭建的信息系统模块。平台的操作人员主要为医院物流管理人员和供应商,其功能如下:

(1)供应商登录

① 系统支持建立供应商列表,列表内容应包括供应商相关信息,如公司名称、法人、供应货品名称、合同编号、联系人姓名及电话等。

② 设置供应商登录身份信息。

③ 给供应商登录授权。

④ 供应商只能查阅及处理与其有关的供应信息。

(2)临床工作人员登录

① 每临床科室应指定专人使用此系统并由物流管理人员授权。

② 登录系统时应使用医院统一发放的工号,登录密码由登录人个人设置。

(3)订单信息集成

① 对于进入库房管理的物资,由系统自动生成送货初始订单。

② 对于非进入库房管理的物资,由科室指定的人员在规定时间内录入系统,形成初始订单。

③ 初始订单形成后由物流管理人员审核并生成正式订单。

④ 系统能根据订货信息自动匹配相应的供应商,并以短信的形式提示供应商送货。

(4)提醒

系统支持对没有及时送货的供应商进行多次短信提醒。

(5)订单配送确认

① 对于进入库房管理的物资,当货品扫码入柜后,系统将自动统计送货量及确认订单

完成,并向物流管理人员及供应商推送订单配送确认短信。

②对于非库房管理的物资,由临床请领物品的工作人员在收到货品以后在系统中确认。

(6)统计

系统支持按指定时间段统计各种物品配送的量。

(7)结算

支持与财务系统相联通,实现线上结算。

2.库房管理系统

大部分的医用物资通过招采进入医院后,对其的管理即进入医院库房管理模块。医院库房分三个层级:中心库、二级库和三级库。

(1)中心库

中心库是SPD服务的中心,可以建在院内也可以建在院外。

①需配备相应物流设备,如加工台、库内推车、拣货箱、下送车等。

②配备相应信息设备,如PC一体机、手持PDA、条码打印机等。

③系统支持对入库物品的赋码识别。

④支持对所有物品扫码验收、入库及出库。

⑤系统能记录每件物品入库时间及出库时间。

⑥可通过系统查询每件物品的去处及各种物品的剩余量。

(2)二级库

二级库一般设在病区,配置统一货架或智能柜。

①系统支持所有物品扫码入库。

②能按时间段查询在库物品的名称及数量。

③取物品时要对取用人进行指纹或人脸识别并对物品扫码。

④系统支持实时调取各种物品的库存量。

⑤可通过系统查询每件物品的去处和领用人。

(3)三级库

三级库通常指床旁的治疗车,车上配备的通常是一般医用耗材,如换药包、手套、纱布等。

①系统支持所有物品扫码入库。

②在使用时要扫工作人员身份识别码和患者身份识别码。

③系统能实时统计某位工作人员使用的物品名称和数量。

④系统能实时统计物品的库存量。

库房管理系统可实现各级库的库存协同优化。对备货类耗材进行库存分析,设置最大库存量及补货阈值,当中心库库存降至补货阈值时自动生成采购计划,二级库库存降至补货点自动生成补货计划。库存管理系统全程由SPD系统自动触发,既可避免临床科室库存积压,也可避免库存不足不能满足临床需求使各类医用物资有效控制在最佳库存量。减少了耗材因过期或挤压所造成的浪费,降低库存成本。

3.定包、手术套包管理系统

定包是为了满足某项具体操作而将器械或耗材组合在一个包内,以提高临床工作效率、方便使用的器械或耗材的组合形式。手术套包是根据手术类型,将手术所需耗材按照手术类型定类、定量的组装到同一标准套包中,依照手术排期,实现按需配送。

① 系统可自动调取医嘱或手术排期表,将需包数发送给中心库。

② 中心库将根据库存情况发送送货通知给供应商。

③ 系统支持器材或耗材及各类包裹从准备到使用全流程扫码。

④ 支持实时查询各类包裹的准备和使用情况。

定包和手术套包管理有效地减轻了临床科室二级库的管理负担,在方便临床工作人员使用的同时也提高了工作效率、减少耗材的浪费。

(二) 医院药品管理智能系统

医院药品管理不是简单的药品采购、销售或药物的分发,而是依托物流设备、技术和物流管理信息系统,优化药品供应、储存、分配等操作,从而提高药品供应效率、药事服务水平和资金使用效率。医院药品管理智能系统一般包括药品供应链系统和药事管理系统。

1. 药品供应链系统

药品供应链系统是在医院和药品供应商之间搭建的供药品采购、供应、结算使用的信息系统。平台的操作人员主要为医院药房管理人员和药品供应商,在平台上,可实现药品采购计划管理、入库上架管理、出库管理、补货管理、盘点管理、订单查询等功能。医院将所需药品种类、规格发送至该系统,药品供应商接到相关需求后,即可将药品相关信息录入系统并将生成的条码贴于药品包装上。当药品送到医院时,医院药库通过扫码包装上的二维码即可实现药品入库,医院药库也不再需要人工登记药品名称、数量、品规等信息。

2. 药事管理系统

药事管理系统是帮助药师高效率地为临床提供药事服务的信息系统。

(1) 智能审方

临床医师的开出的处方经 HIS 系统传入药事管理系统,系统自动对处方的合理性、药量、配伍等信息进行审核,通过审核的处方传至发药中心进行发药;对没有通过自动审核的处方,系统再提请人工审方。

(2) 用药知识推送

患者在取药完成以后,系统将以短信、微信或手机 APP 为载体,自动推送此次所用药品的相关知识,指导患者准确、正确使用药品。

(3) 智能处方点评

系统可根据药事管理人员的需要,对某位医师、某个治疗组或某个病区已执行的处方进行用药终末质量评价,点评价结果将作为一项核指标发送给学科考核办公室。

(4) 自动发药机系统

自动发药机系统与医院 HIS 系统相连接,硬件系统是智能药品存储柜和传输带。患者在药房窗口扫电子卡或就诊卡后,取药信息传入自动发药机,发药机在储药柜中提取药品并通过传输带传到该患者所在的窗口,药师核对后即可发放给患者。自动发药机极大地提高了发药效率,减少了患者在药房等候的时间。

3. 第三方药物配送系统

第三方物流也称作委外物流或合约物流,是指一个具实质性资产的企业公司对其他公司提供物流相关服务,如运输、仓储、存货管理、订单管理、资讯整合及附加价值等服务,或与相关物流服务的行业者合作,提供更完整服务的专业物流公司。医院第三方药品配送是通过有药品配送资质的专业物流企业与医院药房合作为患者提供专业化的药品配送服务,该物流企业既不拥有药品,也不参与药品的买卖,而是为客户提供以合同为约束的个性化、信息化的药品物流代理服务。

① 可设立院外药品库房,配备相应设备满足药品配送要求的设备。

② 院外药房的所有管理质量与院内药房一致。

③ 智能审方。

(a) 通过智能审方的医嘱可直接发送至院外药品库房;

(b) 未通过智能审方的医嘱,系统将自动提交人工审方;

(c) 通过人工审核的药品医嘱可直接发送至院外药品库房;

(d) 未通过人工审核的药品医嘱将返回至开出处方的医师处,同时,系统将短信提醒该医师。

④ 组织药品。

(a) 系统支持合并同一患者的处方;

(b) 支持对有特殊运送要求的药品,如需冷藏、勿摇晃等,以不同文字的颜色进行提示。

⑤ 按药品运送要求打包药品。

(a) 系统支持所有药品先扫描再打包,对需特殊运送条件的药品在扫描时提示;

(b) 支持条码打印及药品明细用于张贴在药品包外。

⑥ 配送药品。

⑦ 系统支持所有配送药品能扫描溯源。

⑧ 支持按指定时间段统计处方编号、药品发放量、时间点及所发患者姓名。

第四节　智慧后勤保障管理

后勤保障管理是医院管理工作的重要组成部分,也是保障医院正常运转的前提。信息化、智能化和精细化的后勤管理,不仅可以提高后勤保障工作的效率和满意度,也可以降低医院运行成本,促进医院更快、更好地发展。

一、后勤保障管理内容

医院后勤保障管理是一项复杂系统工程,其服务质量、效率、成本都关系到医院的整体运营能力和综合竞争力,具体内容包括:基本建设管理、水电气管理、设备管理及维修、伙食管理、车辆运输管理及其他服务管理。

二、智慧后勤保障管理平台

（一）智能后勤设备监测系统

智能后勤保障平台是以信息化管理为基础,以医院实际建筑设备设施采集数据为依据,通过数据采集、远程数据传输、远程遥控技术等数字化手段,实现对医院后勤管理各个环节的监管和分析,实现后勤服务与保障一体化,提高后勤管理工作的效率和水平。智能后勤设备监测系统应能实现以下功能:

1. 设备点位位置显示

包括布置的各设备点位的具体位置,各点位布局线路图,医院管网图等。

2. 点位监测数据显示

能以不同颜色显示数据不同程度值,点击点位时能显示该点一段时间内连续数据。

3. 异常值即时报警

可通过短信、电话或院内报警系统对异常数据能即时报警,对异动数据值能进行预警。

4. 成本指标数据分析

能根据指定时间段对成本类数据进行分析,并能根据需求将分析结果出入绩效核算系统。

5. 远程控制

根据需要对关键点位可以通过平台进行远程开关控制。

（二）智能集中呼叫系统

智能集中呼叫系统是集故障现场报告、接报、调配维修人员及维修效果反馈为一体的快速响应智能化平台。其功能如下:

1. 呼入及呼出

内容包括即时接听修电话,用小号拨打网内电话,多方通话等。

2. 弹窗显示

当报修电话呼入时,弹窗自动弹出并可以完成关键字输入和检索,以方便事件记录。

3. 资料保存及查阅

自动保存导入的视频、图片或文字资料,支持分类别、分项目及分时段查阅。

4. 工作人员位点显示

系统可根据后勤工作人员的佩戴的终端定位到工作人员位置并显示。

5. 工作量查询

能按时段统计后勤人员的工作量,并按预设值计算工作强度。

（三）智能安保监控系统

医院人流密集,设备集中,功能分区多,安保任务重,管理难度大。如果靠安保人员的人工巡查,很难及时有效地发现安全隐患,保障医务工作者和患者的人身和财产安全。搭建智能安保监控系统,使用网络视频监控技术,能有效提升重点人群的识别率,提高安全事件的处置效率。智能安保监控系统应能实现以下功能:

1. 呼入及呼出

内容包括即时接听院内报警电话,小号拨打网内电话,多方实时通话等。

2. 资料保存及查阅

自动保存录入的视频或音频资料,支持分地点及分时段查阅。

3. 人脸识别和捕获

能在视频流中对指定人脸进行识别和捕获。

4. 人脸追踪

对捕获的人脸进行追踪和定位,并在控制中心显示此人的行迹。

5. 巡更点位及巡更记录保存查询

能显示医院所有巡更点位,自动记录到各点位巡更的人员及时间。

6. 自动呼叫

能根据捕获的人脸及其行迹向以此人为中心多方向的安保人员发出警报提示。

(四)智能停车引导系统

随着城市的发展、人口的增加,医院停车问题越来越凸显,尤其对大型综合性医院,停车问题已经成为影响患者就医感受的因素之一。医院智能停车系统能在有限条件下尽可能为驾车就诊的患者提供快速停车指引。

1. 车位分布及使用显示

实时显示医院各区域车位情况,能按时间段统计各车位的使用时间。

2. 车辆识别

车辆在进入停车场时能自动识别车牌号码。

3. 停车时间统计

能计算车辆单次占用车位时间。

4. 费用生成及自动扣费

当车辆离开车场时,能自动生成停车费用并发送至车主手机端。

5. 移动扣费

支持微信、支付宝等移动终端扣停车费。

6. 车位预留

在一定时间段内能锁定预留车位。

7. 显示剩余车位

能实时显示剩余车位及在其停车场的具体位置,可通过移动终端引导驾驶员停入锁定车位。

(五)智能门禁系统

门禁系统又称出入口控制系统,是一种借助电子信息技术、机械工程技术及计算机技术实现人员及物品进出管理的系统。医院通常使用的门禁系统分为两大类:联网式、单门式。

联网式较单门式多了统计、查询等功能，一般智能病房采用联网式门禁系统。随着医院信息化建设和医院智能建筑的不断深入，门禁在工作环境安全管理、人事考勤管理及流程管理上发挥着重要作用。

1. 身份信息

① 医院工作人员身份信息。医院工作人员包括医院员工和实习、进修人员，外包公司工作人员等，其信息采集和整合可通过 IC 卡、指纹、人脸等方式。

② 患者身份信息。患者身份信息集成方式为腕带上的二维码。

2. 工作人员门禁授权

① 工作人员根据其工作岗位、工作具体地点分层级、分区域或分时间段授权。

② 门诊系统能自动调取 HIS 系统中的数据，对将在某一时段进入某一特殊区域如手术室、内镜中心等的工作人员授权，且应授权至最小空间单位，非被授权的区域将无法进入。

3. 患者门禁授权

① 门禁系统能自动调取患者入院信息，开放患者所住楼宇、楼层、病区的授权。

② 系统自动调取 HIS 系统中的数据，根据患者的医嘱在指定时间内向患者授权，使患者可以进入相应检查或诊疗区域。

4. 应急开启

具备一键开启功能，当遇紧急事件时如火灾等，医院所有门禁可同时打开，方便人员迅速通过。

5. 流向统计和查询

① 能按区域查询和统计通过某个门禁系统的人员类别、次数。

② 能按时段查询和统计通过某个门禁系统的人员类别、次数。

③ 能显示指定人员通过门禁的流向及具体时间。

第五章 信息技术支撑与安全

医疗信息化建设是智慧医疗的基础,是为智慧医院提供技术支持,而医院信息系统建设和网络安全建设是智慧医院的一体之双翼,需按照同步规划、同步实施和同步运行的原则进行。

第一节 网络资源建设

一、有线网络

有线网络遵循模块分区的设计理念,根据医院自身特点、业务系统的相关性、数据流的访问和系统安全控制等要求,分成外联区、远程接入区和内网区。外联区的安全级别最低,内网区的安全级别最高。

(一)外联区

外联区是提供给互联网用户访问的网络区域,互联网用户通过 Internet 访问外联区中的 DMZ 区域外部服务器群(如外部 DNS/FTP/Web 服务器)。

外联区内的网络设备均通过 GE 链路进行互联,出口路由器通过 ISP 链路接入不同的运营商网络,提高可靠性保护,带宽根据医院规模来确定,范围是百兆到千兆。外联区包括出口路由器、链路负载均衡 LLB、统一威胁管理 UTM、SSLVPN、防火墙、接入交换机及带宽管理设备,其中 UTM 至少要包括防火墙、IPS 和 VPN 三项功能。外联网络中常用的设备及功能如下:

1. 出口路由器

两台出口路由器分别上联到两个运营商 ISP,运行静态路由协议。

2. 链路负载均衡

链路负载均衡(LLB)用于在医院出口租用了两个运营商线路时,对来自不同运营商的请求从相应出口线路回应。两台 LLB 设备旁挂在接入交换机上,采用双机热备方式进行部署,与出口路由器运行静态路由协议。

3. UTM 设备

在网络层面,通过 UTM 设备 NAT 技术隐藏内网拓扑,是 Internet 外联区的第一道网络安全屏障。UTM 能过滤非法流量、抵御外部的攻击,保护内部资源;通过定制访问安全策略,来控制 Internet 用户只允许其访问 DMZ 区的外部服务器群(如外部 DNS、FTP、Web)。两台 UTM 设备采用双机热备方式进行部署,与出口路由器、LLB 设备运行静态路由协议。入侵检测系统 IPS 对掺杂在应用数据流中的恶意代码、攻击行为、DDOS 攻击等进行侦测,并实时进行响应。外联区采用 UTM 自带的 IPS 功能。

4. SSL VPN 安全网关设备

为 Internet 用户提供 SSL VPN 的安全接入,两台 SSL VPN 设备旁挂在接入交换机上,采用双机热备方式进行部署。

5. DMZ 区

提供给 Internet 用户访问应用系统的外部服务器(如外部 DNS、FTP、Web)都部署在该区域。

6. 防火墙

为了进一步加强医疗数据中心的网络安全,在外联区部署第二道网络安全屏障,可以是异构防火墙。防火墙采用透明模式,不会影响网络架构。通过定制访问安全策略,进一步提升数据中心的内网安全。两台防火墙采用双机热备方式进行部署。

7. 接入交换机

采用堆叠技术。

8. 带宽管理设备

在业务网上通常承载着大量的应用,如 OA、ERP、Portal,对于不同应用的带宽需求明显不同。通过部署带宽管理设备,按照业务应用系统的重要级别,制定所需带宽的 QoS 策略,从而保障关键业务系统的性能和用户访问质量。带宽管理设备采用透明模式进行部署,当设备发生故障时,设备会处于 bypass 状态,从而不会影响网络的正常运行。外联区网络功能区设计的网络架构如图 5.1 所示。

(二) 远程接入区

远程接入区是指医院及容灾数据中心的接入区域,核心交换机通过 GE 链路与远程接入区域的网络设备进行互联。同城的容灾数据中心,通过裸光纤或者专线电路等方式,完成主数据中心的业务数据备份。

(三) 内网区

内网区对外部网络不可见,分为核心区和接入区,核心区是指内网区域数据中心业务核心区域,接入区是指院内网终端接入区域。

内网核心区通常部署两台核心交换机,核心交换机采用 CSS 虚拟集群技术,将这两台设备对外虚拟化为一台超大容量的交换机设备,通过扁平化架构降低网络复杂度,简化网络拓扑,提高转发性能。核心交换机链路选择链路捆绑技术与接入交换机互联,增加带宽的同时也提高了网络链路的可靠性,核心交换机采用 CSS 虚拟化技术,服务器接入交换机和终端接入交换机采用堆叠技术。

内网区设计如图5.2所示。图中网络核心层即为内网核心区,网络接入层即为内网接入区。

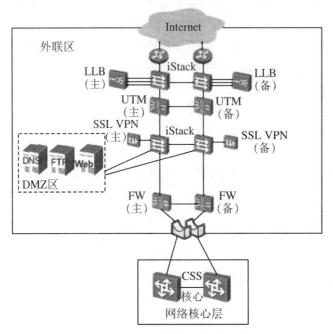

图 5.1　外联区网络架构示意图

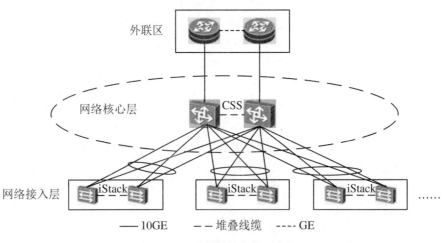

图 5.2　内部网络架构示意图

二、无线网络

无线网络是在护理电子病历、移动查房和床边护理等无线数据应用的推动下发展起来的。由于移动查房和床边护理等属于临床核心业务,因此对无线网络的稳定性、可靠性和安全性都有很高的要求,无线数据内网采用支持802.11ac协议的无线网络。

医疗专用无线网络完全是根据医院的实际情况量身定制的,在无线网络方案设计过程中,将一个独立的医疗专用无线数据网络基站的2.4 G+5 GHz信号,输入到医疗专用无线网络平台系统中,使得两个互不干扰的信道可以独立或协同工作。移动终端在同一路医疗专用无线数据网络下移动时,会始终与同一个信道保持良好连接,在移动中始终保持高带宽和低时延状态,上下楼层的子基站的2.4 G频段的工作信道分别设置为信道1、信道6及信道11;在5 GHz的工作信道设置为信道149、153及161。整个无线网络系统按照一个病区一套医疗专用无线数据网络基站设计,通过垂直井道穿线,将每栋楼所有病区的基站统一汇聚到一台接入交换机,每栋楼无线基站的接入交换机通过现有的光纤通道接入到核心机房,中心配置1—2台无线网络安全认证系统,实现对接入无线网络的用户、设备进行安全认证和授权,具体可参照图5.3的建议,移动医疗业务可根据科室或者业务种类进行VLAN划分。

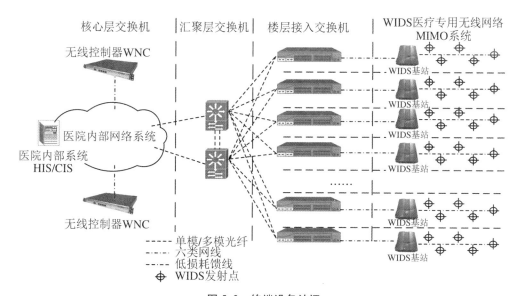

图5.3　终端设备认证

第二节　计算资源建设

一、私有云

(一)技术架构原则

1. 开放性原则
支持异构(X86,UNIX)平台统一管理,采用开放、兼容性强的计算节点,所有计算资源实现池化的管理。

　　智慧医院建设既要根据国内 IT 的现状,更要考虑技术的发展趋势,因此在服务器技术架构设计的过程中,开放性原则是首选考虑的因素。随着 Intel 最新一代 CPU 的发布,X86平台的稳定性、可靠性和 UNIX 平台的差距正在逐步缩小,也成为当前的趋势。

　　计算资源可以池化,计算资源采用池化资源管理。"池"是指公共资源,资源并不属于某一个应用或业务,而是根据其要求,从公共资源池中划分资源。

　　计算资源可以自动化,计算资源推荐采用服务管理流程化、自动化的方式集中管理,减少人为参与,为平台的规模化扩展提供条件。

2. 高可靠性原则

　　选择稳定、可靠的计算平台,充分利用计算机领域最新的保护技术,在 CPU、内存、硬盘、电源、风扇等关键计算资源上实时不间断的监控,提供故障预告警功能,实现平台级别的保护,最大限度地降低意外事件导致的宕机。

　　智慧医院系统设计中通过工作负载的高可靠性和工作负载管理,增强 IT 服务的可扩展性,允许服务器登录更多的会话,使用户获得更多 IT 服务。工作负载管理可以实现负载均衡(Load Balancing),在可用的资源之间按比例分配负载,提高可用性(Availability),部分服务器出故障后系统能够继续运行。

　　提供工作负载的故障转移功能,当活动的服务或应用意外终止时,快速启用冗余或备用的服务器、系统、硬件或者网络接替它们工作。例如,通过集群解决方案,设置两台服务器共享一个存储,双机集群系统(HA)共享资源组包括存储及对外网络服务,其中一台服务器故障时,资源组切换至备机,保证系统正常运行;或者通过计算资源池提供整体双机集群系统功能。

3. 可扩展性原则

　　支持动态伸缩,满足应用和用户规模增长的需要。由于计算规模会随着医院业务类型和业务量的增加而迅速扩展,因此,高可扩展性是平台的重要特征。首先,作为计算节点的最小单元,单个计算节点可以依据负载的情况进行灵活的向上扩展的能力,尤其是在智慧医院核心的医疗系统,必须提供向上扩展的能力,从而为医院系统的正常运行提供保障;其次,作为整个工作负载集群,可以通过向集群中灵活增加节点,达到整个计算资源计算能力向外扩展,可以灵活分配,根据业务需求可进行灵活的资源动态分配,在计算资源池内部可以做到计算资源依据业务的需求进行灵活的资源动态再分配,从而使整个系统有更强的灵活性。

(二) 私有云的部署模式

　　私有云是当前大部分医院的应用模式,服务器的物理隔离不仅可以为单系统提供更好性能,也能保证较高的安全性,此模式网络和存储设备是集中共享模式的(图 5.4),保证网络与存储的管理以及高可用性,主要有以下特点:

　　① HIS/LIS/PACS/EMR/HRP 系统服务器集群,数据库服务器集群,互为热备的 SAN光纤交换机,磁盘阵列存储设备,Web 服务器等实现医院的信息化应用服务,均采用双机热备方式设计,确保在一台设备出现故障时进行实时切换,保障医院的基础应用系统不会停止运行。

② 通过备份服务器和磁带库,定期将重要数据进行存储备份,彻底保障信息数据的安全存储。

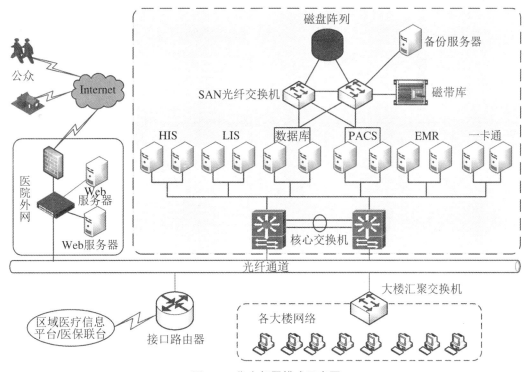

图 5.4　集中部署模式示意图

二、公有云

公有云部署模式是近年来流行的部署模式,具有更优异的管理性,更好的资源服务性。公有云部署模式采用功能分区的方式,包含了云基础架构区、系统及资源管理区、安全管理区、灾备管理区、运维管理区和本地备份管理区等功能区域,具体拓扑结构如图 5.5 所示。

(一)云计算基础架构

云计算基础架构提供了一个功能完整的、标准开放的方便集成的 IAAS 服务层。这层提供的动态基础架构是整个云计算服务的核心支撑层,其最核心的部分即是采用虚拟化基础架构。

(二)云计算门户管理

云计算门户管理为云计算平台的所有基础架构服务提供统一的服务门户,该部分工作主要通过门户管理产品来完成,根据整个系统的设计,至少包括两个最主要的门户:一是服务请求门户,主要是提供给所有的云计算服务的用户所必需的自服务门户功能和基本的服务管理;二是运行支持门户,主要是提供给云计算服务的使用者所必需的运行和管理功能。

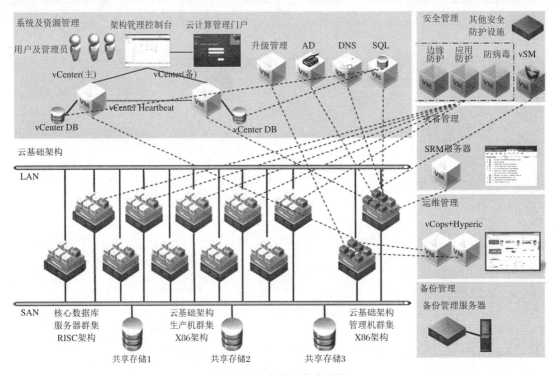

图 5.5　平台部署参考架构

（三）云计算计费管理

云计算计费管理主要是帮助用户获得准确的云计算服务的成本测算、分析和报告，实现成本透明和责任落实，以便业务所有者和 IT 人员能够了解支持业务服务所需的实际虚拟基础架构成本。该部分工作经由计费功能模块来完成，其可与虚拟化平台监控管理软件完全集成，使用户能够将云计算服务成本与业务单位、成本中心或外部客户对应起来，从而帮助用户更好地了解资源成本是多少，以及可通过什么途径来优化资源利用率，以降低总体云计算服务基础架构开支。

（四）云计算运维管理

云计算运维管理与云计算基础架构紧密集成，针对动态环境而设计，可大幅简化操作管理并实现自动化。先进的集成式方法使用获得专利的分析技术来提供所需的智能和可见性，以主动确保服务级别、减少停机风险和优化环境的效率及成本。云计算运维管理套件针对云基础架构而设计并针对云计算而构建，可以大幅简化操作管理并实现自动化。

（五）云计算服务管理

利用云计算服务管理集成、简化和自动执行动态云计算环境的服务管理。为云计算消费者提供统一的体验并大幅简化请求云资源的过程，其具有如下功能：服务目录和工作流，确保跟踪和管理合规性与治理流程、提供集成的服务台和服务管理解决方案，从而为您的组织提供"IT 即服务"。

（六）云计算安全防护

通过部署虚拟数据中心安全解决方案，可以帮助用户建立起一个既能充分利用云计算优势，同时又不牺牲安全性、控制力和遵从性的环境，其为虚拟数据中心和云计算环境提供了支持虚拟化的保护，使用户可以加强应用程序和数据安全，提高可见性和控制力，以及加快整个云计算中心的遵从性举措。

智慧医院需要向混合云的架构去演进，根据信息系统的业务特选择私有云部署模式或者公有云部署模式，并通过数据流融合在一起。

第三节　存储资源建设

一、本地存储

本地存储核心技术包括存储虚拟化技术、存储高可用技术、持续数据保护集中备份技术，也是实现医疗信息全方位数据存储保护的三个层次。存储虚拟化技术是基础，通过存储虚拟化技术，应用系统可以获得前所未有的存储开放性和扩展能力；存储高可用技术充分提高存储系统的在线持续运行能力，彻底消除存储系统中各种隐性单点故障，在任何单一物理或逻辑故障发生时，业务系统的数据访问不受影响，保障业务的连续性；持续数据保护集中备份技术作为数据保护的重要补充，实现数据的集中备份，并且留存海量版本的历史数据，既可以防止人为误操作和恶意破坏，又可以保障容灾系统数据的完整性、可用性，确保应急服务的执行能力。

（一）存储虚拟化技术

存储虚拟化技术，通过动态伸缩的存储池，统一接管存储系统中所有（已分配和未分配）存储资源，并统一协调利用，应用服务器群组通过 FC、iSCSI、NAS 等标准协议，访问存储池中的存储资源。存储虚拟化技术具有广泛的兼容性，可以平滑接管支持标准协议的所有品牌的磁盘阵列，并可以将不同品牌、不同型号的磁盘阵列划入同一存储池进行管理，极大简化了复杂系统中存储资源的管理和维护。虚拟存储资源可以通过多种 IO 访问协议，同时提供给前端应用系统存储数据，支撑大规模海量数据业务系统，满足多样化应用系统的数据存储服务要求，为应用系统提供灵活、高效、差异化的存储服务供给。

存储虚拟化技术中的存储池，是其所有虚拟化技术的核心，通过多种资源管理模式为业务系统提供最大限度的灵活性和扩展能力，基本的统一存储池，实现对后端存储资源的统一管理，整合之后依照存储系统实际物理容量划分存储空间，精简配置池则可以突破系统实际物理容量限制，为前端应用服务器划分远大于实际物理容量的存储空间。依靠这一特性，前端应用服务器可以在系统部署之初就一次性获得足够的逻辑存储容量,而后端实际物理资源则可以随着应用数据量的增长在线添加,从而使用户可以最大限度地把控系统建设投资,提高业务系统在线运行能力,消除传统扩容造成的业务中断及数据迁移风险。在已建成系统中追加数据安全保护措施时,虚拟化池可以将现已使用的存储卷接管之后,原样提供给前端服务器应用,这种机制可以最大限度地减少系统在追加部署存储虚拟化、存储高可用、数据备份及容灾方案时的停机时间,消除现有业务系统升级建设时的数据迁移风险。同时,对于数据安全性要求高的系统,镜像容错池可以实现多重数据拷贝,从而在磁盘阵列之上增加数据保护层次,实现 RAID 机制之外的附加数据保护,这种技术在磁盘或存储设备出现故障时无需长时间的重建过程,可以实现快速故障恢复。对于性能要求较高的系统,自动分层池可以在同一存储池中容纳各种性能的存储资源,并根据数据的访问频率,自动将热点数据迁移到高性能存储,而将非热点数据迁移到廉价大容量存储,依赖这种技术可以轻松优化存储系统整体性能,获得最大限度的投资收益。

(二)存储高可用技术

存储高可用技术的核心是实现各种模式的跨设备和跨地域数据同步,在故障发生时,实现存储设备在线自动切换,保证数据持续可用,配合链路冗余软件,实现透明故障切换,故障切换过程中,前端系统和应用完全无间断持续运行。

根据系统环境及应用需求的不同,存储高可用提供同步、异步、策略等多种数据同步模式,多种模式可以灵活配置组合,实现数据安全性和实时性的最佳配比。存储高可用还支持多点之间的多对一、一对多、多级跳转等各种复杂同步关系。存储高可用技术具有广泛的开放性,同步关系完全不受存储设备品牌或型号限制,轻松实现不同品牌磁盘阵列之间的数据同步。存储高可用技术中所有数据同步过程完全基于底层数据块进行,同步流量仅涉及增量数据块而非整个文件,有效节约带宽资源,保证同步及本地数据访问效率。此外,基于数据块的同步机制也具有安全性意义,恶意用户即便截获同步流量中的数据块,也无法还原成完整文件。存储高可用应用于远程容灾时,可以根据不同的链路性能及安全性级别,灵活选择数据同步策略,链路性能有保障时,可以选择实时性最高的全同步模式,保证生产中心和容灾中心的数据实时同步更新;链路资源有限时,可以选择策略同步模式,仅在特定时间段内进行数据同步,其他时间段内不会占用链路资源;特定环境下,链路性能不足以满足实时性要求,但数据安全性要求又高时,可以选择异步模式,利用相邻数据块更新的间隙时间进行数据同步,既保证了本地 IO 的性能要求,又最大限度保证了远程数据的同步状态;多点部署情况下,该系统还可以实现多中心容灾模式,或实现一备多、多地循环备份等模式;此外,利用数据同步技术,还可以实现多地向中心数据汇集,或中心向多地数据分发等数据管理模式。

(三)持续数据保护集中备份技术

持续数据保护集中备份技术的主旨是通过持续数据保护引擎留存存储系统中数据的历史版本,从而达到保护数据的目的,该技术基于底层块级抽取技术,保存数据块的历史记录及内容,当数据被误删除或遭遇恶意破坏时,通过技术回滚,快速回到事故发生前某一指定时刻的数据状态。借助该技术,用户原则上可以回溯到任意指定时刻,并快速生成完整数据状态,对比传统的数据备份方式,持续数据保护集中备份技术彻底摒弃了耗时的数据恢复过程,并使管理员可以随时查看或验证备份数据,甚至可以在完全不破坏原系统的情况下读写备份数据。

持续数据保护引擎不仅应用于 SAN 环境下的数据备份,还可以应用于独立主机系统的数据备份,通过主机复制客户端软件,可以将应用服务器内部的数据实时复制到后端虚拟化存储系统,然后创建持续数据保护。利用这种模式,用户可以将完整的操作系统复制到后端,当应用服务器无法启动时,借助 SAN Boot 技术直接从后端虚拟化平台启动,从而实现系统快速恢复,避免了重装系统和应用的漫长恢复过程,配合 VMWare 等虚拟主机技术,持续数据保护集中备份还可以实现物理机到虚拟机的系统备份。当物理服务器因故障无法启动时,虚拟主机直接启动,快速恢复应用运行。

二、云存储

对象存储是云存储中最常用的存储方式。对象存储架构是将数据通路(数据读或写)和控制通路(元数据)分离,并且基于对象存储设备构建存储系统,每个对象存储设备具有一定的智能,能够自动管理其上的数据分布。

(一) 对象存储的架构

对象存储结构由对象、对象存储设备、元数据服务器、对象存储系统的客户端四部分组成。

1. 对象

对象(Object)是系统中数据存储的基本单位,每个对象是数据和数据属性集的综合体,数据属性可以根据应用的需求进行设置,包括数据分布、服务质量等。在存储设备中,所有对象都有一个对象标志,通过对象标志 OSD 命令访问对象。通常由多种类型的对象,存储设备上的根对象标志存储设备和该设备的各种属性,组队象是存储设上共享资源管理策略的对象集合等。

2. 对象存储设备

每个对象存储设备都是一个智能设备,具有自己的存储介质、处理器、内存以及网络系统等,负责管理本地的 Object,是对象存储系统的核心。对象存储设备同块设备的不同不在于存储介质,而在于两者提供的访问接口。对象存储设备的主要功能包括数据存储和安全访问,目前国际上通常采用刀片式结构实现对象存储设备。

3. 元数据服务器

元数据服务器控制 Client 与 OSD 对象的交互,为客户端提供元数据,主要是文件的逻辑视图,包括文件与目录的组织关系、每个文件所对应的 OSD 等。

4. 对象存储系统的客户端

为了有效支持对象存储系统的客户端支持访问 OSD 上的对象,需要在计算节点实现对象存储系统的客户端。

（二）对象存储的关键技术

1. 分布元数据

对象存储结构将存储数据的逻辑视图与物理视图分开，并将负载分布，避免元数据服务器引起的瓶颈。元数据的 VFS 部分通常是元数据服务器的 10% 的负载，剩下的 90% 工作是在存储介质块的数据物理分布上完成的。在对象存储结构，索引节点工作分布到每个智能化的对象存储设备，每个对象存储设备负责管理数据分布和检索，这样 90% 的元数据管理工作分布到智能的存储设备，从而提高了系统元数据管理的性能。另外，分布的元数据管理，在增加更多的对象存储设备到系统中时，可以同时增加元数据的性能和系统存储容量。

2. 并发数据访问

对象存储体系结构定义了一个新的、更加智能化的磁盘接口对象存储设备。对象存储设备是与网络连接的设备，它自身包含存储介质，如磁盘或磁带，并具有足够的智能可以管理本地存储的数据。计算结点直接与对象存储设备通信，访问它存储的数据，由于对象存储设备具有智能，因此不需要文件服务器的介入。如果将文件系统的数据分布在多个对象存储设备上，则聚合 I/O 速率和数据吞吐率将线性增长，对绝大多数 Linux 集群应用来说，持续的 I/O 聚合带宽和吞吐率对较多数目的计算结点是非常重要的。对象存储结构提供的性能是目前其他存储结构难以达到的，有些对象存储文件系统的带宽可以达到 10 GB/s。

第四节　网络安全建设

一、智慧医院安全体系

（一）智慧医院安全体系的背景

智慧医院需在遵照《中华人民共和国网络安全法》《关键信息基础设施安全保护条例（征求意见稿）》、《信息系统安全等级保护基本要求》（GB/T 22239—2008）、《网络安全等级保护基本要求》（GB/T 22239—2019）、《全国医院信息化建设标准与规范（试行）》，结合智慧医院自身的系统建设特性，构造相匹配的智慧医院安全体系（图 5.6）。

（二）智慧医院安全体系的目标

1. 网站的安全

智慧医院的网站具有信息发布功能和业务系统功能。业务系统功能包含 OA 系统功能和预约挂号系统功能。网站的安全分为两个方面：一是防止网站网页被篡改或挂木马宣传非法信息；二是防止黑客以网站为跳板攻入到医院内网中。

2. 系统持续性要求

智慧医院系统要求高可用性，保证信息系统的平稳安全运行，是医院信息安全工作中重要的部分。

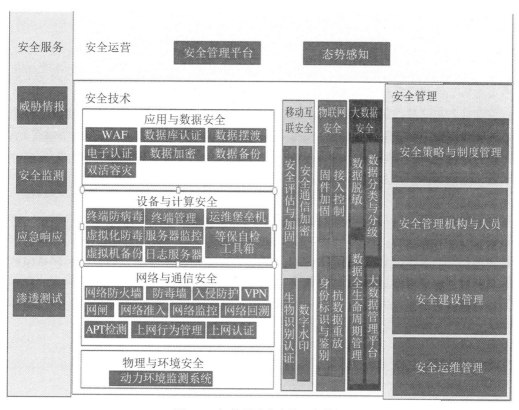

图 5.6　智慧医院安全体系架构图

3. 数据保密性要求

　　智慧医院系统中有大量的患者隐私数据,智慧医院、互联网医院的技术及业务模式要求打破医院网络的边界,使外部系统和内部系统连接起来,以更好地服务患者及医务人员,因此,保证信息不泄露是医院信息安全体系中重要的工作。

二、网络安全等级保护

　　我国的信息安全等级保护工作起步于 20 世纪 90 年代,相继颁布了多个等级保护标准,具体可分为基础性标准、定级标准、建设标准、测评类标准和管理类标准。基础性标准包括《计算机信息系统安全等级保护划分准则》(GB 17859—1999)、《信息系统安全等级保护实施指南》(GB 25058—2010)以及《信息安全等级保护管理办法》(公通字〔2007〕43 号)等;定级标准有《信息系统安全等级保护定级指南》(GB/T 22240—2008)等;建设标准包括《信息系统安全等级保护基本要求》(GB/T 22239—2008)、《信息系统通用安全技术要求》(GB/T 20271—2006)以及《信息系统等级保护安全设计技术要求》(GB/T 25070—2010)等;测评类标准主要有《信息系统安全等级保护测评要求》(GB/T 28448—2012)和《信息系统安全等级保护测评过程指南》(GB/T 28449—2012)等;管理类标准主要有《信息系统安全管理要求》

（GB/T 20269—2006）和《信息系统安全工程管理要求》（GB/T 20282—2006）等。针对单位的普通信息安全工作人员而言，涉及较多的标准主要有定级标准《信息系统安全等级保护定级指南》（GB/T 22240—2008）与建设标准《信息系统安全等级保护基本要求》（GB/T 22239—2008）等。

对于医院网络安全，涉及较多的标准主要是定级标准《信息安全技术网络安全等级保护基本要求》，等级保护新标准在编制过程中总共经历了两次大的变化：第一次是 2017 年 8 月根据网信办和公安部的意见将 5 个分册进行了合并，形成一个标准，并在 2017 年 10 月参加信息安全标准委员会标准推进会，介绍合并后的标准送审稿，征求 127 家成员单位意见，修订完成报批稿；第二次大的变化是 2018 年 7 月再次调整分类结构和强化可信计算，充分体现一个中心、三重防御的思想并强化可信计算安全技术要求的使用。新版的《网络安全等级保护基本要求》有 10 个章节 8 个附录，等级保护对象由原来的"信息系统"改为"等级保护对象（网络和信息系统）"，安全等级保护对象包括基础信息网络（广电网、电信网等）、信息系统（采用传统技术的系统）、云计算平台、大数据平台、移动互联、物联网和工业控制系统等，并在原有通用安全要求的基础上新增安全扩展要求，主要针对云计算、移动互联、物联网和工业控制系统。

国家标准《信息安全技术网络安全等级保护安全设计技术要求》详见附录。

第六章　人工智能在医疗领域的应用

人工智能的概念自 1956 年被首次提出以来,经过 60 多年的演进与发展,在超级计算、大数据、移动互联网、传感网、脑科学等新技术、新理论和经济社会发展的推动下,已经与各行各业深度融合,呈现出跨界融合、人机协同、自主操控、深度学习等特征。随着人工智能前沿技术在医疗领域的应用,带来的不仅有技术革新,还有医疗服务模式的转变,可以说,人工智能正在重塑医疗服务模式,改变医院未来。

第一节　智　能　语　音

一、智能语音技术概述

智能语音技术是实现人机语言的通信,包括语音识别技术(Automatic Speech Recognition,ASR)和语音合成技术(Text to Speech,TTS)。

(一)语音识别技术

语音识别技术,也称为自动语音识别,是将人类的语音中的词汇内容转换为计算机可读的输入,例如按键、二进制编码或者字符序列。

智能语音技术的研究是以语音识别技术为开端的。1952 年,贝尔研究所 Davis 等人研制了世界上第一个能识别 10 个英文数字发音的实验系统;1960 年,英国 Denes 等人研制了第一个计算机语音识别系统;20 世纪 70 年代,大规模的语音识别研究开始,并在小词汇量、孤立词的识别方面取得了实质性的进展;20 世纪 80 年代,语音识别研究的重点逐渐转向大词汇量、非特定人连续语音识别。

我国的语音识别研究起始于 1958 年,中国科学院声学研究所利用电子管电路识别 10 个元音;1973 年,中国科学院声学研究所开始了计算机语音识别;1986 年,语音识别作为智能计算机系统研究的一个重要组成部分而被专门列为研究课题,在"863"计划的支持下,中国开始组织语音识别技术的研究,并决定了每隔两年召开一次语音识别的专题会议,我国语音识别技术进入了一个新的发展阶段;2009 年以来,借助机器学习领域深度学习研究的发展以及大数据语料的积累,语音识别技术得到突飞猛进的发展,同时,大多主流的语音识别解码器已经采用基于加权有限状态转换器(WFST,Weighted Finite-State Transducers)的解码网络,该解码网络可以把语言模型、词典和声学共享音字集统一集成为一个大的解码网络,提高了解码的速度,为语音识别的实时应用提供了基础。

(二)语音合成技术

语音合成技术,又称文语转换技术,涉及声学、语言学、数字信号处理、计算机科学等多个学科技术,是将任意文字信息实时转化为标准流畅的语音朗读出来。

1939 年,贝尔实验室 H. Dudley 制作出一个电子合成器,这是一个利用共振峰原理制作的语音合成器,它以一些白噪音似的激励产生非浊音信号,以周期性的激励产生浊音信号,模拟声道的共振器通过一个 10 阶的带通滤波器建模,模型的增益通过人来控制;1960 年,G. Fant 系统地阐述了语音产生的理论;1980 年,D. Klatt 设计出串/并联混合型共振峰合成器,可以模拟不同的嗓音;20 世纪 80 年代末,基音同步叠加的时域波形修改(Pitch Synchronous Overlap Add,PSOLA)算法被提出,解决了语音段之间的拼接问题;20 世纪 90 年代,随着电子计算机的运算和存储能力的迅猛发展,基于大语料库的单元挑选与波形拼接合成方法逐渐成熟并开始商业应用;20 世纪末,可训练的语音合成方法(Trainable TTS)被提出;21 世纪,语音合成技术飞速发展,在声音合成达到真人说话水平后,学界渐渐把眼光转向音色合成、情感合成等领域,力求使合成的声音更加自然,并具备个性化特征。

二、智能语音技术在医疗领域的应用

自然语言处理(Natural Language Processing,NLP)是人工智能(Artificial Intelligence,AI)和语言学领域的分支学科,主要研究运用计算机和人工智能技术处理及运用自然语言。自然语言处理包括语言认知、理解、生成等部分,主要处理的范畴有文本朗读和语音合成、语音识别、中文自动分词、自然语言生成、文本分类、信息检索、信息抽取、问答系统、机器翻译、自动摘要等。综合运用以上多种语言处理技术,可以在医院医疗过程中针对自然语言信息进行流程优化,提升工作效率。

(一)医疗文书转写系统

医疗文书转写系统是把人工智能语音技术运用到急诊、门诊、医技、住院等医疗服务场景中,基于医疗人工智能核心技术,在智能鼠标、麦克风软硬件一体化套件等智能设备支持下,医生以口述的方式描述医疗文书内容,后台通过语音识别和自然语言理解技术,在医生工作站实时智能转为文本数据。

1. 智能硬件

将麦克风阵列降噪、语音识别、自然语言理解等核心技术与医学知识库深度融合,解决使用环境嘈杂、医学专业术语语音输入难等核心问题。以智能控制鼠标、医疗定制台式或无线领夹式麦克风为硬件,医疗语音输入法为软件的一体化输入套件,依托结构化模板,实现语音自动录入和报告自动生成。智能输入硬件包含深度定制的无线麦克风、台式麦克风、智能语音控制鼠标,可单独使用或组合使用。

2.医疗输入法

基于不同病种脱敏后的海量病历资料,医疗输入法通过收入大量医疗术语词典,提升医学术语、药品名、治疗方案的拼音候选输出准确率;深度定制优化医疗领域语音识别模型,通过机器深度学习全国各地的口音数据,解决医生口音问题;借助云计算技术,对医疗专业词汇、医学单位符号、标点符号进行精准处理,实现语音书写医疗文书的创新应用。

(二)门诊语音电子病历

门诊医生主要通过手写纸质病历或者通过键盘录入电子病历方式完成病历编写。手写纸质病历耗费医护人员大量时间,且纸质文档不便于数据的采集,键盘录入为医生带来了工作负担,影响工作效率。使用语音输入,通过语音转写,将长段音频数据转换成文本数据,快速形成电子病历,可提高门诊的工作效率、降低医生的工作强度。

1.门诊语音电子病历的功能

(1)预约管理

通过系统可以对患者进行预约管理,查看已预约人数、时间分布等。同时,针对已经就诊的历史患者可以通过拖拽的方式,直接进行一键预约,也可以在时间位置右键进行预约设置,各项操作均便捷易用。

(2)语音录入

通过门诊语音电子病历系统的语义转写功能,自动对医疗语义进行判断,将部分口述文字自动转换成规范化的单位符号及图表(如牙位图生成等),系统自动屏蔽与病历无关的内容,并应用关键词相关设置将病历相关内容插入到对应的关键词下。

(3)病历模板管理

系统提供多种符合规范的电子病历模板,支持模板的便捷修改和插入功能,适应各类差异化需求。

(4)智能优化

在病历录入完成之后,可通过系统快捷方式对病历进行智能优化。

(5)病历质控管理

系统支持医院系统管理员或相应权限医生进行病历质控管理系统操作,支持医生使用情况、科室使用情况、病历录入方式和使用量情况进行统计分析、图表打印和数据导出等操作。

2.与病史采集系统的交互

系统能够根据患者在候诊过程中通过扫描二维码或者自助系统所完成的诊前病史自述进行智能分类与分析处理,并且自动将病史信息同步至门诊语音电子病历,进一步提示诊疗效率。

第二节 图 像 识 别

一、图像识别技术概述

图像识别技术是指利用计算机对图像进行分析和理解,以识别各种不同模式的目标和对象的技术。该技术本质上是通过对比图像的特征来识别图像,如果两张图像的特征相近或相同,计算机则认为这两张图像内容相同,因此,图像特征是实现图像识别的关键,图像特征越多,识别就越精确,但是相应的,需要处理的数据量就越大。

图像识别技术的发展经历了三个阶段,分别是文字识别、数字图像处理与识别、物体识别。文字识别主要是识别字母、数字和符号;随着文字识别的发展,人们不满足于只停留在文字识别的层面,开始了数字图像处理和识别的研究,数字图像与模拟图像的最大区别就是它能够在计算机上存储,并且可以利用图像编辑软件进行编码修改,同时具有存储、传输方便、可压缩,传输过程中不易失真,处理方便等巨大优势;物体的识别主要指的是对三维世界的客体及环境的感知和认识,属于高级的计算机视觉范畴。

(一) 图像识别系统的组成

图像识别系统通常由图像信息的获取、图像的预处理、特征提取、判别与分类等四个部分组成。

1. 图像信息的获取

图像信息的获取是指把图片和文字图形等转换为数字信号以备后续处理。

2. 图像的预处理

在图像理解与识别之前,对图像进行预处理,目的是为了改进特征提取、图像分割、识别的可靠性,为后续的处理带来方便。预处理过程一般包括图像数字化、灰度化、二值化、去除噪声和字符分割等。

3. 特征提取

通过特征提取算法,在满足分类识别正确率要求的前提下,用较少的特征代替整个图像的信息,从而完成分类识别任务,降低对计算机的存储空间、机时等造成负担。

4. 判别与分类

该判别与分类是将人们对对象的认识升华到更理性的状态下做出结论的过程,将特征向量映射到类型空间,把相应原图归属已知的一类模式。

(二) 图像识别的算法

图像是自然界景物的客观反映,是当光辐射能量照在物体上,经过物体的反射或投射在人的视觉器官中所呈现出的物体的视觉信息,其无论是在亮度、色彩上,还是在空间分布上,都是以模拟函数的形式出现的,可以用一个二维函数 $f(x,y)$ 定义一幅图像,这里的 x 和 y 表示空间坐标,而在任意坐标 (x,y) 处的幅值 f 被称为这一坐标位置图像的亮度或灰度,把 x、y 和 f 的幅值都采样为离散值,此时图像为数字图像。

图像识别是重要的图像处理步骤,只有经过图像识别后,才能进入图像的分析与理解阶段。图像识别属于模式识别的范畴,识别算法主要有有模板匹配、统计模式识别、结构模式识别、模糊图像识别和神经网络模式识别。

1. 模板匹配

模板匹配是从待识别图像中提取若干特征向量与模板对应的特征向量进行比较,计算图像与模板特征向量之间的距离,用最小距离法判定所属类别。模板匹配通常事先建立好标准模板库。

2. 统计模式识别

统计模式识别是计算机识别的基本过程,主要以数学上的决策理论为基础建立识别模型,是一种分类误差最小的方法。其基本思想通过对被研究对象进行大量的统计分析,找出规律性认识,然后或直接或隐含地利用各类的概率密度函数、后验概率选取反映图像本质的特征进行分类识别。

3. 结构模式识别

结构模式识别又称句法模式识别,其基本思想是把某一个复杂模式准确地用若干简单子模式表示,而子模式又可以分为若干更简单的基元,将复杂的模式识别转化为简单的基元的识别。模式描述语言就是结构语言用一组模式基元和它们的组成来描述的过程,如同语法中短语和单词组成句子,字母又组成单词一样。支配基元组成模式的规则就叫作文法,当每个基元被识别后,利用句法分析就可以做出整个的模式识别。

4. 模糊模式识别

模糊模式识别的理论基础是模糊数学,它根据人对事物识别的思维逻辑,结合人类大脑识别事物的特点,将计算机中常用的二值逻辑转向连续逻辑。应用模糊方法进行图像识别的关键是确定某一类别的隶属函数,而各类的统计指标则要由样本像元的灰度值和样本像元的隶属函数的值即隶属度共同决定。隶属度表示对象隶属某一类的程度。

5. 神经网络模式识别

神经网络模式识别是一种新兴的识别算法,指用神经网络对图像进行识别。通过采用硬件或软件的方法,建立了许多以大量处理单元为结点,各单元通过一定的模式实现互联的拓扑网络,该网络通过一定的机制,能够模仿人的神经系统的结构和功能,并反映了人脑功能的许多基本特征,是人脑神经网络系统的简化、抽象和模拟。由于神经网络具有非线性映射逼近、大规模并行分布存储和综合优化处理、容错性强、自学习和自适应等能力,因而特别适合处理需要同时考虑许多因素和条件以及信息不确定性问题。

二、图像识别技术在医疗领域的应用

自计算机技术兴起以来,医学影像研究者们就尝试建立影像自动分析系统,图像识别是最基本的一项应用。从 20 世纪 70 年代到 90 年代,医学图像分析是通过连续应用低层次像素处理和数学建模来构建复合规则的系统来解决特定的任务;在 20 世纪 90 年代末,以训练数据为基础的监督学习系统逐渐占据主流,但其中的关键步骤,提取影像特征仍由人工完成。为了实现计算机的自动特征提取,卷积神经网络(Convolutional Neural Network,CNN)应运而生,并于 1995 年应用于医学图像分析;2012 年,深度学习神经网络成为计算机视觉以及医学影像分析领域的热门技术;2013 年,用于运动识别的 3D 卷积神经网络模型出现(图 6.1),从空间和时间的维度提取特征,然后进行 3D 卷积,以捕捉从多个连续帧得到的运动信息,把医学影像处理从 2D 拓展到了 3D 的维度。

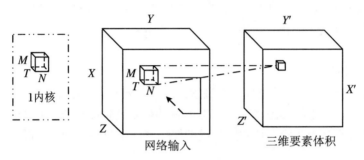

图 6.1   3D-CNN(3D 卷积神经网络)原理图

近年来,随着先进中央处理器(CPUs)和图形处理单元(GPUs)技术、大数据、学习算法、计算机视觉技术的进步,使得深度学习获得巨大发展,在机器深度学习技术的帮助下,医学影像分析能力有大幅提高。人工智能和影像学的结合,产生了大量的智能产品和应用,极大地加快了医学影像的智能化、精准化发展。

(一)影像设备的图像重建

通过人工智能算法的图像重建技术,由低剂量 CT、PET 图像重建得到相当于高剂量 CT 的高质量图像,减少辐射风险的同时,能够获得高质量的满足临床诊断需求的图像,图像重建时间大大缩短。

(二)X 线胸片阅读

通过人工智能对 X 线胸片提前进行辅助阅读分析,帮助医师完成多种疾病的医学影像筛查(如肺结节、肺结核、气胸等),从而提高医师的阅片效率和诊断精度。

(三)眼底检测

人工智能通过学习眼底图像,对一些严重眼科疾病如青光眼、糖尿病性视网膜病变和老年黄斑变性的有效诊断,推动眼底疾病诊断的普及和眼科疾病的治疗。

(四)脑区分割

通过人工智能技术对脑区 MR 图像进行分割,可以得到比以往算法更精准的脑区分割结果。利用人工智能技术对大脑中的一百多个脑区结构进行精准分割并放到时间轴上进行分析,让医师清楚地看到脑灰质、白质和各种脑核的结构随时间的变化情况。例如,在诊断阿尔兹海默病中引入人工智能,可以把看到的脑萎缩转化为更为量化的数字指标,形成相应的量化曲线,为医师提供脑结构随时间变化的百分比,从而预测出患者将来患病的风险概率,帮助完成病情的早期识别和早期诊断。

(五)脑疾病诊断

对于很多高致死率、高致残率的脑疾病,医学影像是诊断的首要方法。通过脑出血辅助分析软件可以辅助医生快速、精确定位脑卒中的出血区域,量化出血容积,定位诊断(蛛网膜下腔出血、脑室内出血、脑出血),3D绘制及CTA分析等。支持医师在浏览和书写报告的同时全自动完成脑出血病灶浏览、定性评估、定量统计、协助生成诊断结果,在最短时间内获得患者病情、制订治疗方案所需要的信息。

(六)器官分割/靶区勾画

在放射治疗计划系统(Treatment Planning System,TPS)中,病变器官的正确定位与准确勾画是TPS系统运作的基础及关键技术之一,其分割的准确程度直接影响后续放疗的效果。同时,器官勾画也是计算机辅助诊断、医学图像三维可视化、图形引导手术、虚拟内窥镜等众多医学图像应用的首要前提和关键步骤。借助模型压缩技术以及深度学习部署平台,智能器官勾画系统可以在不到1秒的时间内完成一例器官的精确勾画,可以大幅度降低医师的勾画时间,在勾画准确率上,全自动的智能勾画结果和专家勾画的一致性可达97%以上。

(七)骨伤鉴定

通过人工智能算法直观观测骨质受损情况,智能检测多种类型骨折迹象,自动标注疑似骨折处,多角度多层面清晰直观地显示骨折,可助力医师快速、精准诊断,减少漏诊风险。

(八)乳腺疾病诊断

通过人工智能技术能精准分割乳房与致密腺体组织,精准量化乳腺密度,客观评估乳腺癌风险;能精准检测、定位肿块与微钙化灶,自动生成结构化报告,提升病灶检出率。

(九)超声辅助诊断

通过人工智能技术可以实现对乳腺病灶和甲状腺结节良恶性的超声影像辅助诊断。例如甲状腺结节的检测,只需一张照片,机器就可自动帮助识别,检测出结节位置、形态,分辨结节的良恶性。

(十)病理切片分析

通过人工智能学习病理切片细胞层面的特征和相关病理诊断的知识,进行病理切片分析,辅助病理诊断报告。

(十一)骨龄分析

儿童医院骨龄检测需求量大,当前的检查速度无法满足社会需求。通过引入人工智能技术,可以用秒级的速度,使用机器完成 TW3 法中的所有步骤,自动找到 X 光片中的骨骺,进行评级,用数值比出骨龄。

第三节 机 器 学 习

一、机器学习技术概述

机器学习(Machine Learning,ML)是人工智能的一个领域,涉及算法的选择、分类器的构建。算法通过输入的数据进行自动学习获得知识,并基于输入数据建立模型,对新数据进行精确预测。常见机器学习方法包括:有监督学习(Supervised Learning)、无监督学习(Unsupervised Learning)、半监督学习(Semi-supervised Learning)、强化学习(Reinforcement Learning)、进化学习(Evolutionary Learning)、深度学习(Deep Learning)。

(一) 有监督学习

算法从给定的带标签的训练数据集引入一个映射函数,将新的输入数据映射到它想要的输出。监督学习技术解决的问题基本上分为回归问题和分类问题。在回归问题中,输入变量映射为连续输出函数,而在分类问题中,输入变量映射为离散类别。最广泛使用的监督学习算法有支持向量机、线性回归、逻辑回归、朴素贝叶斯、决策树、K-近邻等。

(二) 无监督学习

在无监督机器学习的情况下,算法推导出一个映射函数,从无标签的数据集中寻找隐藏的模式和数据之间的相关性,并基于相关性对数据进行分类。输入数据集由示例组成,每个示例是一个没有显式输出值的输入数据。无监督学习任务中研究最多、使用最广泛的方法是聚类。

(三) 半监督学习

半监督学习是在有监督的分类算法中加入无标签的数据来实现半监督分类,介于有监督学习和无监督学习之间,属于两者结合的一种学习方法。其基本思想是利用数据分布上的模型假设,建立学习器对未标签样例进行标签。

(四) 强化学习

强化学习也称再励学习,在强化学习中,学习器是一个制定决策的智能体,它不会被告知该执行什么动作,而是经过反复尝试运行,来发现能获得最大奖励的行为。因为学习系统的行动会影响到环境,环境又会影响后续的行动,所以从本质上讲,强化学习是一个闭环控制问题。

（五）进化学习

进化算法的产生的灵感借鉴了大自然中生物的进化操作，是一种成熟的具有高鲁棒性和广泛适用性的全局优化方法，具有自组织、自适应、自学习的特性，能够不受问题性质的限制，有效地处理传统优化算法难以解决的复杂问题。常见的算法有遗传算法（Genetic Algorithm，GA）、文化基因算法（Memetic Algorithm，MA）、进化多目标优化算法（Multi-Objective Evolution Algorithm，MOEA）。

（六）深度学习

深度学习是机器学习的分支，是一种使用包含复杂结构或由多重非线性变换构成的多个处理层对数据进行高层抽象的算法，即对数据进行表征学习。目前主要的深度学习框架有卷积神经网络、深度置信网络（Deep Belief Networks，DBN）和递归神经网络（Recursive Neural Network，RNN）等，并且已经应用在计算机视觉、自然语言处理、语音识别、音频识别与生物信息学等领域。

二、机器学习技术在医疗领域的应用

（一）基于机器学习的医疗决策支持

医疗决策支持主要有疾病智能诊断和疾病风险预测，是通过机器学习、人工智能的方法对结构多样的医疗数据及相关专业知识进行分析推理，从而辅助医生进行疾病的诊断决策或风险预测。主要原理是根据已收集到的医疗数据，利用各类机器学习方法构建模型，进行数据挖掘，数据挖掘是识别数据中潜在的、真实的、有价值的知识的重要过程，本质是挖掘出海量数据中存在但隐藏的关系转化为知识，并提取出来进行有价值的预测和计算，以用于决策支持。具体流程如下：

1. 医疗数据的采集与获取

医疗数据包括患者的组学数据、表形数据、临床诊断数据、电子病历档案数据（EMR）、医疗影像数据等，主要来源于患者曾就诊的医院和病例。

2. 医疗数据预处理

医疗病案数据按照类型分有离散型数据和连续型数据两种，离散型数据的属性值的个数是有限的，且不同值之间是间断的、不连续的；连续型数据的值通常为数值型，取值范围为一个完整的区间。预处理的另一内容是数据的清理，目的是通过删除冗余数据等方法提高医疗数据准确率，主要处理的对象有空值、噪音数据、不一致数据。

3. 特征筛选

在案例的特征集合中存在冗余、无效的特征，利用岭回归、桥回归、偏最小二乘、主成分分析、线性判别分析和独立成分分析等方法删除不相关或冗余的特征，从而降低特征维度、提高模型精度，并有效减少运行时间。

4. 选择模型

根据不同的疾病选择恰当的机器学习算法并构建分类器。

5. 结果分析

根据选择模型得到的结果进行分析。常见的评估指标有：AUC(Area Under Curve)，C-index(Concordance Index)等。

（二）智医助理系统

科大讯飞股份有限公司与清华大学联合研发的人工智能机器人"智医助理"在国家医学考试中心监管、北京国信公证人员公证下，参加了 2017 年临床执业医师考试综合笔试，成绩为 456 分，超过了 96.3% 的考生。"智医助理"系统的核心技术是知识的表示和知识推理技术，通过机器深度学习，掌握医学知识，具备解答临床医学题目的能力。

1. 知识表示

在医学领域最重要的知识就是医学概念，不同于其他专业领域，医学概念往往具有多语义的属性。鉴于传统的词向量学习技术（如 word2vec 等）无法满足医学知识表示的多样性和精细性，"智医助理"系统采用的是多语义空间的学习技术，分别学习同一个概念在不同的语义空间中的语义信息，例如图 6.2 所示，吉兰-巴雷综合征在"检查""症状""鉴别诊断"三

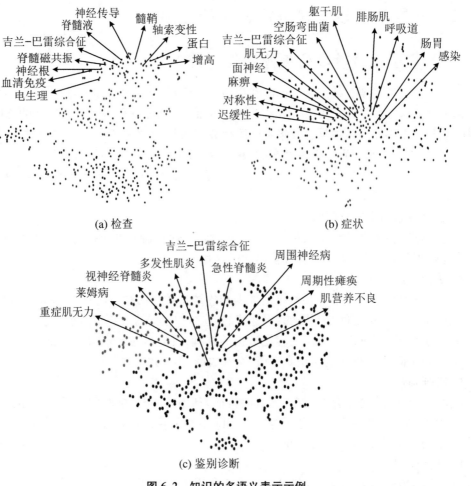

(a) 检查   (b) 症状

(c) 鉴别诊断

图 6.2　知识的多语义表示示例

个语义空间中分别有其不同的语义信息,在"检查"语义空间中,与吉兰-巴雷综合征语义相关联的是各类检查项目;而在"症状"语义空间中,则表示的是各类可能的症状;在"鉴别诊断"语义空间中则是与吉兰-巴雷综合征需要进行鉴别诊断的相似疾病聚集在一起。

2. 知识推理

在"智医助理"系统中,采用了多层的推理模型相互结合的体系,有效应对各类复杂的推理情况。如图 6.3 所示,第一层的关键点推理模型(图 6.3(a))主要是从题目案例描述中提

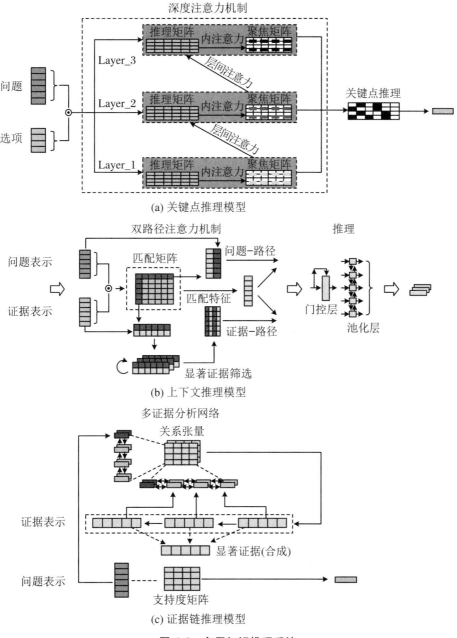

(a) 关键点推理模型

(b) 上下文推理模型

(c) 证据链推理模型

图 6.3 多层知识推理系统

取关键的知识点（如主要的症状描述），并根据这些关键点做出推理判断；第二层的上下文推理模型（图 6.3(b)）主要是解决关键点无法有效做出判断的复杂情况下需要综合考虑上下文信息的难题；第三层的证据链推理模型（图 6.3(c)）则主要是对多个证据进行信息融合，对无法从单一证据做出有效推理的特别困难的医学问题进行推理作答。通过三层的深度模型相互融合，使得"智医助理"系统具有对复杂问题的理解能力和整合多源证据做出有效的推理能力。

第四节　机　器　人

一、机器人技术概述

机器人是指具备一定拟人化或拟物化能力（如感知能力、协同能力）的高度灵活性和自动化操作能力的机器。机器人在外表上可以各式各样，如拟人化、动物化、机械化等，它的行为会拟人或者拟物化，在完成动作的时候会遵循一定的逻辑，能够在一定程度上或者完全自主的进行一些动作和行为，去完成某项任务。机器人能够在一定程度上进行感知、学习、理解、判断和执行，这是人类进行行为完成任务所遵循的一种逻辑规律，也是未来机器人的发展方向。

（一）智能机器人的组成

机器人的组成部分一般包括执行机构、驱动装置、传感装置、控制系统和复杂机械等。

1. 执行机构

机器人的执行机构即机器人的本体，机器人的臂部（如有）一般采用空间开链连杆机构，其中的运动副（转动副或移动副）常称为关节，关节个数通常即为机器人的自由度数。根据关节配置形式和运动坐标形式的不同，机器人执行机构可分为直角坐标式、圆柱坐标式、极坐标式和关节坐标式等类型。面向某些应用场景，出于拟人化的考虑，常将机器人本体的有关部位分别称为基座、腰部、臂部、腕部、手部（夹持器或末端执行器）和行走部（对于移动机器人）等。

2. 驱动装置

驱动装置是驱使执行机构运动的装置，按照控制系统发出的指令信号，借助于动力元件使机器人进行相应的动作。驱动装置输入的是电信号，输出的是线、角位移量。机器人使用的驱动装置主要是电力驱动装置，如步进电机、伺服电机等，此外，面向某种特定场景的特定需求，也有采用液压、气动等驱动装置。

3. 传感装置

机器人一般通过各种传感器获得外界信息，传感是实时检测机器人的内部运动、工作情况，以及外界工作环境信息，根据需要反馈给控制系统，与设定信息进行比较后，对执行机构进行调整,以保证机器人的动作符合预定的要求。作为检测装置的传感器大致可以分为两类:一类是内部信息传感器,用于检测机器人各部分的内部状况,如各关节的位置、速度、加速度等,并将所测得的信息作为反馈信号送至控制器,形成闭环控制;另一类是外部信息传感器,用于获取有关机器人的作业对象及外界环境等方面的信息,以使机器人的动作能适应外界情况的变化,使之达到更高层次的自动化,甚至使机器人具有某种类人的"感觉",向智能化发展,例如视觉、声觉等外部传感器给出工作对象、工作环境的有关信息,利用这些信息构成一个大的反馈回路,从而将大大提高机器人的工作精度。

4. 控制系统

控制系统有两种方式:一种是集中式控制,即机器人的全部控制由一台微型计算机完成;另一种是分散(级)式控制,即采用多台微机来分担机器人的控制,如当采用上、下两级微机共同完成机器人的控制时,主机常用于负责系统的管理、通信、运动学和动力学计算,并向下级微机发送指令信息;作为下级从机,各关节分别对应一个 CPU,进行插补运算和伺服控制处理,实现特定的运动,并向主机反馈信息。根据作业任务要求的不同,机器人的控制方式又可分为点位控制、连续轨迹控制和力(力矩)控制。

5. 智能系统

智能系统是指能产生类人智能或行为的计算机系统。智能系统不仅可自组织性与自适应性地在传统诺依曼计算机上运行,甚至也可自组织性与自适应性地在新一代的非诺依曼结构的计算机上运行。"智能"的概念是人类大脑的较高级活动的体现,它至少应具备自动地获取和应用知识的能力、思维与推理的能力、问题求解的能力和自动学习的能力。智能机器人的"智能"指的是能够具有类似人类智能的功能。

智能系统与传统机械系统的主要区别在于,其处理的对象不仅有数据,而且还有知识,包括对于知识的表示、获取、存取和处理的能力。因此,智能系统是一个基于知识处理的系统,它需要如下设施:知识表示语言;知识组织工具;建立、维护与查询知识库的方法与环境;支持现存知识的重用。

智能系统采用人工智能的问题求解模式来获得结果,问题求解方法分为搜索、推理和规划,与传统系统所采用的求解模式相比,其问题求解算法往往是非确定型的或称启发式的,其问题求解在很大程度上依赖知识,智能系统的问题往往具有指数型的计算复杂性。同时,智能机器人系统具有现场感知(环境适应)的能力,现场感知指它可能与所处的现实世界的抽象进行交互(交互是指感知、学习、推理、判断并做出相应的动作),并适应所处的现场。

6. 智能人机接口系统

智能机器人目前不可能做到完全自主,还是需要与人交互,即使是完全自主的机器人,也需要向人反馈实时的任务执行情况,智能人机接口系统指能使机器人向用户提供更友善自然的自适应好的人机交互系统。在智能接口硬件的支持下,智能人机接口系统大致包含以下功能:采用自然语言进行人机直接对话,允许声、文、图形及图像能多介质进行人机交往,甚至通过脑波等生理信号与人交互,自适应不同用户类型,自适应用户的不同需求,自适应不同计算机系统的支持。

(二)智能机器人能力评价指标

对智能机器人技术水平的衡量,有一定的技术指标和标准,机器人能力评价指标包括:

1．智能程度

智能程度是指机器人对外界的感觉和感知能力,具体包括记忆、运算、比较、鉴别、判断、决策、学习和逻辑推理等能力。

2．机能特性

机能特性主要指机器人的任务变通性、领域通用性或空间占有性等。

3．物理指标

物理指标一般指的是机器人的指力、速度、可靠性、联用性和寿命等。

（三）智能机器人技术发展现状

机器人技术的研究从低级到高级可划分为三代。

1．第一代:程序控制机器人

程序控制机器人是完全按照事先装入到机器人存储器中的程序安排的步骤进行工作。程序的生成有两种方式:一种是由人根据工作流程编制程序并将它输入到机器人的存储器中;另一种是"示教—再现"方式,"示教"是指在机器人第一次执行任务之前,由人引导机器人去执行操作,即教机器人去做应做的工作,机器人将其所有动作一步步地记录下来,并将每一步表示为一条指令,示教结束后,机器人通过执行这些指令以同样的方式和步骤完成同样的工作(即再现)。

如任务或环境发生了变化,则要重新进行程序设计。这一代机器人能成功地模拟人的运动功能,它们会拿取和安放、拆卸和安装、翻转和抖动,能尽心尽职地看管机床、熔炉、焊机、生产线等,能有效地从事安装、搬运、包装、机械加工等工作。这一代机器人的缺点是只能刻板地完成程序规定的动作,不能适应变化了的情况,一旦环境情况略有变化(如装配线上的物品略有倾斜),就会出现问题。

2．第二代:自适应机器人

自适应机器人具有一些初级的智能,机器人自身配备有相应的感觉传感器,如视觉传感器、触觉传感器、听觉传感器等,并用计算机对其进行控制。这种机器人通过传感器获取作业环境、操作对象的简单信息,然后由计算机对获得的信息进行分析、处理、控制机器人的动作,当作业环境、操作对象与编程的路径有误差时,传感器探知的信息会立即反馈给控制系统,进行自行修正。由于它能随着环境的变化而改变自己的行为,故称为自适应机器人。目前,这一代机器人主要从事焊接、装配、搬运等工作。

3．第三代:智能机器人

智能机器人是第三代机器人,这种机器人带有多种传感器,能够将多种传感器得到的信息进行融合,有效地适应变化的环境,具有逻辑思维能力,能进行推理、判断、自学、自理、自决功能,具有识别对象、感知环境、随机应变等能力,可以进行复杂的劳动和代替人类部分脑力劳动。

智能机器人涉及许多关键技术,主要有以下几个方面:多传感信息耦合技术,多传感器信息融合就是指综合来自多个传感器的感知数据,以产生更可靠、更准确或更全面的信息,经过融合的多传感器系统能够更加完善、精确地反映检测对象的特性,消除信息的不确定性提高信息的可靠性;导航和定位技术,在自主移动机器人导航中,无论是局部实时避障还是全局规划,都需要精确知道机器人或障碍物的当前状态及位置,以完成导航、避障及路径规划等任务;路径规划技术,最优路径规划就是依据某个或某些优化准则,在机器人工作空间中找到一条从起始状态到目标状态、可以避开障碍物的最优路径;机器人视觉技术,机器人视觉系统的工作包括成像技术,即图像的获取、处理和分析、可视化输出和显示,核心任务是特征提取、图像分割和图像辨识;智能控制技术,智能控制方法提高了机器人的速度及精度;人机接口技术,人机接口技术是研究如何使人方便自然地与机器人交流。

二、机器人技术在医疗领域的应用

(一) 手术机器人

手术机器人是集多项现代高科技手段于一体的综合体,在临床上外科上有大量的应用,外科医生可以远离手术台操纵机器进行手术。手术机器人主要可以分为三类:一是达·芬奇机器人,这种机器人可以完成许多复杂的微创手术,在医生控制的基础上,更精细地完成手术操作,与传统手术相比,达·芬奇机器人手术突破了人眼的局限,使手术视野放大近 20 倍,突破人手的局限,7 个维度操作,避免人手出现的抖动现象,同时属于微创伤口,出血少、恢复快,术后存活率和康复率大大提高;二是放射机器人,医生坐在电脑显示屏前,通过显示屏和内窥镜仔细观察病人体内的病灶情况,通过机器人手中的手术刀将病灶精确切除,提高了手术的精准性,减少人为因素导致的加大放射剂量或者把健康的机理、组织过多放射等现象,治疗过程中,放射机器人精度可以达到亚毫米级,减少伤损度;三是辅助手术系统,通过导航设备帮助手术更精准和用时更短,恢复效果更好。

(二) 康复机器人

康复机器人是工业机器人和医用机器人的结合,不仅促进了康复医学的发展,也带动了相关领域的新技术和新理论的发展。康复机器人应用主要集中在康复机械手、医院机器人系统、智能轮椅、假肢和康复治疗机器人等方面,可分为三类:一是可穿戴外骨骼机器人,例如"REWALK",基于仿生原理进行设计,结合人体工程学,穿戴于患肢,每个关节上都对应有单独的驱动装置,患者佩戴后可以确保机器人的运动模式和人体自由度同轴,可以实现更有效的康复训练,通过传感器和监控器,使患者站立、行走和爬楼,或者用于临床修复,为瘫痪患者提供物理治疗方式,包括减缓瘫痪导致的肢体疼痛、肌肉痉挛、帮助肠道消化系统、加速新陈代谢等;二是生物电感应机器人,通过生物电的感应器,强调与人体的结合度,例如,人体神经系统和肌肉在大脑打算移动肢体的时候会发出微弱电信号,而外骨骼上安装的一系列传感器会持续监测这些信号,并做出相应的动作;三是自助控制机器人,用先进的纺织面料和智能材料来打造感应器和刚性接头,内置的感应器能感应到用户的动作和意图,从而控制各种单元进行实时分析,然后在促动器提供合适的辅助使用过程中,用户可以自主控制康复机器人,能让患者恢复正常人一样的四肢功能,帮助用户更好实现康复的练习。

(三) 护理机器人

护理机器人是具有视觉、听觉、嗅觉,具有简单操作性能的智能服务机器人。不仅能背起人,照顾老年人衣食起居,还能在病人出院以后监控病人的身体状况,跟医院互动。还有一类是高级治疗机器人,从感知互动的角度来讲,帮助治疗痴呆症和认知障碍等。

(四)医用教学机器人

医用教学机器人是理想的医学实验教具。美国医护人员目前使用一部名为"诺埃尔"的教学机器人,它可以模拟即将生产的孕妇,甚至还可以说话和尖叫,通过模拟真实接生,有助于提高妇产科医护人员手术配合和临场反应。

(五)物流机器人

医疗物流机器人主要用于满足医院耗材、餐饮、被服、药品、医疗废弃物等大型物流需求,一般采用车、箱分离的模式,避免空置运行,提高运输效率,运输过程无人驾驶,实时追踪,自动充电。根据机器人储物柜形状和体积的不同,分为三种类型:一是货柜型物流机器人,主要用于高值耗材配送;二是抽屉型物流机器人,用于药品配送;三是拖车型物流机器人,主要应用于科室之间器械、布类配送、医疗废物运送等。

(六)全流程服务机器人

全流程服务机器人基于语音识别、语音合成和自然语言理解等技术,为患者提供院内导航、导诊导医、精准分诊、健康咨询、健康宣教等服务,支持声音、图像等多种交互方式。

全流程自助服务机器人通过智能交互的方式将医院现有零散的患者服务系统串联起来,面向患者提供覆盖就诊环节的全流程服务,通过主动对话提取患者语音中的科室、医生等关键信息,简化复杂冗长的点击操作,引导患者更加便捷地办理分诊、建档、挂号、扣费等业务,具备更高效与更便捷的人机交互体验,提升患者获得感,优化患者诊疗秩序,以提升医院整体服务质量。具体功能如下:

1. 建档

机器人会按照医院的流程引导患者完成就诊卡办理等建档工作,采集记录患者面部特征作为该患者的识别码。如果机器人已存储患者面部信息,会自动识别患者,并完成登录。

2. 业务办理

在登录后,可以利用机器人的智能导诊功能进行分诊,查询医院各科室的情况、查询医生介绍信息;可以在机器人的引导下可完成挂号、取号或预约等业务;可以利用机器人进行门诊缴费和充值业务;可查询诊疗项目价格信息与药品价格信息等。

3. 满意度评价

患者可以在机器人端进行就诊满意度的评价。

4. 健康宣教

患者可以通过机器人获取医院的健康宣教知识。

第七章 智慧医院发展与展望

信息技术的进步不断改变社会对医疗的期望,越来越多的患者希望在日常生活场景中得到更高效、便捷、舒适的医疗服务。作为医疗服务体系的核心,医院通过"智慧升级"进行自我变革已成为当今社会共识和大势所趋。智慧医院的发展方向必然是更专注于医疗核心业务,以更加智能、灵活、高效的方式,为患者提供更高质量的诊疗、更好的就医体验,并持续不断推动医疗服务创新。

第一节 大　数　据

一、大数据的概念

随着计算机和信息技术的发展,行业信息应用系统的规模迅速扩大,所产生的数据也呈爆炸性增长,巨量的数据已远远超出传统计算技术和信息系统的处理能力,在处理这些数据的同时,逐渐在学术界形成了"数据科学"的概念,即数据处理技术成为与计算科学并列的新的科学领域。已故的著名图灵奖获得者詹姆斯·格雷在 2007 年提出,科学研究将从实验科学、理论科学、计算科学,发展到数据科学。2008 年,《自然》杂志出版一期专刊,提出了大数据(Big Data)的概念。2012 年 7 月,联合国发布《大数据促发展:挑战与机遇》的白皮书,建议成员国建立"脉搏实验室",挖掘大数据的潜在价值,在全球范围内引发大数据的研究热潮。

我国也迅速开展大数据技术的研究和开发。2012 年中国计算机学会成立了大数据专家委员会,并发布了《中国大数据技术与产业发展白皮书》,推动了我国大数据技术的研究发展。2013 年以来,国家自然科学基金、973 计划、核高基、863 等重大研究计划都已经把大数据研究列为重大的研究课题。

大数据是指无法使用传统和常用的软件技术和工具在一定时间内完成获取、管理和处理的数据集。大数据代表了信息技术发展进入了一个新的时代,以大数据处理为中心的计算技术将对传统计算技术产生革命性的影响,包括计算机体系结构、操作系统、数据库、编译技术、程序设计技术和方法、软件工程技术、多媒体信息处理技术、人工智能以及其他计算机应用技术,并与传统计算技术相互结合产生很多新的研究热点和课题。同时,不断积累的大数据也包含着很多在小数据量时不具备的深度知识和价值,产生巨大的技术创新与商业价值,各个行业、企业通过对大数据分析挖掘,实现各种高附加值的增值服务,进一步提升经济效益和社会效益。

随着大数据技术研究和应用的不断深入,大数据技术已经渗透到社会的经济、政治、科技等各个领域。大数据技术带来巨大的变革,已经改变了我们的生活、工作和思维方式。

二、医疗大数据应用

随着我国医疗卫生服务信息化进程的推进,产生了大量的医疗数据。仅 2017 年,全国医疗卫生机构门急诊诊疗 78.48 亿人次、入院 2.44 亿人次。这些数据内容主要包括电子病历、健康体检、居民健康档案等。医疗大数据的挖掘已经成为智慧医疗的重要方向,对改进医疗服务、提升医疗效率、降低医疗成本、提高全民健康水平都具有重要意义。

(一) 医疗大数据的来源

医疗大数据可以分为四个来源,即临床、科研、医疗市场、患者行为(表 7.1)。

表 7.1　医疗大数据的来源

数据来源		数据类型
临床	临床医疗	临床电子病历、医学影像、医疗设备监测等
	公共卫生	疾病与死亡登记、公共卫生监测、电子健康档案等
科研	生命科学	基因组学、转录组学、蛋白质组学、代谢组学等
	医药研发	临床试验、药物研发、医疗设备研发等
医疗市场	医疗市场	医疗服务费用、医疗设备销售记录、药品销售记录、医疗保险费用等
患者行为	可穿戴终端	睡眠数据:睡眠起始时间、睡眠质量 饮食数据:饮食量及营养成分、饮水量 运动数据:运动方式及时长、运动时的心率、消耗的热量 生理数据:体重、血压、血氧、血糖、体温、脉搏、脑电波频率、皮质醇 环境数据:气温、湿度、空气质量、光照情况 医疗数据:病历、检查、诊断、手术记录、药方
	社会人口学	性别、年龄、婚姻、交通、收入等
	网络	社交网络、搜索引擎、即时通信、手机定位等

(二) 医疗大数据的分类

健康医疗大数据主要分为四类,分别是医疗大数据、健康大数据、生物大数据和经营运营大数据(表 7.2)。

表 7.2　医疗大数据的分类

类别	描述	数据来源
医疗大数据	电子病历数据和医学影像数据,患者终生就医、住院、用药记录、标准化临床路径数据等	医院、基层医疗机构、第三方医学诊断中心、药企、药店
健康大数据	个人健康档案、监测个人体征数据、个人偏好数据、康复医疗数据、健康知识数据等	基层医疗机构、体检机构
生物大数据	不同组学的数据,如基因组学、转录组学、蛋白组学、代谢组学等	医院、第三方检测机构
经营运营大数据	成本核算数据、医药、耗材、器械采购与管理数据、不同病种治疗成本与报销、药物研发数据、消费者购买行为数据、产品流通数据、第三方支付数据等	医院、基层医疗机构、社保中心、商业保险机构、药企、药店、物流配送公司、第三方支付机构

(三) 医疗大数据的应用

医疗大数据的应用前景十分广泛,将在医院、政府公共卫生决策、个人健康管理、生物制药、生命科学等相关领域中发挥积极的作用。

1. 医院的管理和服务

医院的数据信息包括影像、电子病历、出入院记录、处方等,数据的质量和实时性较高。医院的大数据管理和服务,主要集中在临床诊断、临床科研和为医院管理层的决策提供实时有效的数据服务。

(1) 临床诊断

在电子病历系统中置入临床诊疗最新标准、新兴的分子诊断方法等数据库,可以更好地指导临床医生的治疗。另外,可以通过实时批量处理医疗数据流,及早发现问题,例如对重症监护室中的实时数据分析处理,可以尽早发现感染,及时实施治疗,有效降低患者的发病率和死亡率。目前,已实现对重症监护室内新生儿的监控,可以预测致命的感染。

(2) 临床科研

基于院内各不同的信息系统的数据,可以进行更为多样的大数据分析和处理,同时提高科研数据的质量和数量以及数据处理的效率。

(3) 医院管理

建立医院数据中心,从多个维度分析,发现最佳解决方案。通过大数据来分析各种类型的病人来源及需求,及时调整战略部署,应对医疗市场需求。

2. 科研应用

(1) 药品研发

随着分子生物学、结构生物学的发展,基于超级计算机和云计算的药物设计平台、分子模拟平台和大数据挖掘平台正在广泛建立,以加速新药研究的速度和在原子尺度研究药物作用机理,通过计算机辅助药物设计、分子模拟与大数据挖掘已经成为药物发现的主要方法。在药物生产方面,通过大数据与传统产业广泛而深入融合,医药生产质量控制和工艺改进,以及供应链管理、市场营销收益管理与企业品牌建设等方面,推动传统产业大规模转型升级。

（2）基因组学

基因组学可以说是大数据在医疗健康行业最经典的应用。基因测序的成本在不断降低,同时产生着海量数据。许多公司和研究机构正通过高级算法和云计算来加速基因序列分析,让发现疾病的过程变得更快、更容易、更便宜。通过将影像学、基因组学等不同数据模式进行整合,使它能够进行结构化及数据一体化处理,给患者提供个性化诊治。

（3）科研管理

① 指导选题。传统依靠个人或团队的选题方法,难以把握最新的研究热点和前沿性问题,容易出现研究内容与社会需求脱节或重复研究现象。运用大数据技术,广泛收集当前医学领域研究的热点问题和亟待解决的技术难题,使选题更具有前瞻性、针对性和科学性。

② 辅助立项决策。运用大数据技术,将申请数据与当前的最新技术和热点问题比较分析,对国家的政策扶持和地方产业方向进行分析,与历年相关的研究项目和研究成果进行比较,从而得出具体的评审结果或建议报告。

③ 数据共享。利用大数据技术构建共享复用平台,汇聚所有科研项目的数据,实现不同层级、不同类别和不同领域之间的数据共享,既提高了研究效率,又节约了成本。

④ 优化资源配置。运用大数据技术,对资源配置相关数据进行采集和清洗,通过资源配置工具和决策分析工具,依据技术和管理两个维护的分析和评价结果进行配置,在宏观层面上统筹协调医院的科研资源,建立适合医院应用的评价模型库,优化社会科研资源配置。

3. 政府公共卫生决策

建立区域内居民健康档案的大数据库,政府通过对于海量的医疗及健康数据进行统计和分析,为管理决策、监管实施等提供更为科学的依据。

例如,利用大数据对医疗卫生资源的分布进行科学配置,合理规划各级医疗机构的医护人员数量、设备仪器种类和数量,提高医疗资源利用率。可以分析某些疾病的高发季节和高发人群,如流感、手足口病、麻疹等,提前采取预防措施等。可以对特定的人群进行行为干预,建立精神疾病的生物、心理数据、指标体系及其关联演化的模型,结合生物传感器,实现精神疾病预测和预防。

4. 个人健康应用

通过移动设备能够对人体健康进行监控,收集个人身体情况的各项指标、健康评估、运动状态等,以大数据作为背景通过对体检数据的分析,可以得出不同地区和不同年龄段的健康区别,然后在根据当地的实际情况建立个性化的评估模型,制定相对应的疾病预防方法。进一步,可以利用互联网和医疗部门、健康管理机构对个体可以进行远程管理,以方便用户进行远程咨询和得到良好的相应的指导。

第二节 物 联 网

一、物联网的概念

物联网的概念是在 1999 年由美国麻省理工学院首次提出的,其后,国际电信联盟在 2005 年信息社会世界峰会发布了《ITU 互联网报告 2005:物联网》,正式提出了"物联网"的概念,指出物联网实现物到物、人到物和人到人的互连。

物联网是指物物相连的网,其核心与基础仍然是互联网,是在互联网基础之上的延伸和扩展,任何物品与物品之间进行信息交流和通信,通过无线射频识别(RFID)装置、红外感应器、GPS、激光扫描的信息传感设备,按照约定协议,把任何物品与互联网相连,进行信息交换和通信,以实现智能化识别、定位、跟踪、监控和管理的一种网络。

物联网一般分为感知层、传输层和应用层这三个层次。

(一)感知层

感知层主要实现物体的信息采集、捕获和识别,由各种具有感知能力的设备和传感器网关组成。本层包括摄像头、射频识别标签、传感器、短距离无线通信、全球定位系统等终端设备。物联网中关于物体的识别和信息的采集就来源于本层,用来解决如何采集物理世界中发生的物理事件和数据的问题。其关键指标包括功耗低、成本低、小型化、灵敏度高、感知能力全面。

(二)传输层

传输层主要进行信息的传递,包括接入网和核心网。物联网中设备的接入方式多种多样,接入网有移动网络、无线接入网络、固定网络和有线电视网络。通过各种电信网络与互联网络的融合,将物体信息实时而又准确的传输出去,现在传输信息运用的网络技术包括 IPV6、新型无线通信网、自组网技术等。本层包括对传感器的管理、对海量信息的分类、汇聚和处理,需要完成把感知到的信息顺利、安全、可靠地传送出去。

(三)应用层

应用层是物联网的信息处理和应用,是将物联网技术与行业专业技术相结合,由应用支撑平台层和应用服务层组成,是实现广泛智能化应用的解决方案集。应用服务层包含多种行业,例如智能交通、智能电力、智能医疗、智能居家等行业。

二、医疗物联网

医疗物联网是物联网技术在医疗领域的应用。2009 年,欧洲物联网研究项目组《物联网战略研究路线图》提出医疗物联网的发展蓝图：带有无线射频识别（RFID）传感器功能的手机得到普遍使用，基于它们可以采集病人状态、医疗参数和药品配送信息的功能，可以建立起更加完善、便捷的疾病监控和预测系统；随着传感器技术的进步、廉价而内置网络通信和远程监控的设备大范围应用，可以以更高水平测量和监视人体生命体征；植入人体的无线可标志设备被广泛使用，以记录人们的健康情况；可食用和降解的芯片被越来越多地应用到人体内部，未来的物联网将通过它们帮助和引导病人完成各种治疗。

2011年，工业和信息化部发布《物联网"十二五"发展规划》，"开展智能医疗领域的应用示范工程，包括药品流通和医院管理、以人体生理和医学参数采集及分析为切入点，面向家庭和社区开展远程医疗服务"。工业和信息化部《关于印发信息通信行业发展规划（2016—2020年）的通知》（工信部规〔2016〕424号）指出，"开展物联网在药品流通和使用、病患看护、电子病历管理、远程诊断、远程医学教育、远程手术指导、电子健康档案等环节的应用示范。积极推广社区医疗＋三甲医院的医疗模式。利用物联网技术，实现对医疗废物追溯，对问题药品快速跟踪和定位，降低监管成本。建立临床数据应用中心，开展基于物联网智能感知和大数据分析的精准医疗应用。开展智能可穿戴设备远程健康管理、老人看护等健康服务应用，推动健康大数据创新应用和服务发展"。

随着相关技术的发展，物联网几乎遍及医疗领域的各个分支，促进了医疗领域向数字化、智能化、精确化方向发展。医疗物联网的应用主要表现在：医疗管理、医疗服务两个方面。

（一）医疗管理

物联网技术在医用物资管理过程中的应用能够实现互联网对医用物资的自动识别、定位、监控和管理等过程，减少人为因素的事故发生率，提高医用物资管理的质量和效率。应用主要包括两个方面：一是应用于医用物资协调管理工作中，可以通过物联网技术建立一个实现资源共享的医用物资信息网络系统，有利于协调管理医用物资；二是应用于医用物资防伪过程中，将智能的附加标签贴于医用物资的包装上，通过物联网技术可以实现对医用物资信息的自动识别、医疗物资流通环节的自动监控，能有效地防止医疗系统中进入假冒伪劣的医用物品。

1. 药品防伪

RFID电子标签识别技术在药品防伪方面的应用比较广泛。生产商为生产的每一批药品甚至每一个药瓶都配置唯一的序列号，即产品电子代码。通过RFID标签存储药品序列号及其他相关信息，并将RFD标签粘贴在每一批（瓶）药品上。在整个流通环节，所有可能涉及药品的生产商、批发商、零售商和用户等都可以利用RFID读卡器读取药品的序列号和其他信息，还可以根据药品序列号，通过网络到数据库中检查药品的真伪。

2. 血液管理

基于RFID识别技术的血液管理实现了血液从献血者到用血者之间的全程跟踪与管理。献血者首先进行献血登记和体检，合格后进行血液采集。每一袋合格的血液上都被贴上RFID标签，同时将血液基本信息和献血者基本信息存入管理数据库。血液出入库时，可以通过读卡器查询血液的基本信息，并将血液的出入库时间、存放地点和工作人员等相关信息记录到数据库中。在血库中,工作人员可以对库存进行盘点,查询血袋的存放位置,并记录血液的存放环境信息。在医院或患者使用血液时,可以读取血液和献血者的基本信息,还可以通过RFID编码从数据库中查询血液的整个运输和管理流程。

3. 手术器械管理

为每个手术包配置一个RFID标签来存储手术器械包的相关信息(包括手术器械种类、编号、数量、包装日期、消毒日期等),医务人员可以通过手持或台式RFID读写器对RFID标签进行读取或写入。并通过网络技术与后台数据库进行通信,读取或存入手术器械包的管理信息,实现手术器械包的定位、跟踪、监管和使用情况分析。

4. 医疗器械追溯

随着医学技术的发展,植入性医疗器械在临床医疗中的运用越来越广泛。这类医疗器械被种植、埋藏、固定于机体受损或病变部位,以支持、修复或替代机体功能,包括心脏起搏器、人工心脏瓣膜、人工关节、人工晶体等。植入性医疗器械属于高风险特殊商品,其质量的可靠性、功能的有效性直接关系到接受植入治疗患者的身体健康和生命安全。

5. 标本管理

在患者标本采集后,通过RFID标签,跟踪和监控标本的使用过程和流向,减少医护人员在成分提取、制备中进行多次打印、粘贴标签等复杂操作,减少打印过程中因标签可能缺损、污染和脱落造成的潜在安全隐患,提高对标本相关数据的管理效率。

6. 固定资产管理

固定资产的管理通过为物体贴上图形码标签或RFID标签确定每台设备的身份,通过传感器记录物品和设备的状态。

7. 后勤管理

利用传感器测量医用气体供应系统的压力、液位、流量、温度、重量等信息,通过嵌入式系统预处理信息传递至服务器,实现了对医用气体供应的监控。在设备上安装传感器,自动感知设备故障,利用RFID技术可以发出无线定位信号,通过无线网络向终端设备发送报警信号。可以通过配置动态评分系统,采用"RFID智能化模块"建立动态的预防性维护系统,推进医疗设备的科学化管理,完善将设备的使用规律、故障发生和使用场景作为动态评分系统的标准。

8. 医疗废弃物处理

医疗垃圾监控系统实现了对医疗垃圾装车、运输、中转、焚烧整个流程的监控。当医疗垃圾车到医疗垃圾房收取医疗废物时,系统的视频就开始监控收取过程;医疗垃圾被装入周转桶,贴上RFID标签并称重,标签信息和重量信息实时上传到监控系统;医疗垃圾装车时,垃圾车开锁并将开锁信息汇报到监控系统;在运输过程中,通过GPS定位系统实时将车辆位置进行上报;在垃圾中转中心,将把垃圾车的到达时间和医疗垃圾的分配时间上报;焚烧中心将上传垃圾车的到达时间,并对垃圾的接收过程进行视频监控,焚烧完毕后将对医疗垃圾周转桶的重量进行比对,并将信息上传给监控系统。

(二)医疗服务

1. 生命体征检测

通过感知设备采集体温、血压、脉搏等多种生理指标,对被监护者的健康状况进行实时监控。例如,将电子血压仪、电子血糖仪等植入到被监护者体内或者穿戴在被监护者身上,持续记录各种生理指标,并通过内嵌在设备中的通信模块以无线方式及时将信息传输给医务人员或者家人。

2. 信息确认

将患者的个人医疗信息存储在 RFID 设备中,医护人员可以通过扫描 RFID 设备快速获取患者的医疗信息。例如,通过患者佩戴的 RFID 标签可记录患者的姓名、年龄、性别、药物过敏等信息,护士在护理过程中通过便携式终端读取患者佩戴的 RFID 信息,并通过无线网络从医疗信息系统服务器中查询患者的相关信息和医嘱,如患者生理指标、护理情况、服药情况、体温测量次数等。护士可以通过便携式终端记录医嘱的具体执行信息,包括患者生命体征、用药情况、治疗情况等,并将信息传输到医疗信息系统,对患者的护理信息进行更新。护士利用扫描枪对病人处方上的条码进行扫描,根据条码到医院信息系统中去提取病人的基本信息、医嘱和药物信息等,打印病人佩戴的条码和输液袋上的条码。输液时,护士利用移动终端对病人条码和输液袋条码进行扫描和比对,并将信息传输到医院信息系统进行核对,以确认病人信息和剂量执行情况。该系统使用双联标签来保证病人身份与药物匹配,减少医疗差错。

3. 患者管理

设置了门禁控制功能,佩戴 RFID 标签的人员才可以正常进出医院,实时监控和跟踪病人所在的位置、节省查床时间和限制某些特殊病人(如精神病人、智障患者等)到非安全区域,方便医院对特殊病人的监护和管理。利用 RFID 标签的紧急呼叫功能,当病人面临危险情况时,可以通过紧急按钮进行呼叫。

4. 远程医疗服务

远程医疗监护系统支持家庭社区远程医疗监护系统、医院临床无线医疗监护系统、床旁重患监护和移动病患监护。远程医疗监护系统由监护终端设备和无线专用传感器节点构成了一个微型监护网络。医疗传感器节点用来测量如体温、血压、血糖、心电、脑电等人体生理指标。传感器节点将采集到的数据,通过无线通信方式发送至监护终端设备,再由监护终端上的通信装置将数据传输至服务器终端设备上,远程医疗监护中心,由专业医护人员对数据进行观察,提供必要的咨询服务和医疗指导,实现远程医疗。

5. 智能用药提醒

智能用药提醒通过记录药物的服用时间、用法等信息,提醒并检测患者是否按时用药。利用基于 RFID 的智慧药柜,用于提醒患者按时、准确服药。使用者从医院拿回药品后,为每个药盒或药包配置一个专属的 RFID 标签,标签中记录了药的用法、用量和时间。把药放入智慧药柜时,药柜就会记下这些信息。当需要服药时,药柜就会发出语音通知,同时屏幕上还会显示出药的名称及用量等。使用者的手腕上戴有 RFD 身份识别标签,如果药柜发现用户的资料与所取药品的资料不符合,会马上警示用户拿错了药。如果使用者在服药提醒后超过时间没有吃药,则系统会自动发送消息通知医护人员或者家属。

6. 行为识别及跌倒检测

行为识别系统是用于计量用户走路或者跑步的距离,从而计算运动所消耗的能量,对用户的日常饮食提供建议,保持能量平衡和身体健康。跌倒检测系统是对一些特殊人群特别是高血压患者等进行意外摔倒的检测,并迅速报警。

7. 健康管理

健康管理主要利用贴在人体体表的传感器和对应的信息采集装置来采集人体的心率、血压和血糖等生理数据,并实时地对这些数据进行监测和将这些采集的数据发送给远程医疗服务器,服务器对这些数据进行处理和分析,根据综合分析后的结果为患者提供健康管理服务。

第三节 区 块 链

一、区块链的概念

区块链是分布式数据存储、点对点传输、共识机制、加密算法等计算机技术的新型应用模式。区块链技术(Block Chain Technology)是一种使用去中心化共识机制去维护一个完整的、分布式的、不可篡改的账本数据库的技术,它能够让区块链中的参与者在无需建立信任关系的前提下实现一个统一的账本系统。将区块链技术应用在金融行业中,能够省去第三方中介环节,实现点对点的直接对接,从而在大大降低成本的同时,快速完成交易支付。

区块链网络(Block Chain Network)使用区块链技术,基于点对点传输技术、分布式共识机制、加密技术、分布式数据存储技术搭建的网络。

二、区块链在医疗的应用

区块链技术在医疗的用途主要在实现票据电子化管理。

传统的预付款管理模式下,患者的住院预付款,在实际付款人完成缴费后,由医院 HIS 系统挂载在患者名下,打印预付款收据作为缴款凭证,信息系统不登记实际付款人的信息,在患者出院结算后,医院出具结算票据给患者或实际付款人,如图 7.1 所示。由于存在同一

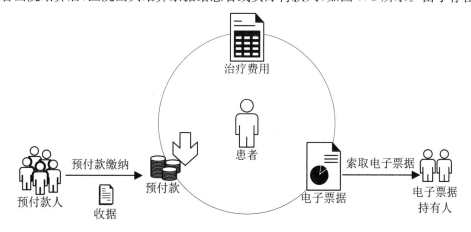

图 7.1 医院患者治疗费用示意图

患者的住院押金缴款多方(患者本人、家属、单位、保险机构、交通肇事方等)缴费的情况,在医疗电子票据背景下,患者出院结算时,预付款收据不全或预付款结余退款,存在电子票据和结余退款主体无法明确的情况。

对传统预付款模式下,电子票据的线上流转问题,可通过采用区块链技术,建立住院押金单的区块链平台,实现住院一站式结算的全线上化目标。在医院建立一个采用区块链技术的预付款电子化管理凭证平台,将住院预付款凭证作为链上资产引入,医院、患者、预付款凭证持有者和电子票据持有者作为平台上的实体或者 C 端用户,随后在票据流转、结算核报销时,通过票据资产的转移,将电子住院押金单最终转移到医院完成出院结算的押金核销,电子住院押金单上区块链保证票据的唯一性和不可篡改性。

在平台上,实际付款人和平台控制者分别建立区块链用户账户,在实际付款人完成缴款后,平台提示实际付款人手机扫码,实现预付款凭证上链管理,由实际付款人持有,医院平台和患者本人能查询到预付款记录;实际付款人可以将自己持有的预付款凭证,按凭证张数自由转让给其他注册到平台上的人,实现凭证的转移和集中;预付款凭证在各持票人之间自由流转,最后核销转移到平台控制者即医院,即所有退款须凭证申请,医院审核后,退款给预付款凭证持有人,同时收回凭证;出院结算时由最后归集的预付款凭证的持票人获得医院退还的预付款和最终结算的电子票据。

预付款凭证电子化,以及预付款凭证可转让的流转,让同一患者的多个预付款缴款人,可以方便地将预付款凭证归集(图 7.2)。为满足撤销和回退功能,平台针对电子凭证的流转

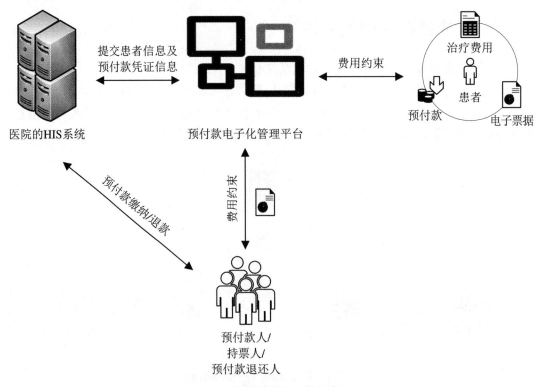

图 7.2　预付款押金流转示意图

和核销也实现反向功能,以及电子凭证进行强制核销功能;为兼容当前系统,并考虑用户的使用习惯,平台设计尽量减少对系统的更改,HIS 的预付款凭证记录表不做更改,只提供凭证是否上链标志;上链的预付款凭证,其凭证状态的转移,调用平台提供的微服务修改和查询凭证的当前状态。

第四节　5G

一、5G 的概念

5G 指的是第五代移动通信技术。与前四代不同,5G 并不是一种单一的无线技术,而是现有的无线通信技术的技术融合。《国务院关于印发〈中国制造 2025〉的通知》(国发〔2015〕28 号)指出,要在信息通信设备方面"掌握新型计算、高速互联、先进存储、体系化安全保障等核心技术,全面突破第五代移动通信(5G)技术、核心路由交换技术、超高速大容量智能光传输技术、'未来网络'核心技术和体系架构"。《"十三五"规划纲要》指出,"快信息网络新技术开发应用,积极推进第五代移动通信(5G)和超宽带关键技术研究,启动 5G 商用"。

(一) 第一代移动通信系统(1G)

第一代移动通信系统起源于 20 世纪 80 年代初。第一代移动通信系统主要基于蜂窝结构组网,使用模拟语音调制技术,模拟传输速率约 2.4 Kbit/s,其特点是业务量小、质量差、交全性差、没有加密和速度低。

(二) 第二代移动通信系统(2G)

第二代移动通信系统起源于 20 世纪 90 年代初期。2G 采用更密集的频率复用、多复用、多重复用结构技术,引入智能天线技术、双频段等技术;自适应语音编码(AMR)技术的应用,极大提高了系统通话质量;GPRS/EDGE 技术的引入,使数据传送速率可达 115/384 kbit/s,初步具备了支持多媒体业务的能力。尽管 2G 技术在发展中不断得到完善,但随着用户规模和网络规模的不断扩大,频率资源已接近枯竭,语音质量不能达到用户满意的标准,数据通信速率太低,无法在真正意义上满足移动多媒体业务的需求。

(三) 第三代移动通信系统(3G)

国际电信联盟(ITU)在 2000 年确定 WCDMA、CDMA2000、TD-SCDMA 三大主流无线接口标准,写入 3G 技术指导性文件《2000 年国际移动通信计划》。3G 最基本的特征是智能信号处理技术,支持话音和多媒体数据通信,可以提供前两代产品不能提供的各种宽带信息业务,例如高速数据、慢速图像与电视图像等。但是,第三代移动通信系统的三大分支相互之间不能兼容;3G 的频谱利用率还比较低,不能充分地利用宝贵的频谱资源;3G 支持的速率还不够高,如单载波只支持最大 2 Mb/s 的业务。

(四)第四代移动通信系统(4G)

4G 是基于 3G 通信技术基础上不断优化升级、创新发展而来,融合了 3G 通信技术的优势,并衍生出了一系列自身固有的特征,以宽带无线局域网(WLAN)技术为发展重点,具有超过 2 Mbit/s 的非对称数据传输能力,包括宽带无线固定接入,移动宽带系统和互操作的广播网络。第四代移动通信可以在不同的固定、无线平台和跨越不同的频带网络中提供无线服务,可以在任何地方宽带接入互联网,包括卫星通信和平流层通信,能够提供定位定时、数据采集、远程控制等综合功能。

(五)第五代移动通信系统(5G)

5G 在 4G 的基础上大幅度提高了网络的传输速率,在 4G 基础上提高 10—100 倍,其峰值理论传输速度能够达到 10 Gb/s,时间延迟比 4G 降低 80%—90%,拥有毫秒级的低延迟,支持每平方公里数百万的设备接入。除此之外,5G 技术在频谱效率、抗干扰等方面得到了很大的改善和提高,实现了传输速率更快、网络容量更高、网络延时更低的移动互联网通信,进而满足了用户对于移动互联网的各种需求。

二、5G 在医疗的应用

国际移动通信标准化组织 3GPP 定义了 5G 的三大应用场景:增强移动宽带(eMBB),高可靠、低时延通信(URLLC)和大规模物联网通信(mMTC)三大场景。5G 在医疗领域的应用场景主要如下:

(一)院前急救

通过 5G 建立远程急救指挥中心,医生可以通过 VR 眼镜获得仿佛身在救护车上的视觉体验,并在院内实时监测获取救护车中患者的生命体征数据,包括心电图、超声图像、血压、心率、氧饱和度、体温等信息,指导救护车上的医护人员进行抢救。

(二)远程诊疗

基于在线视频和 VR 技术实现远程诊断、远程影像会诊、远程监护等,5G 的更高速、可靠的连接以及更短的时延,可以在无需面对面的前提下,实现精准的远程技术指导、手术操控、诊疗支持。

(三)医学教育

利用 5G 提供的高速宽带服务,医学专业学生可以通过 VR 设备获得统一标准的医学培训,例如虚拟手术、医学模拟演示、实训模拟演示、教学实训演示、医院虚拟仿真系统、手术仿真训练系统等。

（四）在线诊疗

5G 条件下的问诊不仅仅是文字、语音、视频,还将把简单的检测,如听诊、血压测量、观察、把脉等纳入线上,使医生的咨询服务更有依据,基本可做到与门诊无差别。

（五）健康管理

5G 使用大规模物联网,使实时数据传输和分析成为可能。通过对智能设备数据的感知、测量、捕捉和采集,分析数据信息,利用大数据、云计算等技术,实现积极的生活方式干预和定时监测,及时掌握疾病高危人群的动态,实时记录个人健康状况。

（六）药品管理

5G 条件下,大规模物联网设备将实现通用化,药品电子监管码系统被物联网设备取代,不仅降低成本,简化了药品信息的采集录入工作,各种感应设备还能监测药品的运输和存储条件,药品流通中间环节的质量更有保证。

第五节　互联网医院

一、互联网医院的概念

医院信息化是实现医院现代化的重要任务之一,也是社会信息化不可缺少的组成部分。从 20 世纪 80 年代起,我国医院开展信息化建设,逐步从早期的单机单用户应用阶段,到部门级和全院级管理信息系统应用;从以财务、药品和管理为中心,发展为以病人信息为中心的临床业务支持和电子病历应用;从局限在医院内部应用,开始区域医疗信息化应用尝试。信息技术已经成为医疗活动必不可少的支撑和手段。

互联网医院是医院信息化发展的新阶段,它以计算机网络技术发展为基础,以多媒体、通信等其他信息技术为辅助,突破传统医学模式的时空限制,实现疾病的预防、诊疗、保健、康复、护理等医疗流程的全面数字化。它涵盖了临床信息系统、联机业务处理系统、远程医学系统、医院信息系统、智能楼宇管理系统、互联网系统等,实现了全网络化,核心理念是"以患者为中心",通过信息手段,简化就医流程,方便患者就医,提高就医效率,降低就医成本。

二、互联网医院的应用

（一）互联网医院的类型

2015 年 12 月,浙江省桐乡市政府正式宣布全国首家互联网医院上线,为患者提供在线诊疗服务,开启"互联网＋"医疗的新模式探索。随后"网上医院""云医院""未来医院""空中医院"等互联网医院纷纷成立。

1. 根据互联网医院的建设主体不同分类

根据互联网医院的建设主体不同可分为以下模式:

① 政府主导。各级政府部门建立的区域平台,如乌镇互联网医院、四川互联网医院、宁夏互联网医院等。

② 医院主导。大型医院通过信息技术升级,建设远程接诊平台,以服务医联体范围内患者为主。如浙江大学附属第一医院互联网医院、广东省网络医院、四川大学华西第二医院。

③ 企业主导。互联网企业与一家或多家线下实体医院合作,线上整合优化医疗资源配置,为患者服务,如阿里健康网络医院等。

2. 根据互联网医院的服务模式分类

根据互联网医院的服务模式可分为以下模式:

① 分级诊疗模式。建立互联网分级诊疗平台,在医联体内实现医疗资源的互联互通。基层医疗机构医生或患者借助平台实现在线咨询,通过上传患者的诊疗记录和检查结果等,进行网络会诊,实现基层首诊和双向转诊。

② 平台模式。以医生多点执业或者与多家医疗机构有效联动,以互联网技术连接患者和医生,实现在线咨询、电子处方、复诊随访等功能。

③ 医院 O2O(Online to Offline)模式。医院实体充分运用线下医疗资源,建立网络院区,推动线上咨询、预约挂号、在线处方、慢病随访等与线下医疗服务的对接,实现线上线下联动服务。

(二)互联网医院的建设内容

互联网医院是"互联网 + "医疗最具代表性的应用,以现代移动互联网技术为切入点,让患者更多地参与到诊疗的过程中,实现从诊前到诊后的"一站式"服务。其主要建设内容包括:

1. 诊前服务

诊前服务包括线上线下智能分诊、导诊,在线建档,预约挂号,出诊信息查询等。患者通过网站、移动客户端等方式,输入年龄、性别、联系方式等身份信息,然后根据提供的人体模型和自身患病状况选择不舒服的部位,在线分诊平台根据患者信息分析并提示可能性疾病供病人参考,推荐病人到相应的科室就诊。同时,患者还能快速方便地查询医生、科室和医院的全方位信息,并提供各类健康资讯方便患者选择。

2. 诊中服务

诊中服务包括缴费、报告查询、在线健康咨询等。患者利用网站、移动客户端等方式缴费、查询检查报告、与医生沟通,实现在线就诊。

3. 诊后服务

患者可通过互联网医院查看个人历史就诊记录,涵盖门诊或住院病历、治疗情况、检查单图文报告、用药历史、相关费用、在线问诊记录等。在健全个人电子健康档案的基础上,部分互联网医院利用区域医疗平台可以实现远程会诊,双向转诊等功能。同时,通过整合各类智能终端设备,远程监测患者生理体征,实现慢病管理智能化。同时,医生可以直接将各类预先整理好的疾病健康宣教资料通过网络推送给患者,提高医患沟通的效率。

附录一　全国医院信息化建设标准 与规范(试行)[①]

前　言

为促进和规范全国医院信息化建设,明确医院信息化建设的基本内容和建设要求,国家卫生健康委员会规划与信息司组织国内相关单位专家和技术人员共 60 余人,在《医院信息平台应用功能指引》明确医院信息化功能和《医院信息化建设应用技术指引》明确医院信息化技术的基础上,研究制定了《全国医院信息化建设标准与规范(试行)》(以下简称《建设标准》)。

《建设标准》针对目前医院信息化建设现状,着眼未来 5—10 年全国医院信息化应用发展要求,针对二级医院、三级乙等医院和三级甲等医院的临床业务、医院管理等工作,覆盖医院信息化建设的主要业务和建设要求,从软硬件建设、安全保障、新兴技术应用等方面规范了医院信息化建设的主要内容和要求。《建设标准》分为业务应用、信息平台、基础设施、安全防护、新兴技术等 5 章 22 类 262 项具体内容。第一章业务应用,包括便民服务、医疗服务、医疗管理、医疗协同、运营管理、后勤管理、科研管理、教学管理、人力资源管理等 9 类;第二章信息平台,包括信息平台基础、平台服务集成等 2 类;第三章基础设施,包括机房基础、硬件设备、基础软件等 3 类;第四章安全防护,包括数据中心安全、终端安全、网络安全、容灾备份等 4 类;第五章新兴技术,包括大数据技术、云计算技术、人工智能技术、物联网技术等 4 类。建设标准按照二级、三级乙等和三级甲等医院提出了具体要求。二级及以上医院在医院信息化建设过程中,要依据本《建设标准》,符合电子病历基本数据集、电子病历共享文档规范以及基于电子病历的医院信息平台技术规范等卫生健康行业信息标准,满足《医院信息平台应用功能指引》《医院信息化建设应用技术指引》和相关医院数据上报管理规范的要求。妇幼保健院、专科医院可参照执行。

特别感谢参与《建设标准》编制的每位编写者,大家不辞辛苦、以严谨负责的态度完成了编制工作。但因水平有限,仍难免会存在疏忽之处,我们将在未来的工作中结合实际,及时充实更新相关内容,使《建设标准》更臻完善。

[①] 为便于阅读,本书附录中引用资料均尽量保留其原有体例格式,未作统一处理。

《全国医院信息化建设标准与规范》指标体系图

图例：
- 业务应用
- 信息平台
- 基础设施
- 安全防护
- 新兴技术

人工智能：疾病风险预测、医学影像辅助诊断、临床辅助诊疗、智能健康管理、医院智能管理、虚拟助理

容灾备份：基础设备容灾
云计算平台：云计算基础、云计算管理、云计算安全、云存储
大数据平台：大数据采集汇聚、大数据治理、大数据计算、大数据挖掘分析、大数据利用
物联网应用：患者安全、数据采集、资产物资管理
容灾备份：应用容灾、数据备份恢复

三级甲等医院

容灾备份：备用网络、数据备份、应用容灾（配置增加）
信息平台基础：业务及数据服务、数据访问与存储、业务协同基础、院户门户、电子证照管理
基础软件：虚拟化、数据库（配置增加）
基础软件：数据分析工具
容灾备份：数据备份与恢复、应用容灾（指标增加）
网络安全：网络安全管理

安全：安全审计
机房B级：机房面积、不间断电源（配置增加）
医疗协同：远程会诊、远程影像、分级诊疗、双向转诊、区域病理、区域检验
医疗协同：协作诊疗
运营管理：预算成本
后勤管理：楼宇智能、会议管理
后勤管理：医疗辅助
科研管理：科研项目、科研辅助、临床应用、科研转化

硬件设备：服务器、存储、核心交换、汇聚交换（配置增加）
便民服务：互联网服务、预约服务、就诊服务、实名认证、满意度评价、信息公开、智能导诊、信用服务、陪护服务
便民服务：门急诊
医疗服务：医疗业务（门急诊、住院、院外）、护理业务、医技业务、移动业务
医疗管理：医务管理、护理管理、药事管理、院感管理、卫生应急、数据上报

三级乙等医院

容灾备份：基础设备灾备、备用网络、数据备份（配置增加）
网络安全：网络优化、通信加密、结构安全
基础设施：虚拟化、数据库（配置增加）
数据中心安全：身份认证、访问控制
网络安全：网络安全管理
终端安全：客户端管理、设备管理
容灾备份：本地数据备份、异地数据备份、本地应用恢复、异地应用容灾、大数据采集汇聚、大数据治理、大数据挖掘计算、大数据挖掘分析
大数据平台、**物联网应用**：患者安全、数据采集、资产和物资管理

数据中心安全：系统加固、数据加固、防火墙、安全审计、入侵防范
便民服务：智能导诊、信用服务、陪护服务
医疗服务：医疗业务（门急诊、住院、院外）、护理业务、医技业务、移动业务、医疗辅助
后勤管理、**科研管理**：科研项目、科研辅助、临床应用
教学管理：培训管理、考试管理
人力资源：战略规划、执行管理、注册服务、主索引服务
信息平台基础：业务协同、档案服务、访问存储

终端安全：介质安全、身份认证
硬件设备：服务器、存储、核心交换、汇聚交换（配置增加）
机房B级：机房要求、电气设备、安防设备、基础装修、综合管理
便民服务：互联网服务、预约服务、就诊服务、实名认证、满意度评价、信息公开
医疗管理：医务管理、护理管理、药事管理、院感管理、卫生应急、数据上报
医疗协同：远程会诊、远程影像、分级诊疗、双向转诊、区域病理、区域检验
医疗协同：协作诊疗
运营管理：财务管理、预算成本、资产管理、物资管理
后勤管理：楼宇智能、会议管理

二级医院

备份容灾：备用网络灾备、数据备份恢复
网络安全：结构安全、通信加密
终端安全：身份认证
硬件设备：接入交换机、无线控制器、路由器、无线AP、终端设备
后勤管理：楼宇管理、会议管理
教学管理：培训管理、考试管理
科研管理：项目管理
基础软件：操作系统、中间件
基础软件：虚拟化软件、数据库软件
终端安全：客户端管理、设备管理
容灾备份：本地备份、本地容灾
数据中心安全：身份认证、安全管理
云计算平台：云计算基础、云计算安全、云存储、云计算管理

数据中心安全：防火墙、安全审计、入侵防范
硬件设备：服务器设备、存储设备、核心交换机、汇聚交换机
机房C级：机房要求、电气设备、安防设备、基础装修、综合管理
便民服务：互联网服务、预约服务、就诊服务、实名认证、满意度评价、信息公开
医疗服务：医疗业务（门急诊、住院、院外）、护理业务、医技业务、移动业务
医疗管理：医务管理、护理管理、药事管理、院感管理、卫生应急、数据上报
医疗协同：远程会诊、远程影像、分级诊疗、双向转诊、区域病理、区域检验
运营管理：财务管理、预算成本、审计信息、资产管理、物资管理

第一章 业务应用

一、便民服务

(一) 互联网服务

一级指标	二级指标	三级指标	具体内容和要求
一、便民服务	(一)互联网服务	(1)服务内容	基于互联网为患者提供挂号、排队、缴费、信息查询、医患沟通等业务服务。 ① 具备患者门户、预约挂号、挂号查询、院内导诊、检验报告查询、检查报告查询、自助缴费、费用查询、诊断及处方查询、医患沟通等 10 项功能。 ② 提供挂号、排队、缴费、信息查询、医患沟通等 5 项服务。 二级医院　具备 5 项功能、提供 3 项服务。 三级乙等医院　具备 6 项功能、提供 3 项服务。 三级甲等医院　具备 9 项功能、提供 4 项服务。
		(2)咨询服务	为患者和医生架起沟通桥梁,方便患者咨询。 ① 具备健康自述、医疗咨询、家庭健康管理、远程医嘱、健康教育信息推送等 5 项功能。 ② 通过即时通信方式实现医患沟通。支持文字、语音、视频等 3 种即时通信方式。 二级医院　具备 2 项功能、支持 1 种通信方式。 三级乙等医院　具备 2 项功能、支持 1 种通信方式。 三级甲等医院　具备 3 项功能、支持 2 种通信方式。
		(3)信息查询	提供患者查看自己或家属的检查报告单、医嘱信息、诊疗记录、费用记录、医疗服务价格、医疗费用明细清单等信息。 ① 支持号源信息、检验检查报告、医疗费用、疾病诊断及处方、医保政策、医疗服务价格、医疗费用明细清单、药物信息等 8 项信息的综合查询。 ② 支持挂号、缴费等 2 种信息自动提醒方式。 二级医院　支持 4 种信息查询、支持 1 种提醒方式。 三级乙等医院　支持 5 种信息查询、支持 1 种提醒方式。 三级甲等医院　支持 6 种信息查询、支持 2 种提醒方式。

（二）预约服务

一级指标	二级指标	三级指标	具体内容和要求
一、 便民服务	（二） 预约服务	（4） 预约内容	为患者提供实名制挂号、检查、检验、体检、处置、日间手术、住院等预约服务。 ① 具备包括预约登记、预约取消、预约资源同步、预约资源管理、分时段预约、患者信用管理等6项功能。 ② 提供实名制挂号、检查、检验、体检、日间手术、处置、住院等7项预约服务。 二级医院　具备3项功能、提供3项服务。 三级乙等医院　具备4项功能、提供4项服务。 三级甲等医院　具备5项功能、提供5项服务。
		（5） 预约签到	支持人工、自助机、移动终端、医院范围内自动签到等4种签到方式。 二级医院　支持1种签到方式。 三级乙等医院　支持2种签到方式。 三级甲等医院　支持3种签到方式。

（三）就诊服务

一级指标	二级指标	三级指标	具体内容和要求
一、 便民服务	（三） 就诊服务	（6） 挂号方式	实现医院号源统一管理,对医院内网预约平台和互联网预约平台的号源进行实时同步,支持网络、电话、窗口、诊间、社区等5种挂号方式。 二级医院　支持3种挂号方式。 三级乙等医院　支持4种挂号方式。 三级甲等医院　支持5种挂号方式。
		（7） 排队叫号	提供门诊分诊、检验、检查、取药、门诊治疗、体检等排队叫号服务。 ① 提供门诊分诊、检验、检查、取药、门诊治疗、体检等6项排队叫号服务。 ② 支持居民健康卡、身份证、手工录入等3种签到方式。 ③ 提供等候时间、顺序号、等候人数等3项信息提醒。 二级医院　提供3项服务、支持1种签到方式、提供1项信息提醒内容。 三级乙等医院　提供4项服务、支持2种签到方式、提供1项信息提醒内容。 三级甲等医院　提供6项服务、支持3种签到方式、提供2项信息提醒内容。

一级指标	二级指标	三级指标	具体内容和要求
一、 便民服务	(三) 就诊服务	(8) 自助服务	为患者提供全流程的就诊自助信息服务。 ① 具备自助设备支持居民健康卡发放、自助设备自助打印、信息查询、自助挂号、自助缴费、自助导航、室内定位、自助单据打印、自助点餐、货币真假识别等 10 项功能。 ② 提供医院简介、就医指南、建立患者基本信息及标志(居民健康卡等)、充值支付、挂号、门诊电子病历打印、检验检查报告查询打印、胶片打印、出院记录打印、住院证明打印、费用明细打印、医疗费用查询、就诊信息查询等 13 项服务。 二级医院 具备 5 项功能、提供 8 项服务。 三级乙等医院 具备 6 项功能、提供 9 项服务。 三级甲等医院 具备 7 项功能、提供 10 项服务。
		(9) 便民结算	为患者提供诊间结算、床旁结算、移动支付等费用结算方式,鼓励使用居民健康卡。 ① 具备身份识别、费用结算、移动支付、扫码支付、医保结算等 5 项功能。 ② 支持居民健康卡、身份证等 2 种身份证件识别方式。 ③ 支持城乡居民医保、城镇职工医保、商业保险等 3 种医疗保险。 二级医院 具备 2 项功能、支持 1 种身份识别方式、支持城乡居民医保和城镇职工医保结算。 三级乙等医院 具备 3 项功能、支持 2 种身份识别方式、支持 3 种医疗保险结算。 三级甲等医院 具备 4 项功能、支持 2 种身份识别方式、支持 3 种医疗保险结算。
		(10) 支付方式	为患者提供多种费用结算方式。 ① 提供现金、支票、银行卡、居民健康卡、社会保障卡等 5 种途径。 ② 支持人工柜台、自助机、移动支付、网上支付等 4 种方式。 二级医院 提供 2 种支付途径、支持 2 种支付方式。 三级乙等医院 提供 3 种支付途径、支持 2 种支付方式。 三级甲等医院 提供 4 种支付途径、支持 3 种支付方式。
		(11) 智能导诊	通过自助机、移动终端以人体图、症状列表等形式提供就诊科室、医生建议。 ① 具备智能导诊知识库、智能科室推荐、智能分时排序、专家推荐等 4 项功能。 ② 提供人体图、症状列表等 2 种疾病自测途径。 二级医院 推荐要求。 三级乙等医院 具备 1 项功能。 三级甲等医院 具备 2 项功能、提供 1 种途径。

一级指标	二级指标	三级指标	具体内容和要求
一、 便民服务	（三） 就诊服务	（12） 院内导航	通过专用固定终端或移动终端为患者提供医院范围内的智能导航。 ① 具备地点标注、线路图标注、目的地导航、信息提醒、预期步行时间、支持室内 3D 和室外地图、最优路径算法和提示、室内室外定位功能切换、室内 3D 图像处理等 9 项功能。 ② 提供医院范围内包括车位定位、地图导航、科室分布导航等 3 项智能导航服务。 二级医院　推荐要求。 三级乙等医院　具备 4 项功能、提供 1 项服务。 三级甲等医院　具备 6 项功能、提供 2 项服务。
		（13） 患者定位	提供婴儿、丧失自控能力等特殊患者的定位服务。 具备包括定位对象坐标信息获取、支持室内 3D 和室外地图、室内室外定位功能自动切换、患者定位信息自动提醒、偏离报警、电子标签防破拆实时报警等 6 项功能。 二级医院　推荐要求。 三级乙等医院　具备 3 项功能。 三级甲等医院　具备 4 项功能。

（四）信用服务

一级指标	二级指标	三级指标	具体内容和要求
一、 便民服务	（四） 信用服务	（14） 实名认证	对患者身份进行实名认证。 ① 具备线下认证、线上认证等 2 项功能。 ② 支持居民健康卡、身份证、社会保障卡、银行卡等 4 种类型证件。 二级医院　具备 1 项功能、支持 1 种证件。 三级乙等医院　具备 1 项功能、支持 2 种证件。 三级甲等医院　具备 2 项功能、支持 2 种证件。
		（15） 信用管理	具备对预约挂号后未就诊、诊疗后未付费等 2 类患者实行信息管理。 二级医院　推荐要求。 三级乙等医院　具备 1 类管理功能。 三级甲等医院　具备 2 类管理功能。

（五）陪护服务

一级指标	二级指标	三级指标	具体内容和要求
一、 便民服务	（五） 陪护服务	（16） 陪护范围	提供患者陪护预约服务,包括诊疗预约、检查、检验、处置等4项陪护服务。 　　二级医院　推荐要求。 　　三级乙等医院　提供2项服务。 　　三级甲等医院　提供3项服务。
		（17） 陪护管理	具备实名制管理、人员数量、服务能力、服务状态、资质管理等5项管理功能。 　　二级医院　推荐要求。 　　三级乙等医院　具备3项管理功能。 　　三级甲等医院　具备4项管理功能。

（六）满意度评价

一级指标	二级指标	三级指标	具体内容和要求
一、 便民服务	（六） 满意度评价	（18） 评价内容	具备患者对预约、接诊、收费、药房、检查、陪护等6项就医过程进行评价功能。 　　二级医院　具备4项功能。 　　三级乙等医院　具备5项功能。 　　三级甲等医院　具备6项功能。
		（19） 评价渠道	提供移动终端、网站、自助机、病区床旁终端系统等4种评价途径。 　　二级医院　提供1种途径。 　　三级乙等医院　提供2种途径。 　　三级甲等医院　提供3种途径。

（七）信息推送与公开

一级指标	二级指标	三级指标	具体内容和要求
一、 便民服务	（七） 信息推送 与公开	（20） 信息推送	将就诊相关信息通过多种方式通知患者或家属。 　　① 提供门诊就诊预约、检查预约、住院排床、变更通知、检查报告结果、手术通知、手术进程、欠费情况、检验检查危急值预警等9项内容。 　　② 支持短信、APP、显示屏等3种信息推送方式。 　　二级医院　提供5项内容,支持1种推送方式。 　　三级乙等医院　提供6项内容,支持1种推送方式。 　　三级甲等医院　提供7项内容、支持2种推送方式。

续表

一级指标	二级指标	三级指标	具体内容和要求
一、 便民服务	（七） 信息推送 与公开	（21） 信息公开	根据医院职能向社会公众公开就医需求相关信息。 ① 提供自助设备、大屏幕显示屏、移动终端应用等3种途径。 ② 支持公开医疗机构、注册医师、注册护士、医疗服务价格、医院便民服务、专家团队等6类信息。 　二级医院　提供2种途径、支持3类信息。 　三级乙等医院　提供2种途径、支持4类信息。 　三级甲等医院　提供3种途径、支持5类信息。

二、医疗服务

（八）医疗业务（门急诊）

一级指标	二级指标	三级指标	具体内容和要求
二、 医疗服务	（八） 医疗业务 （门急诊）	（22） 门急诊 电子病历	按照《病历书写基本规范》要求，支持病历书写及时完整、规范。主要内容包括初诊电子病历、复诊电子病历急诊电子病历、电子传染病报告、电子出生证明和电子死亡医学证明等。 ① 具备病历书写、疾病诊断（ICD－10）录入、处方和处置录入、信息引用（包含患者基本信息、检查检验信息、处方处置信息、知识库等）、智能提醒、模板管理、病历质控、患者诊后去向管理等8项功能。 ② 支持诊断和鉴别诊断库、医学术语库、电子病历模板库、病历质控规则库等4个知识库。 ③ 门急诊电子病历文档具备主诉、现病史、既往史、体格检查、实验室检查、诊断记录、治疗计划、医嘱等8项内容。 ④ 支持手工录入、语音录入、数据导入等3种录入方式。支持文本、语音、图形图像等3种数据格式。 　二级医院　具备4项功能，具备6项内容、支持1种录入方式、支持2种数据格式。 　三级乙等医院　具备6项功能、支持2个医学知识库、具备8项内容、支持2种录入方式、支持3种数据格式。 　三级甲等医院　具备7项功能、支持3个医学知识库、具备8项内容、支持2种录入方式、支持3种数据格式。

续表

一级指标	二级指标	三级指标	具体内容和要求
二、医疗服务	(八)医疗业务(门急诊)	(23)门急诊处方和处置管理	实现门急诊处方、检查、检验、治疗、手术等处方和处置的全流程管理。 ① 具备处方和处置录入、审核、分析等3项功能。 ② 支持门诊、急诊、检查、检验、治疗、手术等6种处方和处置类型的全流程管理。 ③ 提供药物字典、检验检查字典、手术治疗字典、合理用药、医保控费等5种知识库。 　二级医院　具备1项功能、支持3种类型、提供2种知识库。 　三级乙等医院　具备2项功能、支持4种类型、提供3种知识库。 　三级甲等医院　具备3项功能、支持6种类型、提供5种知识库。
		(24)门诊合理用药	利用合理用药知识库,实现医嘱自动审查、实时提醒、在线查询,及时发现不合理用药问题。 ① 具备医嘱自动复核、用药实时提醒、用药信息在线查询、用药提示、合理用药统计分析、合理用药知识库等6项功能。 ② 提供药物相互作用、配伍禁忌、适应证等3种内容复核提醒。 　二级医院　具备2项功能、提供1种内容复核提醒。 　三级乙等医院　具备4项功能、支持2种内容复核提醒。 　三级甲等医院　具备5项功能、支持3种内容复核提醒。

(九) 医疗业务(住院)

一级指标	二级指标	三级指标	具体内容和要求
二、医疗服务	(九)医疗业务(住院)	(25)住院病历书写	按照《病历书写基本规范》要求,确保病历书写及时、完整、规范。内容包括住院病案首页及附页、入院记录、病程记录、知情同意书、病危(重)通知书、出院记录、电子传染病报告、电子死亡医学证明等。 ① 具备病历书写编辑、医学矢量图、病案首页及附页生成、医嘱录入、申请单智能生成及录入、信息引用(基本信息、检查检验信息、医嘱信息、术语词库、知识库等)、病历信息共享、智能提醒、电子签名、模板管理、三级阅改、修改痕迹保留、全流程病历质控管理、病历归档封存等14项功能。 ② 书写内容包括住院病案首页、入院记录(含患者一般情况、主述、现病史、既往史、个人史、婚育史、月经史、家族史、体格检查、专科情况、辅助检查结果、初步诊断等)、病程记录、知情同意书(含手术、麻醉、输血、特殊检查、特殊治疗等)、病危(重)通知书、医嘱单、体温单、医学影像检查报告、病理报告单等9项。 ③ 提供疾病诊断和鉴别诊断库、医学术语库、电子病历模板库、病历质控规则库等4个知识库。 　二级医院　具备8项功能、包含5项内容、提供2个知识库。 　三级乙等医院　具备10项功能、包含7项内容、提供3个知识库。 　三级甲等医院　具备12项功能、包含9项内容、提供4个知识库。

一级指标	二级指标	三级指标	具体内容和要求
二、医疗服务	（九）医疗业务（住院）	（26）住院医嘱管理	实现住院用药、检查、检验、手术、治疗、输血等业务的全流程管理。 ① 具备医嘱录入、核对、作废、执行、医嘱审核、电子签名、医嘱模板管理等7项功能。 ② 支持住院用药、检查、检验、手术、治疗、输血等6种住院医嘱类型。 ③ 提供药物字典、检验检查字典、手术治疗字典等3个知识库。 二级医院　具备5项功能、支持4种类型、提供1个知识库。 三级乙等医院　具备6项功能、支持5种类型、提供2个知识库。 三级甲等医院　具备7项功能、支持6种类型、提供3个知识库。
		（27）临床路径管理	按照《医疗机构临床路径管理指导原则》，实现疾病的规范化医疗服务。 ① 具备入出路径管理、变异管理、可视化路径配置、路径医嘱模板联动管理、临床路径规则管理、临床信息共享、查询统计、临床路径知识库等8项功能。 ② 支持病案信息、体检信息、诊断信息、检验检查结果、实时病程记录、手术记录、治疗同意书、诊疗项目、手术方案等9种临床信息共享。 二级医院　具备4项功能、支持6种信息共享。 三级乙等医院　具备6项功能、支持7种信息共享。 三级甲等医院　具备7项功能、支持8种信息共享。

（十）护理业务

一级指标	二级指标	三级指标	具体内容和要求
二、医疗服务	（十）护理业务	（28）护理记录	包括护理记录、住院患者评估和出院随访等管理。 ① 具备护理记录智能录入、智能生成、入院评估、出院评估、住院期间评估、随访计划、随访量表制定、随访跟踪、随访记录、随访数据与临床数据整合、随访工作量分析、信息引用、输入项验证、电子签名、智能提醒、模板管理、护理病历质控整改、归档封存等18项功能。 ② 支持体温单、危重症护理记录单等2种类型表单。 ③ 提供基本信息、检查检验信息、医嘱信息、临床护理知识库等4项信息共享服务。 二级医院　具备9项功能、支持1种表单、提供2项信息共享服务。 三级乙等医院　具备12项功能、支持2种表单、提供3项信息共享服务。 三级甲等医院　具备14项功能、支持2种表单、提供4项信息共享服务。

续表

一级指标	二级指标	三级指标	具体内容和要求
二、医疗服务	(十)护理业务	(29)非药品医嘱执行	实现检验、检查、治疗等非药品医嘱进行审核、执行、打印等进行全过程闭环管理。 ① 具备患者身份确认、临床信息共享、医嘱核对、标本管理、执行确认、执行结果反馈、非药品医嘱审核知识库等7项功能。 ② 支持条形码、二维码、RFID等3种识别方式。 二级医院　具备3项功能、支持1种识别方式。 三级乙等医院　具备4项功能、支持1种识别方式。 三级甲等医院　具备5项功能、支持1种识别方式。
		(30)药品医嘱执行	为保证用药安全,通过患者身份及药品的核对,实现针剂、口服药、外用药等全过程管理。 具备配药管理、标签管理、患者身份查对、药品查对、患者呼叫管理、患者及医嘱信息自动获取和比对、医嘱配伍禁忌审查、用药前后患者病情自动获取等8项功能。 二级医院　具备4项功能。 三级乙等医院　具备5项功能。 三级甲等医院　具备6项功能。
		(31)输液管理	实现患者身份及输液药品的核对、输液过程全流程管理。 ① 具备登记管理、配药管理、标签管理、输液位置管理、患者身份查对、药品查对、患者呼叫管理、临床信息共享、智能提醒、医嘱校对知识库等10项功能。 ② 支持条形码、二维码、RFID等3种识别方式。 二级医院　具备7项功能、支持1种识别方式。 三级乙等医院　具备8项功能、支持1种识别方式。 三级甲等医院　具备9项功能、支持1种识别方式。
		(32)护理信息提醒	规范护理相关信息提醒的内容、流程等。具备书写错误、内容完整性、书写及时性、内容重复、未执行医嘱、护理审核医嘱、检验结果、检查结果、检验危急值、检查危急值、费用、输液完成等12项提醒功能。 二级医院　具备6项提醒功能。 三级乙等医院　具备9项提醒功能。 三级甲等医院　具备10项提醒功能。

（十一）医技业务

一级指标	二级指标	三级指标	具体内容和要求
二、医疗服务	（十一）医技业务	（33）手术信息管理	利用信息化技术、物联网技术，对手术室的人员、物品实现精细化管理和围手术期全过程管理。 ① 具备手术申请排班、手术信息核查、术前访视记录手术信息共享、器材核对、手术室信息集成和展示、手术进程监控、检验设备数据采集、术中术后护理记录、患者安全管理、手术安全检查核对、手术名称和编码库、排班管理、药品管理（毒麻药品管理）、物资管理、物流管理、更衣室管理等17项功能。 ② 支持术前准备、麻醉开始、手术中、麻醉复苏、手术结束等5个环节监控。 二级医院　具备9项功能、支持3个环节监控。 三级乙等医院　具备12项功能、支持4个环节监控。 三级甲等医院　具备15项功能、支持5个环节监控。
		（34）麻醉信息管理	提供围手术期全过程麻醉信息管理。 ① 具备访视记录、知情同意书确认、麻醉安排、设备数据采集、术中麻醉记录、术中给药、麻醉复苏等7项功能。 ② 支持麻醉术前访视、麻醉方案、麻醉知情同意书、设备数据采集与术中麻醉记录、麻醉总结与术后随访、麻醉质控等8种类型麻醉信息管理。 ③ 支持术前风险评估、术中风险预警和麻醉复苏效果评估等3种评估。 二级医院　具备5项功能、支持6种类型管理、支持1种评估。 三级乙等医院　具备6项功能、支持7种类型管理、支持2种评估。 三级甲等医院　具备7项功能、支持8种类型管理、支持3种评估。
		（35）临床检验信息管理	实现常规检验、生化检验、免疫检验、微生物检验、分子检验等全流程信息管理。 ① 具备条码管理、标本管理、全过程时间管理、设备数据采集、检验报告书写、检验报告自动审核、质控管理、双向质控条码管理、检验报告审核、危急值管理、LIS系统和检验设备间双向通信、检验医嘱知识库等12项功能。 ② 支持常规检验、生化检验、免疫检验、微生物检验、分子检验等5种检验类型全流程信息管理。 ③ 检验设备数据自动采集比例。 二级医院　具备6项功能、支持3种检验类型、检验设备数据自动采集比例≥40%。 三级乙等医院　具备9项功能、支持4种检验类型、检验设备数据自动采集比例≥60%。 三级甲等医院　具备11项功能、支持5种检验类型、检验设备数据自动采集比例≥80%。

续表

一级指标	二级指标	三级指标	具体内容和要求
二、 医疗服务	(十一) 医技业务	(36) 医学影像 信息管理	实现医学影像信息资料电子化传输、存储、后处理与应用调阅。 　① 具备影像数据采集、图像压缩、数据存储归档、检查预约、信息登记、影像后处理分析、影像一致性输出、图像内容检索、影像调阅、诊断报告管理和打印、质控管理等 11 项功能。 　② 支持心电、放射、核医学、超声、病理等 5 种医学影像信息类型。 　③ 医学影像设备数据自动采集比例。 　二级医院　具备 8 项功能、支持 2 种医学影像类型、医学影像设备数据自动采集比例≥40%。 　三级乙等医院　具备 9 项功能、支持 4 种医学影像信息类型、医学影像设备数据自动采集比例≥60%。 　三级甲等医院　具备 11 项功能、支持 5 种医学影像信息类型、医学影像设备数据自动采集比例≥80%。
		(37) 病理信息 管理	通过病理标本识别,实现医院患者病理标本送检全过程的规范化、精细化管理。 　① 具备标本封装、标志、转送、登记、接收、核对、监管等 7 项功能。 　② 病理设备数据自动采集比例。 　二级医院　具备 5 项功能。 　三级乙等医院　具备 6 项功能、病理设备数据自动采集比例≥60%。 　三级甲等医院　具备 7 项功能、病理设备数据自动采集比例≥80%。
		(38) 电生理 信息管理	提供心电图机与运动平台、脑电图、肌电图、动态心电图等电生理检查信息的管理。 　① 具备设备数据采集、数字图像分析、诊断报告管理、质量控制等 4 项功能。 　② 提供心电图机与运动平台、脑电图、肌电图、动态心电图等 4 种电生理检查信息支持。 　③ 电生理设备信息自动采集比例。 　二级医院　具备 2 项功能、提供 2 种电生理检查信息支持。 　三级乙等医院　具备 3 项功能、提供 3 种电生理检查信息支持、电生理设备数据自动采集比例≥60%。 　三级甲等医院　具备 4 项功能、提供 4 种电生理检查信息支持、电生理设备数据自动采集比例≥80%。

（十二）移动业务

一级指标	二级指标	三级指标	具体内容和要求
二、 医疗服务	（十二） 移动业务	（39） 移动查房	通过移动终端实现医生移动查房，支持调阅患者本次或历史就诊信息，支持直接下达医嘱等工作的实时记录。 ① 具备床位列表、患者疾病信息集成查询、影像信息查询展现、移动智能终端数据录入、医嘱录入、电子申请单录入、检验检查报告查询、手术安排信息、会诊申请、智能提醒等10项功能。 ② 提供药品知识库、疾病知识库、化验结果指标知识库、健康指导知识库等4个知识库。 二级医院　推荐要求。 三级乙等医院　具备5项功能、提供1个知识库。 三级甲等医院　具备7项功能、提供2个知识库。
		（40） 移动护理	通过移动终端实现临床护理移动化，实现护理服务从计划、执行、跟踪到结束的全过程监督管理。 具备患者床位列表、患者腕带管理、患者身份识别、医嘱执行、输液管理、用血核对、体征采集记录、巡视管理、风险评估、护理评估和记录、护理备忘录、患者疾病信息集成查询、检验检查结果查询、材料记账、医嘱执行智能提醒规则、护理关注要点智能提醒、规范护理服务管理、护理计划、护理文书、医嘱执行智能提醒知识库、移动护理知识库等21项功能。 二级医院　具备12项功能。 三级乙等医院　具备15项功能。 三级甲等医院　具备18项功能。
		（41） 移动药事	通过移动终端支持药师查房和参与会诊，辅助药师制定药师查房计划，实时分析病人用药安全性和合理性，进行治疗药物监测、设计个体化给药方案，提供药物咨询，完成临床药历和查房记录。 ① 具备调阅患者基本及疾病信息、用药咨询、用药安全宣教、药师会诊、药师查房计划、药历管理、查房记录、合理用药知识库等8项功能。 ② 支持临床药历书写、临床药学查房分析、临床药学计算、安全评估等4种临床专业技术工具。 二级医院　推荐要求。 三级乙等医院　推荐要求。 三级甲等医院　具备6项功能、支持2种工具。

续表

一级指标	二级指标	三级指标	具体内容和要求
二、 医疗服务	(十二) 移动业务	(42) 移动术前 访视	通过移动终端支持麻醉师完成术前访视,掌握手术患者的真实情况。 ① 具备手术患者确认、患者临床信息、术前访视计划、术前访视记录、患者手术宣教、麻醉宣教知识库、患者最新报告集成查询等7项功能。 ② 支持术前访视计划和方式记录自动生成、术前访视模板智能化调整以及多种录入方式(键盘输入、语音识别、音频、图片、视频等)等3种技术方式。 二级医院 推荐要求。 三级乙等医院 同上。 三级甲等医院 具备5项功能、支持2种技术方式。
		(43) 移动物流	通过移动终端结合物流管理系统,向外延伸与供应商的物流供应链对接,对内强化医疗耗材的环节管理,针对临床进行实时物流消耗监控,方便成本核算。 具备采购单生成、验收入库、捡货配送、盘点、病区签收、临床消耗、物流信息状态采集、物流信息共享等8项功能。 二级医院 推荐要求。 三级乙等医院 具备4项功能。 三级甲等医院 具备6项功能。

(十三) 医疗业务(院外)

一级指标	二级指标	三级指标	具体内容和要求
二、 医疗服务	(十三) 医疗业务 (院外)	(44) 随访管理	实现诊疗、康复过程中的患者随访管理。 ① 具备随访计划、随访量表制定、随访跟踪、随访记录、随访数据与临床数据整合、随访工作量和分析、随访评价等7项功能。 ② 支持日常随访、专病随访、护理随访、家庭随访等4种随访类型。 ③ 支持电话、网站、APP等3种随访方式。 二级医院 具备4项功能、支持2种随访类型、通过1种随访方式。 三级乙等医院 具备5项功能、支持3种随访类型、支持2种随访方式。 三级甲等医院 具备6项功能、支持4种随访类型、支持3种随访方式。

续表

一级指标	二级指标	三级指标	具体内容和要求
二、 医疗服务	(十三) 医疗业务 (院外)	(45) 健康宣教 管理	通过有计划、有组织、有系统的社会和教育活动,促使人们自觉地采纳有益于健康的行为和生活方式,消除或减轻影响健康的危险因素,预防疾病,促进健康,提高生活质量。 　　① 具备健康宣教内容维护、审核、发布、查询、反馈等5项功能。 　　② 支持桌面终端、移动终端、电视、大屏幕显示屏等4种传播方式。 　　③ 提供疾病预防、疾病治疗、疾病康复管理、健康生活方式、合理营养膳食、戒烟知识、戒烟门诊服务信息等7种健康宣教信息。 　　二级医院　具备3项功能、支持1种传播方式、提供3种健康宣教信息。 　　三级乙等医院　具备4项功能、支持2种传播方式,提供4种健康宣教信息。 　　三级甲等医院　具备5项功能、支持3种传播方式,提供5种健康宣教信息。

三、医疗管理

(十四) 医务管理

一级指标	二级指标	三级指标	具体内容和要求
三、 医疗管理	(十四) 医务管理	(46) 电子病历 质量管理	确定电子病历书写的质控目标、时间点、关键节点等质控内容,并实时监控电子病历书写的质控情况。 　　具备病历质控规则知识库、病历三级质控、病历质量监控、病历质控分析、病历质控追溯、自动质控评分、评分统计报表、统计结果图表展示等8项功能。 　　二级医院　具备3项功能。 　　三级乙等医院　具备6项功能。 　　三级甲等医院　具备7项功能。
		(47) 临床路径 与单病种 管理	实现设定临床路径与单病种的质控指标,定期对质控指标统计,对质控指标偏差进行分析,不断完善临床路径和单病种管理。 　　具备质控指标设置、质控指标监控、质控指标分析、临床数据采集、质控数据采集监管、质控指标智能化路径分析模型等6项功能。 　　二级医院　具备3项功能。 　　三级乙等医院　具备4项功能。 　　三级甲等医院　具备5项功能。

一级指标	二级指标	三级指标	具体内容和要求
三、医疗管理	(十四)医务管理	(48)手术分级管理	以手术分级目录为基础,授予不同专业技术职务及任职资格的手术医师相应手术权限,实现手术的分级审批。具备手术代码库设置、手术等级设置、手术分级授权和审批、手术分级审批规则和流程设置、自定义手术分级审批设置等5项功能。 二级医院 具备2项功能。 三级乙等医院 具备3项功能。 三级甲等医院 具备4项功能。
		(49)危急值管理	智能提醒患者检验检查结果危急值,及时通知临床医生和护士,提示给予干预或治疗,实现危急值全流程追溯。 ① 具备危急值规则知识库设置、危急值自动筛查、自动提醒通知、临床干预反馈、危急值追溯等5项功能。 ② 支持短信、预警信息等2种自动提醒方式。 二级医院 具备2项功能、支持1种方式。 三级乙等医院 具备3项功能、支持1种方式。 三级甲等医院 具备4项功能、支持1种方式。

(十五) 护理管理

一级指标	二级指标	三级指标	具体内容和要求
三、医疗管理	(十五)护理管理	(50)护理质量管理	对护理质量各要素进行计划、组织、协调和控制,使护理过程按标准满足服务需求。 具备护理质控知识库设置、计划设置、考评点设置、整改计划设置、质控目标任务分解、质控监控规则设置、临床数据集成与调阅、质量考评结果统计分析、护理人员资质管理等9项功能。 二级医院 具备4项功能。 三级乙等医院 具备5项功能。 三级甲等医院 具备7项功能。

（十六）药事管理

一级指标	二级指标	三级指标	具体内容和要求
三、医疗管理	（十六）药事管理	（51）药事信息管理	支持药师查房与会诊，实现对药物使用进行咨询、指导与监测，提供个体化给药方案，开展处方审核点评和用药评价。 ① 具备用药咨询、处方审核点评、用药安全宣教、药师查房、信息浏览（病历病史信息、疾病诊断信息、医嘱信息、用药信息、过敏信息、检查检验信息等）、药师会诊、个体化给药方案、药学监护评估、药历管理、药师数字身份认证等 10 项功能。 ② 提供患者用药咨询及用药安全宣教等 2 种合理用药知识库。 ③ 提供患者药物反应，用药建议等 2 种临床药学评估工具。 二级医院　具备 5 项功能、提供 1 种知识库、提供 1 种评估工具。 三级乙等医院　具备 7 项功能、提供 1 种知识库、提供 2 种评估工具。 三级甲等医院　具备 8 项功能、提供 2 种知识库、提供 2 种评估工具。
		（52）处方点评	定期或不定期抽查门诊处方或住院医嘱，实现处方审核和点评。 ① 具备处方点评知识库设置、规则设置、处方数据抽取规则设置、抽查处方样本点评、临床信息调阅、处方点评统计、超常处方统计、点评报告自动生成、点评结果反馈等 9 项功能。 ② 支持从临床业务信息系统、医院信息平台（数据中心）等 2 种处方数据抽取方式。 ③ 提供桌面终端、移动端等 2 种消息提醒途径。 二级医院　具备 4 项功能、支持 1 种数据抽取方式、提供 1 种消息提醒途径。 三级乙等医院　具备 6 项功能、支持 1 种数据抽取方式、提供 1 种消息提醒途径。 三级甲等医院　具备 7 项功能、支持 1 种数据抽取方式、提供 1 种消息提醒途径。
		（53）发药管理	实现各药房、自动包药机、自动发药机的发药流程管理以及退药等功能管理，确保用药安全，实现药品的可追溯。 ① 具备药房药物规则管理、门急诊药房配发药、门急诊处方审核、住院发药审核、临床用药知识库管理、退药处理、处方与医嘱信息获取、住院药房调剂、智能提醒、药物自动识别管理、药物追溯管理等 11 项功能。 ② 支持条形码、二维码、RFID 等 3 种药品识别方式。 二级医院　具备 5 项功能、支持 1 种药品识别方式。 三级乙等医院　具备 6 项功能、支持 1 种药品识别方式。 三级甲等医院　具备 8 项功能、支持 1 种药品识别方式。

续表

一级指标	二级指标	三级指标	具体内容和要求
三、医疗管理	(十六)药事管理	(54)抗菌药物管理	抗菌药物分级管理,实现抗菌药物使用的全程干预、警示、评估和点评。 具备抗菌药物知识库设置、抗菌药物分级规则设置、使用分级授权、审批提醒、用药效果评估、指标统计等6项功能。 二级医院　具备3项功能。 三级乙等医院　具备4项功能。 三级甲等医院　具备5项功能。
		(55)基本药物监管	对医疗机构基本药物的采购、支付、价格、使用等各环节进行监管,开展基本药物临床综合评价。 ① 具备基本药物信息共享、流通数据监测、临床使用信息采集、用药监控辅助决策知识库、药物使用统计分析等5项功能。 ② 支持通过桌面终端、移动终端等2种信息提醒方式 二级医院　具备2项功能、支持1种信息提醒方式。 三级乙等医院　具备3项功能、支持1种信息提醒方式。 三级甲等医院　具备4项功能、支持1种信息提醒方式。
		(56)药物物流管理	实现医院各级药库、药房的药品进销存管理,可接收院外药品供应链信息,提供完整的药品账务管理,通过药品标志码,实现药品批次追溯功能。 ① 具备药品供应商信息接收、药品采购、入库、出库、库存、药品调价自动化、药品盘点、药品标志码、药品配送、药品追溯、统计台账等11项管理功能。 ② 支持条形码、二维码、RFID等3种药物识别方式。 二级医院　具备5项功能、支持1种药物识别方式。 三级乙等医院　具备7项功能、支持1种药物识别方式。 三级甲等医院　具备9项功能、支持2种药物识别方式。
		(57)静脉药物配置管理	遵循标准操作程序,按照处方或医嘱辅助完成全静脉营养、细胞毒性药物和抗菌药物等各类静脉药物的混合调配,实现医嘱审核和药物配伍禁忌复核等功能。 ① 具备智能获取信息(如病历病史信息、疾病诊断信息、医嘱信息、用药信息、过敏信息等)、药师审核、贴签摆药、入舱核对、冲配核对、出舱核对、病区签收、退药管理等8项功能。 ② 支持患者基本信息、病历病史信息、疾病诊断信息、医嘱信息、用药信息、过敏信息等6种信息自动获取共享。 二级医院　具备5项功能、支持自动获取及共享4种信息。 三级乙等医院　具备6项功能、支持自动获取及共享5种信息。 三级甲等医院　具备8项功能、支持自动获取及共享6种信息。

（十七）院感管理

一级指标	二级指标	三级指标	具体内容和要求
三、医疗管理	（十七）院感管理	（58）院感管理	针对医疗过程中发生的感染相关情况进行监测预警、排除与确认上报、分析和反馈，对手术、ICU 等重点监测人群进行综合监测和目标监测。 　　具备院感数据采集、感染自动筛查、感染上报与审核、感染干预反馈、院内感染监测、院内感染指标分析、院感知识库管理、环境卫生监测、医务人员职业防护管理等 9 项功能。 　　二级医院　　具备 5 项功能。 　　三级乙等医院　　具备 6 项功能。 　　三级甲等医院　　具备 7 项功能。

（十八）卫生应急管理

一级指标	二级指标	三级指标	具体内容和要求
三、医疗管理	（十八）卫生应急管理	（59）应急事件监测管理	对突发急性传染病防治、突发公共卫生事件应对准备与应急处置，以及自然灾害、事故灾难和社会安全事件的紧急医学救援等信息进行有效管理。 　　具备应急值守、突发急性传染病和突发公共卫生事件监测、风险评估、信息报告、急性传染病和公共卫生事件知识库管理、事件风险判定与监控规则管理、事件风险判定规则管理等 7 项功能。 　　二级医院　　具备 4 项功能。 　　三级乙等医院　　具备 6 项功能。 　　三级甲等医院　　具备 7 项功能。
		（60）应急事件应对管理	具备应急资源管理、辅助决策、指挥调度、应急方案编制工具、安全模拟演练与培训等 5 项功能。 　　二级医院　　具备 3 项功能。 　　三级乙等医院　　具备 4 项功能。 　　三级甲等医院　　具备 5 项功能。

（十九）数据上报管理

一级指标	二级指标	三级指标	具体内容和要求
三、医疗管理	（十九）数据上报管理	（61）医疗安全（不良）事件上报	报告不良事件，包括医疗信息、医技检查、手术和治疗、护理、药品、输血、仪器设备和医疗器械、医院感染爆发等不良事件上报。 　　具备不良事件的登记、撤销、上报、审批处理、反馈分析、相关临床信息集成调阅、临床数据引用方式、干预措施管理等 8 项功能。 　　二级医院　　具备 4 项功能。 　　三级乙等医院　　具备 5 项功能。 　　三级甲等医院　　具备 6 项功能。

续表

一级指标	二级指标	三级指标	具体内容和要求
三、 医疗管理	(十九) 数据上报 管理	(62) 传染病 信息上报	实现对符合传染病(包括法定报告传染病、突发急性传染病等)、疑似传染病诊断标准的患者,以及各类突发公共卫生事件提供传染病和突发公共卫生事件直接网络直报或数据交换,支持上报卡登记、审核、统计,或直接网络上报。 具备符合传染病和疑似传染病诊断标准的患者信息上报、审核、导出、统计分析、爆发监控预警、数据交换等6项功能。 二级医院 具备4项功能。 三级乙等医院 具备6项功能。 三级甲等医院 同上。
		(63) 重大非传 染性疾病 及死亡信 息上报	实现对重大非传染性疾病(包括严重精神障碍、恶性肿瘤、职业病、高血压、糖尿病、慢阻肺以及急性心梗,脑卒中,心脏性猝死等心脑血管事件等)监测及死亡登记与电子健康档案的数据交换。 具备重大非传染性疾病患者信息及死亡登记信息的上报、审核、导出、数据交换等4项功能。 二级医院 具备4项功能。 三级乙等医院 同上。 三级甲等医院 同上。
		(64) 预防接种 信息上报	实现对预防接种信息、受种者接种个案信息、疫苗管理和使用信息、疑似预防接种异常反应个案信息,提供数据交换。 具备预防接种信息上报、审核、导出、数据交换等4项功能。 二级医院 具备4项功能。 三级乙等医院 同上。 三级甲等医院 同上。
		(65) 食源性 疾病信息 上报	实现对食源性疾病病例信息的规范上报,保证食源性疾病报告的时效性、可靠性准确性。 具备食源性疾病上报审批流程设置、信息上报诊断触发、相关信息采集、患者病历摘要信息采集、实验室结果信息采集、食源性疾病上报信息导出配置、食源性疾病统计、食源性疾病爆发监控规则管理等8项功能。 二级医院 具备4项功能。 三级乙等医院 具备6项功能。 三级甲等医院 具备8项功能。

四、医疗协同

(二十) 院内协同

一级指标	二级指标	三级指标	具体内容和要求
四、医疗协同	(二十) 院内协同	(66) 多学科协作诊疗	利用医嘱、电子病历、临床路径等临床信息,通过多学科诊疗信息的融合,实现多学科诊疗模式的信息化管理。 ① 实现多学科会诊和多学科科研等,具备科室管理、申请管理、协作结果管理、会诊级别管理、主动干预提醒、效果评价等6项功能。 ② 支持患者信息共享,包括患者基本信息、费用信息、电子病历、检查检验等4项信息。 二级医院　推荐要求。 三级乙等医院　具备4项管理功能、支持2项信息共享。 三级甲等医院　具备5项管理功能、支持3项信息共享。

(二十一) 区域协同

一级指标	二级指标	三级指标	具体内容和要求
四、医疗协同	(二十一) 区域协同	(67) 远程会诊	利用信息化和现代通信工具,基于居民健康卡及医生电子证照,为患者完成远程病历分析、疾病诊断和治疗方案。 具备医患双方身份数字认证、会诊申请、患者病历信息采集、专家会诊、病历信息调阅、专科诊断、会诊结果下传、远程会诊相关知识库、会诊评价、示教示范、数字音频处理、视频压缩传输等12项功能。 二级医院　具备6项功能。 三级乙等医院　具备8项功能。 三级甲等医院　具备10项功能。
		(68) 远程影像诊断	运用通信、计算机及网络技术,医疗机构邀请其他医疗机构,为本医疗机构诊疗患者提供远程诊断支持。 ① 具备远程病理、影像、超声、核医学、心电图、肌电图、脑电图等7项诊断功能。 ② 支持影像数据采集、影像后处理分析、影像数据标准化处理、影像数据存储归档、影像数据存储管理、图像压缩、信息加密处理、信息安全管理等8项影像数据处理方式。 二级医院　具备2项诊断功能、支持3项数据处理方式。 三级乙等医院　具备3项诊断功能、支持4项数据处理方式。 三级甲等医院　具备4项诊断功能、支持5项数据处理方式。

一级指标	二级指标	三级指标	具体内容和要求
四、医疗协同	(二十一)区域协同	(69)分级诊疗	按照疾病的轻、重、缓、急及治疗的难易程度,实现基层首诊和双向转诊,以居民健康卡作为身份识别依据和信息加载传输载体。 　　具备疾病分级管理、疾病信息共享、医疗服务资源管理、转诊申请、转诊审核、就诊确认、接诊处理、出院反馈、病历资料协同传输、权限管理、费用结算、统计查询、分级诊疗知识库、疾病分级分类模型等14项功能。 　　二级医院　具备8项功能。 　　三级乙等医院　具备10项功能。 　　三级甲等医院　具备12项功能。
		(70)双向转诊	支持上下级医院之间的双向转诊业务,协助下级医院实现电子化的转诊申请与审核。 　　具备专家门诊预约、检查检验预约、住院病床预约、日间手术预约、转诊申请、转诊审核、上级医院接诊、审核与转诊、就诊确认、接诊处理、出院反馈、病历资料协同传输、统计查询、转诊流程管理等14项功能。 　　二级医院　具备7项功能。 　　三级乙等医院　具备9项功能。 　　三级甲等医院　具备11项功能。
		(71)区域病理共享	支持接收外来病理样本和区域范围病理检查的远程诊断,对样本物流运输全程跟踪监管。 　　具备病理申请、标本采集、标本处置、图像采集、标本物流跟踪与管理、登记签收、诊断报告、报告审核与实时发布、报告调阅、质量控制等10项功能。 　　二级医院　具备4项功能。 　　三级乙等医院　具备6项功能。 　　三级甲等医院　具备8项功能。
		(72)区域检验共享	实现检验标本跨机构送检管理。 　　① 具备TAT时间管理、样本管理、物流跟踪与管理、设备数据采集、结果报告管理、发布与回传、样本物流全程监管、质量审核、生物安全管理等9项功能。 　　② 检验设备数据自动采集。 　　二级医院　具备4项功能、检验设备数据自动采集比例≥50%。 　　三级乙等医院　具备5项功能、检验设备数据自动采集比例≥65%。 　　三级甲等医院　具备6项功能、检验设备数据自动采集比例≥80%。

五、运营管理

(二十二) 财务管理

一级指标	二级指标	三级指标	具体内容和要求
五、运营管理	(二十二) 财务管理	(73) 业务结算与收费	提供门急诊患者费用处理功能,支持住院病人办理住院预交金、费用处理业务处理。 ① 具备预交金管理、费用结算、退费、医保业务处理、结账、跨地区异地就医结算等6项功能。 ② 提供现金、支票、银行卡、居民健康卡、社会保障卡等5种途径。 ③ 支持人工柜台、自助机、移动支付、网上支付等4种方式。 ④ 支持城乡居民医保、城镇职工医保、商业保险等3种医疗保险的患者费用实时结算方式。 　二级医院　具备4项功能、提供3种支付途径、支持2种支付方式、支持2种医疗保险结算方式。 　三级乙等医院　具备6项功能、提供4种支付途径、支持3种支付方式、支持2种医疗保险结算方式,逐步实现商业保险实施结算方式。 　三级甲等医院　同上。
		(74) 财务信息管理	按照医院执行会计制度,实现会计核算、分析、监督、预测等医院日常经济活动相关业务。 ① 具备财务核算、财务审核、财务分析、监督与预测、财务凭证、财务报表、票据管理、往来账管理等8项功能。 ② 支持门诊住院患者收费数据、物资耗材采购消耗数据、固定资产采购折旧数据、职工薪酬数据等5种财务数据采集。 ③ 支持医疗业务数据与财务数据、财务结算数据与收费系统结账数据、门诊住院结账报表与总账凭证数据等3种数据校正与同步方式。 　二级医院　具备4项功能、提供3种数据采集、支持2种数据校正与同步方式。 　三级乙等医院　具备6项功能,提供4种数据采集、支持3种数据校正与同步方式。 　三级甲等医院　同上。

续表

一级指标	二级指标	三级指标	具体内容和要求
五、 运营管理	(二十二) 财务管理	(75) 审计信息 管理	按照《卫生计生内部审计工作规定》和《审计署关于内部审计工作的规定》,实现医院对审计项目实施全过程的规范化、实时化、协作化、远程化管理,并支持审计质量评价。 　　① 具备数据预警分析、审计管理、审计作业、法规管理、内控评价5个模块。 　　② 数据预警分析模块应具备监控预警、财务分析、业务分析、数据分析、审计工具等5项功能;审计管理模块应具备计划管理、项目管理、档案管理、整改追踪等4项功能;审计作业模块应具备审计准备、审计实施、审计终结、审计整改等4项功能。 　　③ 支持外部审计和内部审计2种审计类型。 　　二级医院　具备3个模块,实现8项功能,支持2种审计类型。 　　三级乙等医院　具备5个模块,实现13项功能,支持2种审计类型。 　　三级甲等医院　同上。

(二十三) 预算成本管理

一级指标	二级指标	三级指标	具体内容和要求
五、 运营管理	(二十三) 预算成本 管理	(76) 全面预算 管理	医院根据其自身发展计划和任务,编制年度财务收支计划,安排未来经营活动资金。 　　① 具备编制、审批、调整、控制、执行状态跟踪、统计分析、专项预算管理等7项功能。 　　② 提供会计核算、成本核算、采购预算执行、专项项目预算执行等4项相关数据采集。 　　③ 支持弹性预算、零基预算、定基预算等3种编制事业和医疗计划的预算方法。 　　二级医院　具备4项功能、提供2项数据采集、支持1种预算方法。 　　三级乙等医院　具备5项功能、提供3项数据采集、支持2种预算方法。 　　三级甲等医院　具备7项功能、提供4项数据采集、支持3种预算方法。

一级指标	二级指标	三级指标	具体内容和要求
五、 运营管理	(二十三) 预算成本 管理	(77) 全成本 核算管理	以医院临床、医技、医疗辅助、行政后勤四大类科室作为主要核算对象,实现医院医疗全成本核算过程。 ① 具备数据采集、收入分析、成本分析、分摊管理、量本利分析等5项功能。 ② 支持核算周期内,利用量本利预测模型分析医院及科室成本效益,具备门诊/住院/医技收入、成本、收益、保本工作量、保本收入等5种成本分析功能。 ③ 支持科室成本核算、项目成本核算、病种成本核算诊次和床日成本核算等4种成本核算数学模型。 二级医院　具备3项功能、支持2种成本分析功能、支持2种数学模型。 三级乙等医院　具备4项功能、支持3种成本分析功能、支持3种数学模型。 三级甲等医院　具备5项功能、支持5种成本分析功能、支持3种数学模型。

(二十四) 医院资产管理

一级指标	二级指标	三级指标	具体内容和要求
五、 运营管理	(二十四) 医院资产 管理	(78) 医疗设备 管理	构建院内医疗实体资源网络,实现设备的运营、监控、管理。 ① 具备供应商管理、采购管理、合同管理、招标管理、入库管理、出库管理、领用管理、盘点管理、移动盘点、状态管理、转移管理、借还管理、维修管理、报废管理、折旧管理、标签管理、效益分析、预警管理等18项功能。 ② 支持移动推车、PDA、平板电脑、手机等4种方式实现对医疗设备移动盘点。 二级医院　具备10项功能。 三级乙等医院　具备16项功能、支持3种方式。 三级甲等医院　同上。
		(79) 后勤设备 管理	利用条码、RFID标签等物联网技术,实现后勤设备的日常使用管理。 ① 具备设备管理、故障报警管理、维修保养管理、巡检时间自动记录、设备信息自动记录、巡检时间提醒、使用满意度评价等7项功能。 ② 提供管理电梯、空调、锅炉、水泵、发电机和配电设备等6种后勤设备。 ③ 支持PDA、平板电脑、手机等3种移动终端实现设备巡检。 二级医院　具备3项功能、提供管理2种设备、支持1种移动终端。 三级乙等医院　具备7项功能、提供管理4种设备、支持1种移动终端。 三级甲等医院　同上。

续表

一级指标	二级指标	三级指标	具体内容和要求
五、 运营管理	(二十四) 医院资产 管理	(80) 资产信息 管理	利用条码、RFID标签等物联网技术,实现从固定资产设备申购到报废的全生命周期可追溯管理。 　　① 具备供应商管理、采购管理、合同管理、招标管理资产入库管理、资产出库管理、资产领用管理、资产状态管理、资产盘点管理、移动盘点管理、资产转移管理、资产借还管理、资产维修管理、资产报废管理、资产折旧管理、资产标签管理、报表管理、资产维修保养预警规则管理等18项功能。 　　② 支持PDA、平板电脑、手机等3种移动终端实现对固定资产移动盘点管理。 　　二级医院　具备12项功能、支持1种移动终端。 　　三级乙等医院　具备16项功能、支持1种移动终端。 　　三级甲等医院　同上。
		(81) 有线电视 网络	实现医院室内有线电视网络的日常管理。 　　① 具备医院内有线电视网络监控管理、自定义控制策略管理、网络电视访问控制、ICU访视等4项功能。 　　② 支持有线电视网络、互联网电视等2种接入方式。 　　二级医院　具备2项功能、支持1种接入方式。 　　三级乙等医院　具备3项功能、支持2种接入方式。 　　三级甲等医院　同上。

(二十五) 物资管理

一级指标	二级指标	三级指标	具体内容和要求
五、 运营管理	(二十五) 物资管理	(82) 临床试剂 管理	建立临床试剂入、出、存管理流程,实现完整的、规范的、标准化的试剂管理。 　　① 具备厂家管理、试剂字典、出入库管理、库存管理临床试剂信息共享、临床试剂自动识别、试剂盘点、有效期管理、库存报警管理、账务管理等10项功能。 　　② 支持条形码、二维码、RFID等3种识别方式,支持移动智能终端、人工盘点等2种盘点方式。 　　二级医院　具备5项功能、支持1种识别方式、支持1种盘点方式。 　　三级乙等医院　具备8项功能、支持1种识别方式、支持2种盘点方式。 　　三级甲等医院　同上。

一级指标	二级指标	三级指标	具体内容和要求
五、运营管理	(二十五)物资管理	(83)高值耗材管理	针对植入、介入等高值耗材,支持接收院外高值耗材供应商信息,实现高值耗材标志码、有效期、资质等信息全流程管理及追溯。 ① 具备院内外高值耗材信息共享、供应商管理、采购管理、档案管理、使用审批、使用登记、使用追溯、医嘱核销、库存移动盘点、库存自动化提示等10项功能。 ② 支持条形码、二维码、RFID、电子货柜识别等4种识别方式,支持PDA、扫描枪、电脑、手机等4种终端设备。 二级医院　具备5项功能、采用1种识别方式、支持1种终端设备。 三级乙等医院　具备8项功能、采用2种识别方式、支持2种终端设备。 三级甲等医院　同上。
		(84)低值耗材及办公用品管理	低值耗材和办公用品的申请、审批、核对全过程管理,支持接入院外后勤物资供应链信息。 ① 具备低值耗材及办公用品请领、出入库、物资调价、物资盘点、标志码、批次、台账、电子数据交换、自动化预警、自定义审批设置等10项功能。 ② 支持条形码、二维码、RFID、电子货柜识别等4种识别方式,支持PDA、扫描枪、电脑、手机等4种终端设备。 二级医院　具备5项功能、采用1种识别方式、支持1种终端设备。 三级乙等医院　具备8项功能、采用2种识别方式、支持2种终端设备。 三级甲等医院　同上。

六、后勤管理

(二十六) 楼宇智能管理

一级指标	二级指标	三级指标	具体内容和要求
六、后勤管理	(二十六)楼宇智能管理	(85)智能照明控制	实现医院室内照明系统智能控制。 ① 具备自定义控制策略、集中开关控制、灯光调节、定时控制、场景模式等5项功能。 ② 支持移动传感、亮度传感、红外遥控、移动远程控制、网络控制等5种控制方式。 二级医院　具备2项功能、支持2种控制方式。 三级乙等医院　具备3项功能、支持3种控制方式。 三级甲等医院　具备5项功能、支持5种控制方式。

续表

一级指标	二级指标	三级指标	具体内容和要求
六、 后勤管理	(二十六) 楼宇智能 管理	(86) 环境温湿 度控制	实现医院室内环境温湿度智能控制。 ① 具备温湿度数据监测、远程控制、超限报警等3项功能。 ② 覆盖手术室、药库、实验室、病区等4个区域的温湿度控制。 ③ 支持现场消息提醒、声光报警、短信报警等3种报警方式。 　二级医院　具备1项功能、覆盖2个区域的温湿度控制、支持1种报警方式。 　三级乙等医院　具备2项功能、覆盖2个区域的温湿度控制、支持2种报警方式。 　三级甲等医院　具备3项功能、覆盖3个区域的温湿度控制、支持3种报警方式。
		(87) 智能热水 控制	实现医院水温的智能控制。 ① 具备水位控制、恒温控制、自动计费、超限报警等4项功能。 ② 支持温度传感、水位传感、远程控制、网络控制等4种控制方式。 ③ 支持现场消息提醒、声光报警、短信报警等3种报警方式。 　二级医院　具备2项功能、支持2种控制方式、支持1种报警方式。 　三级乙等医院　具备3项功能、支持3种控制方式、支持2种报警方式。 　三级甲等医院　具备4项功能、支持4种控制方式、支持3种报警方式。
		(88) 智能电能 控制	实现医院室内电能智能控制。 ① 具备远程用电监控、远程通断控制、终端远程升级、远程抄表、用电量预警、用电状态分析等6项功能。 ② 支持电力载波、红外线、移动、总线等4种电表数据采集方式。 ③ 支持现场消息提醒、声光报警、短信报警等3种报警方式。 　二级医院　具备3项功能、支持1种数据采集方式、支持1种报警方式。 　三级乙等医院　具备5项功能、支持2种数据采集方式、支持3种报警方式。 　三级甲等医院　具备6项功能、支持4种数据采集方式、支持3种报警方式。

一级指标	二级指标	三级指标	具体内容和要求
六、后勤管理	（二十六）楼宇智能管理	（89）智能门禁控制	实现医院室内集中监控与管理建筑物内的门禁设备智能管理。 ① 具备实时监测、远程控制、异常报警、智能身份识别等4项功能。 ② 覆盖行政管理、病区、门诊、急诊、医技、手术室、库房、实验室等8个控制区域。 ③ 支持接触式卡、非接触卡、指纹识别、人脸识别等4种门禁卡介质。 二级医院　具备2项功能、覆盖4个控制区域、支持2种门禁卡介质。 三级乙等医院　具备3项功能、覆盖5个控制区域、支持3种门禁卡介质。 三级甲等医院　具备4项功能、覆盖8个控制区域、支持3种门禁卡介质。

（二十七）医疗辅助管理

一级指标	二级指标	三级指标	具体内容和要求
六、后勤管理	（二十七）医疗辅助管理	（90）手术室洁净度管理	利用条码、RFID标签等物联网技术,实现手术人员及着装的手术室智能化洁净管理。 ① 具备人员出入管理、手术智能发衣柜管理、智能更衣柜管理等3项功能。 ② 支持接触式卡、非接触式卡、人脸识别、指纹识别等4种手术室出入身份识别方式。 ③ 支持手术衣自动发放、手术衣自动回收、智能分配手术更衣柜等3种智能控制。 二级医院　推荐要求。 三级乙等医院　具备2项功能、支持1—2种身份识别方式、支持1种智能控制。 三级甲等医院　具备3项功能、支持1—2种身份识别方式、支持2种智能控制。
		（91）医疗废弃物管理	利用条码、RFID标签等物联网技术,跟踪管理医疗废物的全生命周期。 ① 实现对医疗废弃物的实时定位和监控,具备医疗废弃物分类、称重、标记、装车运输、回收、监管等6项功能。 ② 支持条形码、二维码、RFID等3种医疗废弃物标志 ③ 具备GPS、北斗等2种移动废弃物运输车辆定位方式。 二级医院　推荐要求。 三级乙等医院　具备4项功能、支持2种医疗废弃物标志、支持1种定位方式。 三级甲等医院　具备5项功能、支持3种医疗废弃物标志、支持1种定位方式。

(二十八) 会议管理

一级指标	二级指标	三级指标	具体内容和要求
六、 后勤管理	(二十八) 会议管理	(92) 视频会议 管理	实现医院院内的点对点视频、多点视频会议管理。 ① 具备大型会议、远程会议、视频监控设备、集中控制平台、会场配置管理、远程故障处理等6项管理功能。 ② 支持远程语音交互、标准宽频语音处理、抗干扰处理、抗噪声处理等4种音频处理方式。 ③ 支持高清图像传输、高清视频传输等2种视频压缩传输方式。 　二级医院　具备3项功能、支持2种音频处理方式、支持1种视频压缩传输方式。 　三级乙等医院　具备5项功能、支持3种音频处理方式、支持2种视频压缩传输方式。 　三级甲等医院　具备6项功能、支持4种音频处理方式、支持2种视频压缩传输方式。
		(93) 会议信息 管理	实现医院会议流程的规范管理。 ① 具备会议预约、会议通知、会议签到、会议记录等4项功能。 ② 支持桌面端消息、短信提醒、APP提醒等3种消息传递方式。 ③ 支持视频记录、语音记录、文字记录等3种会议记录方式。 　二级医院　推荐要求。 　三级乙等医院　具备3项功能、支持2种会议通知方式、支持2种会议记录方式。 　三级甲等医院　具备4项功能、支持3种会议通知方式、支持3种会议记录方式。

七、科研管理

(二十九) 科研项目管理

一级指标	二级指标	三级指标	具体内容和要求
七、 科研管理	(二十九) 科研项目 管理	(94) 项目信息 管理	支持医院对科研项目的规范管理。 ① 具备项目发布、项目申请、专家评审、研究过程管理、经费管理等5项功能。 ② 支持国家级、省部级、市厅级、其他等4类项目课题的申报方式。 ③ 医学科研伦理审查包括伦理审查申请、审查管理、审查结论及跟踪管理等4项功能。 　二级医院　具备3项功能、支持2类申报方式。 　三级乙等医院　具备4项功能、支持3类申报方式、支持2项伦理审查功能。 　三级甲等医院　具备4项功能、支持3类申报方式、支持3项伦理审查功能。

续表

一级指标	二级指标	三级指标	具体内容和要求
七、 科研管理	（二十九） 科研项目 管理	（95） 科研成果 管理	具备学术论文管理、学术著作管理、科研专利管理、科研奖项管理、科研失信行为记录等5项功能。 　　二级医院　推荐要求。 　　三级乙等医院　具备4项功能。 　　三级甲等医院　同上。
		（96） 科研平台 和资源 管理	具备综合管理科研平台在建设与运行所需仪器设备设施、科研技术人员、生物样本库管理、科研数据管理、遗传资源管理等5项功能。 　　二级医院　推荐要求。 　　三级乙等医院　具备5项功能。 　　三级甲等医院　同上。

（三十）科研辅助管理

一级指标	二级指标	三级指标	具体内容和要求
七、 科研管理	（三十） 科研辅助 管理	（97） 科研数据 采集	支持科研项目和科研病例数据等数据的管理，以及全过程科研数据质量监控。 　　具备科研数据规范采集和存储、风险审核、敏感数据脱敏处理、权限控制、科研数据查询、科研数据质量监控等6项功能。 　　二级医院　推荐要求。 　　三级乙等医院　具备6项功能。 　　三级甲等医院　同上。
		（98） 科研数据 分析	支持科研项目和科研病例数据等数据的分析利用，以及全过程科研数据分析应用管理。 　　具备科研数据查询、科研设计支持、科研数据集成模型、统计报表、科研数据导出等5项功能。 　　二级医院　推荐要求。 　　三级乙等医院　具备5项功能。 　　三级甲等医院　同上。

（三十一）应用转化管理

一级指标	二级指标	三级指标	具体内容和要求
七、 科研管理	（三十一） 应用转化 管理	（99） 科研临床 应用	具备循证经验指导临床、研究结果与诊疗方案等2项功能。 　　二级医院　推荐要求。 　　三级乙等医院　具备2项功能。 　　三级甲等医院　同上。

续表

一级指标	二级指标	三级指标	具体内容和要求
七、科研管理	(三十一)应用转化管理	(100)科研转化应用	具备研究资源与临床实践智能结合、转化应用效果评估、适宜技术推广等3项功能。 二级医院　推荐要求。 三级乙等医院　具备2项功能。 三级甲等医院　同上。

八、教学管理

(三十二) 教学管理

一级指标	二级指标	三级指标	具体内容和要求
八、教学管理	(三十二)教学管理	(101)学分管理	具备考试成绩管理、智能学分管理、学分重复智能提醒、学分批量重算、学分档案管理、现场智能学分登记(支持刷卡、指纹、人脸识别、移动终端等多种方式)等6项功能。 二级医院　推荐要求。 三级乙等医院　具备3项功能。 三级甲等医院　具备5项功能。
	·	(102)培训管理	对医生、护理、医技等人员培训的全过程客观、规范管理,并支持教学评价。 ① 具备培训学员个人信息登记和查询、培训计划管理培训项目管理、培训经费使用管理、智能排课管理、在线课程预约、师资信息登记和查询、培训质量统计分析等8项功能。 ② 支持外部课件及本院资源等示范教学培训内容导入,兼容音频、视频、文本文件等3种数据类型。 ③ 支持学生和老师相互评价、教学环境评价、教学成果评价、评价汇总统计等4种方式。 二级医院　具备4项功能、支持1种数据类型、支持2种评价方式。 三级乙等医院　具备6项功能、支持3种数据类型、支持3种评价方式。 三级甲等医院　同上。
		(103)考试管理	实现医生、护士、医技等人员考试考核全过程管理。具备考试预约、考试题库管理、智能组卷、在线考试、模拟考试、自动阅卷、考试成绩统计等7项功能。 二级医院　具备3项功能。 三级乙等医院　具备5项功能(教学医院具备全部7项功能)。 三级甲等医院　同上。

九、人力资源管理

（三十三）战略规划

一级指标	二级指标	三级指标	具体内容和要求
九、人力资源管理	（三十三）战略规划	（104）规划与方案	人力资源供需进行规划，并提供解决方案。 ① 具备人力资源规划、岗位管理、人才招聘等3项管理功能。 ② 支持员工基本信息数据更新与同步共享机制。 二级医院　推荐要求。 三级乙等医院　具备3项功能、支持数据更新和共享机制。 三级甲等医院　同上。

（三十四）执行管理

一级指标	二级指标	三级指标	具体内容和要求
九、人力资源管理	（三十四）执行管理	（105）日常管理	包括工作时间安排、员工培训、考勤和测评。 ① 具备休假排班管理、员工培训、人员考勤、考核测评等4项管理功能。 ② 支持人力资源综合信息查询与展现。 二级医院　推荐要求。 三级乙等医院　具备4项功能、支持信息查询与展现。 三级甲等医院　同上。
		（106）绩效与薪酬管理	对员工的绩效、薪酬进行管理。 ① 具备绩效管理、薪酬管理等2项功能。 ② 支持员工薪酬自动化算法模型。 二级医院　推荐要求。 三级乙等医院　具备2项功能、支持员工薪酬自动化算法模型。 三级甲等医院　同上。
		（107）档案管理	对医生、护士、医技和后勤人员的档案进行管理。 ① 具备人事档案、专业技术档案等2项管理功能。 二级医院　推荐要求。 三级乙等医院　具备2项功能。 三级甲等医院　同上。

第二章　信息平台

十、信息平台基础

(三十五)业务及数据服务

一级指标	二级指标	三级指标	具体内容和要求
十、信息平台基础	(三十五)业务及数据服务	(108)主数据注册服务	对主数据进行注册登记,建立唯一标志和资源索引,实现服务资源共享。 ① 具备主数据注册新增、更新与注销等3项服务功能。 ② 支持患者、医疗卫生服务人员、医疗卫生机构(科室)、医疗卫生术语等4种主数据注册服务组件。 二级医院　推荐要求。 三级乙等医院　具备3项功能、支持4种主数据注册服务组件。 三级甲等医院　同上。
		(109)主数据管理	对主数据提供共享管理和应用服务。 ① 具备主数据模型管理、定义、映射、订阅、审核与发布等6项功能。 ② 支持患者、医疗机构、医务人员及术语等4种主数据管理服务组件。 二级医院　推荐要求。 三级乙等医院　具备4项功能、支持4种主数据管理服务组件。 三级甲等医院　具备6项功能、支持4种主数据管理服务组件。
		(110)患者主索引服务	实现患者主索引生成、维护及应用服务。 ① 具备信息查询、检索索引历史、索引比较、索引修改、健康卡跨域主索引平台平台注册和更新、患者主索引信息注销、医院信息平台绑定保存健康卡跨域主索引号等7项功能。 ② 提供患者主索引算法配置、唯一标志的产生、匹配和交叉引用管理、标志及基本信息的更新通知等技术。 二级医院　推荐要求。 三级乙等医院　具备7项功能、提供4种技术。 三级甲等医院　同上。
		(111)电子病历档案服务	实现电子病历档案的获取、组织和共享管理服务。 ① 具备电子病历文档源收集、存储、注册、索引、调阅、订阅、更新和发布等8项功能。 ② 具备文档索引服务和电子病历文档引擎服务组件。 二级医院　推荐要求。 三级乙等医院　具备6项功能。 三级甲等医院　具备8项功能,具备2个组件。

（三十六）数据访问与存储

一级指标	二级指标	三级指标	具体内容和要求
十、 信息平台 基础	（三十六） 数据访问 与存储	（112） 数据交换	对业务系统提供标准的数据交换和共享服务。 ① 具备数据访问、数据路由、数据传输、数据转换等4项功能。 ② 提供数据访问中间件、数据路由、数据交换运行引擎、数据提取和装载策略等4个服务组件。 ③ 支持数据库、文本、多媒体等3种类型数据源。 二级医院　推荐要求。 三级乙等医院　具备3项功能、提供2个服务组件、支持3种数据类型。 三级甲等医院　具备4项功能、提供4个服务组件、支持3种数据类型。
		（113） 数据存储	实现平台数据的统一存储、处理和管理。具备信息资源目录库、基础信息库、业务信息库、临床文档信息库、交换信息库、操作数据存储信息库、数据仓库、对外服务信息库、智能化管理等9种管理功能。 二级医院　推荐要求。 三级乙等医院　具备7项功能。 三级甲等医院　具备9项功能。
		（114） 数据质量	对数据的进行评价和分析以提高数据质量。 ① 具备患者识别、隐私安全、临床应用、业务管理、科研价值等5项数据质量评价功能。 ② 具备数据质量评价知识库、数据模型和评价报告自动生成等3种功能组件。 二级医院　推荐要求。 三级乙等医院　具备4项功能、具备2种功能组件。 三级甲等医院　具备5项功能、具备3种功能组件。

（三十七）业务协同基础

一级指标	二级指标	三级指标	具体内容和要求
十一、 信息平台 基础	（三十七） 业务协同 基础	（115） 业务规则 流程管理	实现与医疗业务协同相关的管理和服务。 ① 具备业务规则管理、工作流管理、服务编排、协同事务实现等4项功能。 ② 提供业务协同服务框架、流程管理等2项服务组件。 二级医院　推荐要求。 三级乙等医院　具备4项服务功能、提供2项服务组件。 三级甲等医院　同上。

续表

一级指标	二级指标	三级指标	具体内容和要求
十一、信息平台基础	(三十七)业务协同基础	(116)协同服务工具	实现多种协同服务工具的组件化和统一管理。 ① 具备协同服务组件注册等1项服务管理功能。 ② 支持即时消息、信息门户、视频流媒体、电子邮件短消息和电话传真以及其他服务扩展等6种类型的协同工具服务组件。 二级医院 推荐要求。 三级乙等医院 具备1项服务管理功能、支持4种协同服务工具组件。 三级甲等医院 同上。

十一、平台服务集成

(三十八) 服务接入与管控

一级指标	二级指标	三级指标	具体内容和要求
十一、平台服务集成	(三十八)服务接入与管控	(117)单点登录管理	实现用户只需登录一次即可访问所有授权应用系统。具备用户账户管理、授权控制、身份认证、加入应用环境、同步应用环境等5项功能。 二级医院 推荐要求。 三级乙等医院 具备5项功能。 三级甲等医院 同上。
		(118)平台配置	对平台接入的服务进行可视化的配置管理。 ① 具备用户、权限、业务系统接入等3项配置功能。 ② 支持对各种协议和标准规范的遵从性检测规则设定、检测异常提示等2种功能。 二级医院 推荐要求。 三级乙等医院 具备3项功能、支持2种功能。 三级甲等医院 同上。
		(119)服务监控	实现对平台运行状态的智能监控和故障分析。 ① 具备智能监控、辅助故障分析2项功能。 ② 支持智能监控平台服务运行数据、消息路由情况、性能数据等3种监控内容。 ③ 支持电子邮件、手机短信等2种信息推送服务方式。 二级医院 推荐要求。 三级乙等医院 具备2项功能、支持3种监控内容、2种推送方式。 三级甲等医院 同上。

(三十九) 医院门户

一级指标	二级指标	三级指标	具体内容和要求
十一、平台服务集成	(三十九)医院门户	(120)医院门户网站	实现医院各类信息基于浏览器的集成展示和发布。具备各种应用系统、数据资源和互联网资源等3项信息集成访问及各种信息发布功能。 二级医院　推荐要求。 三级乙等医院　具备3项功能。 三级甲等医院　同上。

(四十) 电子证照管理

一级指标	二级指标	三级指标	具体内容和要求
十一、平台服务集成	(四十)电子证照管理	(121)医疗机构电子证照管理	实现医疗机构的基本信息维护和行政审批业务办理,对外提供医疗机构证照信息查询服务。 具备机构注册、信息变更、校验、查询等4项功能。 二级医院　具备全部4项功能。 三级乙等医院　同上。 三级甲等医院　同上。
		(122)医师电子证照管理	为医师在医疗机构执业提供信息服务,对外提供医师电子证照信息查询服务。 具备注册、变更、备案、考核、查询等5项功能。 二级医院　具备全部5项功能。 三级乙等医院　同上。 三级甲等医院　同上。
		(123)护士电子证照管理	为护士在医疗机构进行执业提供服务,对外提供护士实名身份认证和电子证照的认证服务。 具备注册、变更、延续注册、查询等4项功能。 二级医院　推荐要求。 三级乙等医院　同上。 三级甲等医院　具备全部4项功能。

第三章　基 础 设 施

十二、机房基础

(四十一) 基本要求

一级指标	二级指标	三级指标	具体内容和要求
十二、机房基础	(四十一) 基本要求	(124) 建设要求	依据《数据中心设计规范》(GB 50174—2017)、《工业建筑供暖要通风与空气调节设计规范》(GB 50019—2015)相关要求。 二级医院　参照 C 级标准。 三级乙等医院　参照 B 级标准。 三级甲等医院　同上。
		(125) 功能区域	区域划分:主机房、辅助区、支持区等。 主机房:主要用于数据处理设备安装和运行的场所,可划分为服务器、存储、网络等功能区域。 辅助区:用于电子信息设备和软件的安装、调试、维护、运行监控和管理的场所,可划分为进线、测试、总控中心、消防和安防控制、维修等功能区域。 支持区:为主机房、辅助区提供动力支持和安全保障的区域。
		(126) 机房面积	① 主机房面积≥60 平方米。 ② 主机房面积≥100 平方米。 二级医院　满足①要求。 三级乙等医院　满足②要求。 三级甲等医院　同上。
		(127) 机房高度	① 机房楼层净高(地面到楼板下)≥3.5 米,梁下净高(地面到梁下)≥3.1 米。 ② 机房装修后净高(防静电地板到天花板)≥2.6 米。 ③ 备用机房要求同主机房。 二级医院　满足①②③要求。 三级乙等医院　同上。 三级甲等医院　同上。
		(128) 机房承重	① 机房荷载标准值 8—10 千牛/平方米(800—1000 千克/平方米)。 ② 不间断电源主机荷载标准值 8—10 千牛/平方米(800—1000 千克/平方米)。 ③ 蓄电池组 4 层摆放时,电池室荷载标准值 16 千牛/平方米(1600 千克/平方米)。 ④ 消防钢瓶间荷载标准值 8 千牛/平方米(800 千克/平方米)。 二级医院　满足①②③④要求。 三级乙等医院　同上。 三级甲等医院　同上。

一级指标	二级指标	三级指标	具体内容和要求
十二、机房基础	(四十一)基本要求	(129)机房位置	① 远离强振源和强噪声源、避开强电磁场干扰。 ② 多层或高层建筑物的机房,宜设于第二、三层,并考虑建筑物的管线敷设、基础设施安装、雷电感应和结构荷载等情况综合考虑。 ③ 对于超大型医院,建议建设数据中心楼,数据中心楼由医院信息系统、保安监控系统、消防系统、楼宇自动控制系统、能源管理系统共同使用。 二级医院　满足①②要求。 三级乙等医院　同上。 三级甲等医院　满足①②③要求。

(四十二) 基础装修

一级指标	二级指标	三级指标	具体内容和要求
十二、机房基础	(四十二)基础装修	(130)地面要求	① 机房地面宜采用活动地板,要求防静电,可选择全钢地板、陶瓷地板、硫酸钙地板。 ② 活动地板尺寸 600 毫米×600 毫米,厚度≥30 毫米。 ③ 活动地板下地面及四周墙壁应平整、耐磨、不起尘、不易积灰,应采取保温和防结露措施,宜采用防尘漆＋橡塑板保温＋镀锌钢板＋防静电地板。 ④ 活动地板下面空间不作为空调静压箱,电缆在地面布线,防静电地板到地面距离≥250 毫米。下面空间作为空调静压箱,防静电地板到地面距离≥500 毫米。 二级医院　满足①②③④要求。 三级乙等医院　同上。 三级甲等医院　同上。
		(131)顶面要求	① 顶面应平整、光滑、不起尘、避免眩光、应减少凹凸面,宜采用橡塑板保温。 ② 吊顶材料宜采用微孔吸音板材。 二级医院　满足①②要求。 三级乙等医院　同上。 三级甲等医院　同上。
		(132)墙面要求	① 墙面应平整、光滑、不起尘、避免眩光、应减少凹凸面,宜采用轻钢龙骨＋保温岩棉＋彩钢板。 ② 机房内功能区物理隔断宜采用钢化玻璃隔断,钢化玻璃厚度≥12 毫米,加单开玻璃门。 二级医院　满足①②要求。 三级乙等医院　同上。 三级甲等医院　同上。

续表

一级指标	二级指标	三级指标	具体内容和要求
十二、机房基础	(四十二)基础装修	(133)照明要求	① 机房设备区照度标准值为 500 勒克斯、统一眩光值 22,进线间照度标准值为 300 勒克斯、统一眩光值 25,监控中心、测试区、打印室照度标准值为 500 勒克斯、统一眩光值 19,备件库照度标准值为 300 勒克斯、统一眩光值 22。 ② 机房设备区和辅助区内的主要照明光源应采用高效节能荧光灯,也可采用 LED 灯,灯具应采用分区、分组的控制措施。 ③ 应设置备用照明,其照度值不应低于一般照明照度值 10%;有人值守的机房,备用照明的照度值不应低于一般照明照度值的 50%。 ④ 应在出口和通道设置指示出口和方向的疏散指示标志灯,为照亮通道设置疏散照明,疏散照明的照度值不低于 5 勒克斯。 二级医院　满足①②③④要求。 三级乙等医院　同上。 三级甲等医院　同上。
		(134)温湿度要求	按照国家标准《采暖通风与空调设计规范》(GB 50019)的有关规定。机柜摆放宜设置冷通道、热通道,设备耗电量的 80% 转化为热量,同时考虑人体散热、照明装置散热、新风负荷、伴随各种散湿过程产生的潜热。主机房机柜的基础制冷量测算＝7 kW×0.8×机柜数量。 ① 应设置精密空调系统,机房内要维持正压,主机房与其他房间、走廊的压差不宜小于 5 Pa,与室外静压差不宜小于 10 Pa。 ② 应设置高效过滤功能和温度预处理的洁净新风机组或全空气处理机组,按每人新风量为 40 立方米/小时,维持室内正压所需风量,按 1—2 次/小时换气次数计算,取最大值作为新风量。具体送风口风速数值可由暖通空调专业设计师根据国家相关标准计算确定,送风速度≥3 米/秒。新风管外用等级为难燃 B1 级橡塑保温板保温。 ③ 温度控制,设备区及辅助区开机时 23 ℃±1 ℃,停机时 5—35 ℃,温度变化率(开、停机时)＜5 ℃/h,UPS 电池室 15—25 ℃。 ④ 相对湿度控制,开机 40%—60%,停机 40%—70%。 二级医院　满足①②③④要求。 三级乙等医院　同上。 三级甲等医院　同上。

一级指标	二级指标	三级指标	具体内容和要求
十二、机房基础	（四十二）基础装修	（135）消防设施	① 设置火灾自动报警系统,符合国家标准《火灾自动报警系统设计规范》(GB 50116)。 ② 设置气体灭火系统,火灾探测器与灭火系统联动。 ③ 设置气体灭火的机房,应配置专用空气呼吸器或氧气呼吸器。 ④ 机房内应设置警笛,门口上方应设置灭火显示灯,灭火系统控制箱(柜)应设置在机房外便于操作的地方。 二级医院　满足①②③④要求。 三级乙等医院　同上。 三级甲等医院　同上。
		（136）网络布线	按照国家标准《综合布线系统工程设计规范》GB 50311 的有关规定。 ① 传输介质等级要求,光缆应采用 OM3/OM4 多模光缆、单模光缆,电缆应采用六类对绞电缆,传输介质各组成部分的等级应保持一致。双绞线和光缆宜采用机柜上方走线方式。 ② 线缆防火等级,电缆应采用 CMP 级,光缆应采用 OFNP 或 OFCP 级。 ③ 每一行(排)机柜或独立功能区域机柜,宜在主配线架和机柜之间设配线列头柜。在一列机柜数量超过 10 个时,建议在一列机柜的端头设置弱电柜(水平配线区)。弱电柜用于汇集各机柜的线缆,线缆终结于配线架上。 二级医院　满足①②③要求。 三级乙等医院　同上。 三级甲等医院　同上。

（四十三）电气设备

一级指标	二级指标	三级指标	具体内容和要求
十二、机房基础	（四十三）电气设备	（137）耗电量估算	按照经验估算,主机房耗电量是设备耗电量的两倍。设备耗电量可用机柜为单位来计算,一个机柜设备的耗电量估算为 7 kW。 主机房耗电量＝7 kW×机柜数量×2。
		（138）不间断电源	① 配置双机互备在线式不间断电源 UPS,待机时间在 1 到 2 小时。 ② 机房内的业务主设备由不间断电源系统供电,不间断电源系统应有自动和手动旁路装置。 ③ 宜配置柴油机发电机,容量应包括 UPS 的基本容量、空调和制冷设备的基本容量、应急照明及关系到生命安全等需要的负荷容量。 二级医院　满足①②要求。 三级乙等医院　满足①②要求、③可选。 三级甲等医院　同上。

一级指标	二级指标	三级指标	具体内容和要求
十二、机房基础	(四十三)电气设备	(139)动力配电	① 低压配电系统应采用 50 赫兹、220/380 伏、接零保护系统(TN-S)或(TN-C-S)。 ② 宜采用专用电力变压器或专用回路供电,其动力系统电源与电子信息设备的电源应分开回路供电,设置专用配电箱(柜)。 ③ 电源采用双路电源,末端切换,放射式配电系统。 二级医院　满足①②③要求。 三级乙等医院　同上。 三级甲等医院　同上。
		(140)防静电及防雷	按照国家标准《建筑物防雷设计规范》和《建筑物电子信息系统防雷技术规范》规定执行。 ① 地面应有静电泄放措施和接地构造,防静电地面的体积电阻应为 2.5×10^{5}—1.0×10^{9} 欧姆。 ② 静电接地的连接线采用焊接或压接,采用导电胶与接地导体粘接时,其接触面积不宜小于 20 厘米。 二级医院　满足①②要求。 三级乙等医院　同上。 三级甲等医院　同上。

(四十四) 安防管理

一级指标	二级指标	三级指标	具体内容和要求
十二、机房基础	(四十四)安防管理	(141)视频监控	① 监控范围包括机房出入口、机房内部、机房监控室、变配电室、UPS 电池室、发电机房、动力站房等区域。 ② 宜采用高清彩色网络摄像机,达到摄像无死角,视频内容清晰,可远程监控,存储时间≥1 个月;不能提供 24 小时照明的区域,应具有补光措施。 二级医院　满足①②要求。 三级乙等医院　同上。 三级甲等医院　同上。
		(142)出入管理	① 管理范围。包括机房出入口、机房监控室、安防设备间、变配电室、UPS 电池室、发电机房、动力站房等区域。 ② 识读设备。出入区域门禁系统的识读设备采用非接触读卡器或采用人体生物特征识别设备。 ③ 紧急出口建议采用推杆锁与监控室联动,具备报警功能。 二级医院　满足①②③要求。 三级乙等医院　同上。 三级甲等医院　同上。

一级指标	二级指标	三级指标	具体内容和要求
十二、机房基础	(四十四)安防管理	(143)入侵监控	① 监控范围。包括机房内、安防设备间、变配电室、UPS 电池室、发电机房、动力站房等区域。 ② 报警联动。可通过网络、固定电话、手机等途径将报警信息及时通知相关人员。 二级医院　满足①②要求。 三级乙等医院　同上。 三级甲等医院　同上。

(四十五) 综合管理

一级指标	二级指标	三级指标	具体内容和要求
十二、机房基础	(四十五)综合管理	(144)环境监测	① 空气质量监测。包括含尘浓度、温度、相对湿度、压差。 ② 漏水感应器。设置强制排水设备,有漏水发生,系统将按预设报警方式通知相关人员。 二级医院　满足①要求。 三级乙等医院　同上。 三级甲等医院　满足①②要求。
		(145)精密空调新风系统监测	① 新风系统监测。包括运行状态、滤网压差,报警参数(传感器故障、风量)等内容。 ② 精密空调监测。包括状态参数(开关、制冷、加热加湿、除湿、水阀开度、水流量)、报警参数(温度、相对湿度、传感器故障、压缩机压力、加湿器水位、风量)等信息。 二级医院　满足①②要求。 三级乙等医院　同上。 三级甲等医院　同上。
		(146)供配电系统监测	① 供配电系统监测。包括的开关状态、电流、电压、有功功率、功率因数、谐波含量等,可根据需要选择。 ② 不间断电源监测。包括的输入和输出功率、电压、频率、电流、功率因数、负荷率、电池输入电压、电流、容量等,可根据需要选择。 ③ 监测每一组蓄电池的电压、故障和环境温度。 ④ 监测柴油发电机油箱(罐)油位、柴油机转速、输出功率、频率、电压、功率因数。 二级医院　满足①②③要求。 三级乙等医院　满足①②③④要求。 三级甲等医院　同上。

十三、硬件设备

(四十六)服务器设备

一级指标	二级指标	三级指标	具体内容和要求
十三、硬件设备	(四十六)服务器设备	(147)服务器类型	机架式服务器(按照服务器高度分为1U、2U、4U等)、塔式服务器、刀片式服务器、服务器存储一体机等。
		(148)服务器参数	CPU参数、内存参数、硬盘参数、电源数量、RAID卡数量、以太网端口数量、HBA卡速率和端口数量、USB串口数量、扩展槽类型和数量等。
		(149)CPU参数	频率:根据CPU类型及医院规模确定。核数:经验值≥4核。总主频=激活内核数∗线程数∗每核频率(以1000张床、3000门诊量为例)。三级缓存容量:经验值>35 MB。
		(150)内存参数	内存总容量=CPU总核数∗n GB(可根据医院规模确定n的值,经验值$N=4$或8,如做虚拟化资源池建议配置1 TB以上)(以1000张床、3000门诊量/每天为例) 内存频率:经验值≥1867 MHz。
		(151)硬盘参数	硬盘类型:SSD/SAS/SATA等。硬盘容量:单硬盘容量≥300 GB。硬盘数量=$2N$(可根据医院规模确定N的值,经验值$N=1$或2)。 转速:经验值≥7200 r/min。 支持的RAID模式:0,1,5,6,10,50等。
		(152)接口参数	网卡类型:10/100/1000 Mbps以太网卡、光纤网卡、万兆网卡。 网口数量:根据业务类型确定(物理机经验值≤4,虚拟机建议配置≥4)。 光纤通道卡(HBA卡)速率:8/16 Gbps等。光纤通道端口数量:根据业务类型确定(物理机经验值1—2个,虚拟机建议配置≥4)。

(四十七)存储设备

一级指标	二级指标	三级指标	具体内容和要求
十三、硬件设备	(四十七)存储设备	(153)存储类型	网络附加存储(NAS)、存储区域网络(SAN)、云存储等。
		(154)基本参数	控制器参数、端口参数、硬盘参数、系统功能参数、扩展槽类型和数量等。
		(155)控制器参数	控制器数量经验值≥2。 缓存容量经验值在32 GB—2 TB之间。

续表

一级指标	二级指标	三级指标	具体内容和要求
十三、硬件设备	(四十七)存储设备	(156)端口参数	端口类型：FC、FCoE、Ethernet、InfiniBand 等。 数量：根据实际需求确定。 速率：16/8 Gbps FC、10 Gbps FCoE、1/10 Gbps Ethernet、56 GbpsInfiniBand 等。 支持协议：FC、FCoE、iSCSI、InfiniBand、NFS、CIFS、HTTP、FTP 等。
		(157)硬盘参数	硬盘接口类型：SSD/SAS/NL-SAS/SATA 等。 硬盘容量、硬盘数量（依据医院数据量的大小确定单个硬盘容量及硬盘数量）。 支持 RAID 模式：0,1,3,5,6,10,50 等。
		(158)系统功能参数	支持的操作系统：Linux、AIX、Solaris、Windows、HP－UX、VMware 等。 数据保护软件功能：快照、克隆、拷贝、卷镜像、双活、备份等。

(四十八) 网络设备

一级指标	二级指标	三级指标	具体内容和要求
十三、硬件设备	(四十八)网络设备	(159)核心交换机	① 主控引擎模块、电源模块、风扇等具备冗余，业务板卡支持热插拔。 ② 支持千兆光电网口和万兆光电网口。 ③ 支持主流转发模式、堆叠技术、隧道及加密技术等。 ④ 支持主流的二、三层网络协议，安全加密传输技术。 ⑤ 支持多业务板卡、交换容量经验值≥25 TBbps、包转发率经验值≥2200 Mpps。 二级医院　满足①②③要求。 三级乙等医院　满足①②③④⑤要求。 三级甲等医院　同上。
		(160)汇聚交换机	① 支持主流的二、三层网络协议。 ② 电源模块、风扇等具备冗余设计。 ③ 支持千兆光电网口和万兆光电网口。 ④ 支持主流转发模式、堆叠技术、隧道及加密技术等 ⑤ 交换容量经验值≥2.5 T、包转发率经验值≥480 Mpps；接口数量应满足实际使用需求并具备冗余和可扩展性。 二级医院　满足①②③要求。 三级乙等医院　满足①②③④⑤要求。 三级甲等医院　同上。

续表

一级指标	二级指标	三级指标	具体内容和要求
十三、 硬件设备	(四十八) 网络设备	(161) 接入 交换机	① 支持主流的二、三层网络协议。 ② 根据使用情况可采用 POE 交换机。 ③ 支持交换容量经验值≥250 Gbps、包转发率经验值≥90 Mpps、接口数量应满足实际使用需求并具备冗余和可扩展性。 二级医院 满足①②要求。 三级乙等医院 满足①②③要求。 三级甲等医院 同上。
		(162) 路由器	① 支持主流二三层网络协议、QOS 服务。 ② 支持主流安全加密传输技术。 ③ 包转发率经验值≥15 Mpps,接口类型及数量应满足实际使用需求并具备冗余,支持双主控、双电源。 二级医院 满足①②要求。 三级乙等医院 满足①②③要求。 三级甲等医院 同上。
		(163) 无线 控制器 (AC)	① 吞吐性能经验值≥20 Gbps,最大无线访问接入点管理数经验值≥1024,电口/光口及数量根据实际情况选配。 ② 支持主流接入控制、虚拟化、分层管理等技术。 ③ 支持主流安全防御技术,支持无感知认证和主流转发模式。 二级医院 满足①②③要求。 三级乙等医院 同上。 三级甲等医院 同上。
		(164) 无线 AP	① 网口 PoE 供电,支持内置天线或馈线方式,支持 RJ45 网线或本地电源适配器供电方式。 ② 支持主流无线通信协议。 ③ 支持安全加密、数据过滤等技术。 二级医院 满足①②③要求。 三级乙等医院 同上。 三级甲等医院 同上。

(四十九) 终端设备

一级指标	二级指标	三级指标	具体内容和要求
十三、 硬件设备	(四十九) 终端设备	(165) 桌面终端	① 具备多核处理器,内存硬盘按医院业务需要配置。 ② 具备 1000 Mbps 以太网卡。 ③ 支持 USB、VGA、RJ45、PS/2 接口。 二级医院 满足①②③要求。 三级乙等医院 同上。 三级甲等医院 同上。

一级指标	二级指标	三级指标	具体内容和要求
十三、硬件设备	(四十九)终端设备	(166)移动终端	① 个人手持终端(PDA)。具备多核处理器,具备扫描识别主流标准条码功能,支持 Wi-Fi、蓝牙、RFID 和 NFC 等无线技术,具备扬声器、听筒和麦克风模块。 ② 手持平板。具备多核处理器,具备扬声器、麦克风和摄像头模块,支持 802.11a/b/g/n/ac、蓝牙等无线技术。 二级医院　满足①②要求。 三级乙等医院　同上。 三级甲等医院　同上。
		(167)无线扫描枪	按照国家标准《外壳防护等级标准》GB 4208—2008 的有关规定。 ① 扫描方式支持影像式。 ② 支持 USB、RS485 接口。 ③ 支持识别条形码和二维码等。 ④ 外壳防护等级至少满足 IP41。 二级医院　满足①②③④要求。 三级乙等医院　同上。 三级甲等医院　同上。
		(168)打印机	① 条码打印机。具备 RS232 或 USB 接口,支持打印主流一维和二维条形码。 ② 针式打印机。具备 USB 等串行接口或 LPT 并行接口。 ③ 激光打印机。具备 USB 等串行接口或 LPT 并行接口,支持 Wi-Fi 连接。 ④ 胶片打印机。支持标准 DICOM 接口。 二级医院　满足①②③④要求。 三级乙等医院　同上。 三级甲等医院　同上。

十四、基础软件

(五十) 操作系统

一级指标	二级指标	三级指标	具体内容和要求
十四、基础软件	(五十)操作系统	(169)服务器	支持主流服务器操作系统。 二级医院　满足以上要求。 三级乙等医院　同上。 三级甲等医院　同上。
		(170)移动终端操作系统	支持主流移动终端操作系统。 二级医院　满足以上要求。 三级乙等医院　同上。 三级甲等医院　同上。

续表

一级指标	二级指标	三级指标	具体内容和要求
十四、基础软件	(五十)操作系统	(171)桌面操作系统	支持主流桌面操作系统。 二级医院 满足以上要求。 三级乙等医院 同上。 三级甲等医院 同上。

(五十一) 中间件

一级指标	二级指标	三级指标	具体内容和要求
十四、基础软件	(五十一)中间件	(172)应用系统中间件	① 通信处理(消息)中间件,支持跨主流平台数据传输技术。 ② 交易中间件,具备自动切换系统、事务并发处理、负载均衡调度和监视功能。 ③ 数据存取管理中间件,具备虚拟缓冲存取、格式转换和解压等功能。 二级医院 满足①②③要求。 三级乙等医院 同上。 三级甲等医院 同上。
		(173)服务类中间件(ESB)	① 支持元数据管理、主流传输协议和消息传递方式,具备多服务集成功能。 ② 具备服务和时间管理、元数据管理、安全管理功能。 ③ 提供遗留系统适配器、服务编排和映射、协议转换、数据变换和企业应用集成中间件等服务。 二级医院 满足①②③要求。 三级乙等医院 同上。 三级甲等医院 同上。

(五十二) 虚拟化软件

一级指标	二级指标	三级指标	具体内容和要求
十四、基础软件	(五十二)虚拟化软件	(174)服务器虚拟化软件	① 具备虚拟化集群、虚拟机配置管理、网络策略管理、在线迁移、在线克隆模板功能,支持主流基础设施组件。 ② 具备报警管理、主流参数的阈值配置管理功能,支持将报警信息以短信和邮件方式发给指定管理员。 ③ 提供虚拟化集群管理、图形化展示集群拓扑、虚拟机桌面预览服务。 ④ 支持主流内置备份模块,具备I/O虚拟化、动态负载均衡、故障自动迁移等功能。 二级医院 满足①②③④要求。 三级乙等医院 满足①②③④要求,增加物理机管理数量。 三级甲等医院 同上。

一级指标	二级指标	三级指标	具体内容和要求
十四、基础软件	（五十二）虚拟化软件	（175）桌面虚拟化软件	① 支持主流终端和外设、终端操作系统。 ② 支持浮动、专用、固定等桌面池类型。 ③ 具备批量部署、批量升级、桌面负载均衡等桌面管理功能,提供虚拟应用发布、自动发现应用、应用快速部署等应用管理服务,支持主流安全访问控制技术和主流多媒体技术。 二级医院　满足①②③要求。 三级乙等医院　满足①②③要求,增加物理机管理数量。 三级甲等医院　同上。

（五十三）数据库系统

一级指标	二级指标	三级指标	具体内容和要求
十四、基础软件	（五十三）数据库系统	（176）关系型数据库	① 兼容主流服务器操作系统,支持主流数据操作类型。 ② 支持实体完整性、参照完整性和用户定义完整性约束方式。 ③ 具备数据库表、视图和数据库索引功能。 ④ 支持关系模型的十二准则。 二级医院　满足①②③④要求。 三级乙等医院　满足①②③④要求,增加并发数。 三级甲等医院　同上。
		（177）非关系型数据库	① 兼容主流服务器操作系统,支持数据并发读写、随机读写方式。 ② 具备动态增添存储节点、存储容量快速扩展等功能。 ③ 提供数据冗余备份服务。 二级医院　满足①②③要求。 三级乙等医院　满足①②③要求,增加并发数。 三级甲等医院　同上。
		（178）大数据数据库	① 兼容主流服务器操作系统,支持主流查询优化、结果集缓存、智能压缩等策略,提供行存储引擎、列存储引擎、完全对等无共享架构等服务,支持主流备份方式,具备数据库审计功能。 ② 支持主流身份认证、权限管理、访问控制、主流数据加密方式,支持主流网络协议和字符集。 ③ 兼容主流数据库体系、硬件体系、操作系统、集成开发环境、开发框架和系统中间件等环境。 ④ 提供主流文本数据检索、代理和作业调度、多媒体和空间信息服务。 二级医院　满足①②③④要求。 三级乙等医院　满足①②③④要求,增加并发数。 三级甲等医院　同上。

(五十四) 数据分析工具

一级指标	二级指标	三级指标	具体内容和要求
十四、基础软件	(五十四) 数据分析工具	(179) 前端展现分析工具	① 支持主流数据存储体系、数据仓和操作系统。 ② 支持主流数据挖掘算法、预测分析算法、语义引擎、数据清洗和数据质量管理。 ③ 支持数据库列生成报表。 二级医院　推荐要求。 三级乙等医院　同上。 三级甲等医院　满足①②③要求。
		(180) 商用展现分析工具	① 支持主流可视化分析类型,具备将指标数据图形化、指标关系图形化、时间和空间图形化功能。 ② 提供数据概念转换、数据对比图形化服务。 ③ 支持主流动态图表交互操作。 二级医院　推荐要求。 三级乙等医院　同上。 三级甲等医院　满足①②③要求。

第四章　安　全　防　护

十五、数据中心安全

(五十五) 防火墙

一级指标	二级指标	三级指标	具体内容和要求
十五、数据中心安全	(五十五) 防火墙	(181) WEB 防火墙	WEB 网站访问防护专用安全设备,具备 WEB 访问控制、WEB 网络数据分析等基本功能。 具备对 SQL 注入、跨站、扫描器扫描、信息泄露、文件传输攻击、操作系统命令注入、目录遍历、异常发现、webshell 攻击检测、盗链行为、拒绝服务攻击防护、网页防篡改、身份认证、日志审计等 14 项安全功能。 二级医院　推荐要求 三级乙等医院　具备 9 项功能。 三级甲等医院　具备 12 项功能。

一级指标	二级指标	三级指标	具体内容和要求
十五、数据中心安全	(五十五)防火墙	(182)数据库防火墙	数据库访问控制和安全审计专用设备。 ① 具备数据库审计、数据库访问控制、数据库访问检测与过滤、数据库服务发现、脱敏数据发现、数据库状态和性能监控、数据库管理员特权管控等功能。 ② 支持桥接、网关和混合接入方式,基于安全等级标记的访问控制策略和双机热备功能,保障连续服务能力。 二级医院　推荐要求。 三级乙等医院　满足①要求。 三级甲等医院　满足①②要求。
		(183)网络防火墙	网络边界防护和访问控制的专用设备。 ① 具备访问控制、入侵防御、病毒防御、应用识别、WEB防护、负载均衡、流量管控、身份认证、数据防泄露等9项功能。 ② 支持区域访问控制、数据包访问控制(例如基于IP、端口、网络协议访问的数据包)、会话访问控制、信息内容过滤访问控制、应用识别访问控制等5种访问控制类型。 二级医院　具备3项功能、支持3种访问控制类型。 三级乙等医院　同上。 三级甲等医院　同上。

(五十六) 安全审计设备

一级指标	二级指标	三级指标	具体内容和要求
十五、数据中心安全	(五十六)安全审计设备	(184)网络安全审计	记录网络行为并进行审计和异常行为发现的专用安全设备。 ① 对网络系统中的网络设备运行状况、网络流量、用户行为等进行日志记录。 ② 审计记录包括事件的时间和日期、用户、事件类型、事件是否成功及其他与审计相关的信息。 ③ 能够对记录数据进行分析,生成审计报表。 二级医院　满足①②③要求。 三级乙等医院　同上。 三级甲等医院　同上。
		(185)数据库审计	监控数据库系统的用户操作日志、数据库活动、预警的专用设备。 ① 具备数据库操作记录的查询、保护、备份、分析、审计、实时监控、风险报警和操作过程回放等功能。 ② 支持监控中心报警、短信报警、邮件报警、Syslog报警等报警方式。 二级医院　满足①②要求。 三级乙等医院　同上。 三级甲等医院　同上。

续表

一级指标	二级指标	三级指标	具体内容和要求
十五、数据中心安全	(五十六)安全审计设备	(186)运维审计	数据中心运维操作审计及预警的专用设备。 ① 具备资源授权、运维监控、运维操作审计、审计报表、违规操作实时告警与阻断、会话审计与回放等功能。 ② 支持基于用户、运维协议、目标主机、运维时间段(年、月、日、时间)等授权策略组合。 ③ 支持运维用户、运维客户端地址、资源地址、协议、开始时间等实时监控信息项。 二级医院　满足①②③要求。 三级乙等医院　同上。 三级甲等医院　同上。
		(187)主机安全审计	记录主机操作的审计设备。 ① 支持重要用户行为、系统资源的异常使用和重要系统命令的使用等系统内重要事件审计。 ② 支持记录事件的日期、时间、类型、主体标志、客体标志和结果等。 二级医院　满足①②要求。 三级乙等医院　同上。 三级甲等医院　同上。

(五十七) 系统加固设备

一级指标	二级指标	三级指标	具体内容和要求
十五、数据中心安全	(五十七)系统加固设备	(188)漏洞扫描设备	检测与发现系统漏洞的专用设备。 ① 具备资产管理、漏洞管理、扫描策略配置、漏洞扫描和报表管理等5项功能。 ② 支持 CVE、CNNVD、CNCVE、CNVD、BUGTRAQ 等5种漏洞库编号,按照国家新发布的漏洞及时更新。 ③ 产品扫描信息支持主机信息、用户信息、服务信息、漏洞信息等4种内容。 ④ 支持扫描操作系统、网络设备、虚拟化设备、数据库、移动设备、应用系统等6类系统和设备。 ⑤ 支持主机探测、端口扫描、弱口令扫描、多主机扫描、多线程扫描、口令猜解等6种扫描方式。 ⑥ 支持 SNMPtrap、邮件、短信、Syslog 等4种告警方式。 二级医院　推荐要求。 三级乙等医院　同上。 三级甲等医院　同上。

一级指标	二级指标	三级指标	具体内容和要求
十五、数据中心安全	(五十七)系统加固设备	(189)WEB漏洞扫描设备	检测与发现医院WEB网站漏洞的专用设备。 ① 具备资产管理、漏洞管理、扫描策略配置、漏洞扫描和报表管理等功能。 ② 支持SQL注入、Cookie注入、跨站脚本攻击、敏感信息泄露等漏洞检测能力。 ③ 支持Cookie、Form、Basic、NTLM等登录认证方式。 ④ 支持SNMPtrap、邮件、短信、syslog等告警方式。 二级医院　推荐要求。 三级乙等医院　同上。 三级甲等医院　同上。

(五十八) 数据加固设备

一级指标	二级指标	三级指标	具体内容和要求
十五、数据中心安全	(五十八)数据加固设备	(190)网络防泄露设备	防止通过网络传输泄露敏感/关键信息的专用设备。 ① 具备识别能力(协议识别、应用识别、文件识别、内容识别、异常行为识别)、响应能力、策略管理、报表与审计等4项功能。 ② 支持HTTP、HTTPS、FTP、SMTP、POP3等5种协议识别。 ③ 支持识别加密文件、压缩文件、图片文件、非Windows文件、未知文件、自定义文件等6种文件类型。 ④ 支持文档多层嵌套方式逃避检测、文件多层压缩逃避检测、邮件密送、修改文件扩展名、图片嵌入敏感文档、拷贝文档部分内容泄露敏感信息、少量多次泄露敏感信息、文档页眉页脚隐藏敏感信息、敏感信息标志为隐藏段落等9种常见异常行为识别方式。 ⑤ 支持文件内容、发送者、接收者、文件特征、通信协议等5种条件策略配置。 二级医院　推荐要求。 三级乙等医院　同上。 三级甲等医院　同上。
		(191)存储数据防泄露设备	发现和处理存储系统敏感数据的专用防泄露设备。 ① 具备敏感数据发现、发现的敏感数据展示、敏感数据隔离等3项功能。 ② 支持在文件服务器、数据库、协作平台、Web站点、台式机、移动终端等6种系统的敏感数据发现。 ③ 支持非结构化数据指纹检测、结构化数据指纹检测、机器学习特征提取与检测、关键内容描述、正则、数据符等6种检测技术。 二级医院　推荐要求。 三级乙等医院　同上。 三级甲等医院　同上。

续表

一级指标	二级指标	三级指标	具体内容和要求
十五、数据中心安全	(五十八)数据加固设备	(192)数据库加密设备	加密医院数据库和发现数据库风险的专用设备。 ① 具备系统管理、加解密引擎管理、数据库透明加密管理、数据库状态监控、数据库风险扫描等5项功能。 ② 支持动态加解密、密文索引、多级密钥等技术。 二级医院 推荐要求。 三级乙等医院 同上。 三级甲等医院 同上。
		(193)邮件加密设备	邮件加密和邮件服务器安全防护的专用设备。 ① 具备邮件加密、安全防御、邮件传输代理、日志审计等4项功能。 ② 支持附件加密、邮件替换、邮件附件备份、附件链接下载管理、防止机密信息外泄、第三方证书认证加密、网关－网关加密等7种邮件加密方式。 ③ 支持 DNS 反向解析、SMTP 攻击防御、SMTP 连接限制、SMTP 字典攻击、SMTP 密码防猜机制、POP 攻击防御、IMAP 攻击防御、DNS 攻击防御等8种安全防御方式。 ④ 支持邮件中继控制、多台 AD 服务器轮询、SMTP 认证控制、邮件交换、假冒 Postmaster 攻击防护等5种 MTA 功能。 二级医院 推荐要求。 三级乙等医院 同上。 三级甲等医院 同上。

(五十九) 入侵防范设备

一级指标	二级指标	三级指标	具体内容和要求
十五、数据中心安全	(五十九)入侵防范设备	(194)入侵防御设备	对网络数据流量进行深度检测、实时分析,并对网络中的攻击行为进行主动防御的专用设备。 ① 具备深层检测、内容识别、即时侦测、主动防御、无线攻击防御、抗拒绝服务、日志审计、身份认证等9项功能。 ② 支持攻击行为记录(包括攻击源 IP、攻击类型、攻击目的、攻击时间等)、协议分析、模式识别、异常流量监视、统计阀值、实时阻断攻击等6种入侵防御技术。 ③ 支持流量检测与清洗(流量型 DDoS 攻击防御、应用型 DDoS 攻击防御、DoS 攻击防御、非法协议攻击防御、常用攻击工具防御等)、流量牵引和回注等2种抗拒绝服务技术。 二级医院 具备3项功能、支持2种入侵防御技术、支持2种抗拒绝服务技术。 三级乙等医院 具备4项功能、支持3种入侵防御技术、支持2种抗拒绝服务技术。 三级甲等医院 同上。

一级指标	二级指标	三级指标	具体内容和要求
十五、数据中心安全	（五十九）入侵防范设备	（195）入侵检测设备	通过对网络上的数据包作为数据源，监听所保护网络内的所有数据包并进行分析，从而发现异常行为的入侵检测系统。 参照《信息安全技术网络入侵检测系统技术要求和测评方法》（GBT 20275—2013）将网络入侵检测系统技术要求分为一级、二级、三级。 二级医院　满足一级要求。 三级乙等医院　满足二级要求。 三级甲等医院　满足三级要求。
		（196）网络准入控制设备	屏蔽不安全的设备和人员接入网络，规范用户接入网络行为的专用设备。 ① 具备网络准入身份认证、合规性健康检查、终端接入管理（包括：PC、移动终端等）、用户管理、准入规则管理、高可用性、日志审计等7项功能。 ② 支持 pap、chap、md5、tls、peap 等5种网络准入身份认证方法。 二级医院　推荐要求。 三级乙等医院　同上。 三级甲等医院　同上。
		（197）防病毒网关设备	病毒防御网关化的专业设备。 ① 具备病毒过滤、内容过滤、反垃圾邮件、日志审计、身份认证、高可用等6项功能。 ② 支持流杀毒、文件型杀毒、常用协议端口病毒扫描、IPv4 和IPv6 双协议栈的病毒过滤、病毒隔离等5种病毒过滤方法。 二级医院　具备3项功能。支持3种病毒过滤方法。 三级乙等医院　具备5项功能。支持4种病毒过滤方法。 三级甲等医院　同上。
		（198）网络安全入侵防范	① 在网络边界处监视以下攻击行为：端口扫描、强力攻击、木马后门攻击、拒绝服务攻击、缓冲区溢出攻击、IP 碎片攻击和网络蠕虫攻击等。 ② 当检测到攻击行为时，记录攻击源IP、攻击类型、攻击目的、攻击时间，在发生严重入侵事件时应提供报警。 二级医院　推荐要求。 三级乙等医院　同上。 三级甲等医院　同上。

续表

一级指标	二级指标	三级指标	具体内容和要求
十五、数据中心安全	(五十九)入侵防范设备	(199)主机入侵防范	① 能够检测到对重要服务器进行入侵的行为,能够记录入侵的源 IP、攻击的类型、攻击的目的、攻击的时间,并在发生入侵事件时提供报警。 ② 能够对重要程序的完整性进行检测,并在检测到完整性受到破坏后具有恢复的措施。 二级医院　推荐要求。 三级乙等医院　同上。 三级甲等医院　同上。
		(200)主机恶意代码防范	① 应用防恶意代码软件,及时更新防恶意代码软件版本和恶意代码库。 ② 支持防恶意代码的统一管理。 二级医院　推荐要求。 三级乙等医院　满足①②要求。 三级甲等医院　同上。
		(201)网页防篡改	用于医院保护网站文件,防止网站篡改。 ① 具备网站攻击过滤、网站文件访问控制、网站安全校验、网站攻击事件告警、网站安全管理策略、网站备份、网站同步、网站自动恢复、网站服务器可靠性监测、网站审计日志等 10 项功能。 ② 网站同步过程支持文件加密传输技术、完整性校验、文件检索、快速传输技术等 4 种技术。 二级医院　推荐要求。 三级乙等医院　具备 6 项功能、支持 2 种技术。 三级甲等医院　具备 8 项功能、支持 3 种技术。

(六十) 身份认证系统

一级指标	二级指标	三级指标	具体内容和要求
十五、数据中心安全	(六十)身份认证系统	(202)统一身份管理	对医院内所有应用实现统一的用户信息存储、认证和管理的系统。 ① 具备单点登录、用户身份信息管理、用户管理规则库、用户访问权限设置、权限规则库、用户与权限的适配管理、系统审计、第三方应用系统接口调用获取权限等 8 项功能。 ② 实现多业务系统的统一认证,支持数字证书、动态口令、静态口令、Windows 域认证、通行码认证、指纹认证、人脸识别等 7 种认证方式。 二级医院　推荐要求。 三级乙等医院　具备 5 项功能、支持 2 种认证方式。 三级甲等医院　具备 6 项功能、支持 4 种认证方式。

一级指标	二级指标	三级指标	具体内容和要求
十五、数据中心安全	(六十)身份认证系统	(203)电子认证服务	用于发放并管理所有参与医院网上业务的实体所需的数字证书。 ① 具备数字证书的申请、审核、签发、查询、发布、证书吊销列表的签发、查询、发布等8项数字证书全生命周期管理功能。 ② 支持国密系列标准。 ③ 支持交叉认证、数据备份/恢复、日志审计管理等3项系统管理功能。 二级医院 推荐要求。 三级乙等医院 满足①②③要求。 三级甲等医院 同上。
		(204)用户身份鉴别	数据中心服务器操作系统和数据库管理系统提供鉴别机制,保证用户身份安全可信,支持用户标志和用户鉴别。 ① 支持受控的口令或具有相应安全强度的其他机制进行用户身份鉴别,并对鉴别数据进行保密性和完整性保护。 ② 支持两种或两种以上的组合机制进行用户身份鉴别,并对鉴别数据进行保密性和完整性保护。 二级医院 满足① 要求。 三级乙等医院 满足①②要求。 三级甲等医院 同上。
		(205)个人隐私保护	患者隐私数据存储于数据库,具备隐私数据(敏感)数据防泄露能力。 ① 具备隐私数据字段级加密保护功能,并能提供第三方服务接口,支持动态脱敏和动态加密数据保护功能。 ② 支持代理、网关和混合接入方式,基于安全等级标记的数据标签技术和双机热备功能,保障连续服务能力。 二级医院 推荐要求。 三级乙等医院 满足① 要求。 三级甲等医院 满足①②要求。
		(206)网络设备身份鉴别	① 支持登录网络设备的用户进行身份、地址、标志进行管理。 ② 支持两种或以上组合的鉴别技术进行身份鉴别。 ③ 支持口令复杂度、定期更换、失败处理、结束会话、限制非法登录次数、登录连接超时自动退等6项安全功能。 二级医院 推荐要求。 三级乙等医院 满足①②要求。 三级甲等医院 满足①②③要求。

续表

一级指标	二级指标	三级指标	具体内容和要求
十五、数据中心安全	(六十)身份认证系统	(207)主机身份鉴别	① 对登录操作系统和数据库系统的用户进行身份标志和鉴别。 ② 支持两种或以上组合的鉴别技术进行身份鉴别。 ③ 支持口令复杂度、定期更换、失败处理、结束会话、限制非法登录次数、登录连接超时自动退等6项安全功能。 二级医院　推荐要求。 三级乙等医院　满足①②要求。 三级甲等医院　满足①②③要求。

(六十一) 访问控制系统

一级指标	二级指标	三级指标	具体内容和要求
十五、数据中心安全	(六十一)访问控制系统	(208)上网行为管理	用于医院互联网的安全管理。 ① 具备上网人员管理、上网浏览管理、上网外发管理、上网应用管理、上网流量管理、上网行为分析、上网隐私保护、风险集中告警等8项功能。 ② 支持 IP/MAC 识别方式、用户名/密码认证方式、与已有认证系统的联合单点登录方式等3种上网人员身份管理方式。 ③ 支持对主流即时通信软件外发内容的关键字识别、记录、阻断等3项操作。 二级医院　推荐要求。 三级乙等医院　具备5项功能、支持2种身份管理方式、外发内容管理支持2项操作。 三级甲等医院　具备6项功能、支持2种身份管理方式、外发内容管理支持3项操作。
		(209)虚拟化	提供虚拟化网络边界防护的专用软件防火墙。 ① 具备访问控制、入侵防范、病毒过滤、应用识别、抗拒绝服务、网络防护、日志审计、身份认证等8项功能。 ② 支持网络访问控制、权限控制、目录级安全控制、属性安全控制、服务器安全控制等5种访问控制方法。 二级医院　推荐要求。 三级乙等医院　同上。 三级甲等医院　同上。

（六十二）安全管理系统

一级指标	二级指标	三级指标	具体内容和要求
十五、数据中心安全	（六十二）安全管理系统	（210）文档安全管理	用于医院核心信息资产有意或无意泄露防护的管理系统。 ① 具备文档加密、文档安全策略（权限控管、使用次数、文档生命期限、打印自定义水印等）、身份认证、使用追踪、离线管理、文档操作审计等6项功能。 ② 支持对电子文档进行细粒度的权限控制，包括只读、打印、修改、复制等4种权限控制。 ③ 支持对文档的阅读、编辑、删除、打印、外发、授权等6种动作进行详细的日志审计。 二级医院　推荐要求。 三级乙等医院　同上。 三级甲等医院　同上。
		（211）日志审计系统	记录、分析和处理用户操作行为的系统。 ① 具备日志记录、用户重要操作日志记录、日志查询、日志保护、日志备份、日志分析模型、日志审计报告等项功能。 ② 支持用户名称、操作日期和时间、操作类型、是否成功、合规审计等项日志审计内容。 ③ 支持数据分析，并生成审计报表。 二级医院　满足①②③要求，日志存储时间≥6个月。 三级乙等医院　同上。 三级甲等医院　同上。
		（212）资产风险管理	基于医院网络环境，构建医院网络资产基础信息库，能整体和动态发现网络安全风险的管理系统。 ① 具备实时评估网络安全风险、验证重要风险点、评估风险影响范围、网络安全持续监控、风险通报和威胁预警、风险分析结果可视化、风险处理等7项功能。 ② 支持信息系统、承载业务、网络设备、安全设备、服务器设备、终端设备、软件、数据、存储等9种资产信息库内容。 ③ 支持表格、指示灯、3D图表、雷达图、拓扑图、热度图等6种风险可视化结果展示方式。 二级医院　推荐要求。 三级乙等医院　同上。 三级甲等医院　同上。

一级指标	二级指标	三级指标	具体内容和要求
十五、数据中心安全	(六十二)安全管理系统	(213)统一安全管理	对医院各类网络安全事件的监控、分析和管理的信息系统。 ① 具备资产管理、资产风险管理、网络安全事件采集、网络安全事件分析、网络安全事件分析模型、实时安全监测、分析结果可视化、安全运营决策和处置服务等8项功能。 ② 基于数据分析模型,支持表格、指示灯、3D图表、雷达图、拓扑图、热度图等6种可视化结果展示方式。 二级医院　推荐要求。 三级乙等医院　同上 三级甲等医院　具备6项功能、支持4种可视化展示方式。

十六、终端安全

(六十三) 身份认证设备

一级指标	二级指标	三级指标	具体内容和要求
十六、终端安全	(六十三)身份认证设备	(214)电子信息鉴别	用于对实体和其所呈现身份之间绑定关系进行确认过程的专用设备。 ① 支持口令认证、证书认证、智能卡认证、短信认证、第三方系统联动等5种身份鉴别方式。 ② 支持两种或以上组合的鉴别技术进行身份鉴别。 二级医院　满足①要求。 三级乙等医院　满足①②要求。 三级甲等医院　同上。
		(215)生物信息鉴别	基于生物信息鉴别的身份认证专用设备。 ① 具备用户身份识别和鉴别、身份认证、权限管理、PKI/CA集成接口等4项功能。 ② 支持人脸、指纹、掌纹、虹膜等4种用户身份生物信息采集和鉴别类型。 二级医院　推荐要求。 三级乙等医院　同上。 三级甲等医院　同上。

（六十四）介质安全设备

一级指标	二级指标	三级指标	具体内容和要求
十六、终端安全	（六十四）介质安全设备	（216）安全U盘	采用数据加密和专用芯片技术，防止U盘数据泄露。 ① 访问安全U盘中的数据之前须进行口令认证。 ② 对安全U盘操作权限进行管控，包括数据的复制，文件的另存，打印等3项功能。 ③ 对安全U盘进行加密存储，支持国密算法。 ④ 对操作行为进行审计。 二级医院　推荐要求。 三级乙等医院　同上。 三级甲等医院　同上。
		（217）移动存储介质	对普通移动存储介质的注册、使用、访问进行管控与审计。 ① 具备存储介质的安全分区、数据加密存储等2项功能。 ② 加密分区支持访问权限控制、防止恶意破坏。 ③ 支持加密标签认证管理，防止未授权移动存储介质接入。 二级医院　推荐要求。 三级乙等医院　同上。 三级甲等医院　同上。

（六十五）客户端管理系统

一级指标	二级指标	三级指标	具体内容和要求
十六、终端安全	（六十五）客户端管理系统	（218）客户端终端认证	用于终端对网络空间身份和实体用户身份进行关联的客户端软件。 ① 具备用户名密码、证书、智能卡认证、短信、生物特征等5种身份鉴别功能。 ② 支持浏览器、独立客户端等2种认证客户端。 ③ 支持两种或以上组合的鉴别技术进行身份鉴别。 二级医院　具备2种身份鉴别功能、支持1种认证客户端。 三级乙等医院　满足①②③要求。 三级甲等医院　同上。
		（219）虚拟专用网络客户端管理	用于终端设备与业务系统之间传输数据加密的客户端软件。 ① 具备L2TP、PPTP、IPSecVPN、SSLVPN等4种虚拟专用网络（VPN）客户端功能。 ② 支持主流桌面终端操作系统和主流移动终端操作系统接入方式。 ③ 支持SM1、SM2、SM3、SM4等4种国密算法。 ④ 支持MD5、SHA1、DES、AES、RSA等5种国际密码算法。 二级医院　具备1种VPN客户端功能、支持1种系统接入方式、支持2种国际密码算法。 三级乙等医院　具备2种VPN客户端功能、支持2种系统接入方式、支持2种国密算法、支持2种国际密码算法。 三级甲等医院　同上。

（六十六）终端安全管理系统

一级指标	二级指标	三级指标	具体内容和要求
十六、 终端安全	（六十六） 终端安全 管理系统	（220） 桌面终端 安全管理	用于满足终端各种安全管理和合规性需求的终端安全管理软件。 ① 具备即时通信管理、非授权外连管理、软件分发、打印管理、文件操作行为管理、补丁管理、移动介质管理、主机监控与审计、上网行为控制与审计、敏感字审计、远程协助等11项功能。 ② 支持对双网卡、Wi-Fi、3G、蓝牙、红外等5种违规连接方式进行监测、审计和阻断。 二级医院　具备2项功能、支持2种连接方式管理。 三级乙等医院　具备5项功能、支持3种连接方式管理。 三级甲等医院　同上。
		（221） 移动终端 安全管理	支持医院移动业务终端安全防护的管理系统。 ① 具备移动身份管理、移动应用管理、移动内容管理、移动策略管理、移动设备管理等5项功能。 ② 支持主流移动操作系统。 二级医院　具备2项功能、支持1种操作系统类型。 三级乙等医院　具备4项功能、支持2种操作系统类型。 三级甲等医院　同上。
		（222） 移动存储 介质管理	解决医院移动存储介质非法滥用造成信息泄露安全问题的专用管理设备。 ① 具备移动存储介质注册管理、接入控制、访问权限控制、安全审计等4项功能。 ② 支持移动硬盘、闪存、U盘、储存卡等4种移动存储介质的管理。 ③ 支持预置策略、自定义策略、预置标签及自定义标签等4种管理规则。 ④ 支持内部低密、内部普密、内置高密、外部应用审计、外部文档审计、外部无审计等6种预置管理策略和预置标签管理策略。 二级医院　具备2项功能、支持2种存储介质管理、支持1种管理规则、支持2种管理策略。 三级乙等医院　具备4项功能、支持4种存储介质管理、支持3种管理规则、支持4种管理策略。 三级甲等医院　同上。

十七、网络安全

(六十七) 结构安全设备

一级指标	二级指标	三级指标	具体内容和要求
十七、网络安全	(六十七) 结构安全设备	(223) 单向网闸	隔断内外网间的直接连接的专用隔离硬件。 ① 具备单向文件传输、单向数据库同步、单向邮件传输、邮件过滤、数据防泄漏规则等 5 项功能。 ② 支持主流数据库的单向同步。 ③ 支持按邮件地址、邮件域名、邮件内容、邮件附件和 IP 地址端口等 5 种邮件过滤条件。 二级医院　具备 2 项功能,支持 1 种邮件过滤条件。 三级乙等医院　具备 3 项功能、支持 2 种邮件过滤条件。 三级甲等医院　同上。
		(224) 双向网闸	隔断内外网间的直接连接,保障用户网络在隔离的同时进行可控数据交换的专用隔离硬件。 ① 具备防止各类敏感数据泄露、安全隔离和受控的信息交换、应用协议支持、应用层数据控制等 4 项功能。 ② 支持根据数据的类别和级别,制定数据防泄露规则。 ③ 支持 Web、FTP、SMTP、POP3、数据库访问等 5 种应用协议。 ④ 支持 Web、FTP、SMTP、POP3、TCP、UDP 等 6 种应用层数据控制协议。 二级医院　具备 2 项功能、支持 2 种应用协议、支持 2 种应用层数据控制协议。 三级乙等医院　具备 4 项功能、支持 3 种应用协议、支持 4 种应用层数据控制协议。 三级甲等医院　同上。

(六十八) 通信加密设备

一级指标	二级指标	三级指标	具体内容和要求
十七、网络安全	(六十八) 通信加密设备	(225) 虚拟专用网络设备	医院采用加密通道进行数据通信传输的专用设备。 ① 具备网络通信加密、数据完整性校验、身份认证、日志审计、地址转换、内容过滤、病毒过滤、入侵防御等 8 项功能。 ② 支持传输通道加密、数据加密、数据校验、通信数据加密与解密统一等 4 种技术类型。 二级医院　具备 2 项功能、支持 2 类技术。 三级乙等医院　具备 4 项功能、支持 3 类技术。 三级甲等医院　同上。

续表

一级指标	二级指标	三级指标	具体内容和要求
十七、 网络安全	(六十八) 通信加密 设备	(226) 加密机 设备	遵循国家密码管理局制定的《SSLVPN 技术规范》和《IP-SecVPN 技术规范》,采用加密通道传输数据的专用数据通信设备。 　① 具备网络通信加密、数据完整性校验、身份认证、日志审计、地址转换、内容过滤、病毒过滤、入侵防御等 8 项功能。 　② 支持传输通道加密、数据加密、数据校验、通信数据加密与解密统一等 4 种技术类型。 　二级医院　推荐要求。 　三级乙等医院　同上。 　三级甲等医院　同上。

(六十九) 网络优化设备

一级指标	二级指标	三级指标	具体内容和要求
十七、 网络安全	(六十九) 网络优化 设备	(227) 广域网 加速设备	对医院应用系统加速,提高效率、节省带宽和降低成本的数据传输优化专用设备。 　① 具备对传输数据以透明方式进行流量整形、顺序重组,动态压缩等 3 项功能。 　② 支持多种医疗应用数据类型加速服务,包括 WEB 页面类型、图片类型、视频类型等 3 种协议类型。 　③ 支持单边加速和双边加速等 2 种加速方式。 　二级医院　推荐要求。 　三级乙等医院　同上。 　三级甲等医院　同上。
		(228) 链路负载 均衡设备	解决医院网络拥塞,提高网络资源访问的响应速度,基于负载均衡算法做流量最优原路的网络硬件设备。 　① 具备链路聚合、负载均衡选路算法、网络请求重定向、内容管理、内置地址库、链路健康检查等 6 项功能。 　② 支持轮询算法、加权轮询算法、带宽比率算法、首个有效算法、随机算法、加权随机算法、丢包算法、最小连接数算法、加权最小连接数算法、最小流量算法、加权最小流量算法、观察者算法、包速率算法、实时带宽算法、最小新建连接数算法、静态就近性算法等 16 种负载均衡选路算法。 　③ 支持手工导入更新,支持国内运营商地址库、全国地址库和全球地址等 3 种内置地址库类型。 　④ 支持控制报文协议(ICMP)、地址解析协议(ARP)、自定义逻辑组合条件等 3 种链路健康检查方式。 　二级医院　推荐要求。 　三级乙等医院　同上。 　三级甲等医院　同上。

一级指标	二级指标	三级指标	具体内容和要求
十七、 网络安全	(六十九) 网络优化 设备	(229) 流量控制	对医院网络流量(网络层流量、传输层流量、应用层流量)进行特征抓取分析及管控的硬件设备。 ① 具备用户行为分析、用户行为管控、应用带宽限制、应用带宽保障、网络流量分析报告等5项功能。 ② 支持对P2P、游戏、网络视频、WEB视频等4类应用进行分析管控。 二级医院　推荐要求。 三级乙等医院　具备4项功能、支持3类应用管控。 三级甲等医院　同上。

(七十) 网络安全管理

一级指标	二级指标	三级指标	具体内容和要求
十七、 网络安全	(七十) 网络安全 管理	(230) 安全策略 管理	用于网络安全设备集中管理和监控的专用系统。 ① 具备网络安全设备策略集中编辑、策略集中下发、设备集中升级、设备集中监控、拓扑展示、统计报表等6项功能。 ② 支持防火墙、入侵防御、病毒防御、VPN网关、VPN客户端等5种管控策略。 ③ 支持邮件告警、日志、短信、第三方应用等4种告警方式。 二级医院　推荐要求。 三级乙等医院　具备4项功能、支持3种管控策略、支持3种告警方式。 三级甲等医院　同上。
		(231) 网络设备 管理	用于网络设备集中管理和监控的专用系统。 ① 具备网络设备拓扑管理、可用性监控、网络设备性能监控、主机服务器监控、数据库监控、中间件监控、业务系统监控、网络配置管理、统计报表等9项功能。 ② 支持设备综合性能、链路带宽利用率、CPU使用率、内存使用率、设备响应时间、设备ICMP丢包率、端口进/出流量、端口进/出错包率、端口进/出丢包率、端口进/出单播包速率、非单播包速率、组播包速率、广播包速率、自定义报表等14种报表。 ③ 支持邮件、日志、声音、短信、颜色等5种告警方式。 二级医院　推荐要求。 三级乙等医院　具备5项功能、支持8种报表、支持3种告警方式。 三级甲等医院　同上。

十八、容灾备份

(七十一) 基础设备灾备

一级指标	二级指标	三级指标	具体内容和要求
十八、容灾备份	(七十一)基础设施灾备	(232)本地备用机房	① 备用机房面积是主机房的 50%—80%,具备 2 路市电电源、精密空调、消防和监控安全设备等 4 项功能。 ② 满足备份介质长期存放的防尘、防磁、防物理损坏的环境和场地要求。 二级医院 推荐要求。 三级乙等医院 满足①②要求。 三级甲等医院 同上。
		(233)异地备用机房	① 备用机房面积是主机房的 50% 或以上,具备 2 路市电电源、精密空调、消防和监控安全设备等 4 项功能。 ② 备份介质长期存放的防尘、防磁、防物理损坏的环境和场地要求。 二级医院 推荐要求。 三级乙等医院 同上。 三级甲等医院 同上。

(七十二) 备用网络灾备

一级指标	二级指标	三级指标	具体内容和要求
十八、容灾备份	(七十二)备用网络灾备	(234)备用网络链路	提供主要网络设备、通信线路和数据处理系统的硬件冗余,保证系统的高可用性。 ① 主机房和备用机房各需要 1 条内部网络备用链路。 ② 支持冗余技术设计网络拓扑结构,避免关键节点存在单点故障。 ③ 支持全冗余技术设计网络拓扑结构,保证系统的高可用性。 二级医院 满足① 要求。 三级乙等医院 满足①②要求。 三级甲等医院 满足①②③要求。
		(235)备用网络设备	路由器、防火墙、交换机、负载均衡等设备需要具备冗余电源、冗余接口、冗余风扇等 3 项部件。 二级医院 具备 1 项冗余部件,核心交换机具备足够的千兆光电网口和万兆光电网口。 三级乙等医院 具备 2 项冗余部件,核心交换机具备足够的千兆光电网口和万兆光电网口。 三级甲等医院 具备 3 项冗余部件,核心交换机具备足够的千兆光电网口和万兆光电网口。

（七十三）数据备份与恢复

一级指标	二级指标	三级指标	具体内容和要求
十八、容灾备份	（七十三）数据备份与恢复	（236）本地数据备份	① 具有存储磁盘阵列和存储备份软件等2个组件。 ② 支持使用数据快照、同异步复制等2种相关技术。 二级医院　具备1个组件、支持1种技术。 三级乙等医院　具备2个组件、支持1种技术。 三级甲等医院　具备2个组件、支持2种技术。
		（237）本地数据恢复	具备关键业务信息系统复原时间目标（RTO）和复原点目标（RPO）等2项指标。 二级医院　具备2项功能，关键业务信息系统 RTO≤30分钟，RPO≤15分钟。 三级乙等医院　同上，关键业务信息系统 RTO≤20分钟，RPO≤15分钟。 三级甲等医院　同上，关键业务信息系统 RTO≤15分钟，RPO≤10分钟。
		（238）异地数据备份	① 具有存储磁盘阵列和存储备份软件等2个组件。 ② 支持使用存储镜像、数据异步备份等2种相关技术。 二级医院　推荐要求。 三级乙等医院　同上。 三级甲等医院　同上。
		（239）异地数据恢复	具备关键业务信息系统复原时间目标（RTO）和复原点目标（RPO）等2项功能，关键业务信息系统 RTO≤1小时，RPO≤30分钟。 二级医院　推荐要求。 三级乙等医院　同上。 三级甲等医院　同上。

（七十四）应用容灾

一级指标	二级指标	三级指标	具体内容和要求
十八、容灾备份	（七十四）应用容灾	（240）本地应用高可用	① 具有应用服务器、数据库服务器、存储磁盘阵列、集群软件和应用容灾软件等5个组件。 ② 支持使用集群、负载均衡等2种相关技术。 二级医院　具备4个组件、支持1种技术。 三级乙等医院　具备5个组件、支持1种技术。 三级甲等医院　同上。

续表

一级指标	二级指标	三级指标	具体内容和要求
十八、容灾备份	(七十四)应用容灾	(241)本地应用恢复	具备关键业务信息系统复原时间目标(RTO)和复原点目标(RPO)等2项功能。 　　二级医院　具备2项功能,RTO≤30分钟,RPO≤15分钟。 　　三级乙等医院　具备2项功能,RTO≤20分钟,RPO≤15分钟。 　　三级甲等医院　具备2项功能,RTO≤15分钟,RPO≤10分钟。
		(242)异地应用容灾	① 具有应用服务器、数据库服务器、存储磁盘阵列、集群软件和应用容灾软件等5个组件。 ② 支持使用高可用、负载均衡、内容分发网络等3种相关技术。 　　二级医院　推荐要求。 　　三级乙等医院　同上。 　　三级甲等医院　同上。
		(243)异地应用恢复	具备关键业务信息系统复原时间目标(RTO)和复原点目标(RPO)等2项功能,关键业务信息系统 RTO≤1 小时,RPO≤30分钟。 　　二级医院　推荐要求。 　　三级乙等医院　同上。 　　三级甲等医院　同上。

第五章　新　兴　技　术

十九、大数据技术

(七十五) 大数据平台

一级指标	二级指标	三级指标	具体内容和要求
十九、大数据技术	(七十五)大数据平台	(244)大数据采集汇聚	多源异构数据的采集与汇聚。 ① 支持通过时间戳、触发器、全表采集、增量抽取等方式,采集关系型数据库和非关系型数据库等数据。 ② 支持标准消息传递协议,具备数据存储和访问功能。 ③ 支持定义数据输入输出参数和数据处理流程。 ④ 支持实时日志采集、聚合和传输,具备日志管理、异常监控和处理等功能。 　　二级医院　推荐要求。 　　三级乙等医院　满足①②③④要求。 　　三级甲等医院　同上。

一级指标	二级指标	三级指标	具体内容和要求
十九、大数据技术	（七十五）大数据平台	（245）大数据治理	以统一的数据标准对多源异构数据进行归一化处理。 ① 支持对数据标准的统一描述和存储管理。 ② 支持结构化和非结构化数据、集中式和分布式数据的统一建模。 ③ 支持大数据的清洗、校验、脱敏等功能。 ④ 支持基于基础存储与计算平台的集成能力，包括元数据管理、文件管理、检索设计、实时采集、节点任务、流程任务、任务调度、运行监控等功能。 　　二级医院　推荐要求。 　　三级乙等医院　满足①②③④要求。 　　三级甲等医院　同上。
		（246）大数据计算	大数据计算的基础环境和功能。 ① 支持并行计算基础架构或混合式架构，具备基于传统分布式网络和云计算平台等多种模式部署。 ② 支持 MapReduce、Spark、Tez 等大数据分布式计算框架，具备多种算法库，具备大数据存储访问及分布式计算任务调度等功能。 ③ 支持多维索引数据的深度搜索和全文检索等功能。 　　二级医院　推荐要求。 　　三级乙等医院　满足①②③要求。 　　三级甲等医院　同上。
		（247）大数据挖掘分析	多源、异构数据的挖掘和分析。 ① 支持数据预处理类、文本分析类、机器学习类、模型评估类等算法模型，支持模型训练结果的可视化展示。 ② 大数据分析结果的可视化展示，支持折线图、柱状图、条形图、面积图、饼图、堆积图、雷达图、气泡图、散点图等可视化组件。 　　二级医院　推荐要求。 　　三级乙等医院　满足①②要求。 　　三级甲等医院　同上。
		（248）大数据利用	利用数据中心的大数据资源，对医疗服务、科研管理、医院治理等的辅助决策支撑应用。 支持实时统计分析的管理辅助决策、病案首页智能化处理、相似病案信息推荐、基于大数据的疾病分析、具备统计模型的大数据科研平台、临床辅助决策诊断支持等6项应用。 　　二级医院　推荐要求。 　　三级乙等医院　满足3项应用。 　　三级甲等医院　满足4项应用。

续表

一级指标	二级指标	三级指标	具体内容和要求
十九、 大数据 技术	(七十五) 大数据 平台	(249) 大数据 处理工具	以统一的数据标准对多源、异构的数据进行处理,形成统一、标准的大数据视图。 ① 支持表结构和表关系创建,支持快速获取数据库的表结构。 ② 具备大数据资源目录检索,支持基于主题和元数据的、统一的大数据视图。 二级医院　推荐要求。 三级乙等医院　同上。 三级甲等医院　同上。

二十、云计算技术

(七十六) 云计算平台

一级指标	二级指标	三级指标	具体内容和要求
二十、 云计算 技术	(七十六) 云计算 平台	(250) 云计算 基础	实现云平台的控制节点、网络节点、存储节点、计算节点、消息队列、数据库等高可用。 ① 支持 IT 基础资源的虚拟化,包括 CPU 资源、内存资源、网络资源、存储资源等。 ② 支持快速和批量创建虚拟机资源的能力。 二级医院　满足① 要求。 三级乙等医院　满足①②要求。 三级甲等医院　同上。
		(251) 云计算 管理	实现虚拟服务器和网络设备等的管理。 ① 支持虚拟硬件设备的创建、配置、删除等操作。 ② 支持虚拟网络设备的创建、配置、删除等操作。 二级医院　推荐要求。 三级乙等医院　满足①②要求。 三级甲等医院　同上。
		(252) 云计算 安全	实现虚拟网络的安全防护。 ① 支持虚拟防火墙、虚拟安全组、虚拟负载均衡等服务。 ② 支持对接硬件安全设备,提供基于硬件的虚拟防火墙和负载均衡等服务。 二级医院　满足①②要求。 三级乙等医院　同上。 三级甲等医院　同上。

一级指标	二级指标	三级指标	具体内容和要求
二十、云计算技术	(七十六)云计算平台	(253)云存储	将网络中各种不同类型存储设备进行虚拟化,共同对外提供数据存储和业务访问,支持以下方式。 ① 基于网络附加存储(NAS)、存储区域网络(SAN)等存储设备的接入。 ② 块存储服务。 ③ 分布式对象存储。 二级医院　满足①②要求。 三级乙等医院　同上。 三级甲等医院　同上。

二十一、人工智能技术

(七十七) 人工智能应用

一级指标	二级指标	三级指标	具体内容和要求
二十一、人工智能技术	(七十七)人工智能应用	(254)疾病风险预测	基于患者个人信息、遗传信息以及生理指标等信息,实现对患者疾病风险的预测。 ① 支持患者个人信息、生理信息、疾病信息等接入功能。 ② 支持关系型数据库和非关系型数据库的数据源接入组件。 ③ 支持心脑血管疾病、内分泌疾病、呼吸道疾病、消化道疾病等4种疾病的预测模型。 二级医院　推荐要求。 三级乙等医院　同上。 三级甲等医院　同上。
		(255)医学影像辅助诊断	实现医学影像的病灶识别和分类。 ① 支持血管摄影、心血管造影、CT、PET、B超、核磁等6种医学影像数据存储和计算功能。 ② 支持心脑血管、肺部、乳腺、肝病、眼底、心脏疾病、脑部等7类疾病辅助诊断功能。 二级医院　推荐要求。 三级乙等医院　同上。 三级甲等医院　同上。

一级指标	二级指标	三级指标	具体内容和要求
二十一、人工智能技术	(七十七)人工智能应用	(256)临床辅助诊疗	基于语音识别、自然语言处理和文本分析技术,利用临床数据分析模型和知识库,提供诊断和治疗建议。 　　① 支持患者基本信息、疾病名称、症状和体征、检验检查结果、处方用药等5项内容的自动识别处理功能。 　　② 支持心脑血管疾病、内分泌疾病、呼吸道疾病、消化道疾病、精神疾病等5种疾病的辅助诊疗功能。 　　二级医院　推荐要求。 　　三级乙等医院　同上。 　　三级甲等医院　同上。
		(257)智能健康管理	基于移动医疗终端和可穿戴等设备,结合居民日常健康管理和慢病康复治疗需要,支持院内外疾病信息共享,支撑居民开展自我健康管理。 　　① 支持院内、院外2种数据采集功能。 　　② 支持健康管理知识库,提供个性化的健康维护和管理建议,支持家庭日常治疗计划与管理。 　　③ 支持糖尿病、高血压、心脑血管疾病、呼吸道疾病、消化道疾病等5种疾病的健康管理功能。 　　二级医院　推荐要求。 　　三级乙等医院　同上。 　　三级甲等医院　同上。
		(258)医院智能管理	实现医院运营和临床业务的智能管理,辅助医院了解临床业务需求,提升医院服务管理能力。 　　① 基于物联网等技术的医疗资源信息自动采集,支持医院运营管理知识库,支撑医院运营管理需求的预测、调度、决策。 　　② 基于移动终端和物联网技术,支持医院临床相关知识库,提升临床诊疗和医疗行为分析评价能力。 　　二级医院　推荐要求。 　　三级乙等医院　同上。 　　三级甲等医院　同上。
		(259)虚拟助理	按医生指令和需求搜集、整理和推荐信息。 　　① 支持语音识别、自然语言处理等引擎。 　　② 支持基于机器学习的智能分诊、诊断辅助和电子病历书写等功能。 　　③ 支持基于知识图谱的智能辅助诊断和用药推荐等功能。 　　二级医院　推荐要求。 　　三级乙等医院　同上。 　　三级甲等医院　同上。

二十二、物联网技术

(七十八) 物联网应用

一级指标	二级指标	三级指标	具体内容和要求
二十二、物联网技术	(七十八)物联网应用	(260)数据采集	支持基于传感网络的物联网应用架构,支撑医疗环境下的各类设备的数据采集与利用。 ① 数据信息的加密传输。 ② 通过红外线、射频等介质进行数据传输。 ③ 医疗设备的生命体征采集、大型医疗检查设备的能耗数据采集,医疗环境下的温湿度,污染颗粒数据采集等。 ④ 数据采集设备的安全接入和审计。 二级医院　推荐要求。 三级乙等医院　满足①②③④要求。 三级甲等医院　同上。
		(261)患者安全	基于 RFID 电子标签的物联网应用架构,通过物联网终端设备支持在医院就诊环境下的患者业务服务应用。 ① 物联网终端的无障碍感应扫描,在不同业务场景下感应功率的自动调节。 ② 患者定位、身份识别、用药识别、业务监控等功能。 二级医院　推荐要求。 三级乙等医院　满足①②要求。 三级甲等医院　同上。
		(262)资产和物资管理	基于传感网络的物联网应用架构,通过 RFID 电子标签实现医院资产或药品的管理。 ① RFID 标签和医院资产的匹配绑定。 ② 区域内资产自动识别和盘点管理。 ③ 医院固定资产管理、特殊药品的综合管理,包括医疗设备、高值耗材、毒麻药品等物品的全生命周期管理等。 二级医院　推荐要求。 三级乙等医院　满足①②③要求。 三级甲等医院　同上。

附录二 电子病历系统应用水平 分级评价标准(试行)

以电子病历为核心的医院信息化建设是医改重要内容之一,为保证我国以电子病历为核心的医院信息化建设工作顺利开展,逐步建立适合我国国情的电子病历系统应用水平评估和持续改进体系,制定本评价标准。

一、评价目的

(一)全面评估各医疗机构现阶段电子病历系统应用所达到的水平,建立适合我国国情的电子病历系统应用水平评估和持续改进体系。

(二)使医疗机构明确电子病历系统各发展阶段应当实现的功能。为各医疗机构提供电子病历系统建设的发展指南,指导医疗机构科学、合理、有序地发展电子病历系统。

(三)引导电子病历系统开发厂商的系统开发朝着功能实用、信息共享、更趋智能化方向发展,使之成为医院提升医疗质量与安全的有力工具。

二、评价对象

已实施以电子病历为核心医院信息化建设的各级各类医疗机构。

三、评价分级

电子病历系统应用水平划分为9个等级。每一等级的标准包括电子病历各个局部系统的要求和对医疗机构整体电子病历系统的要求。

(一)0级:未形成电子病历系统

1.局部要求:无。医疗过程中的信息由手工处理,未使用计算机系统。

2.整体要求:全院范围内使用计算机系统进行信息处理的业务少于3个。

(二)1级:独立医疗信息系统建立

1.局部要求:使用计算机系统处理医疗业务数据,所使用的软件系统可以是通用或专用软件,可以是单机版独立运行的系统。

2.整体要求:住院医嘱、检查、住院药品的信息处理使用计算机系统,并能够通过移动存储设备、复制文件等方式将数据导出供后续应用处理。

(三)2级:医疗信息部门内部交换

1.局部要求:在医疗业务部门建立了内部共享的信息处理系统,业务信息可以通过网络在部门内部共享并进行处理。

2. 整体要求：

(1) 住院、检查、检验、住院药品等至少 3 个以上部门的医疗信息能够通过联网的计算机完成本级局部要求的信息处理功能，但各部门之间未形成数据交换系统，或者部门间数据交换需要手工操作。

(2) 部门内有统一的医疗数据字典。

(四) 3 级：部门间数据交换

1. 局部要求：医疗业务部门间可通过网络传送数据，并采用任何方式（如界面集成、调用信息系统数据等）获得部门外数字化数据信息。本部门系统的数据可供其他部门共享。信息系统具有依据基础字典内容进行核对检查功能。

2. 整体要求：

(1) 实现医嘱、检查、检验、住院药品、门诊药品、护理至少两类医疗信息跨部门的数据共享。

(2) 有跨部门统一的医疗数据字典。

(五) 4 级：全院信息共享，初级医疗决策支持

1. 局部要求：通过数据接口方式实现所有系统（如 HIS、LIS 等系统）的数据交换。住院系统具备提供至少 1 项基于基础字典与系统数据关联的检查功能。

2. 整体要求：

(1) 实现病人就医流程信息（包括用药、检查、检验、护理、治疗、手术等处理）的信息在全院范围内安全共享。

(2) 实现药品配伍、相互作用自动审核，合理用药监测等功能。

(六) 5 级：统一数据管理，中级医疗决策支持

1. 局部要求：各部门能够利用全院统一的集成信息和知识库，提供临床诊疗规范、合理用药、临床路径等统一的知识库，为本部门提供集成展示、决策支持的功能。

2. 整体要求：

(1) 全院各系统数据能够按统一的医疗数据管理机制进行信息集成，并提供跨部门集成展示工具。

(2) 具有完备的数据采集智能化工具，支持病历、报告等的结构化、智能化书写。

(3) 基于集成的病人信息，利用知识库实现决策支持服务，并能够为医疗管理和临床科研工作提供数据挖掘功能。

(七) 6 级：全流程医疗数据闭环管理，高级医疗决策支持

1. 局部要求：各个医疗业务项目均具备过程数据采集、记录与共享功能。能够展现全流程状态。能够依据知识库对本环节提供实时数据核查、提示与管控功能。

2. 整体要求：

(1) 检查、检验、治疗、手术、输血、护理等实现全流程数据跟踪与闭环管理，并依据知识库实现全流程实时数据核查与管控。

(2) 形成全院级多维度医疗知识库体系（包括症状、体征、检查、检验、诊断、治疗、药物合理使用等相关联的医疗各阶段知识内容），能够提供高级别医疗决策支持。

(八) 7 级：医疗安全质量管控，区域医疗信息共享

1. 局部要求：全面利用医疗信息进行本部门医疗安全与质量管控。能够共享本医疗机构外的病人医疗信息，进行诊疗联动。

2. 整体要求：

(1) 医疗质量与效率监控数据来自日常医疗信息系统，重点包括：院感、不良事件、手术等方面安全质量指标，医疗日常运行效率指标，并具有及时的报警、通知、通报体系，能够提供智能化感知与分析工具。

(2) 能够将病人病情、检查检验、治疗等信息与外部医疗机构进行双向交换。病人识别、信息安全等问

题在信息交换中已解决。能够利用院内外医疗信息进行联动诊疗活动。

(3) 病人可通过互联网查询自己的检查、检验结果,获得用药说明等信息。

(九) 8 级:健康信息整合,医疗安全质量持续提升

1. 局部要求:整合跨机构的医疗、健康记录、体征检测、随访信息用于本部门医疗活动。掌握区域内与本部门相关的医疗质量信息,并用于本部门医疗安全与质量的持续改进。

2. 整体要求:

(1) 全面整合医疗、公共卫生、健康监测等信息,完成整合型医疗服务。

(2) 对比应用区域医疗质量指标,持续监测与管理本医疗机构的医疗安全与质量水平,不断进行改进。

四、评价方法

采用定量评分、整体分级的方法,综合评价医疗机构电子病历系统局部功能情况与整体应用水平。

对电子病历系统应用水平分级主要评价以下四个方面:

1. 电子病历系统所具备的功能;

2. 系统有效应用的范围;

3. 电子病历应用的技术基础环境;

4. 电子病历系统的数据质量。

(一) 局部应用情况评价

局部功能评价是针对医疗机构中各个环节的医疗业务信息系统情况进行的评估。

1. 评价项目:根据《电子病历系统功能规范(试行)》、《电子病历应用管理规范(试行)》等规范性文件,确定了医疗工作流程中的 10 个角色,39 个评价项目(附后)。

2. 局部应用情况评价方法:就 39 个评价项目分别对电子病历系统功能、有效应用、数据质量三个方面进行评分,将三个得分相乘,得到此评价项目的综合评分。即:单个项目综合评分=功能评分×有效应用评分×数据质量评分。各项目实际评分相加,即为该医疗机构电子病历系统评价总分。

(1) 电子病历系统功能评分。对 39 个评价项目均按照电子病历应用水平 0—8 等级对应的系统局部要求,确定每一个评价项目对应等级的功能要求与评价内容(评为某一级别必须达到前几级别相应的要求)。根据各医疗机构电子病历系统相应评价项目达到的功能状态,确定该评价项目的得分。

(2) 电子病历系统有效应用评分。按照每个评价项目的具体评价内容,分别计算该项目在医疗机构内的实际应用比例,所得比值即为得分,精确到小数点后两位。

(3) 电子病历系统数据质量评分。按照每个评分项目中列出的数据质量评价内容,分别评价该项目相关评价数据的质量指数,所得指数为 0—1 之间的数值,精确到小数点后两位。

在考察某个级别的数据质量时,以本级别的数据质量指数为计算综合评分的依据。但在评价本级数据前应先评估该项目前级别的数据质量是否均符合要求,即前级别的数据质量指数均不得低于 0.5。

数据质量评分主要考察数据质量的四个方面:

(a) 数据标准化与一致性:考察对应评价项目中关键数据项内容与字典数据内容的一致性。

以数据字典项目为基准内容值,考察实际数据记录中与基准一致内容所占的比例。一致性系数=数据记录对应的项目中与字典内容一致的记录数/数据记录项的总记录数。

(b) 数据完整性:考察对应项目中必填项数据的完整情况、常用项数据的完整情况。必填项是记录电子病历数据时必须有的内容。常用项是电子病历记录用于临床决策支持、质量管理应用时所需要的内容。

以评价项目列出的具体项目清单为基准,考察项目清单所列实际数据记录中项目内容完整(或内容超过合理字符)所占的比例。完整性系数= 项目内容完整(或内容效果合理字符)记录数/项目总记录数。对于结构化数据,直接用数据项目的内容进行判断;对于文件数据,可使用文件内容字符数、特定的结构化标

记要求内容进行判断。

(c) 数据整合性能：考察对应项目中的关键项数据与相关项目(或系统)对应项目可否对照或关联。

按照列出的两个对应考察项目相关的数据记录中匹配对照项的一致性或可对照性，需要从两个层次评估：是否有对照项；对照项目数据的一致性。数据整合性系数＝对照项可匹配数/项目总记录数。空值(或空格值)作为不可匹配项处理。

(d) 数据及时性：考察对应项目中时间相关项完整性、逻辑合理性。

根据列出时间项目清单内容进行判断，主要看时间项是否有数值，其内容是否符合时间顺序关系。数据及时性系数＝数据记录内容符合逻辑关系时间项数量/考察记录时间项目总数量。针对每个项目，列出进行考察的时间项目清单以及这些项目之间的时间顺序、时间间隔等逻辑关系说明。

(二) 整体应用水平评价

整体应用水平评价是针对医疗机构电子病历整体应用情况的评估。整体应用水平主要根据局部功能评价的 39 个项目评价结果汇总产生医院的整体电子病历应用水平评价，具体方法是按照总分、基本项目完成情况、选择项目完成情况获得对医疗机构整体的电子病历应用水平评价结果。电子病历系统的整体应用水平按照 9 个等级(0—8 级)进行评价，各个等级与"三、评价分级"中的要求相对应。当医疗机构的局部评价结果同时满足"电子病历系统整体应用水平分级评价基本要求"所列表中对应某个级别的总分、基本项目、选择项目的要求时，才可以评价医疗机构电子病历应用水平整体达到这个等级，具体定义如下：

(1) 电子病历系统评价总分。

评价总分即局部评价时各个项目评分的总和，是反映医疗机构电子病历整体应用情况的量化指标。评价总分不应低于该级别要求的最低总分标准。例如，医疗机构电子病历系统要评价为第 3 级水平，则医疗机构电子病历系统评价总分不得少于 85 分。

(2) 基本项目完成情况。

基本项目是电子病历系统中的关键功能，"电子病历系统应用水平分级评分标准"中列出的各个级别的基本项是医疗机构整体达到该级别所必须实现的功能，且每个基本项目的有效应用范围必须达到 80% 以上，数据质量指数在 0.5 以上。例如，医疗机构电子病历系统达到第 3 级，则电子病历系统中列为第 3 等级的 14 个基本项目必须达到或超过第 3 级的功能，且每个基本项目的评分均必须超过 $3 \times 0.8 \times 0.5 = 1.2$ 分。

(3) 选择项目完成情况。

考察选择项的目的是保证医疗机构中局部达标的项目数(基本项＋选择项)整体上不低于全部项目的 2/3。选择项目的有效应用范围不应低于 50%，数据质量指数在 0.5 以上。例如，医疗机构电子病历系统达到第 3 级，则电子病历系统必须在第 3 等级 25 个选择项目中，至少有 12 个选择项目达到或超过 3 级，且这 12 个选择项目评分均必须超过 $3 \times 0.5 \times 0.5 = 0.75$ 分。

五、评价标准

具体内容附后。

本标准所规定的电子病历系统应用水平的分级评价方法和标准主要评估医疗信息处理相关信息系统的应用水平。医院信息系统其他方面(如运营信息管理、病人服务信息管理、教学科研信息管理等)的应用水平评价方法不包含在本标准中。

附表 2.1　电子病历系统应用水平分级评价项目

项目序号	工作角色	评价项目	有效应用评价指标	数据质量评价指标
1	一、病房医师	病房医嘱处理	按出院病人人次比例计算	按医嘱记录数据中符合一致性、完整性、整合性、及时性要求数据的比例系数计算
2		病房检验申请	按住院检验项目人次比例计算	按病房检验申请数据中符合一致性、完整性、整合性、及时性要求数据的比例系数计算
3		病房检验报告	按住院检验项目人次比例计算	按病房检验报告数据中符合一致性、完整性、整合性、及时性要求数据的比例系数计算
4		病房检查申请	按住院检查项目人次比例计算	按病房检查申请数据中符合一致性、完整性、整合性、及时性的比例系数计算
5		病房检查报告	按住院检查项目人次比例计算	按病房检查报告数据中符合一致性、完整性、整合性、及时性要求数据的比例系数计算
6		病房病历记录	按出院病人人次比例计算	按病房病历记录数据中符合一致性、完整性、整合性、及时性要求数据的比例系数计算
7	二、病房护士	病人管理与评估	按出院病人人次比例计算	按护理评估记录、病人流转管理数据一致性、完整性、整合性、及时性的比例系数计算
8		医嘱执行	按医嘱比例计算(包括药品和检验医嘱)	按医嘱执行记录数据中符合一致性、完整性、整合性、及时性要求数据的比例系数计算
9		护理记录	按出院病人人次比例计算	按危重病人护理记录、医嘱执行记录数据中符合一致性、完整性、整合性、及时性要求数据的比例系数计算
10	三、门诊医师	处方书写	按门诊处方数计算	按处方记录数据中符合一致性、完整性、整合性、及时性要求数据的比例系数计算
11		门诊检验申请	按门诊检验项目人次比例计算	按门诊检验申请数据中符合一致性、完整性、整合性、及时性要求数据的比例系数计算

项目序号	工作角色	评价项目	有效应用评价指标	数据质量评价指标
12	三、门诊医师	门诊检验报告	按门诊检验项目人次比例计算	按门诊检验报告数据中符合一致性、完整性、整合性、及时性要求数据的比例系数计算
13		门诊检查申请	按门诊检查项目人次比例计算	按门诊检查申请数据中符合一致性、完整性、整合性、及时性要求数据的比例系数计算
14		门诊检查报告	按门诊检查项目人次比例计算	按门诊检查报告数据中符合一致性、完整性、整合性、及时性要求数据的比例系数计算
15		门诊病历记录	按门诊人次数计算	按门诊病历记录数据中符合一致性、完整性、整合性、及时性要求数据的比例系数计算
16	四、检查科室	申请与预约	按总检查项目人次比例计算	按检查申请数据中符合一致性、完整性、整合性、及时性要求数据的比例系数计算
17		检查记录	按总检查项目人次比例计算	按检查记录数据中符合一致性、完整性、整合性、及时性要求数据的比例系数计算
18		检查报告	按总检查项目人次比例计算	按检查报告数据中符合一致性、完整性、整合性、及时性要求数据的比例系数计算
19		检查图像	按有图像结果检查项目比例计算	按检查图像数据中符合一致性、完整性、整合性、及时性要求数据的比例系数计算
20	五、检验处理	标本处理	按总检验项目人次比例计算	按标本记录数据中符合一致性、完整性、整合性、及时性要求数据的比例系数计算
21		检验结果记录	按总检验项目人次比例计算	按检验结果记录数据中符合一致性、完整性、整合性、及时性要求数据的比例系数计算
22		报告生成	按总检验项目人次比例计算	按检验报告数据中符合一致性、完整性、整合性、及时性要求数据的比例系数计算

项目序号	工作角色	评价项目	有效应用评价指标	数据质量评价指标
23	六、治疗信息处理	一般治疗记录	按治疗项目人次比例计算	按一般治疗记录数据中符合一致性、完整性、整合性、及时性要求数据的比例系数计算
24		手术预约与登记	按手术台次比例计算	按手术记录数据中符合一致性、完整性、整合性、及时性要求数据的比例系数计算
25		麻醉信息	按手术台次比例计算	按麻醉记录数据中符合一致性、完整性、整合性、及时性要求数据的比例系数计算
26		监护数据	按监护人次比例计算	按监护记录数据中符合一致性、完整性、整合性、及时性要求数据的比例系数计算
27	七、医疗保障	血液准备	按输血人次比例计算	按血液记录数据中符合一致性、完整性、整合性、及时性要求数据的比例系数计算
28		配血与用血	按输血人次比例计算	按配血与用血记录数据中符合一致性、完整性、整合性、及时性要求数据的比例系数计算
29		门诊药品调剂	按处方数人次比例计算	按门诊药品调剂记录数据中符合一致性、完整性、整合性、及时性要求数据的比例系数计算
30		病房药品配置	按出院病人人次比例计算	按病房药品配置记录数据中符合一致性、完整性、整合性、及时性要求数据的比例系数计算
31	八、病历管理	病历质量控制	按出院病人人次比例计算	按病历质控记录数据中符合一致性、完整性、整合性、及时性要求数据的比例系数计算
32		电子病历文档应用	实现要求的功能	无
33	九、电子病历基础	病历数据存储	实现要求的功能	无
34		电子认证与签名	实现要求的功能	无
35		基础设施与安全管控	实现要求的功能	无
36		系统灾难恢复体系	实现要求的功能	无

续表

项目序号	工作角色	评价项目	有效应用评价指标	数据质量评价指标
37	十、信息利用	临床数据整合	实现要求的功能	按整合的临床医疗数据中符合一致性、完整性、整合性、及时性要求数据的比例系数计算
38		医疗质量控制	按电子病历系统中产生卫统报表、三级医院等级评审质量指标、专科质控指标等指定项目的比例情况计算	无
39		知识获取及管理	实现要求的功能	无

附表 2.2　电子病历系统整体应用水平分级评价基本要求

等级	内　　容	基本项目数（项）	选择项目数（项）	最低总评分（分）
0 级	未形成电子病历系统	—	—	—
1 级	独立医疗信息系统建立	5	20/32	28
2 级	医疗信息部门内部交换	10	15/27	55
3 级	部门间数据交换	14	12/25	85
4 级	全院信息共享，初级医疗决策支持	16	10/23	110
5 级	统一数据管理，中级医疗决策支持	20	6/19	140
6 级	全流程医疗数据闭环管理，高级医疗决策支持	21	5/18	170
7 级	医疗安全质量管控，区域医疗信息共享	22	4/17	190
8 级	健康信息整合，医疗安全质量持续提升	22	4/17	220

注：选择项目中"20/32"表示 32 个选择项目中需要至少 20 个项目达标。

附表 2.3　电子病历系统应用水平分级评分标准

（说明：电子病历系统应用水平分级评分标准是对电子病历系统的功能、应用、数据质量情况进行分级评价的具体标准。下表中按照角色列出了具体要求的内容。其中：功能评估的内容在"主要评价内容"一栏列出；应用范围评估按照应用比例进行计算，计算依据在"业务项目"栏中列出的分子与分母内容；数据质量情况的评估内容在"数据质量评估内容"一栏中给出了基本计算的规则，针对每个项目和等级的具体内容需参照《数据质量评估项目表》，这个表每年均会根据数据质量的重点管理要求进行修订。）

病房医师

项目序号	项目代码	工作角色	业务项目	评价类别	主要评价内容	功能评分	数据质量评价内容
1	01.01.0				医师手工下达医嘱	0	
1	01.01.1			基本	(1) 在计算机上下达医嘱并记录在本地 (2) 通过磁盘、文件等方式与其他计算机交换数据	1	
1	01.01.2			基本	医嘱在程序间通过网络传送给病房护士	2	
1	01.01.3	病房医师	病房医嘱处理 (有效应用按近3个月的出院病人人次比例计算)根据"评分标准表"中各个级别的要求,统计出近3个月达到各个级别要求各级病人的人次数,计算各级别人次数与全部出院病人数比例	基本	(1) 医嘱通过网络同时供护士、药剂科等业务使用 (2) 能够获得药剂科的药品可供情况 (3) 具有全院统一的医嘱项目字典 (4) 医嘱下达时能获得药品剂型、剂量,或检查检验项目中至少1类依据字典规则进行的核查与提示	3	医嘱记录中关键数据项与字典的一致性
1	01.01.4			基本	(1) 医嘱中的药品、检查、检验、检查等信息可传送到对应的执行科室 (2) 医嘱下达时能关联项目获得药物知识,如提供药物说明查询功能等	4	医嘱记录中必填项的完整性
1	01.01.5			基本	(1) 医嘱记录在医院中能统一管理,并统一展现 (2) 有医师药师医嘱下达权限控制,支持抗菌药物分级使用管理 (3) 可依据诊断判断传染病情况,并通过系统上报医政管理部门	5	(1) 医嘱记录中必填项、常用项的完整性 (2) 医嘱与医疗流程上下游环节相关数据的可对照性

续表

项目序号	项目代码	工作角色	业务项目	评价类别	主要评价内容	功能评分	数据质量评价内容
1	01.01.6			基本	(1) 对药物治疗医嘱药物的不良反应有上报处理功能 (2) 开医嘱时能够接收到自己处方的点评结果 (3) 下达医嘱时能够参考药品、检查、检验、药物过敏、诊断、性别等相关内容知识库至少4项内容进行自动检查并给出提示 (4) 能够实时掌握医嘱执行各环节的状态 (5) 支持院内会诊的电子申请与过程追踪	6	(1) 医嘱记录中常用项的完整性 (2) 药疗医嘱记录与后续药疗流程相关记录时间符合逻辑关系 (3) 药疗医嘱记录与药物审核记录时间符合逻辑关系
1	01.01.7	病房医师	病房医嘱处理（有效应用按接近3个月的出院病人人次比例计算。根据"评分标准表"中各个级别的要求，统计出近3个月到达到各个级别人次数与全部出院病人数比例	基本	(1) 下达医嘱时，能够根据临床路径（指南）要求和病人的具体数据，自动对比执行与变异情况，提示输入变异原因并进行记录 (2) 根据检验结果、用药等情况，对传染病、医院感染爆发等自动预警并给出提示，支持对确认传染病、医院感染爆发等情况补充信息并上报医政管理部门 (3) 下达医嘱时可查询到本机构内本人在本医疗机构内外的相关医疗记录和外部医疗机构的相关医疗记录 (4) 自动根据本人在任医疗机构内外的诊治情况并医嘱自动进行医嘱核查并给出提示 (5) 依据相医嘱，执行情况和知识库，自动判断不良事件情况并给出提示 (6) 支持医师在医院外浏览医嘱记录	7	(1) 临床路径记录（临床路径入组状态、变异）的完整性 (2) 委外检查或检验医嘱记录与委外检查申请的可对照性
1	01.01.8			基本	能共享病人医疗及健康信息并能够进行集中展示，包括机构内外的医疗信息、健康记录、体征检测、随访信息，病人自采健康记录（如健康记录、可穿戴设备数据）等	8	

续表

项目序号	项目代码	工作角色	业务项目	评价类别	主要评价内容	功能评分	数据质量评价内容
2	01.02.0	病房医师	病房检验申请 (有效应用按住院检验项目人次比例计算,近3个月统计出全部检验人次数达到各个级别要求。检验项目的人次数计算各级别人次数与全部检验人次数比例)		医师手工下达检验申请	0	
2	01.02.1				(1)在计算机单机中选择项目,打印检验或检查申请单 (2)可通过文件等方式传输与其他计算机共享数据	1	
2	01.02.2				(1)从字典中选择项目,产生检验申请 (2)下达申请同时生成相关的医嘱	2	
2	01.02.3			基本	(1)检验申请能以电子化方式传送给检验科室 (2)检验标本种类信息在申请中同时记录	3	病房检验申请关键数据项与字典的一致性
2	01.02.4				(1)下达申请时可获得检验项目和标本信息,如适应证,采集要求、作用等 (2)检验项目来自全院统一检验项目字典	4	病房检验申请必填项的完整性
2	01.02.5				(1)检验申请数据有全院统一管理机制 (2)有全院统一的检验标本字典并在住院申请中使用 (3)开写检验申请时,可以浏览病人重要病历信息;	5	(1)病房检验申请必填项、常用项的完整性 (2)临床的检验申请记录与检验科室检验登记记录的主要关联项目能够完善对照
2	01.02.6			基本	(1)下达申请医嘱时,能查询临床医疗记录,能够针对病人性别、诊断,以住检验申请合理性自动审核并针对问题申请给出提示 (2)形成完整的检验闭环,可随时查看标本状态、检验进程状态 (3)下达申请时可根据临床路径或指南列出所需检验项目	6	(1)病房检验申请常用项的完整性 (2)申请下达与标本采集时间符合逻辑关系

续表

项目序号	项目代码	工作角色	业务项目	评价类别	主要评价内容	功能评分	数据质量评价内容
2	01.02.7	病房医师	病房检验应用（有效应用按住院检验项目人次比例计算）出近3个月达到各个级别要求。计算各个级别人次数与全部检验人次数比例	基本	（1）在申请检验时能够查询与获得历史检验结果和其他医疗机构检验报告作参考 （2）下达申请时，可根据诊断、其他检查与检验项目知识库等提出所需检验项目建议	7	区域协同有关检验申请数据的可对照性；检验申请项目与其他医疗机构检验申请项目编码可对照性
2	01.02.8			基本	（1）在申请检验时，可查看病人自采健康记录内容作为病人级别参考 （2）可以利用病人医疗及健康数据，为病人制定持续的检验计划	8	
3	01.03.0				未使用电子化方式传送检验报告	0	
3	01.03.1				能通过磁盘或文件导出查看检验结果	1	
3	01.03.3		病房检验报告（有效应用按住院检验项目人次比例计算）出近3个月达到各个级别要求。计算各个级别人次数与全部检验人次数比例	基本	能通过界面集成等方式查阅检验科室的检验报告	3	检验报告关键数据项与字典的一致性
3	01.03.4			基本	（1）可获得检验科室报告数据 （2）医师工作站中可查阅历史检验结果 （3）查阅检验报告给出结果出结果参考范围及结果异常标记 （4）查看检验报告时，可获取项目说明 （5）检验报告与申请单可进行关联对应	4	病房检验报告必填项的完整性

续表

项目序号	项目代码	工作角色	业务项目	评价类别	主要评价内容	功能评分	数据质量评价内容
3	01.03.5			基本	(1) 检验报告来自全院统一医疗数据管理体系 (2) 查阅报告时,对于多正常参考值的项目能够根据检验结果和诊断、性别、生理周期等自动给出正常结果的判断与提示 (3) 可根据历史检验结果绘制趋势图 (4) 对于危急值检验结果,医师、护士能够在系统中看到 (5) 浏览检验报告时,可以浏览病人重要病历信息	5	(1) 病房检验报告必填项、常用项的完整性 (2) 检验科室检验报告记录与临床查看检验结果的数据记录具备完善的数据对照关系
3	01.03.6	病房医师	病房检验报告 (有效应用按住院检验项目人次比例计算出近3个月统计各个级别的人次数。计算各级别人次数与全部检验人次比例)		(1) 检验结果和报告各阶段的状态可实时获得 (2) 对于危急检验结果,能够主动通知(如系统弹窗)医师、护士	6	病房检验报告数据整合性、数据及时性
3	01.03.7		达到各个级别要求。计算各级别人次数与全部检验人次比例		(1) 能够查看历史检验结果和其他医疗机构的检验结果 (2) 对于危急值通知具有按时效管控,按接收人员分级通知,处理通知记录反馈功能 (3) 委托外部机构完成的检验结果,可直接浏览报告结果,并与检验申请相关联 (4) 可根据检验结果,提示选择临床路径(指南)的后续诊治方案的制定	7	区域协同有关机构检验结果数据的可对照性,医疗质量管理相关数据内容的完整与时性
3	01.03.8				可利用病人医疗机构内外的医疗及健康信息提出处理建议,病人自采数据明显标示,可与本机构数据进行比较,绘制趋势图等	8	

续表

项目序号	项目代码	工作角色	业务项目	评价类别	主要评价内容	功能评分	数据质量评价内容
4	01.04.0				医师手工下达检查申请	0	
4	01.04.1				(1)在计算机单中选择项目,打印检查申请单 (2)可通过文件传输方式与其他计算机共享数据	1	
4	01.04.2				(1)从字典中选择项目,产生检查申请 (2)申请检查同时生成必要的医嘱	2	
4	01.04.3			基本	(1)检查申请能以电子化方式传送给医技科室 (2)申请时能够提示所需准备工作等内容	3	病房检查申请关键数据项与字典的一致性
4	01.04.4	病房医师	病房检查申请 (有效应用按住院检查项目人次比例计算出近3个月达到各个级别要求检查项目的人次数。计算各级别人次数与全部检查人次数比例)		(1)下达申请时可获得检查项目信息,如适应证、作用,注意事项等 (2)申请能实时传送到医技科室 (3)检查项目来自全院统一字典	4	病房检查申请必填项的完整性
4	01.04.5				(1)检查申请数据记录在统一管理机制中 (2)开写检查申请时,可以浏览病人重要病历信息	5	(1)病房检查申请必填项、常用项的完整性 (2)医嘱记录与检查申请关联项目的对照
4	01.04.6			基本	(1)检查申请可利用全院统一的检查安排表自动预约 (2)形成完整的检查闭环,检查执行状态可实时查看 (3)下达申请医嘱时,能够针对病人性别、诊断、以往检查结果等对申请合理性进行自动检查并提示 (4)下达申请时可根据临床路径科室列出所需检查项目	6	(1)病房检查申请数据与检查科室登记记录中相关时间符合逻辑 (2)临床路径中定义的检查项目编码与检查项目编码内容一致性等

续表

项目序号	项目代码	工作角色	业务项目	评价类别	主要评价内容	功能评分	数据质量评价内容
4	01.04.7		病房检查申请 (有效应用按住院检查项目人次比例计算)统计出近3个月达到各科各个级别的人次。计算各检查项目的人次数与全部检查人次数比例	基本	(1)能够查阅历史检查结果、其他医疗机构检查结果和报告 (2)下达申请时可根据诊断、其他检查检验结果等提出所需检查项目建议	7	区域医疗协同有关检查申请数据记录的可对照性
4	01.04.8			基本	(1)可查看其他医疗机构检查情况、病人自采健康记录内容 (2)可以利用病人医疗及健康数据,为病人制定持续的检查计划	8	
5	01.05.0	病房医师			手工传送检查报告	0	
5	01.05.1				能通过移动盘或文件导入或查看检查报告或检查图像	1	
5	01.05.3		病房检查报告 (有效应用按住院检查项目人次比例计算)统计出近3个月达到各科各个级别的人次。计算各检查项目的人次数与全部检查人次数比例	基本	能通过调用检查科室系统或界面集成方式查阅医技科室的检查报告和图像	3	病房检查报告关键数据项与字典的一致性
5	01.05.4			基本	(1)能在医师工作站查阅检查报告和图像 (2)查看检查报告时,能够按照项目看说明等 (3)检查报告与申请单可进行关联对应	4	病房所看到检查报告必填项的完整性
5	01.05.5			基本	(1)检查报告来自全院统一医疗数据管理体系 (2)查阅报告时,能够显示测量结果,对于有正常参考值的项目能显示参考范围及自动产生异常标记 (3)对于检查危急值,医师、护士在能够系统中看到	5	(1)病房检查报告必填项的完整性 (2)检查危急值记录中重要项的完整率等 (3)检查科室报告与病房申请中重要项目具备完善的数据对照

续表

项目序号	项目代码	工作角色	业务项目	评价类别	主要评价内容	功能评分	数据质量评价内容
5	01.05.6	病房医师	病房检查报告（有效应用按住院检查比例人次比计算）		（1）检查结果和报告各报告阶段的状态可实时获得 （2）查阅报告时，对于有多个正常参考值的测量项目能够根据测量结果和病人年龄、性别、诊断、生理指标等，自动给出正常结果的判断与提示 （3）对于检查结果危急值，能够主动通知（如系统弹窗）医师、护士	6	病房看到检查报告记录的数据完整性。检查报告记录与上下游数据的及时性
5	01.05.7		统计出近3个月达到各个级别的人次数。计算各级别项目的人次数。计算各科各个级别要求检查项目的检查人次数与全部检查人次数比例		（1）对于危急值通知具有按时效管控、分级通知、反馈功能 （2）能够获得、显示其他医疗机构的检查结果、图像等 （3）可根据检查报告，提示选择临床路径（指南）的后续诊治方案的制定	7	区域协同有关检查报告数据可对照
5	01.05.8				（1）可利用病人医疗机构内外的检查结果及健康信息提出处理建议 （2）病人自采健康记录数据有明显标示	8	
6	01.06.0		病房病历记录（有效应用按出院病人人次比例计算。计近3个月书写病历功能达到各个级别的病历数量。计算各级别病人出院病历数与全部病历数比例）		医师手工书写病历	0	
6	01.06.1				（1）有用计算机书写的病历 （2）病历记录在本病房内能够检索与共享	1	
6	01.06.2				（1）能够有专用软件书写入院、查体、病程记录等病历记录 （2）能够获得护士生成的病人入出转记录	2	
6	01.06.3				用计算机书写的病历记录能被其他科室共享	3	病房病历记录关键数据项与字典的一致性

续表

项目序号	项目代码	工作角色	业务项目	评价类别	主要评价内容	功能评分	数据质量评价内容
6	01.06.4			基本	(1) 病历记录可按照病历书写基本规范列出的基本内容各项目进行结构化存储,有可定义的病历格式和选项 (2) 病历记录能够全院共享	4	(1) 病房病历记录必填项的完整性 (2) 描述性病历书中的主诉、现病史、体格检查等内容有合理的数据量
6	01.06.5	病房医师	病房病历记录 (有效应用按比例计算。人人次比例计算)计近3个月书写病历功能达到各个级别的病历数。计算各级别病历数与全部出院人次比例	基本	(1) 可自定义病历结构与格式,支持结构化病历的书写 (2) 提供插入检查检验结果功能 (3) 可按照任意病历结构化项目进行检索 (4) 病历数据与医嘱等数据全院一体化管理 (5) 对于已由医师确认病历的所有修改,有完整的痕迹记录 (6) 书写病历的时限可设置并能提示 (7) 电子病历内容应存储为通用格式,可被经过医院方授权的第三方调用; (8) 历史病历已成数字化处理并可查阅,历史病历整合	5	(1) 病历修改记录的完整性 (2) 病房记录与质控记录备完善的数据对照
6	01.06.6				(1) 病历具有分块安全控制机制和访问日志 (2) 有法律认可的可靠电子签名 (3) 病历书写对内容有智能检查与提示功能 (4) 支持院内会诊记录电子处理,并能与会诊申请对照。会诊记录与质控纳入电子医疗记录体系	6	(1) 病房病历记录常用项的完整性 (2) 会诊记录常用项的完整性 (3) 会诊记录与病历记录时间关系符合病历描述的逻辑性 (4) 病历内容术语、描述的逻辑符合性

续表

项目序号	项目代码	工作角色	业务项目	评价类别	主要评价内容	功能评分	数据质量评价内容
6	01.06.7		病房病历记录（有效应用按出院病人人次比例计算）统计近3个月书写病历功能达到各级别的病历数。计算各级别病历数与全部出院病人人次数比例	基本	(1) 能够浏览医疗机构内外病历记录的内容 (2) 能够接受病案质控意见并修改病历后反馈 (3) 支持医师在院外浏览病历记录 (4) 可根据病人情况智能推荐模板	7	区域协同有关病历数据内容的可对照性
6	01.06.8	病房医师		基本	(1) 可进行本院病历内容与其他医疗机构病历内容的联合检索 (2) 病历书写过程中，能够引用机构内外的医疗信息、健康记录、体征检测、随访信息，病人自采健康记录等内容 (3) 本院病历内容可提供给其他医疗机构的浏览、浏览具备权限管理、操作记录	8	

病房护士

项目序号	项目代码	工作角色	业务项目	评价类别	系统功能评价内容	功能评分	数据质量评价内容
7	02.01.0		病人管理与评估（有效应用按出院病人人次比例计算）统计达到各级别要求的出院病人人次数，并计算各级别出院病人人次数与总病人人次数的比例		手工进行病人管理	0	护理评估记录、病人流转管理相关关键数据项与字典的一致性
7	02.01.1				输入的病人基本信息，住院记录作为护士本地工作记录	1	
7	02.01.2	病房护士		基本	病人基本信息，住院记录等可提供本病房临床医师共享	2	
7	02.01.3			基本	(1) 从住院登记处接收病人基本信息，输入入院评估记录 (2) 床位、病情信息，病历资料供其他部门共享 (3) 转科或出院的出科信息在系统中处理	3	

续表

项目序号	项目代码	工作角色	业务项目	评价类别	系统功能评价内容	功能评分	数据质量评价内容
7	02.01.4				(1) 病人入、出院、转科和记录,与住院、医师站中的病人基本信息衔接 (2) 可提示提醒帮助护士完成常规的处理模版提醒护理级别在系统中有明确显示 (3) 护理级别在系统中有明确显示	4	护理评估记录,病人流转管理相关记录中必填项的完整性
7	02.01.5		病人管理与评估(有效应用按出院病人人次比例计算) 统计达到要求的出院病人人次数,并计算各级别出院病人人次数与总院病人人次数的比例		(1) 入院评估记录在医院统一医疗数据管理体系中管理 (2) 具有查询既往病历记录数据、检查检验结果等供评估时参考的功能	5	护理评估记录,病人流转管理相关必填项、常用项的完整性;护理记录与医疗流程上下游相关记录具备完善的数据对照
7	02.01.6	病房护士			(1) 有病人出转、出科检查、治疗等活动的跟踪记录 (2) 能够查询病人在院内其他部门诊疗活动记录 (3) 书写评估时有智能模版 (4) 可根据病人病情和评估情况,对护理级别或护理措施给出建议	6	(1) 病人流转相关记录,护理评估记录相关数据完整性、整合性 (2) 护理相关记录与医疗流程上下游数据时间符合逻辑关系
7	02.01.7				有利用病人出转记录,病人评估记录等信息进行护理质量分析的工具	7	(1) 进入临床路径病人中护理相关项目数据的完整性,与上下游数据记录对照 (2) 查看外部医疗记录中护理评估项目与本院可对照
7	02.01.8				能够获得区域护理质量数据,并能够用于与本科室护理质量进行对比分析处理	8	

续表

项目序号	项目代码	工作角色	业务项目	评价类别	系统功能评价内容	功能评分	数据质量评价内容
8	02.02.0				护士手工抄写执行单,如药品单、输液卡等	0	
8	02.02.1				(1)手工输入医嘱供执行时使用 (2)本地保存医嘱记录数据	1	
8	02.02.2			基本	(1)能够接收医师下达的医嘱,同时支持手工增补医嘱 (2)医嘱可供药剂科或收费使用	2	
8	02.02.3			基本	(1)每次的用药医嘱数据能与药品科共享用于药品准备 (2)护士执行医嘱有记录	3	医嘱执行记录中关键数据项与字典的一致性
8	02.02.4	病房护士	医嘱执行 (有效应用按医嘱执行记录数计算) 统计达到各级别要求医嘱执行记录数,并计算各级别医嘱执行记录数与总医嘱执行记录数的比例		(1)医嘱执行记录可供全院共享 (2)执行单能够在医嘱执行操作后产生	4	医嘱执行记录中必填项的完整性
8	02.02.5			基本	(1)在执行中实时产生记录 (2)全院统一管理医嘱,执行记录,构成统一电子病历内容 (3)新医嘱和医嘱变更可及时通知护士	5	(1)医嘱执行记录必填项、常用项的完整性 如医嘱执行记录中医嘱类别、医嘱项目编码、标本采集人等 (2)护理执行记录与医疗流程上下游相关记录具备完善的数据对照
8	02.02.6			基本	(1)医嘱执行过程中有病人、药品、检验标本等机读自动识别手段进行自动核对 (2)完成医嘱执行的闭环信息记录 (3)对高风险医嘱执行时有警示	6	医嘱执行记录数据整合性、数据及时性
8	02.02.7				(1)医嘱执行过程能够随时了解查询医疗机构外部产生的历史医疗记录、体征记录 (2)有利用医嘱执行记录进行护理质量管理的工具	7	无要求
8	02.02.8				可获得区域医嘱质量相关质量指标并用于分析本科室护理质量	8	

续表

项目序号	项目代码	工作角色	业务项目	评价类别	系统功能评价内容	功能评分	数据质量评价内容
9	02.03.0				手工书写护理记录,手工记录体征数据	0	
9	02.03.1				(1) 体征记录用计算机本地存储 (2) 体征记录可打印、绘图,无网络共享	1	
9	02.03.2				有记录护理记录、体征记录系统并能够通过计算机网络供本科室医师共享	2	
9	02.03.3	病房护士	护理记录 (有效应用按出院病人人次比例计算) 统计近3个月护理记录达到各级别的人次数,计算各级别人次与总出院人次的比例		(1) 操作中能够通过界面融合或调用其他系统方式查看其他科、检查、检验、治疗等数据,本科室采集的体征记录可供其他部门共享 (2) 有危重病人护理观察记录、护理操作情况等记录 (3) 护理记录信息可供医师查看	3	病人护理记录中关键数据项与字典的一致性
9	02.03.4			基本	(1) 可通过系统内嵌的方式获得检查、检验、治疗等数据 (2) 对危重病人有符合要求的护理观察记录、护理操作情况等记录并可供全院共享	4	病人护理记录中必填项的完整性
9	02.03.5			基本	(1) 护理记录、体征记录数据在医院统一医疗数据管理体系中 (2) 生命体征、护理处置可通过移动设备自动导入相应记录单(移动护理) (3) 有护理计划模版,护理记录数据可依据护理计划产生	5	护理记录中的必填项、常用项的完整性,护理记录与病历记录相关项目具备完善的数据对照

续表

项目序号	项目代码	工作角色	业务项目	评价类别	系统功能评价内容	功能评分	数据质量评价内容
9	02.03.6	病房护士	护理记录（有效应用按出院病人人次比计算）统计近3个月护理记录达到各级别的人次数、计算各级别人次与总出院人次的比例	基本	(1)根据护理记录（如病人体征等）有自动的护理措施提示 (2)具有分组安全控制机制和访问日志，以保障分组护理时信息的安全性 (3)有法律认可的可靠电子签名 (4)系统能够根据病人体征数据自动完成设定的护理评估 (5)可以在医院统一医疗数据管理体系中调阅病人既往护理记录	6	(1)护理记录与医疗流程相关上下游相关项目数据时间符合逻辑关系 (2)护理记录中电子签名记录、时间戳记录，护理计划、护理记录时间的完整性
9	02.03.7				(1)护理记录书写时，可查询其他医疗机构相关病历数据和知识库数据 (2)能够利用护理记录数据进行护理质量分析 (3)护理记录生成与临床路径（指南）相衔接，可与医嘱医嘱紧密结合	7	(1)不良事件记录完整性 (2)临床路径中定义的护理记录项目与护理记录项目有对照
9	02.03.8			基本	可获得区域护理质量指标，能够结合本科室病人护理记录分析护理工作效率、不良事件发生率等护理质量并与区域指标比较	8	

门诊医师

项目序号	项目代码	工作角色	业务项目	评价类别	主要评价内容	功能评分	数据质量评价内容
10	03.01.0	门诊医师	处方书写（有效应用按门诊处方数计算）统计近3个月达到各级别功能的门诊处方数，计算这些门诊处方数与门诊处方总数的比例		无门诊电子病历系统，医师手写处方	0	
10	03.01.1				(1)在本地记录处方数据并打印处方 (2)可通过文件、移动存储设备将处方与其他计算机共享处方数据	1	
10	03.01.2				(1)能够查询本科室历史处方记录 (2)处方数据科室内部共享	2	
10	03.01.3			基本	(1)能获取挂号或分诊的病人信息 (2)下达的处方供药剂科、收费使用	3	处方书写关键数据项与字典的一致性。
10	03.01.4			基本	(1)处方数据能够全院共享 (2)下达处方时能关联项目获得药物知识，如提供药物说明查询功能等 (3)处方下达时能获得的药品剂型、剂量或可供应药品提示	4	处方中必填项的完整性
10	03.01.5			基本	(1)具有针对病人诊断、性别、历史处方、过敏史等进行合理用药、配伍禁忌、给药途径等综合自动检查功能并给出提示 (2)对高危药品使用给予警示 (3)支持医师处方开写权限控制 (4)可依据诊断判断传染病情况，并通过系统上报医政管理部门	5	处方记录中必填项、常用项的完整性；处方记录与医疗流程中下游药品配置记录，合理用药检查记录具备完善的数据对照

续表

项目序号	项目代码	工作角色	业务项目	评价类别	主要评价内容	功能评分	数据质量评价内容
10	03.01.6			基本	(1) 书写处方时可跟踪既往处方执行情况 (2) 处方数据能够自动作为门诊病历内容 (3) 能够接收到开方医师已下处方的点评结果 (4) 发生药物不良反应时能够有记录与记录上报处理功能	6	(1) 处方数据整合性、及时性 (2) 处方记录与处方点评记录中重要项目数据能够对照。(3) 处方开立与药品审核、配置、发药时间符合逻辑关系
10	03.01.7		处方书写(有效应用)按门诊处方数计算统计近3个月达到各级别功能的门诊处方数,计算这些门诊处方数与门诊总处方数的比例	基本	(1) 下达处方时,可查询到到病人本机构内外的医疗记录 (2) 自动根据以往病人的诊治和用药情况自动进行医嘱核查并给出提示 (3) 处方及用药说明可供病人查阅 (4) 医疗机构之间共享的病人处方信息中应包含可靠电子签名	7	区域协同有关药品处方、用药记录、诊断等数据可对照
10	03.01.8	门诊医师		基本	能获取病人全生命周期的信息资料,并能够进行集中展示,包括病人机构内外的医疗信息、健康记录,健康记录,体征检测,随访信息,病人自采健康信息(如健康记录,可穿戴设备数据)等	8	
11	03.02.0				医师手工下达检验申请	0	
11	03.02.2		门诊检验申请(有效应用)门诊检验项目人次比例计算		可从本科科室中选择项目,产生检验申请	2	
11	03.02.3			基本	(1) 检验申请能传送给医技科室 (2) 下达申请时有多科室公用的项目字典的支持	3	门诊检验申请关键数据项与字典的一致性
11	03.02.4		计算各项级别相应人次数,计算各级别实现人次与总检验人次比例		(1) 下达申请时可获得与项目关联的检验项目适应症、标本采集、检查意义等信息 (2) 有全院统一的检验项目字典	4	门诊检验申请必填项的完整性

续表

项目序号	项目代码	工作角色	业务项目	评价类别	主要评价内容	功能评分	数据质量评价内容
11	03.02.5	门诊医师	门诊检验申请(有效应用)按门诊检验项目人次比比例计算)计算近3个月门诊各项检验申请所达到的人次数,计算各级别功能实现人次与总检验人次比例		(1)检验申请数据全院统一管理 (2)有全院统一的检验标本字典并在申请中使用 (3)下达检验申请单时,能查询临床医疗记录	5	(1)门诊检验申请必填项、常用项的完整性 (2)门诊检验申请记录与检验科室相关登记记录具备完善的数据对照
11	03.02.6			基本	(1)形成完整的检验闭环,检验申请、标本情况能够随时跟踪 (2)能够针对病人性别、诊断,以往检验申请与结果等进行申请合理性自动审核并针对问题申请给出提示	6	(1)门诊检验申请记录同项目完整性 (2)检验申请记录与医疗流程上下游相关项目合乎时间逻辑关系
11	03.02.7				(1)申请检验时,能够查询历史检验结果和报告 (2)具有适用于门诊的疾病诊断辅助的检验方案	7	区域协同有关检验申请记录与外部检验登记数据相关项目可对照性
11	03.02.8				(1)可查看病人自采健康记录内容 (2)可以利用病人医疗及健康数据,为病人制定持续的检验计划	8	

续表

项目序号	项目代码	工作角色	业务项目	评价类别	主要评价内容	功能评分	数据质量评价内容
12	03.03.0				未使用电子化方式传送检验报告	0	
12	03.03.1				可在计算机中查询到检验结果,但限于或利用文件或移动存储设备获取检验结果,人工导入	1	
12	03.03.2				(1) 有供全科共享的检验报告记录系统 (2) 检验结果数据通过文件或移动存储设备导入人,但可在科室内共享	2	
12	03.03.3	门诊医师	门诊检验报告(有效应用按门诊检验项目人次比例计算)计近3个月门诊各项检验报告所达到的人次数,计算各级别功能实现人次与总检验人次比例	基本	能查阅医技科室的检验报告,查阅工具可以是集成检验系统界面,直接利用检验系统	3	门诊医师看到的检验报告关键数据项与字典的一致性
12	03.03.4			基本	(1) 能够在门诊医师工作站中查阅检验报告 (2) 医师工作站中可查阅历史检验结果 (3) 能够给出结果参考范围及结果异常标记 (4) 查看检验报告时,可获得项目说明 (5) 检验报告与申请单可进行关联对应	4	门诊检验报告必填项的完整性
12	03.03.5			基本	(1) 查阅报告时,对于多项正常参考值的项目能够根据检验结果和诊断、性别、生理指标等自动给出正常结果的判断与提示 (2) 可根据历史检验结果绘制趋势图 (3) 对于危急检验结果,门诊医师能够在系统中看到	5	(1) 门诊检验报告必填项、常用项的完整性 (2) 门诊检验报告与检验科室报告数据相关项目具备完善数据对照
12	03.03.6				(1) 可随时跟踪检验进展情况和结果 (2) 对于危急值报告,能够主动通知(如系统弹窗)医师、护士	6	(1) 门诊检验报告中时间相关数据完整性 (2) 门诊危急值报告处理时间与检验报告记录时间符合逻辑关系

续表

项目序号	项目代码	工作角色	业务项目	评价类别	主要评价内容	功能评分	数据质量评价内容
12	03.03.7		门诊检验报告（有效应用按门诊检验项目人次比例计算）统计近3个月门诊各项检验报告所达到相应级别的人次数，计算各级别功能实现人次与总检验人次比例	基本	(1)能够对比历史检验结果和其他医疗机构的检验结果 (2)对于危急值通知并具有按时效管控、处理记录，接收人员分级通知、处理记录反馈功能 (3)委托外部机构完成的检验结果，可直接浏览报告结果，并与本院检验申请关联	7	(1)区域协同有关检验报告数据的可对照性 (2)门诊看到的其他医疗机构检验报告项目与本院检验项目有对照
12	03.03.8		计算各级别与总检验人次比例	基本	可利用病人医疗机构内外的医疗及健康信息提出处理建议，病人自采数据有明显标示，可与本机构数据建立比较，绘制趋势图等	8	
13	03.04.0	门诊医师			医师手工下达检查申请	0	
13	03.04.2				从科室预定字典中选择项目，产生检查申请	2	
13	03.04.3		门诊检查申请（有效应用按门诊检查项目人次比例计算）统计近3个月门诊检查申请各项检查所达到相应级别的人次数，计算各级别功能实现人次与总检查人次比例		(1)下达申请时能够调用本科室产生的病情摘要 (2)检查申请能传送给医技科室	3	门诊检查申请关键数据项与字典的一致性
13	03.04.4				(1)下达申请时能获得其他部门的病情摘要、诊断，具有检查适应症、作用、注意事项查询功能 (2)检查申请能实时传送给相关科室 (3)检查项目来自全院统一字典	4	门诊检查申请必填项的完整性
13	03.04.5				(1)检查申请数据全院统一管理 (2)开写检查申请时，可以浏览病人重要病历信息；	5	(1)门诊检查申请必填项、常用项的完整性 (2)门诊的检查申请记录具备完善的数据科室登记录与检查对照

续表

项目序号	项目代码	工作角色	业务项目	评价类别	主要评价内容	功能评分	数据质量评价内容
13	03.04.6	门诊医师	门诊检查申请（有效检查项目应用按门诊人次比例计算）统计近3个月门诊申请各项检查所达到的人次数，计算各级别相应功能实现人次与总检查人次比例	基本	(1)申请后可随时跟踪检查进展情况 (2)检查申请可利用全院统一的检查安排表自动预约 (3)下达申请时，能够针对病人性别、诊断、以往检查结果等对申请合理性进行自动检查并提示	6	(1)门诊检查申请记录常用项完整性 (2)门诊检查申请记录与检查科室登记记录与相关记录间符合逻辑关系
13	03.04.7				(1)申请检查时，能够查询历史检查结果，其他医疗机构检查结果和报告 (2)下达申请时可根据诊断及知识库提出所需检查项目建议	7	区域协同有关数据的可对照性
13	03.04.8				(1)可利用其他医疗机构检查申请开写情况，病人自采健康记录内容作为检查申请开写的参考依据 (2)可以利用病人医疗及健康数据，为病人制定持续的检查计划	8	
14	03.05.0		门诊检查报告（有效检查项目应用按门诊人次比例计算）统计近3个月门诊各项检查报告所达到的人次数，计算各级别相应功能实现人次与总检查人次比例		手工传送检查报告	0	
14	03.05.1				能够用计算机查阅检查报告，但数据来自文件或存储设备方式	1	
14	03.05.2				(1)计算机中可查阅检查报告或图像，数据来自移动或存储设备或文件导入 (2)检查报告或图像在科室内保存并共享	2	
14	03.05.3				能通过网络，利用界面集成或调用检查科室工具方式查阅医技科室的检查报告或图像	3	门诊检查报告关键数据项与字典的一致性

续表

项目序号	项目代码	工作角色	业务项目	评价类别	主要评价内容	功能评分	数据质量评价内容
14	03.05.4			基本	(1) 可通过系统内嵌方式查阅检查报告和图像信息 (2) 查看检查报告时可以按照项目查询结果说明信息 (3) 检查报告与申请单可进行关联对应	4	门诊检查报告必填项的完整性
14	03.05.5			基本	(1) 检查报告和图像来自全院统一管理的数据 (2) 查阅报告时,能够显示测量结果,对于有正常参考值的项目能显示参考范围及自动产生异常标记 (3) 对于检查危急值,门诊医师能够在系统中看到	5	(1) 门诊检查报告必填项、常用项的完整性 (2) 门诊医师看到的检查报告记录与申请单、检查科室申请、检查科室相关的项目应具备完善的数据对照
14	03.05.6	门诊医师	门诊检查报告(有效应用按门诊检查项目人次比例计算)统计近 3 个月门诊各项检查报告所达到相应级别的人次数,计算各级别功能实现人次与总检查人次比例		(1) 在医师工作站能够跟踪检查过程和结果 (2) 查阅报告时,对于有多条正常参考值的测量项目能够根据测量结果和病人年龄、性别、诊断、生理指标等,自动给出正常结果的判断与提示 (3) 对于检查危急值,能够主动通知(如系统弹窗)医师、护士	6	(1) 门诊检查报告记录中时间相关数据的完整性 (2) 门诊医师看到报告记录与检查科室记录相关时间应符合就诊流程逻辑关系
14	03.05.7			基本	(1) 能够对比历史医疗机构的检查结果和其他医疗机构的检查结果 (2) 对于危急值通知具有按时对效管理、分级通知、反馈功能 (3) 具有对检查结果进行判断并按照诊疗指南或知识库提示后续诊疗工作	7	区域协同中检查报告与院内相关数据可对照
14	03.05.8			基本	(1) 可利用病人医疗机构内外的检查结果及健康信息提出处理建议 (2) 病人自采健康记录数据有明显标示	8	门诊检查报告记录应与院内相关数据对照

续表

项目序号	项目代码	工作角色	业务项目	评价类别	主要评价内容	功能评分	数据质量评价内容
15	03.06.0				医师手工书写病历	0	
15	03.06.1				(1) 门诊病历记录保存在本地 (2) 门诊病历记录可通过文件、移动存储设备方式供他人使用	1	
15	03.06.2				(1) 有专用软件书写门诊病历记录并可以在科室内共享 (2) 书写病历时可调用挂号和本科科护士预诊采集的数据	2	门诊病历关键数据项与字典的一致性
15	03.06.3	门诊医师	门诊病历记录（有效应用按门诊人次数计算）统计近3个月书写门诊病历功能达到各个级别的门诊人次数。计算各级别门诊人次数与门诊总人次数比例		(1) 书写病历记录可供其他部门共享 (2) 书写病历时，可通过界面集成或调用其他系统模块方式查阅检查、检验信息	3	
15	03.06.4			基本	(1) 门诊病历记录可按照病历书写基本规范列出的基本内容进行结构化存储，有可定义的病历格式和选项 (2) 门诊病历记录能够全院共享	4	重点考察门诊病历必填项的完整性，是否涵盖主诉、现病史、既往史、查体、诊断、处理意见等内容
15	03.06.5			基本	(1) 能提供插入检查检验结果功能 (2) 可对门诊病历内容检索 (3) 病历数据与处方、检查报告等数据全院一体化管理 (4) 历史病历（包括住院或门诊纸质病历）完成数字化，并能够与其他病历整合 (5) 对于已提交的病历能自动记录、保存病历记录所有修改的痕迹	5	(1) 门诊病历必填项、常用项的完整性 (2) 门诊病历记录描述内容满足合理性数据量。

续表

项目序号	项目代码	工作角色	业务项目	评价类别	主要评价内容	功能评分	数据质量评价内容
15	03.06.6				(1) 门诊病历具有安全控制机制,分科室访问权限机制和日志 (2) 有法律认可的可靠电子签名 (3) 可根据诊断、性别、年龄等自动定义病历结构和格式	6	病历建立与书写相关时间记录符合医疗过程逻辑关系
15	03.06.7	门诊医师	门诊病历记录(有效应用按门诊人次数计算。统计近3个月书写门诊病历功能达到各个级别的门诊人次数。计算各级别门诊人次数与门诊总人次数比例)	基本	(1) 能够浏览医疗机构内外病历记录的内容 (2) 能够按照诊疗指南进行病历书写提示 (3) 病历书写对书写内容有智能检查与提示功能 (4) 可根据病人情况智能推荐模板 (5) 支持病人在院外浏览本人的门诊病历记录,具备授权控制,并有完整的浏览记录	7	区域协同中门诊所看到院外病历能够与就诊病人准确关联
15	03.06.8			基本	(1) 可进行本院病历内容与其他医疗机构内外病历内容的联合检索 (2) 病历书写过程中,能够引用机构内外医疗信息、健康记录,体征检测,随访信息,病人自采健康记录等内容 (3) 本院病历记录内容可提供给其他医疗机构的浏览,浏览具备权限管理,操作记录	8	

检查科室

（范围：主要评估针对病人进行的各种检查的功能与应用情况。所考察的内容包括由专门的检查科室开展的项目，临床专科开展的需要出具检查报告的项目。具体检查类别如：放射、超声、内窥镜、核医学等医学影像检查、心电图、脑电图等电生理检查，各个专科针对口腔、眼耳鼻喉、妇产、心脏、神经、呼吸等各个专科的需要进行的需出具报告的检查。病理图像处理也纳入本角色的各个项目评价，但侄病理的标本管理纳入检验科室角色中的标本管理项目评价。）

项目序号	项目代码	工作角色	业务项目	项目类别	系统功能评价内容	功能评分	数据质量评价内容
16	04.01.0				未用计算机进行预约登记	0	
16	04.01.1				（1）在本地登记末检查病人的情况，代替登记本 （2）登记记录可导出供后续应用	1	
16	04.01.2			基本	科室内部应用检查预约与登记系统，数据仅在科室内部共享	2	
16	04.01.3	检查科室	申请与预约 （有效应用按比例计算） 项目人次占总检查项目人次数，计算近3个月预约达到各个级别功能的人次数与总检查人次数的比例	基本	（1）检查项目清单可供门诊、病房等临床科室共享 （2）可获取门诊、病房的申请	3	检查科室接收的申请记录关键数据项与字典的一致性
16	04.01.4				（1）可根据检查内容生成注意事项 （2）检查安排数据可被全院查询	4	检查申请记录与预约记录的完整性
16	04.01.5				（1）检查安排时间表能够提供全院共享，并能够及时进行同步 （2）各临床科室能依据检查安排表进行预约、预约结果可全院共享 （3）有自动安排时间的规则，能够提供默认的检查时间安排	5	（1）检查申请记录必填项、常用项的完整性 （2）检查历系统检查申请记录与电子病历检查申请记录具备完善的数据对照
16	04.01.6				（1）能够实时掌握病人在其他检查和治疗部门的状态 （2）可给合其他检查、治疗安排、智能提示检查安排的冲突并给出提示	6	检查申请记录与医疗流畅上下游相关记录是同相关数据应符合逻辑关系

续表

项目序号	项目代码	工作角色	业务项目	项目类别	系统功能评价内容	功能评分	数据质量评价内容
16	04.01.7		申请与预约（有效应用按总比例计算）项目人次比接收与处理申请项目达到各个级别的功能的人次数,计算到各个级别功能与总人次数的比例	基本	(1) 支持获取医疗机构以外的检查申请并能够进行病人ID对照,诊疗项目对照 (2) 提供根据院内,外历史检查安排情况,进行是否检查的提示功能 (3) 有根据本部门检查预约,等候,执行检查时间进行本部门服务效率分析工具 (4) 病人可在院外查看检查申请单状态,可通知病人预约时间,检查注意事项等	7	区域协同有关的检查申请记录数据可对照
16	04.01.8				(1) 可获取区域同类型检查预约安排服务相关指标 (2) 能够根据病人检查项目分布,区域服务效率情况分析本部门服务效率	8	
17	04.02.0	检查科室	检查记录（有效应用按检查项目人次比计算）统计近3个月检查记录处理达到各级别功能的人次数,计算到各个级别功能与总检查人次数的比例	基本	手工进行检查过程记录	0	
17	04.02.1				(1) 检查记录使用单机系统处理并保存在本地 (2) 能导出数据供他人使用	1	
17	04.02.2				有科室范围内的检查管理系统,信息仅在科室内使用	2	
17	04.02.3				(1) 记录检查结果过程中,能够查看临床申请中的信息,确保结果与申请,病人准确对应 (2) 具有连接检查设备采集数据功能 (3) 能够提供检查数据和图像访问与查询工具,或能够为其他系统提供界面集成环境	3	检查记录关键数据项与字典的一致性
17	04.02.4				(1) 所记录的检查数据,检查图像供全院共享 (2) 有供全院应用的检查数据或图像访问与显示工具	4	检查记录必填项的完整性

续表

项目序号	项目代码	工作角色	业务项目	项目类别	系统功能评价内容	功能评分	数据质量评价内容
17	04.02.5				(1) 检查结果、检查图像在全院有统一管理机制 (2) 可以长期存储记录	5	(1) 检查记录必填项、常用项的完整性 (2) 检查记录与检查申请相关的数据项备完善的数据对照
17	04.02.6	检查科室	检查记录（有效应用按总比例计算）项目人次统计近3个月检查记录处理各个级别功能达到的人次，计算与总检查人次数的比例	基本	(1) 检查数据产生过程有状态记录，并有查询和跟踪工具 (2) 检查全过程数据记录具有防止病人、检查数据、图像不对应的自动核查处理 (3) 记录具有基本的测量值时具有自动判断提示功能，包括：各种测量值的合理范围，注释说明的合理汇总词汇等	6	检查记录与医疗流程上下游相关数据记录中的时间项符合逻辑关系
17	04.02.7				(1) 能够获取医院外部检查数据和检查状态并进行记录、本科室检查记录和状态可传给外部系统使用 (2) 具有针对检查记录的病人识别和防止数据对照差错规则与工具 (3) 检查等候过程中可通知病人检查顺序、等候人数、预计检查时间等信息	7	无要求
17	04.02.8				有针对检查记录的数据完整性、数据记录管理等质量控制工具	8	

续表

项目序号	项目代码	工作角色	业务项目	项目类别	系统功能评价内容	功能评分	数据质量评价内容
18	04.03.0				手工书写报告	0	
18	04.03.1			基本	(1) 手工输入检查报告并保存在本地 (2) 检查报告能通过文件或移动存储设备导出数据供他人使用	1	
18	04.03.2				(1) 报告书写可引用检查登记记录,检查记录数据共享 (2) 报告中的诊断可与本科室检查登记内容	2	
18	04.03.3	检查科室	检查报告 (有效应用按总比例计算) 项目人次比例计算) 统计近3个月检查 报告处理达到各个 级别功能的人次数, 计算与总检查人次 数的比例		(1) 检查报告可供临床其他部门共享 (2) 检查报告能够与检查图像关联	3	检查报告记录关键数据项与字典的一致性
18	04.03.4				(1) 检查报告有初步结构化,能够区分检查所见与检查结果 (2) 检查报告能够全院共享	4	检查报告记录项的完整性
18	04.03.5				(1) 检查报告内容有可定义格式与模板 (2) 书写报告时可根据检查项目,诊断提供选择模板	5	(1) 检查报告记录必填项、常用项的完整性 (2) 检查报告与上游相关记录的项目具备的数据对照
18	04.03.6				(1) 报告书写环境中有查询与引用临床信息,其他部门信息 (2) 具有法律认可的可靠电子签名 (3) 检查报告有安全控制机制与访问日志	6	检查报告记录与医疗流程上下游相关数据记录中有段时间记录符合逻辑关系

续表

项目序号	项目代码	工作角色	业务项目	项目类别	系统功能评价内容	功能评分	数据质量评价内容
18	04.03.7		检查报告（有效应用按总检查项目人次比例计算）统计近3个月检查报告处理达到各个级别功能的人次数，计算与总检查人次数的比例	基本	(1) 能够在报告书写时查询其他医疗机构的检查结果 (2) 支持将医院外部申请的报告传送回申请者 (3) 书写报告过程中有智能提示，有智能化的词汇控制 (4) 支持病人在院外浏览本人的检查报告，具备权限控制，并有完整的浏览记录	7	区域协同中有关检查报告的数据可对照
18	04.03.8			基本	(1) 有对检查报告内容规范性的管理控制 (2) 能够获取区域检查报告的检查阳性率等质控指标，并有格本科室指标之间对照	8	
19	04.04.0	检查科室	检查图象（有效应用按有图象检查结果人次比例计算）统计近3个月检查图象采集与处理达到各个级别功能的人次数，计算与有图象检查结果检查项目人次数的比例		系统中不能够获取数字化图像	0	
19	04.04.1				(1) 有检查设备或附带工作站获取图像，但仅在单机中记录 (2) 图像可以通过文件或移动存储设备方式导出	1	
19	04.04.2				(1) 可通过网络获取检查设备图像 (2) 图像数据能够在本科室系统保存并共享 (3) 检查图像能够与本科室预约与登记数据对照	2	
19	04.04.3				(1) 检查图像能够供门诊或住院病房共享 (2) 检查图像可与门诊或住院的申请、病人基本信息对照 (3) 具有检查工作清单 (4) 能提供图像浏览工具供其他系统进行界面集成	3	重点考察检查图像相关关键数据与字典的一致性，如检查工作项号与检查申请单号关联的比例等

续表

项目序号	项目代码	工作角色	业务项目	项目类别	系统功能评价内容	功能评分	数据质量评价内容
19	04.04.4	检查科室	检查图象(有效应用按有图象结果比例计算)项目人次比的比例	基本	(1) 检查图像供全院共享,有符合 DICOM 标准的图像访问体系 (2) 能够调整图像灰阶等参数并记录	4	检查图像记录相关必填项的完整性
19	04.04.5			基本	(1) 建立全院统一的图像存储体系 (2) 支持符合 DICOM 标准的图像显示终端访问图像数据 (3) 有完整的数据访问控制体系,支持指定用户、指定病人、指定检查图像的访问控制 (4) 具有图像质控功能,并有记录	5	(1) 检查图像记录相关必填项、常用项的完整性 (2) 检查过程登记产生的记录与影像设备产生的记录具备完善的数据对照
19	04.04.6		统计近 3 个月检查图象采集与处理达到各个级别功能的人次数,计算与有图象结果检查项目人次数的比例	基本	(1) 图像产生过程、图像质控、图像重现均有跟踪与管理 (2) 提供图像注释说明记录并能够与临床科室共享 (3) 历史图像完成数字化处理,并能够与其他图像整合	6	检查图像记录与上下游相关记录中的时间符合逻辑关系
19	04.04.7				(1) 支持其他医院图像引入院内部影像系统,本院图像可通过网络和标准的访问接口提供给其他医院使用 (2) 支持病人在院外浏览本人的检查图像,具备授权控制,并有完整的浏览记录	7	区域协同影像检查有关的病人、检查内容相关数据有可对照性
19	04.04.8				参加区域检查科室影像质量评价并有记录	8	

检验处理

（范围：医院中的各种利用病人体内取出的标本进行的分析检查。包括血液学、免疫、生化等各种类型的检验，各种床旁（如床旁血糖、血气分析等）检验。病理检查的标本处理纳入本处理角色的评价。）

项目序号	项目代码	工作角色	业务项目	评价类别	系统功能评价内容	功能评分	数据质量评价内容
20	05.01.0				未用计算机登记	0	
20	05.01.1				(1)实验室接收检验标本时在本地计算机登记 (2)登记数据可以以文件或移动存储设备方式导出	1	
20	05.01.2				(1)接收标本时贴条码供实验室共享数据，有标本查重处理 (2)可实现标本登记并用于实验室内管理	2	
20	05.01.3	检验处理	标本处理（有效应用按总检验项目人次比例计算）统计近3个月检验标本处理达到各个级别功能的人次数，计算与总检验人次数的比例		(1)检验标本采集时依据申请数据 (2)使用机读方式标识标本 (3)标本在实验室检验过程各环节有记录	3	标本记录关键数据项与字典的一致性
20	05.01.4				(1)临床科室与实验室有标本字典与项目关联的采集要求提示与项 (2)实验室与临床科室共享标本数据 (3)标本采集和检验全程记录并在全院共享	4	标本记录必填项的完整性
20	05.01.5				(1)标本字典、标本采集记录等数据在医院统一管理 (2)标本采集可根据检验知识库进行标本类型、病人关联、采集要求等的核对，防止标本差错 (3)对接收到的不合格标本有记录	5	(1)标本记录必填项、常用项的完整性 (2)标本记录与检验申请记录相符的数据完善 关系项目具备完善的数据对照
20	05.01.6			基本	(1)标本采集、传送及接送状态可获得，并能够实验室、临床科室共享 (2)能够提供与病人用药、生理周期、检验项目等相关联的标本采集要求的自动核对，避免获得不恰当的标本 (3)对于不合格标本能够反馈给采集部门并有说明	6	(1)标本传送记录完整性 (2)检验申请记录与标本处理相关项目符合医疗处理流程中时间项目的逻辑关系

续表

项目序号	项目代码	工作角色	业务项目	评价类别	系统功能评价内容	功能评分	数据质量评价内容
20	05.01.7		标本处理(有效应用按总检验项目人次比例计算)统计近3个月检验项目达到各个级别功能的人次数,计算与总检验人次数的比例	基本	(1) 支持获取本医疗机构以外的检验申请并能够接收这些申请对应的标本 (2) 病人可在院外查询本人的待检项目,并有访问管控措施 (3) 可通知病人标本采集时间,注意事项等	7	区域协同检验标本传送中有关数据中病人标识应可对照
20	05.01.8			基本	(1) 具有统计分析标本采集到接收时间的记录,并依据数据进行质量分析与控制 (2) 可获得区域标本质量管理指标并用于与本实验室质量数据进行对比分析	8	
21	05.02.0	检验处理	检验结果记录(有效应用按总检验项目人次比例计算)统计近3个月检验结果记录达到各个级别功能的人次数,计算与总检验人次数的比例		未用计算机记录	0	
21	05.02.1			基本	(1) 手工输入检验结果或用计算机采集检验数据 (2) 数据在本地记录,代替手工登记本	1	
21	05.02.2			基本	(1) 计算机系统能够从检验仪器获得检验数据 (2) 检验结果在实验室内共享	2	
21	05.02.3			基本	(1) 检验结果能够传送给临床科室 (2) 有自动判断检验正常值,提示正常值范围功能 (3) 检验系统提供展现检验结果工具供其他系统进行界面集成或直接调用	3	检验结果记录关键数据项与字典的一致性
21	05.02.4			基本	(1) 检验结果可供全院共享,可为医院其他系统提供检验数据接口 (2) 出现危急检验结果时能够向临床系统发出及时警示 (3) 对支持双向数据交换的仪器实现双向数据交换	4	检验结果记录必填项的完整性

项目序号	项目代码	工作角色	业务项目	评价类别	系统功能评价内容	功能评分	数据质量评价内容
21	05.02.5	检验处理	检验结果记录（有效应用按总检验项目人次比例计算）统计近3个月检验结果记录达到各个级别功能的人次数，计算与总检验人次数的比例		(1)检验结果作为医院整体医疗数据管理体系内容 (2)检验结果可按项目进行结构化数据记录 (3)有实验室内质控记录	5	(1)检验结果记录必填项、常用项的记录完整性 (2)检验结果记录与上下游流程中的记录数据对照
21	05.02.6				(1)检验结果产生过程可随时监控,状态能够及时通知临床科室 (2)有结合临床诊断、药物使用,检验结果数据进行结果核对分析的知识库,并能够提供相关提示	6	检验结果记录有关相关记录时间项符合医疗过程逻辑关系
21	05.02.7				(1)检验结果数据记录可分区院内与外院检验 (2)有完整的实验室间质控记录	7	区域协同中检验记录有关数据中病人、检验项目、标本数据可对照
21	05.02.8				可获得区域检验质控指标,并能够用于本实验室质控指标对比	8	
22	05.03.0		报告生成（有效应用按总检验项目人次比例计算）统计近3个月检验报告处理达到各个级别功能的人次数，计算与总检验人次数的比例	手工书写报告	(1)输入数据后在本地产生报告单 (2)可用文件或移动存储设备方式导出检验报告	0	
22	05.03.1				能根据检验仪器采集数据自动形成报告	1	
22	05.03.2			基本	(1)能根据检验数据采集检验数据门诊共享 (2)产生报告单在检验科内共享	2	
22	05.03.3			基本	(1)检验报告供给其他部门共享 (2)检验报告中有的参考范围提示 (3)检验报告能够与临床检验申请自动对应	3	检验报告记录关键数据项与字典的一致性

续表

项目序号	项目代码	工作角色	业务项目	评价类别	系统功能评价内容	功能评分	数据质量评价内容
22	05.03.4	检验处理	报告生成(有效应用按总检验项目人次比例计算)统计近3个月检验报告处理达到各个级别功能的人次数,计算与总检验人次数的比例		(1) 报告数据可供全院使用 (2) 审核报告时,可查询病人历史检验结果 (3) 发出报告中的异常检验结果的标识 (4) 检验报告包括必要的数值、曲线、图像	4	检验报告记录必填项的完整性
22	05.03.5			基本	(1) 检验报告纳入全院统一数据管理体系 (2) 报告审核时能自动显示病人同项目的历史检验结果作为参考	5	(1) 检验报告记录必填项的完整性 (2) 检验报告记录与医疗流程上下游相关项目具备完善的数据对照
22	05.03.6			基本	(1) 检验审核,结果状态能够与临床共享 (2) 检验的标本接收、分析,审核等过程有完整记录并能够闭环监控 (3) 报告审核时可自动显示病人历史检验结果和其他相关检验结果供分析	6	检验报告记录与医疗流程上下游相关记录中时间关系符合医疗过程逻辑
22	05.03.7			基本	(1) 支持将外院检验申请传送回申请者 (2) 能够根据检验结果、历史检验情况自动进行报告是否需要人工审核的判断,可根据性别、年龄、诊断、历史检验结果等情况自动给出检验性质的判断 (3) 支持病人在本院外浏览本人的检验报告,具备授权控制,并有完整检验报告的浏览记录	7	区域协同检验报告有关数据与外部机构具有可对照性
22	05.03.8			基本	可获得区域检验报告质量指标数据,并与本实验室分析阳性率、重复检验率、质控等质量指标进行对比分析	8	

治疗信息处理

（范围：医院中开展的各种需要持续多次重复执行的专科检查。主要包括：透析、康复、放射治疗、针灸、推拿等项目，部分临床科室有计划执行的持续或需要多次重复执行的专门治疗项目，但不包括药物治疗（如化疗、输液、注射等）、外科换药、注射等，需要进入手术室的手术不治疗。）

项目序号	项目代码	工作角色	业务项目	项目类别	功能评分	系统功能评价内容	数据质量评价内容
23	06.01.0				0	未用计算机登记和记录	
23	06.01.1				1	(1)治疗科室使用计算机记录治疗申请、预约或治疗记录数据 (2)治疗相关信息可通过文件、移动存储设备方式提供其他系统共享	
23	06.01.2				2	(1)治疗科室有部门内治疗登记记录系统 (2)申请、治疗记录等数据在科室内能够共享	
23	06.01.3	治疗信息处理	一般治疗记录（有效应用按治疗项目人次比例计算）统计近3个月各项治疗记录处理达到各个级别功能的人次数，计算与总治疗人次数的比例		3	(1)治疗时间安排表可供其他部门查询共享 (2)治疗申请、预约，记录数据能够与其他临床科室共享 (3)可提供治疗数据访问界面或流程供其他部门调用	一般治疗记录关键数据项与字典的一致性
23	06.01.4				4	(1)治疗安排信息可被全院查询 (2)治疗记录数据可供全院访问，有数据交换接口	一般治疗记录中必填项的完整性
23	06.01.5			基本	5	(1)有每次治疗的登记或执行记录，内容包括时间、项目等 (2)治疗记录纳入全院统一的医疗档案体系 (3)治疗过程中的评估有记录	(1)一般治疗记录必填项、常用项的完整性 (2)治疗记录能够完善医疗流程相关记录，具备完善的数据对照
23	06.01.6			基本	6	(1)治疗过程各环节有记录、可监控 (2)治疗评估能够利用检验、检查的数据 (3)对于高风险治疗有警示和必要的核查 (4)可根据评估结果对治疗方案自动给出建议	(1)一般治疗预约记录完整性 (2)一般治疗相关记录之间的逻辑关系记录符合医疗过程的逻辑关系

续表

项目序号	项目代码	工作角色	业务项目	项目类别	系统功能评价内容	功能评分	数据质量评价内容
23	06.01.7		一般治疗应用(有效治疗项目人次比例计算)统计近3个月各项治疗记录处理达到各个级别功能的人次数，计算与总治疗人次数的比例	基本	(1)可接收医疗机构外部的治疗申请，并能够将治疗记录传送回申请者 (2)支持病人在院外浏览本人的治疗计划与安排	7	区域协同治疗有关数据中病人治疗项目可对照
23	06.01.8			基本	能够获得区域治疗科室数量、质量指标，并能够用于与本科室数质量指标对比	8	
24	06.02.0	治疗信息处理	手术预约与登记(有效应用按手术台次计算)统计手术预约与登记达到各级别的科室数、计算应用全部手术科室数的比例		手工登记安排	0	
24	06.02.1				(1)手术室使用计算机记录手术安排 (2)数据可通过文件或移动存储设备方式导出	1	
24	06.02.2				(1)在手术室登记手术安排，信息供手术室其他环节使用 (2)术后能够校正申请安排时记录的信息 (3)有已定义的手术名称表	2	
24	06.02.3				(1)在临床科室申请手术 (2)手术安排后信息能与其他部门共享 (3)手术室与临床科室能共享手术名称、编码信息	3	手术记录关键数据项与字典的一致性
24	06.02.4				(1)手术申请与安排记录完整 (2)支持麻醉医师查看手术安排并支持麻醉相关信息的修改完善 (3)能够提供手术准备、材料准备清单 (4)有全院统一的手术名称表、手术编码	4	手术记录必填项的完整性

续表

项目序号	项目代码	工作角色	业务项目	项目类别	系统功能评价内容	功能评分	数据质量评价内容
24	06.02.5				(1) 手术记录数据与手术安排衔接，成为医院统一医疗记录管理体系内容 (2) 提供机读手段标识病人并提示部位、术式、麻醉方式的信息 (3) 实现手术分级管理，具有针对手术医师的权限控制	5	(1) 手术记录必填项、常用项的完整性 (2) 手术申请记录与相关记录中的病人、手术具备完善的数据对照
24	06.02.6	治疗信息处理	手术预约与登记（有效应用按手术台次计算）统计手术预约与登记达到各科室级别功能的科室数、计算与全部手术科室数的比例	基本	(1) 具有对手术全过程状态记录及在院内显示功能 (2) 手术过程信息、手术物品清点数对数据成为手术记录内容 (3) 根据检查、检验结果、病人评估信息和知识库，对高风险手术能给出警示 (4) 对手术前文档有完整性检查，并对问题给出提示	6	(1) 手术记录完整时性 (2) 手术记录与相关上下游记录之间时间符合医疗过程的逻辑
24	06.02.7				(1) 能够获取病人在其他医院手术记录信息 (2) 手术记录可供其他医院使用 (3) 有病人ID对照功能 (4) 可告知病人家属手术进行状态等信息	7	区域协同医疗中病历记录有关手术信息的病人、手术信息能够与本院对照
24	06.02.8				能够获得区域手术分级信息以及难度、数量指标、质量指标，并用于与本院手术难度与数量、质量指标对比	8	

续表

项目序号	项目代码	工作角色	业务项目	项目类别	系统功能评价内容	功能评分	数据质量评价内容
25	06.03.0				手工记录并绘制麻醉记录单	0	
25	06.03.1				(1) 各手术间单独记录麻醉及监护的体征数据,生成麻醉记录单 (2) 麻醉记录单可通过移动存储设备或文件方式导出供其他计算机使用	1	
25	06.03.2				(1) 麻醉机、各种监护仪等仪器使用计算机自动采集和记录 (2) 麻醉记录单数据通过网络在手术科室共享	2	
25	06.03.3				(1) 麻醉记录单数据可供手术科室共享 (2) 提供麻醉记录单供其他工具查看工具并在界面集成 (3) 能够记录术中用药情况并在麻醉记录单中体现	3	麻醉记录关键数据项与字典的一致性
25	06.03.4		麻醉信息 (实现比例手术台次计算)	基本	(1) 麻醉记录供全院共享,提供其他系统数据接口 (2) 可提供1种以上自动风险评分功能	4	麻醉记录必填项的完整性
25	06.03.5	治疗信息处理	统计近3个月麻醉记录达到各级别功能台次数,计算与总台次数的比例	基本	(1) 麻醉记录数据纳入医院整体医疗记录 (2) 能够判断麻醉过程中出现的非正常监测参数,并在麻醉记录相关图表中显示	5	(1) 麻醉记录必填项、常用项的完整性 (2) 麻醉记录与相关的手术记录具备完善的数据对照
25	06.03.6			基本	(1) 麻醉过程重要信息可全程进行记录和显示 (2) 在麻醉过程中出现危急生理参数时,根据知识库进行自动判断并给出提示	6	麻醉记录与相关记录时间符合医疗过程逻辑关系
25	06.03.7				可获得其他医院病历中的麻醉记录信息,并用于手术前访视与风险评估参考	7	区域医疗中外部病历的麻醉记录中病人、麻醉方法信息能够与本院相应记录对照
25	06.03.8				能够获得区域麻醉质量控制指标,并用于本院麻醉质量进行对比分析	8	

续表

项目序号	项目代码	工作角色	业务项目	项目类别	系统功能评价内容	功能评分	数据质量评价内容
26	06.04.0				手工记录并绘制，书写监护记录	0	
26	06.04.1				监护仪数据可传输给中心站，数据可用文件或移动存储设备方式导出	1	
26	06.04.2				(1)能够连续监护记录监护设备产生的主要生命体征数据 (2)数据在监护室存储，有中心监控系统	2	监护记录关键数据项与字典的一致性
26	06.04.3				(1)监护系统能够提供数据界面显示供其他系统集成 (2)监护过程的异常情况能够记录并报警	3	
26	06.04.4		监护数据（有效应用）按监护仪级别监护数据处理达到各级别监护，计算与在用监护仪数量、总监护仪台数的比例		(1)监护系统提供数据接口，能够将数据传送给全院应用 (2)能够提供1种以上风险评分功能	4	监护记录必填项的完整性
26	06.04.5	治疗信息处理			(1)监护数据纳入医院医疗记录统一管理 (2)监护获得的生理参数能够用于完善医疗记录，根据知识库提供评估分析并给出警示	5	(1)监护记录必填项、常用项的完整性 (2)监护记录与相关医疗记录具备完善的数据对照
26	06.04.6			基本	具有根据体征数据与药物治疗、检验结果数据进行监测测结果分析对照的知识库	6	监护记录与相关医疗记录的时间项符合医疗过程时间逻辑
26	06.04.7				(1)有完善的各类急救检查、检验、治疗的申请、执行时间记录，能够对急救对各个时间节点进行质控与分析 (2)监护数据能够用于完善诊疗指南	7	区域医疗中外部医疗机构电子病历记录中病人，监护项目内容可与本院相应信息对照
26	06.04.8				能够获取区域监护重症指标并与本院重症病人质量指标进行对比分析	8	

医疗保障

项目序号	项目代码	工作角色	业务项目	项目类别	系统功能评价内容	功能评分	数据质量评价内容
27	07.01.0				手工记录血液来源	0	
27	07.01.1				(1) 使用计算机记录血液来源、类型和可保障情况 (2) 数据通过文件或移动存储设备方式共享	1	
27	07.01.2				计算机记录的血液来源、库存情况可通过网络供血液保障科室配血、发放使用	2	
27	07.01.3		血液准备		(1) 具有血液字典 (2) 有血液查询工具供临床科室共享信息	3	血液记录关键数据项与字典的一致性
27	07.01.4		(有效应用按比例计算) 统计近3个月血液		(1) 库存血液情况或可保障情况能够供全院共享 (2) 血库能够查询和统计住院病人血型分布情况	4	血液库存记录必填项的完整性
27	07.01.5	医疗保障	准备处理达到个级别功能的输血人次数,计算与总输血人次的比例		(1) 具有根据住院病人或手术病人血型分布情况提供配置血液的知识库和处理工具 (2) 应在备血前进行用血相关文档的审核,并给出提示	5	(1) 血液库存记录与血库存记录的数据完善备项目具备完整的数据对照 (2) 血液库存记录项目完整性
27	07.01.6				血液记录全程可跟踪管理,包括血液预订、接收、入库、储存、出库等	6	(1) 血液库存记录时间项目完整性 (2) 血液库存记录与医疗相关记录时间项目符合医疗过程的逻辑关系
27	07.01.7			基本	(1) 能够与机构外部血液机构交换和共享血液信息 (2) 可按照住院病人情况动态调整库存血液配置或根据血液配置提示临床科室适当调整手术安排	7	血液供应单位与医院血库的关键数据项可对照
27	07.01.8			基本	可获得区域血液使用范围、手术信息进行本院血液使用范围、损失指标,可结合医院病种、手术信息进行本院血液损失率管理	8	血液库存记录与医疗过程相关记录符合项目符合医疗过程的逻辑关系

续表

项目序号	项目代码	工作角色	业务项目	项目类别	系统功能评价内容	功能评分	数据质量评价内容
28	07.02.0	医疗保障	血液准备（有效应用按输血人次比例计算）统计近3个月血液准备处理达到个级别功能的输血人次数，计算与总输血人次的比例		手工记录配血情况	0	
28	07.02.1				(1)使用计算机记录配血与血液使用、输血反应数据 (2)可通过移动存储设备或纸质文件导出并共享数据	1	
28	07.02.2				(1)在血库输入用血、配血数据、用血记录、输血反应数据 (2)整个血库内各个环节共享数据	2	
28	07.02.3				(1)临床用血申请与血库共享 (2)配血情况、用血记录可供临床科室查询	3	配血记录关键数据项与字典的一致性
28	07.02.4			基本	(1)配血过程有完整记录 (2)临床申请用血、血库配血时，可共享病人用血相关的配血检验信息	4	配血记录必填项的完整性
28	07.02.5				(1)配血、血液使用记录、输血反应等数据纳入医院统一医疗记录系统 (2)能够查询到临床医疗数据、检查与检验数据	5	(1)配血记录与用血记录必填项、常用项的完整性 (2)配血记录与用血记录相关项目具备完善的数据对照
28	07.02.6			基本	(1)用血整个过程有完整记录 (2)系统中在各个环节有根据病人体征、基本情况、检验结果、诊断等进行用血安全检查监控环节，出现不符合安全条件时自动给出警示	6	配血记录与用血记录相关时间项目符合医疗过程监管项目的逻辑关系
28	07.02.7				(1)支持与其他相关医疗机构交换血液使用数据、用于进行血液质量管理 (2)出现输血不良事件时能追溯到相应供血者血液的其他用血记录或血库存记录	7	区域协同医疗病历中输血记录的有关数据项可对照
28	07.02.8				可获得区域血液质量使用管理指标，可结合医院病种、手术信息进行本院血液使用质量管理	8	

续表

项目序号	项目代码	工作角色	业务项目	项目类别	系统功能评价内容	功能评分	数据质量评价内容
29	07.03.0				手工处理处方	0	
29	07.03.1			基本	(1)使用计算机单机管理处方数据 (2)数据通过文件或移动存储设备方式共享	1	
29	07.03.2			基本	(1)有门诊药房部门级处方管理系统,手工向计算机输入处方 (2)在本药房的调剂、配药,事后核查等工作中可通过网络共享数据	2	
29	07.03.3	医疗保障	门诊药品调剂 (有效应用按处方数人次比例计算) 统计近3个月门诊处方处理达到个级别功能的处方数,计算与总处方数的比例	基本	(1)可共享门诊医师处方数据 (2)有核查处方剂量,给药途径与字典是否一致并提示的功能	3	门诊药品调剂记录关键数据项与字典的一致性
29	07.03.4			基本	(1)有统一的药品字典 (2)可获得门诊、其他部门的处方数据 (3)能够获得病人基本情况、体征、药敏数据 (4)有发药记录	4	门诊药品调剂记录必填项的完整性
29	07.03.5			基本	(1)能从全院统一医疗记录中获得门诊处方记录 (2)有完善的药品使用核查处理功能 (3)有药品使用管理记录,支持药品分级管理 (4)能够实时进行药物评价抽查,药物与诊断之间的不合理用药能够记录 (5)具有处方评价抽查工具,记录、抽查发现的不合理用药记录	5	(1)门诊药品调剂记录必填项、常用项的完整性 (2)门诊处方调配记录与处方记录中重要关联项目具备项目完善的数据对照

续表

项目序号	项目代码	工作角色	业务项目	项目类别	系统功能评价内容	功能评分	数据质量评价内容
29	07.03.6		门诊药品调剂(有效应用按处方数人次比例计算)统计近3个月门诊处方处理功能达到个级别功能的处方数,计算与总处方数的比例	基本	(1)能够跟踪病人治疗周期的药品使用情况,能够调取既往药品使用数据进行药品使用核查 (2)药品知识库能够全面对药品使用中数据进行检查与提示 (3)处方评价结果能够通过网络传输给开方医师	6	(1)门诊药品调剂时间相关项目完整性 (2)门诊配药记录与处方、审核记录中的时间项与符合医疗过程逻辑关系
29	07.03.7			基本	能够处理外部处方,具有与其他相关医院共享电子处方功能	7	区域协同与外部有交换(外购或外院处方)的门诊处方记录可对照相关项目对病人、药品等信息可对照
29	07.03.8			基本	能够获得区域处方质量控制指标,能够用于管理本院处方合格率,抗菌药物使用等相关合理用药指标	8	
30	07.04.0	医疗保障	病房药品配置(有效应用按出院病人人次比例计算)统计近3个月住院药疗医嘱处理达到各级别功能的病人数,计算功能与同期出院病人的比例		手工处理住院药品准备信息	0	
30	07.04.1			基本	(1)使用计算机记录药品配置与调剂情况 (2)可导出数据供其他系统使用	1	
30	07.04.2			基本	输入的医嘱、发药记录可供药剂科进行药品核查、统计等工作使用	2	
30	07.04.3			基本	(1)可接收病房医嘱、处方 (2)可为临床提供统一的药品字典、药剂科的可供药目录 (3)具有用药检查功能	3	病房药品配置记录关键数据项与字典的一致性
30	07.04.4			基本	(1)病房药品信息可供全院共享(字典、可供药目录、药品使用说明等) (2)药品准备(集中摆药、配液等)过程有记录	4	病房药品配置记录必填项的完整性

续表

项目序号	项目代码	工作角色	业务项目	项目类别	系统功能评价内容	功能评分	数据质量评价内容
30	07.04.5			基本	(1) 药品准备与发药记录纳入全院医疗记录体系 (2) 可支持药品单次或单次药品并包装并印刷条形码等机读核对标识 (3) 具有对药物治疗医嘱进行抽查与进行处方评价记录工具,对发现的不合理用药能够记录	5	(1) 病房药品配置记录必填项、常用项的完整性 (2) 病房药房配药记录与相关的医嘱、执行记录等重要关联项目具备完善的数据对照
30	07.04.6	医疗保障	病房药品配置(有效应用按出院病人次比例计算) 统计近3个月住院药疗医嘱处理达到各级别功能的病人数,计算与同期出院病人的比例	基本	(1) 药品准备与使用过程纳入闭环监控,数据汇总可管理 (2) 药品检查能够利用诊断、检验结果,结合知识库提供比较全面的核查与提示 (3) 处方评价结果能够反馈给临床医师	6	病房药品配置记录与上下游相符合医疗流程的逻辑关系
30	07.04.7				(1) 用药不良反应能够与院外管理机构沟通 (2) 出院带药处方数据能够提供给外部医疗机构 (3) 住院药品配置能够参考住院前药品使用情况 (4) 对用药不良反应可记录并能够将其作为知识更新知识库 (5) 能够根据临床路径(指南)进行药品的准备	7	区域协同病历记录中住院与相关的数据项可对照
30	07.04.8				能够获得区域质量评价质量指标,能够用于管理本院医嘱质量或处方点评质量指标、抗菌药物使用等相关合理用药指标	8	有关数据与医院中相关数据项可对照

病历管理

项目序号	项目代码	工作角色	业务项目	评价类别	主要评价内容	功能评分	数据质量评价内容
31	08.01.0				手工进行病历质量管理	0	
31	08.01.1				(1)有单机的病历质量控制记录 (2)用导出数据介质方式在部门内部交换信息	1	
31	08.01.2				(1)能实现终末病案质量管理并有记录 (2)质控记录数据能够在病案管理部门内通过网络共享 (3)质控结果数据可导出,并与其他医师或管理部门交换	2	
31	08.01.3	病历管理	病历质量控制(实现病人人次比近3个月计算各个级别功能处理的病历数,计算与总出院病人病历数的比例)		(1)能够通过信息系统获取病房病历医疗数据并用于病历质控 (2)有可定义的病历质控项目	3	病历质控记录相关关键数据项与字典的一致性
31	08.01.4			基本	(1)具有查看各阶段病历完成时间的功能 (2)质控结果通过信息系统与医师、管理部门交换 (3)可实现过程质量控制	4	病历质控记录必填项的完整性
31	08.01.5			基本	(1)系统能够根据不同专科病历、诊断、选择差别化的质量控制项目,进行病历质控 (2)能够记录病案内容缺陷,并对时限、规定书写的病历内容进行自动判断处理,生成相应的质控记录 (3)质控结果能反馈给相应的病历书写医师和管理者 (4)出院时有对病案首页内容进行质量核查功能 (5)能够记录各级责任医师	5	(1)病历质控记录必填项、常用项的完整性 (2)病历质控记录与病历记录相关项目具备完善的数据对照

续表

项目序号	项目代码	工作角色	业务项目	评价类别	主要评价内容	功能评分	数据质量评价内容
31	08.01.6		病历质量控制(实现出院病人人次比例计算近3个月统计各个级别功能达到的病历数,计算处理的病历数,计算出院病人病历与总出院病人数的比例	基本	(1) 实现病案质控闭环管理,支持病案修改过程状态的监控 (2) 具有对按照病历质控修改的病历内容,进行追踪检查功能 (3) 病案首页各项内容生成过程中有符合质量管理规范自动检查与提示功能	6	病历质控记录中相关事件记录符合病历过程管理的逻辑关系
31	08.01.7			基本	(1) 支持对跨医疗机构病历信息阅读功能,为病历质控人员面对本院病历质控提供全面病历信息 (2) 支持在病历书写过程中进行完整的病历质量自动核查,实现运行病历及终末病历的自动核查	7	用于本院病历质控参考的医联体外院病历质控与病人标识可对照
31	08.01.8			基本	支持获取区域内的病案质量信息,进行病案质量比较	8	
32	08.02.0	病历管理	电子病历文档应用		无要求	0	
32	08.02.1				单机中存储的病历数据有管控制度与措施	1	
32	08.02.2				(1) 病案首页、住院医嘱、病程记录、门诊处方有授权管理访问控制机制,为病人服务的医务的医务访问控制按规则的授权管理访问控制 (2) 病人在电子病历系统中具有唯一识别标识	2	
32	08.02.3				(1) 病案首页、住院医嘱、病程记录,可以按照使用部门门内部的等级划分进行访问控制 (2) 电子病历内容可支持归档操作,在诊疗结束后,可将病历转为归档状态,确认或归档后修改有记录	3	

续表

项目序号	项目代码	工作角色	业务项目	评价类别	主要评价内容	功能评分	数据质量评价内容
32	08.02.4				(1) 对重点电子病历数据（病案首页，住院医嘱，病程记录，门诊处方）有完善的分级访问控制，能够指定访问者及访问时间范围 (2) 能够根据医师的职称等因素分别授予不同的医疗处理能力权限，如对毒麻药品使用，对不同等级抗菌药要求使用权限，对特殊检查申请的权限等 (3) 可支持医师借阅归档电子病历，借阅操作可记录，浏览内容跟踪	4	
32	08.02.5	病历管理	电子病历文档应用		(1) 对所有电子病历数据具有完善的分级访问控制，能够指定访问者及访问时间范围 (2) 能够为医疗机构外的申请人提供电子病历的复制服务	5	
32	08.02.6				(1) 对整体病历数据的管理与服务操作权限制在指定位置，操作行为可记录，追溯 (2) 病历数据的使用须有完整的访问控制，申请，授权，使用均须有记录且过程可监控 (3) 针对不同的使用对象，应能控制授权使用病历中的指定内容 (4) 具有为病人提供医学影像检查图像，手术录像，检查介入录像等电子资料复制的功能 (5) 支持对电子病历数据的封存处理	6	

续表

项目序号	项目代码	工作角色	业务项目	评价类别	主要评价内容	功能评分	数据质量评价内容
32	08.02.7	病历管理	电子病历文档应用	基本	(1)针对非正常数据操作行为（如统方、数据拷贝）可实现自动报警 (2)具备完整的跨医疗机构数据交换管理制度 (3)对于跨医疗机构电子病历数据的使用具备完整的记录和授权访问控制 (4)支持为病人供完整的电子病历数据浏览服务、浏览内容包括病人医师的电子病历文书、检验结果、检查报告等，可形成单独的电子病历文件，按照规范的版式显示病人病历资料。浏览操作有记录	7	
32	08.02.8			基本	(1)互联网环境中病人隐私等重要信息应进行保护 (2)内外网电子病历数据交换具有管理与控制工具，数据交换过程有记录	8	

电子病历基础

项目序号	项目代码	工作角色	业务项目	评价类别	主要评价内容	功能评分	数据质量评价内容
33	09.01.0	电子病历基础	病历数据存储（有效应用按照考察）按照评分标准表中各要求统计病历中各项内容存储达到各级年限的病历数，计算与总病历数的比例		未在计算机系统中存储病历数据	0	
33	09.01.1				重点病历数据（病案首页，住院医嘱，检查报告、检验报告（门诊处方）可分别存储（门诊存储当天，住院存储一次住院）	1	
33	09.01.2				重点病历数据（病案首页，住院医嘱，检查报告、检验报告、门诊处方）在各部门门诊集中存储一个就诊周期（门诊存储当天，住院存储一次住院）	2	

续表

项目序号	项目代码	工作角色	业务项目	评价类别	主要评价内容	功能评分	数据质量评价内容
33	09.01.3				(1) 重点病历数据（病案首页、住院医嘱、检查报告、检验报告、门诊处方）可集中统一长期存储 (2) 既往就诊记录可被访问	3	
33	09.01.4				(1) 重点病历数据，主要医疗记录和图像可供全院使用并可集中统一长期存储 (2) 病历保存时间符合《电子病历应用管理规范》的存储要求	4	
33	09.01.5	电子病历基础	病历数据存储（有效应用按照已有记录年限考察）按照评分标准表中各项内容统计病历达到各年级年限与限的病历数，计算与总病历数的比例	基本	(1) 全部医疗记录和图像能够长期存储，并形成统一管理体系 (2) 具有针对离线病历数据的智能化调用与传输机制 (3) 对于预约或离线病人的全部离线医疗记录能够提前提供调取和快速访问功能	5	
33	09.01.6				(1) 已将历史病历扫描存储，并具有与其他病历整合的索引 (2) 病历的存储控制具有智能化分配存储空间、监控存储与备份操作，具有动态智能高效调度机制	6	
33	09.01.7			基本	(1) 可记录和存储就诊病人院内外的医疗信息 (2) 可实现与全国、省、市卫生数据平台进行信息交换 (3) 市级以上医联体（或医疗联盟、医疗集团）核心医院具有医疗数据存储能力	7	
33	09.01.8			基本	(1) 可记录和存储就诊病人医疗机构内外的电子病历及健康信息 (2) 可记录和存储全国专病诊治登记信息及电子病历数据，数据内容具备代表性，可支持权威知识库的研发	8	

续表

项目序号	项目代码	工作角色	业务项目	评价类别	主要评价内容	功能评分	数据质量评价内容
34	09.02.0	电子病历基础	电子认证与签名（有效应用按系统数考察：1,4,6,7级以全部子系统为基数；2,3,5级以相关子系统计各个系统独立认证要求需独立认证系统达到相应级别要求的系统数，计算与总系统数的比例）		无电子身份认证	0	
34	09.02.1				专用的医疗信息处理系统有身份认证	1	
34	09.02.2				（1）各个系统均有身份认证功能 （2）临床应用的电子病历系统（住院医师站，门诊医师站，护士站）可用相同用户与密码进行身份认证	2	
34	09.02.3				重点电子病历相关系统（门诊、病房、检查与检验系统）对同一用户可用相同用户与密码进行身份认证	3	
34	09.02.4				医疗相关的所有系统对同一用户一用户可采用相同的用户与密码进行身份认证	4	
34	09.02.5			基本	（1）重点电子病历相关记录（门诊、病房、检查、检验科室产生的医疗记录）有统一的身份认证功能 （2）重点电子病历相关记录（门诊、病房、检查、检验科室产生的最终医疗档案）的最终医疗档案至少有一类可实现可靠电子签名功能	5	
34	09.02.6			基本	（1）所有医疗记录处理系统产生的最终医疗档案具有可靠电子签名 （2）最终医疗档案的电子签名符合应用管理规范要求的时间戳	6	
34	09.02.7			基本	（1）全部电子病历在数据产生过程可实现可靠电子签名，如每个医嘱，每段病程记录，每个检查报告等 （2）全部医疗记录的电子签名符合应用管理规范要求的时间戳	7	
34	09.02.8				有医疗信息交换与共享相关的医疗机构之间的电子病历中的电子签名可互认	8	

续表

项目序号	项目代码	工作角色	业务项目	评价类别	主要评价内容	功能评分	数据质量评价内容
35	09.03.0				无要求	0	
35	09.03.1				处理电子病历的计算机具备防病毒措施	1	
35	09.03.2				(1) 具有部门级的局域网 (2) 服务器具备防病毒措施	2	
35	09.03.3				(1) 有放置服务器的专用房间 (2) 医院内部有局域网，部门间网络互相联通 (3) 有相关的计算机、硬件管理制度	3	
35	09.03.4	电子病历基础	基础设施与安全管控		(1) 具备独立的信息机房 (2) 局域网全院联通 (3) 服务器部署在独立的安全保护区域 (4) 有相关的网络管理制度	4	
35	09.03.5				(1) 楼层机房、网络设备和配线架要有清晰且正确的标识 (2) 根据不同业务划分独立的网络区域 (3) 全院重点区域无线覆盖网络局域网，部分医疗设备接入院内局域网 (4) 有配套的安全运维管理制度 (5) 具有保障信息系统服务器时间一致的机制 (6) 建立数据使用的审查机制，确需向境外传输数据应经过安全评估	5	

续表

项目序号	项目代码	工作角色	业务项目	评价类别	主要评价内容	功能评分	数据质量评价内容
35	09.03.6	电子病历基础	基础设施与安全管控		(1) 信息机房有高可靠的不间断电源、空调，具备专门的消防设施 (2) 关键网络设备、网络链路采用冗余设计，电子病历系统核心设备不存在单点故障 (3) 支持智能医疗仪器等物联网设备安全地接入院内局域网 (4) 具备防止非授权客户端随意接入网络的能力，并且可有效控制内网客户端非法外联 (5) 完成信息安全等级保护定级备案与测评，医院重要信息安全等级保护不低于第三级 (6) 有不受医院管控的服务器机构提供和管理的时间戳及守时系统。时间源应取自权威的时间源，如国家授时网络、北斗/GPS导航系统、手机系统等 (7) 电子病历系统数据库要有详细的访问操作记录，操作行为记录保存六个月以上	6	
35	09.03.7				(1) 医院核心机房符合《数据中心设计规范》(GB 50174—2017)中 B级机房要求、院内局域网布线符合《综合布线系统工程设计规范》(GB 50311)的有关规定。 (2) 电子病历系统核心软硬件设备等可集中监控、报警，并保留时间不低于六个月 (3) 电子病历系统中管理日志、日志保留时间不低于六个月。可以审计网络设备及服务器的操作行为，操作行为记录保存六个月以上 (4) 设有信息安全岗位，定期组织安全培训及考核，定期组织信息安全测评	7	

续表

项目序号	项目代码	工作角色	业务项目	评价类别	主要评价内容	功能评分	数据质量评价内容
35	09.03.8		基础设施与安全管控	基本	(1)实现院内局域网与区域健康网络的连接并有安全防护 (2)不同楼宇的机房可集中监控、报警 (3)与互联网环境的系统传输数据时有安全传输通道 (4)涉及互联网业务的信息系统，数据库服务器不可直接暴露在互联网环境中 (5)具有独立的信息安全管理制度体系，设有独立的信息安全岗位，有专人负责信息安全工作	8	
36	09.04.0	电子病历基础	系统灾难恢复体系(实现比例1,2,4,6级以相关子系统数为基数；3,5,7级以全部子系统数统计计算达到各级要求与总系统数，计算与总系统数的比例)		无灾难恢复体系	0	
36	09.04.1			基本	对于重点系统，每周至少进行一次完整数据备份，备份数据存储于本机以外的存储设备	1	
36	09.04.2				对于重点系统应具有软件及数据库备份，数据备份周期不应超过1周，当出现系统故障时，可恢复业务	2	
36	09.04.3				(1)全部系统应具有软件及数据的备份，数据备份周期不超过1周(2)重点系统每日至少进行一次完整数据备份(3)重点系统具有备用服务器及核心网络设备	3	
36	09.04.4				(1)全部系统每日至少进行一次完整数据备份(2)具有灾难机房，配备灾难恢复所需的关键数据处理设备、通信线路和相应的网络设备(3)数据备份采用自动方式完成，备份数据存储于灾备机房(4)有专职的计算机房运行管理人员	4	

续表

项目序号	项目代码	工作角色	业务项目	评价类别	主要评价内容	功能评分	数据质量评价内容
36	09.04.5	电子病历基础	系统灾难恢复体系(实现比例按系统数估算:1,2,4,6级以相关子系统为基数;3,5,7级以全部子系统计计达到各级要求的系统数,计算与总系统数的比例	基本	(1) 对于重点系统具备完整的灾难恢复保障体系,每年至少完成一次应急演练 (2) 每季度至少进行一次数据恢复验证,保障备份数据的可用性 (3) 对于重点系统数据与系统的恢复时间不大于2小时,数据丢失时间不超过1天	5	
36	09.04.6				(1) 具备灾备机房,配置灾难恢复所需的全部网络及数据处理设备,并处于就绪或运行状态 (2) 机房有管理人员持续值守或监控 (3) 有配套的管理制度,如备份存取、验证制度,灾备机房运行管理制度,备份系统运行管理制度等	6	
36	09.04.7			基本	(1) 支持主备数据库间的实施数据同步,可利用通信网络将关键数据实时复制到灾备机房 (2) 具备通信网络自动或集中切换能力 (3) 数据与系统的恢复时间不大于15分钟,数据丢失时间不超过半小时	7	
36	09.04.8				(1) 灾备系统具备与生产系统一致的处理能力并完全兼容 (2) 重点系统数据服务器可实时无缝切换,具备实时监控和自动切换能力 (3) 系统完全冗余,数据不丢失	8	

信息利用

（范围：医疗过程产生的各类医疗信息的数据整合、管理指标生成、知识库的生成等，侧重于医疗信息在医疗安全、质量管理中的应用。）

项目序号	项目代码	工作角色	业务项目	评价类别	系统功能评价内容	功能评分	数据质量评价内容
37	10.01.0				无特定要求	0	
37	10.01.1				可导出科室的医嘱记录、检查报告记录、检验报告记录用于分析	1	
37	10.01.2				能够产生病人住院就诊记录、检查登记记录、病房发药记录、门诊用药记录用于分析	2	
37	10.01.3				可从系统生成病案首页全部医疗相关部分的数据	3	住院病案首页、门诊病案记录中关键项目与字典一致性
37	10.01.4	信息利用	临床数据整合		能生成用于数据分析的相互能够关联对照的病人信息，医嘱记录、检查报告、检验结果、手术信息、用药记录、体征记录数据	4	（1）电子病历记录中必填项目的完整性（2）电子病历主要记录病人、就诊唯一标识能够相互对应
37	10.01.5				形成临床数据仓库，有统一索引与规范数据格式，结构化的数据内容包括：住院病案首页、门诊就诊记录、医嘱记录、检查报告、检验报告、手术记录、治疗记录、体征记录	5	形成的数据仓库数据有统一的数据元定义字典的比例
37	10.01.6				（1）较全面的临床信息数据仓库，包括从病历中的入院记录、病程记录、出院小结、检查报告和病历报告中的检查描述、检查结论（诊断）内容中抽取出的结构化数据内容（2）能够持续从医疗业务系统中获取数据到数据仓库中	6	结构化病历记录中定义的项目可抽取项目与内容值并达到50以上比例

续表

项目序号	项目代码	工作角色	业务项目	评价类别	系统功能评价内容	功能评分	数据质量评价内容
37	10.01.7			基本	(1)完整临床数据仓库,包括影像,图形,结构化数据等,内容覆盖临床医疗过程所有业务系统的数据 (2)有可定义的数据内容选择与抽取工具,具备常用的管理、研究,教学数据处理工具 (3)具备跨省级专病或专科临床数据中心	7	数据仓库中的数据记录有唯一标识,有注册表登记
37	10.01.8		临床数据整合	基本	(1)能够与区域医疗数据整合,形成完整健康记录数据。具有多家医疗机构联合的全面临床医疗数据索引,多机构可联合的数据项目内容占全部病人人数15%以上 (2)支持分布式数据的检索,抽取与处理 (3)具备国家级专病或专科临床数据中心	8	
38	10.02.0	信息利用	医疗质量控制		无要求	0	
38	10.02.1				无要求	1	
38	10.02.2				可从科室医嘱记录中生成危重病人人次数(2013版三级医院评审细则7-2-3-5)	2	
38	10.02.3				(1)能够从系统中产生工作指标(工作质量、效率)14项中的7项(2013版三级医院评审细则7-1-2) (2)可产生抗菌药物联合使用比例指标(2013版三级医院评审细则7-5-2-5) (3)系统可生成不同感染风险指数手术部位感染发病率(2013版三级医院评审细则7-6-2-4) (4)能够从系统中生成抗菌药比例,门诊注射药比例指标(2013版三级医院评审细则7-5-2-1,7-5-2-2)	3	

续表

项目序号	项目代码	工作角色	业务项目	评价类别	系统功能评价内容	功能评分	数据质量评价内容
38	10.02.4				(1) 能够从系统中产生麻醉例数，麻醉分级管理例数指标(2013版三级医院评审细则7-2-2-3) (2) 可从麻醉系统中获得各ASA分级麻醉人比例指标(2015版麻醉专业医疗质控指标2) (3) 可从护理记录产生非计划性入ICU率指标等(2015版重症医学专业质量控制指标11) (4) 可从科室医嘱记录中生成危重病人人次数(2013版三级医院评审细则7-2-3-5) (5) 卫生统计上报报表指标，50%以上由系统自动生成	4	
38	10.02.5	信息利用	医疗质量控制		(1) 能够从系统生成医院运行基本监测指标中工作符合、治疗质量、工作效率全部指标(2013版三级医院评审细则7-1-2,7-1-3,7-1-4) (2) 可从系统中产生麻醉相关质控指标3、4、5、6(2015版麻醉专业医疗质控指标3,4,5,6) (3) 能够从系统中产生某类单病种质量指标中的5项具体指标，如:ST段抬高心肌梗死、急性脑梗死、髋关节置换术、膝关节置换术、冠状动脉旁路移植术、儿童社区获得性肺炎、社区获得性肺炎、慢性阻塞性肺疾病、围手术期预防感染、剖宫产、围手术期预防深静脉栓塞等 (4) 卫生统计上报报表指标，70%以上由系统自动生成 (5) 可从护理记录产生急性生理与慢性健康评分指标等(2015版重症医学专业医疗质量控制指标2)	5	

续表

项目序号	项目代码	工作角色	业务项目	评价类别	系统功能评价内容	功能评分	数据质量评价内容
38	10.02.6				(1) 能够从系统中生成三级医院医疗质量评审医疗质控部分 50%指标,检验、麻醉、急诊、重症医学专业部分质控 40%指标 (2) 能够从系统中产生某类单病种质量指标中的重要考察指标,如:ST 段抬高心肌梗死、心力衰竭、社区获得性肺炎、急性脑梗死、髋、膝关节置换术、冠状动脉旁路移植术、儿童社区获得性肺炎、围手术期预防深静脉血染、剖宫产、慢性阻塞性肺疾病、围手术期预防深静脉血栓塞等 (3) 国家卫生健康计生委发布的专业质控指标,60%可由系统自动生成,全部同点相关指标可由系统自动生成 (4) 卫生统计上报报表指标,90%以上由系统自动生成	6	
38	10.02.7	信息利用	医疗质量控制	基本	(1) 管理部门有医疗指标分析工具,并能够将分解结果传送相关临床科室 (2) 具有医疗质量分析知识库,能够对病人安全、院内感染等情况进行预警 (3) 能够从系统中生成全部医疗质量评审医院三级医院评审细则(2013 版三级医院评审细则第 7 章)分 80%以上的指标 (4) 形成医院质控指标的闭环循环,支持指标的不断完善,生成指标被省级以上采纳	7	
38	10.02.8			基本	(1) 能够获取区域医疗质量数据,质量情况数据,能够将医院的整体质控指标与区域同类指标进行对比 (2) 包括细化到国家质控指标中单病种指标对比、急诊、重症监护科室相关指标的对比	8	

续表

项目序号	项目代码	工作角色	业务项目	评价类别	系统功能评价内容	功能评分	数据质量评价内容
39	10.03.0			无特定要求		0	
39	10.03.1			无特定要求		1	
39	10.03.2			无特定要求		2	
39	10.03.3				药品、检查、检验项目字典中具有相关内容作为知识库，如药品字典中的剂型、剂量、给药途径；检查字典中的适应症、检查准备要求；检验字典中的适应症，标本要求等	3	
39	10.03.4	信息利用	知识表取及管理		(1)专项知识库的内容可供全院使用 (2)与诊疗项目相关联的文档类内容可作为知识库管理，包括药品说明书、检查检验说明等 (3)有供全院查询的电子化的政策法规文档	4	
39	10.03.5				(1)有可联合利用病人在两个以上系统的数据进行检查与提示的知识库 (2)全院备有统一的知识库体系，不同科室、不同系统调用的相同知识逻辑的结果相同。	5	
39	10.03.6				(1)知识库系统支持内容的配置、提供与应用系统对接，并支持提醒与警示功能 (2)支持决策类知识的维护，可根据医院自身、临床专科的特点对知识进行补充、完善 (3)对于引入的外部知识库，须完成外部知识与院内部项目的对照	6	

续表

项目序号	项目代码	工作角色	业务项目	评价类别	系统功能评价内容	功能评分	数据质量评价内容
39	10.03.7	信息利用	知识获取及管理		(1) 医院知识库具备持续的更新管理机制与工具 (2) 可利用外部知识数据,实现知识库的持续完善 (3) 对于决策支持应用有记录,并可利用记录对知识库进行完善	7	
39	10.03.8			基础	(1) 可根据个性化的知识需求,提供相对应的个性化知识库,并具备个人知识门户功能 (2) 要求具有专科知识图谱,知识图谱具有自学习能力 (3) 具备自行开发知识库的能力,开发知识体系可被多家三级医疗机构应用	8	

附表 2.4　数据质量评估项目表(2018 版)

病房医师

项目代码	业务项目	数据质量考察项目
01.01.3	病房医嘱处理	一致性:医嘱记录(医嘱项目编码,医嘱项目名称)
01.01.4	病房医嘱处理	完整性:医嘱记录(病人标志、医嘱号、医嘱分类、医嘱项目编码、医嘱项目名称、医嘱开始时间)
01.01.5	病房医嘱处理	完整性:医嘱记录(下达医嘱医师编码、下达医嘱医师姓名、医嘱状态) 整合性:药疗医嘱记录与护理执行记录可对照(医嘱号、医嘱项目编码、药疗医嘱给药途径、药疗医嘱用法)
01.01.6	病房医嘱处理	完整性:医嘱记录(医嘱下达时间、医嘱状态) 及时性: 1. 药疗医嘱记录(医嘱下达时间)<药房发药记录(药房发药时间),药房发药记录(药房发药时间)<医嘱执行记录(给药时间) 2. 药疗医嘱记录(医嘱下达时间)<药师审核记录(药师审核时间)
01.01.7	病房医嘱处理	完整性:临床路径记录(病人入组状态、变异原因) 整合性:医嘱记录(病人标志、委外检查或检验的项目编码)与委外检查或检验申请单(外部病人标志、外部的检查或检验项目编码)可对照
01.02.3	病房检验申请	一致性:检验申请记录(检验项目名称、检验项目编码、标本名称)
01.02.4	病房检验申请	完整性:检验申请记录(检验申请单号、病人标志、病人性别、项目编码、项目名称、标本名称)
01.02.5	病房检验申请	完整性:检验申请记录(检验申请医师编码、医师姓名、检验申请状态、项目描述) 整合性:检验申请记录(检验申请单号、检验申请项目编码、标本状态)与检验科室的检验登记记录(检验申请单号、检验申请项目编码、标本状态)可对照
01.02.6	病房检验申请	完整性:检验申请记录(申请开立时间、标本采集人、标本采样时间) 及时性:检验申请记录(申请开立时间)<标本采集记录(采样时间)
01.02.7	病房检验申请	整合性: 1. 委外检验申请记录(检验申请单号、检验项目代码、标本代码)与向外部检验机构传送检验申请记录(检验申请单号、检验申请项目代码、标本代码)可对照 2. 本医疗机构外检验申请记录(检验项目代码、标本代码)与本院检验字典可对照
01.03.3	病房检验报告	一致性:检验结果项目名称
01.03.4	病房检验报告	完整性:检验报告记录(病人标志、检验结果项目名称、检验结果、正常参考值)

项目代码	业务项目	数据质量考察项目
01.03.5	病房检验报告	完整性: 1. 检验报告记录(报告检验科室、审核医师) 2. 检验危急值记录(项目编码、危急值、通知时间、医师接收时间、处理医师、处理记录) 整合性: 1. 检验科室报告记录与标本记录(标本号)可对照 2. 检验科室报告记录与医师工作站中医师查看的检验项目编码、名称、参考值可对照
01.03.6	病房检验报告	完整性:检验报告记录(报告时间、审核时间) 及时性:检验报告记录(审核时间)<检验危急值处理记录(医师处理时间)
01.03.7	病房检验报告	完整性:外院检验结果记录(检验项目名称、参考值项目、标本类型) 整合性:本医院检验报告项目编码、结果参考值与外院相应项目可对照
01.04.3	病房检查申请	一致性:检查申请记录(检查项目名称、检查项目编码)
01.04.4	病房检查申请	完整性:检查申请记录(申请单号、病人标志、检查项目编码、检查项目名称)
01.04.5	病房检查申请	完整性:检查申请记录(检查申请科室、检查目的或临床诊断、检查申请状态、检查部位) 整合性:医嘱记录与检查申请记录(检查申请项目编码、检查状态)可对照
01.04.6	病房检查申请	及时性:检查申请记录(申请时间)<检查科室登记记录(病人到检时间) 整合性:临床路径定义记录(检查项目编码)与检查科室中检查项目字典(检查项目编码)可对照
01.04.7	病房检查申请	整合性: 1. 委外检查申请记录(检查申请单号、检验项目代码)与向外部检验机构传送检查申请记录(检查申请单号、检查申请项目代码)可对照 2. 本医疗机构外检查申请记录(检查项目代码)与本院检查字典可对照
01.05.3	病房检查报告	一致性:检查项目代码
01.05.4	病房检查报告	完整性:检查报告记录(检查项目名称、检查项目编码、检查描述、诊断(或结论、印象))
01.05.5	病房检查报告	完整性: 1. 检查报告记录(报告科室、报告医师、检查诊断编码、审核医师编码) 2. 检查危急值记录(检查项目编码、通知对象、通知时间、处理人、处理记录内容) 整合性:检查系统与病房检查申请系统中的项目编码、名称可对照
01.05.6	病房检查报告	完整性:检查报告记录(报告时间、审核时间) 及时性: 1. 检查申请记录(申请时间)<检查报告记录(报告时间) 2. 检查报告记录(报告时间)<检查危急值记录(医师接收时间)

续表

项目代码	业务项目	数据质量考察项目
01.05.7	病房检查报告	整合性:本医院检查报告诊断项目编码项目与外院相应项目可对照
01.06.3	病房病历记录	一致性:病案首页记录(性别、门诊诊断)
01.06.4	病房病历记录	完整性: 1. 病案首页记录(病人标志、姓名、性别、出生日期、门诊诊断、入院时间、入院科室、出院时间、出院病人、出院主要诊断、出院诊断编码) 2. 描述性病历记录中的主诉、现病史、体格检查,病历记录内容大于100字
01.06.5	病房病历记录	完整性:病历修改记录(修改医师、修改时间、修改后的病历内容) 整合性:病历记录(章节标志)与质控记录(有问题病历章节标志)可对照
01.06.6	病房病历记录	完整性: 1. 病历签名记录(签名病历内容识别标志、签名时间、签名医师) 2. 会诊记录(申请会诊时间、申请会诊科室、会诊科室、会诊完成时间、会诊医师) 及时性: 1. 会诊记录会诊申请时间<会诊完成时间 2. 病历记录(提交时间)≤病历签名记录(签名时间)
01.06.7	病房病历记录	整合性:病历记录(病人标志)与外院病历记录(病人标志)可对照

病房护士

项目代码	业务项目	数据质量考察项目
02.01.3	病人护理与评估	一致性:病房病人信息(入院方式、护理级别)
02.01.4	病人护理与评估	完整性: 1. 病房病人信息(病人标志、病人姓名、病人性别、病人出生日期、护理级别、入科时间、床位号) 2. 护理评估记录(病人标志)
02.01.5	病人护理与评估	完整性:护理评估记录(评估护士编码、评估护士姓名、评估项目名称) 整合性: 1. 护理记录与医嘱执行(病人标志、护理级别)可对照 2. 病房病人信息(病人标志、住院病区)与住院登记记录(病人标志、住院病区)可对照
02.01.6	病人护理与评估	及时性: 1. 住院登记记录(入院时间)≤病房病人信息(入科时间) 2. 病房病人信息(入科时间)<护理评估记录(评估时间)
02.01.7	病人护理与评估	完整性:护理相关临床路径记录(病人入径诊断、入径时间,变异记录) 整合性:本医疗机构外护理评估记录中评估项目与本院护理评估项目可对照

续表

项目代码	业务项目	数据质量考察项目
02.02.3	医嘱执行	一致性:医嘱执行记录(医嘱项目编码、医嘱项目名称、给药途径)
02.02.4	医嘱执行	完整性:医嘱执行记录(病人标志、医嘱号、医嘱项目编码、医嘱项目名称、医嘱执行时间)
02.02.5	医嘱执行	完整性:医嘱执行记录(医嘱分类、执行护士编码、执行医嘱护士姓名) 整合性:医嘱记录与护理执行记录(医嘱号、医嘱项目编码、药疗医嘱给药途径、药疗医嘱用法)可对照
02.02.6	医嘱执行	及时性:药房发药记录(发药时间)<医嘱执行记录(给药时间),护理执行记录(标本采集时间)≤检验科(标本接收时间)
02.02.7	医嘱执行	
02.03.3	护理记录	一致性:护理记录(体征记录项目编码、体征记录项目名称)
02.03.4	护理记录	完整性:护理记录(病人标志、护理项目、执行时间、执行人)
02.03.5	护理记录	完整性: 1. 护理记录(护理计划时间、护理计划项目) 2. 护理记录(描述性护理项目)内容大于10个字符 整合性: 1. 护理记录与病历记录(病人标志、住院标志)可对照 2. 护理记录中观察记录项目,如:脉搏、心率、出入量、身高、血压等,与观察记录字典可对照
02.03.6	护理记录	完整性: 护理电子签名记录(签名时间、签名护理记录标志) 及时性:护理记录(护理计划时间)与护理记录(护理执行时间)差距小于1小时
02.03.7	护理记录	完整性:不良事件记录(发生时间、持续时间、不良事件类型、名称、记录人) 整合性:护理记录文书编码与临床路径规定的文书编码可对照

门诊医师

项目代码	业务项目	数据质量考察项目
03.01.3	处方书写	一致性:处方记录(处方项目编码,处方项目名称)
03.01.4	处方书写	完整性:处方记录(处方号、处方药品编码、处方药品名称、处方类型、处方剂量、处方剂量单位、处方开立医师编码、处方开立时间)
03.01.5	处方书写	完整性:处方记录(病人诊断、性别、年龄(或出生日期) 整合性:处方记录(处方号、药品编码)与药房配药记录(处方号、药品编码)可对照

续表

项目代码	业务项目	数据质量考察项目
03.01.6	处方书写	完整性:处方记录(处方状态、处方确认时间、处方确认人) 整合性:处方记录与处方点评记录(处方号、药品编码)可对照 及时性:处方开立时间<要是审核时间<药师发药时间
03.01.7	处方书写	完整性:外配处方(病人标志、处方名称、给药途径、剂量、剂量单位、机构标志、医师标志) 整合性:院外医疗机构药品字典与院内药品字典可对照,院外医疗机构诊断字典与院内诊断字典可对照
03.02.3	门诊检验申请	一致性:检验申请记录(检验项目名称、检验项目编码、标本名称)
03.02.4	门诊检验申请	完整性:检验申请记录(检验申请单号、病人标志、病人性别、项目编码、项目名称、标本名称)
03.02.5	门诊检验申请	完整性:检验申请记录(检验申请医师编码、医师姓名、检验申请状态、项目描述) 整合性:检验申请记录(检验申请单号、检验申请项目编码、标本状态)与检验科室的检验登记记录(检验申请单号、检验申请项目编码、标本状态)可对照
03.02.6	门诊检验申请	完整性:检验申请记录(申请开立时间、标本采集人、标本采样时间) 及时性:检验申请记录(申请开立时间)<标本采集记录(采样时间)
03.02.7	门诊检验申请	整合性: 1. 委外检验申请记录(检验申请单号、检验项目代码、标本代码)与向外部检验机构传送检验申请记录(检验申请单号、检验申请项目代码、标本代码)可对照 2. 医联体医疗机构检验申请记录(检验项目代码、标本代码)与本院检验字典可对照
03.03.3	门诊检验报告	一致性:检验报告记录(项目编码,项目名称)
03.03.4	门诊检验报告	完整性:检验报告记录(病人标志、检验结果项目名称、检验结果、正常参考值)
03.03.5	门诊检验报告	完整性: 1. 检验报告记录(报告检验科室、审核医师) 2. 检验危急值记录(项目编码、危急值、通知时间、医师接收时间、处理医师、处理记录) 整合性: 1. 检验科室报告记录与标本记录(标本号)可对照 2. 检验科室报告记录与医师工作站中医师查看检验报告记录(检验项目编码、名称、参考值)可对照
03.03.6	门诊检验报告	完整性:检验报告记录(报告时间、审核时间) 及时性:检验报告记录(审核时间)<检验危急值处理记录(医师处理时间)

项目代码	业务项目	数据质量考察项目
03.03.7	门诊检验报告	完整性:外院检验结果记录(检验项目名称、参考值项目、标本类型) 整合性:本医院检验报告项目编码、结果参考值与外院相应项目可对照
03.04.3	门诊检查申请	一致性:检查申请记录(项目编码,项目名称、检查部位)
03.04.4	门诊检查申请	完整性:检查申请记录(申请序号、病人标志、病人姓名、项目编码、项目名称、检查部位)
03.04.5	门诊检查申请	完整性:检查申请记录(病人性别、年龄、出生年月、检查目的、申请医师编码、医师姓名) 整合性:检查申请记录与检查科室登记记录(申请单号、项目编码、项目名称、检查部位)可对照
03.04.6	门诊检查申请	完整性:门诊检查申请记录(申请单开立时间、申请单确认状态),检查执行记录(执行时间、执行状态、执行人) 及时性:检查申请记录(申请开立时间)<检查预约记录预约(预约时间)<检查登记(到检时间)
03.04.7	门诊检查申请	整合性:医联体机构外的检查项目申请中病人标志、检查项目代码、诊断代码能够与院内相关记录与字典可对照
03.05.3	门诊检查报告	一致性:门诊检查报告记录(项目编码,项目名称、检查部位)
03.05.4	门诊检查报告	完整性:门诊检查报告记录(报告单号、病人标志、病人姓名、项目编码、项目名称、检查部位)
03.05.5	门诊检查报告	完整性:门诊检查报告记录(报告医师编码、医师姓名、病人年龄(或出生日期)、诊断编码) 整合性:门诊检查报告记录与门诊检查申请单记录(申请单号、项目编码、项目名称、检查部位)项目可对照
03.05.6	门诊检查报告	完整性:门诊检查报告记录(报告审核时间、审核状态) 及时性:检查科室检查记录(项目执行时间)≤门诊检查报告记录(报告审核时间)
03.05.7	门诊检查报告	整合性:院外检查报告记录中病人标志、检查项目、诊断应与院内检查相关数据和字典可对照
03.06.3	门诊病历记录	一致性:门诊病历记录(病人性别、科室、诊断)
03.06.4	门诊病历记录	完整性:门诊病历记录(病人标志、病人姓名、诊断名称)
03.06.5	门诊病历记录	完整性: 1. 门诊病历记录(就诊时间、医师签名) 2. 门诊病历记录中主诉、辅助检查、病史等描述性记录字符数>50
03.06.6	门诊病历记录	及时性:门诊病历记录(创建时间)<(签名时间)
03.06.7	门诊病历记录	整合性: 院外病历记录(病人标志)与院内就诊病人标志可对照

检查科室

项目代码	业务项目	数据质量考察项目
04.01.3	申请与预约	一致性:检查申请记录(检查项目名称、检查项目代码、检查部位)
04.01.4	申请与预约	完整性: 1. 检查申请记录(申请单编号、病人标志、病人姓名、检查项目、部位、检查目的、申请医师、申请科室) 2. 检查预约记录(申请单编号、病人标志、病人姓名、检查项目、部位、检查安排时间)
04.01.5	申请与预约	完整性:检查申请记录(诊断、特殊情况描述、执行科室、检查科室位置、申请时间) 整合性:检查科室接收的检查申请记录与临床科室的检查检查记录(申请单编号、病人标志、检查项目、部位、申请医师、申请科室)可对照
04.01.6	申请与预约	及时性:检查申请记录(检查申请时间)≤检查预约记录(检查安排时间)
04.01.7	申请与预约	整合性:医联体相关医院间检查检查申请记录中(病人标志、检查项目、部位)可对照
04.02.3	检查记录	一致性:检查记录(检查项目、部位)
04.02.4	检查记录	完整性:检查记录(病人标志、检查项目、部位、测量值)
04.02.5	检查记录	完整性:检查记录(检查时间、检查医师或技师、检查状态) 整合性:检查记录与检查申请记录(病人标志、检查项目)数据内容可对照
04.02.6	检查记录	及时性:检查申请记录(检查申请时间)≤检查记录(检查时间)
04.02.7	检查记录	
04.03.3	检查报告	一致性:检查报告记录(检查项目、部位)
04.03.4	检查报告	完整性:检查报告记录(检查报告编号、病人标志、检查项目、部位、检查结论、报告时间)
04.03.5	检查报告	完整性:检查报告记录(检查所见、报告医师、审核医师、检查状态) 整合性:检查报告记录与检查申请记录(申请单编号、病人标志、检查项目、部位、申请科室)可对照
04.03.6	检查报告	及时性:检查申请记录(申请时间)≤检查记录(病人报到时间)≤检查记录(检查时间)≤检查报告记录(报告审核时间)
04.03.7	检查报告	整合性:医联体机构之间检查报告记录(病人标志、检查项目、诊断)可对照
04.04.3	检查图像	一致性:检查图像(检查项目、部位、采集人的名称和编码)
04.04.4	检查图像	完整性:检查图像记录(图像唯一编号、病人标志号)
04.04.5	检查图像	完整性:检查图像记录(图像产生时间、检查部位、图像产生设备) 整合性: 1. 检查图像记录与检查申请记录(检查项目、病人标志)可对照 2. 检查图像记录与检查报告记录(图像号)可对照

项目代码	业务项目	数据质量考察项目
04.04.6	检查图像	及时性:检查申请记录(检查申请时间)≤检查图像记录(图像产生时间)≤检查报告记录(检查报告时间)
04.04.7	检查图像	整合性:医联体传入医院的图像记录与检查报告记录中(病人标志、检查部位)能够与本医院(病人标志、检查部位)可对照

检验处理

项目代码	业务项目	数据质量考察项目
05.01.3	标本处理	一致性:检验标本记录(标本编码、标本名称)
05.01.4	标本处理	完整性:标本记录(标本标志、标本编码、标本签收状态)
05.01.5	标本处理	完整性:标本记录(标本类别、容器类别、病人标志、标本采集时间、采集人) 整合性:标本记录与检验申请记录(检验申请单号)可对照
05.01.6	标本处理	完整性:标本传送记录(标本标志、标本位置、状态改变时间) 及时性:检验申请记录(申请时间)<标本记录(标本采集时间)
05.01.7	标本处理	整合性:医联体中外送标本或外院标本记录中(本院病人标志、外院病人标志)可对照
05.02.3	检验结果记录	一致性:检验结果记录(检验报告项目、参考值范围)
05.02.4	检验结果记录	完整性:检验结果记录(检验申请单号、检验时间、检验项目、项目结果)
05.02.5	检验结果记录	完整性: 1. 检验结果记录(病人标志、正常参考值) 2. 检验危急值记录(检验项目、危急结果值、报告人、报告内容、报告时间) 3. 质控记录(质控时间、项目、结果、靶值) 整合性: 1. 检验结果记录与检验申请记录(病人标志、检验单号)可对照 2. 检验申请记录与检验结果记录(检验申请项目、检验报告项目)可对照
05.02.6	检验结果记录	及时性:检验标本记录(标本签收时间)≤检验结果记录(结果报告时间)
05.02.7	检验结果记录	整合性:检验结果记录(病人标志、检验项目)与外部医疗机构检验申请记录(病人标志、检验项目)可对照
05.03.3	报告生成	一致性:检验报告记录(项目名称、参考值范围)
05.03.4	报告生成	完整性:检验报告记录(检验申请单号、病人标志、检验报告项目、检验结果、报告时间、报告科室)
05.03.5	报告生成	完整性:检验报告记录(正常参考范围、报告人、审核人) 整合性:检验报告记录与检验申请记录(申请单号、病人标志)可对照
05.03.6	报告生成	及时性:标本记录(标本采集时间)≤检验结果记录(检验时间)<检验报告记录(报告发布时间)

续表

项目代码	业务项目	数据质量考察项目
05.03.7	报告生成	整合性： 1. 外送标本返回的报告(病人标志、检验报告项目)与院内记录可对照 2. 外部机构申请的检验结果记录中(病人标志)与外院申请记录(病人标志)可对照

治疗信息处理

项目代码	业务项目	数据质量考察项目
06.01.3	一般治疗记录	一致性：治疗执行记录(治疗项目编码、治疗项目名称)
06.01.4	一般治疗记录	完整性：治疗执行记录(病人标志、病人姓名、治疗项目名称)
06.01.5	一般治疗记录	完整性：治疗执行记录(治疗时间、治疗师) 整合性：治疗执行记录与治疗计划记录或治疗处方(病人标志、治疗项目)可对照
06.01.6	一般治疗记录	完整性：治疗预约记录(预约时间、治疗计划项目) 及时性：治疗申请记录(申请时间)<治疗计划记录或治疗处方(治疗计划时间)<治疗执行记录(治疗时间)
06.01.7	一般治疗记录	整合性：医联体医疗机构间治疗申请、治疗记录中(病人标志、治疗项目)可对照
06.02.3	手术预约与登记	一致性：手术申请记录(手术项目名称、手术编码)
06.02.4	手术预约与登记	完整性：手术申请记录(手术标志号、病人标志、手术名称、手术日期、手术医师)
06.02.5	手术预约与登记	完整性：手术申请记录(手术执行科室、助手姓名、麻醉方式、器械要求) 整合性： 1. 手术申请记录与麻醉记录(病人标志、手术标志号)可对照 2. 手术记录与病案首页(手术名称、手术代码)可对照
06.02.6	手术预约与登记	完整性：手术记录(病人标志、手术标志号、手术名称、手术描述、手术医师、手术开始时间、手术结束时间) 及时性：手术申请记录(手术申请时间)≤手术记录(手术开始时间)<手术记录(手术结束时间)
06.02.7	手术预约与登记	整合性：医联体病历记录中的手术记录(病人标志、手术编码)与本院相应项目可对照
06.03.3	麻醉信息	一致性：麻醉记录(麻醉方法、手术名称)
06.03.4	麻醉信息	完整性：麻醉记录(手术标志号、病人标志、病人姓名、手术名称、麻醉方法、麻醉师姓名)

续表

项目代码	业务项目	数据质量考察项目
06.03.5	麻醉信息	完整性:麻醉记录(麻醉事件、术中用药、麻醉开始时间、进入恢复室时间、麻醉苏醒时间) 整合性:麻醉记录与手术记录(手术标志号、麻醉方式)可对照
06.03.6	麻醉信息	及时性:麻醉记录(麻醉开始时间)<手术记录(手术开始时间)<麻醉记录(进入麻醉恢复室时间)<麻醉记录(麻醉苏醒时间)
06.03.7	麻醉信息	整合性:医联体医院病历中麻醉记录中(病人标志、麻醉方式)与本医院相应记录数据可对照
06.04.3	监护数据	一致性:监护记录(体征项目、护理措施)
06.04.4	监护数据	完整性:监护记录(病人标志、监测项目、护理措施、护理执行人)
06.04.5	监护数据	完整性:监护记录(护理记录、评估记录、体征采集时间、评估时间、治疗项目、治疗时间) 整合性: 1. 监护记录与检验结果记录(病人标志、检验报告项目代码)可对照 2. 监护记录与医嘱记录(病人标志、医嘱项目代码)可对照
06.04.6	监护数据	及时性:检验记录(危急值报警时间)<监护记录(危急值处置时间)
06.04.7	监护数据	整合性:外部医疗机构病历记录中的监护数据(病人标志、监测项目)与本医院中相应记录可对照

医疗保障

项目代码	业务项目	数据质量考察项目
07.01.3	血液准备	一致性:血液记录(血液项目名称、血液编码)
07.01.4	血液准备	完整性:血液库存记录(血液编码、血袋编号、血型、数量、单位、入库时间)
07.01.5	血液准备	完整性:血液记录(捐血者编码、捐血时间) 整合性:血液库存记录与血液使用记录(血袋编号、血液编码)可对照
07.01.6	血液准备	完整性:血液库存记录(入库时间、出库时间记录、操作人员) 及时性:血液库存记录(入库时间)<血液库存记录(出库时间)<血液使用记录(输血时间)
07.01.7	血液准备	整合性:院外血液记录与院内血液库存记录(血袋号、血型编码)可对照
07.02.3	配血与用血	一致性:配血记录(血型编码、配血检验项目)
07.02.4	配血与用血	完整性:配血记录(病人标志、配血检验项目、检验结果、配血时间)
07.02.5	配血与用血	完整性: 1. 配血记录(配血人、核对人员) 2. 用血记录(病人标志、血型编码、输血时间、血袋编号) 整合性:配血记录与输血记录(病人标志、血型编码)可对照

项目代码	业务项目	数据质量考察项目
07.02.6	配血与用血	及时性:配血记录(配血时间)＜用血记录(输血时间)
07.02.7	配血与用血	完整性:医联体病历中输血记录(病人标志、血型编码)与医院内的相关记录可对照
07.03.3	门诊药品调剂	一致性:门诊配药记录(药品名称、药品编码、给药途径)
07.03.4	门诊药品调剂	完整性:门诊配药记录(病人标志、姓名、药品编码、药品名称、给药途径、给药频率、发药数量)
07.03.5	门诊药品调剂	完整性:门诊配药记录(处方开立时间、诊断、剂量、剂量单位、处方医师、审核药师、审核时间) 整合性:药品调剂记录和门诊处方记录(病人标志、处方号、药品代码)可对照
07.03.6	门诊药品调剂	完整性:门诊配药记录(处方审核时间、发药时间) 及时性:门诊处方记录(处方开立时间)＜处方审核记录(处方审核时间)≤门诊配药记录(处方发药时间)
07.03.7	门诊药品调剂	整合性:医联体门诊处方记录(病人标志、药品编码、给药途径)项目与本院相关记录可对照
07.04.3	病房药品配置	一致性:药房配药记录(药品名称、药品编码、给药途径)
07.04.4	病房药品配置	完整性:药房配药记录(病人标志、姓名、药品编码、药品名称、给药途径、给药时间、发药数量)
07.04.5	病房药品配置	完整性:药房配药记录(医嘱执行时间、剂量、剂量单位、审核药师、审核时间) 整合性:药房配药记录与医嘱执行记录(病人标志、药品编码、给药途径)可对照
07.04.6	病房药品配置	及时性: 1. 医嘱记录(医嘱开立时间)＜药房配药记录(发药时间) 2. 药房配药记录(发药时间)＜药品执行记录(给药时间)
07.04.7	病房药品配置	整合性:医联体病历记录中药疗医嘱记录(病人标志、药品编码、给药途径)与本院相关项目数据可对照

病历管理

项目代码	业务项目	数据质量考察项目
08.01.3	病历质量控制	一致性:病案质控记录(质控项目名称)
08.01.4	病历质量控制	完整性:病案质控记录(病人标志、质控项目编码、质控时间)
08.01.5	病历质量控制	完整性:病历质控记录(书写医师、质控人员编码、病历质控问题描述、病案评分、时限超时标志) 整合性:病历质控记录与病历记录(病人标志、病历章节标志)可对照

续表

项目代码	业务项目	数据质量考察项目
08.01.6	病历质量控制	及时性:病历质控记录(质控时间)<病历质控记录(修改时间)<病历质控记录(质控确认完成时间)
08.01.7	病历质量控制	整合性:医联体外院病历(病人标志)与医院病历记录可对照

信息利用

项目代码	业务项目	数据质量考察项目
10.01.3	临床数据整合	一致性: 1. 住院病案首页(出院诊断编码、门诊诊断、手术操作编码、性别) 2. 门诊病案记录(门诊诊断)
10.01.4	临床数据整合	完整性: 1. 病案首页(病人标志、住院标志、入院科室、出院科室、入院时间、出院时间) 2. 检查报告(病人标志、检查项目、结论、检查时间) 3. 检验报告(病人标志、检验项目、结果、参考范围、检验时间) 4. 医嘱记录(病人标志、医嘱代码、医嘱开始时间) 5. 体征记录(病人标志、体征项目、测量结果、测量时间) 整合性:医嘱、检查、检验、手术、药品、体征项目能全部与病人标志对应
10.01.5	临床数据整合	一致性:形成临床数据仓库的项目有数据元素定义、值域定义。数据内容与值域字典可对应 完整性:住院病案首页数据全部内容符合病案首页质量规范必填项要求
10.01.6	临床数据整合	完整性: 1. 从结构化病历记录中抽取记录项目与项目值,包括从入院记录提取结构化项目(主诉、现病史、既往史、个人史、婚育史、家族史、体格检查、专科情况、辅助检查等相关章节提取结构化数据);病程记录(当前病情记录、评分、诊疗计划等相关章节提取结构化数据);出院小结(诊疗情况、目前情况、评分、出院诊断、出院注意事项、出院带药等相关章节提取结构化数据) 2. 结构化检查报告记录中抽取记录项与项目值,包括检查描述、检查结论(提取量化项目名称、量化文本结果、量化数字结果、量化日期结果、量化布尔值等) 3.抽取的数据项目超过结构化定义项目内容的50%
10.01.7	临床数据整合	完整性:数据仓库中数据有注册登记,每个登记的数据索引有唯一数据标志与实际数据对应

附录三　医院信息互联互通标准化成熟度测评方案(试行)

1　概述

为贯彻落实中共中央国务院《关于深化医药卫生体制改革的意见》、卫生部国家中医药管理局《关于加强卫生信息化建设的指导意见》、《卫生信息化建设指导意见与发展规划》等相关政策文件,加强和持续推进卫生信息标准的制定和实施,促进实现医疗机构内部及跨机构医疗协作和标准化,开展医院信息互联互通标准化成熟度测评工作。

医院信息互联互通标准化成熟度测评是以卫生信息标准为核心,以信息技术为基础,以测评技术为手段,以实现信息共享为目的。

医院信息互联互通标准化成熟度测评主要通过对电子病历与医院信息平台标准符合性测试以及互联互通实际应用效果的评价,构建医院信息互联互通成熟度分级评价体系。电子病历与医院信息平台标准符合性测试是针对医疗机构所采用产品的电子病历数据、电子病历共享文档、平台交互服务分别与对应卫生信息标准的符合性测试。互联互通实际应用效果的评价是针对医疗机构内部、医疗机构与上级信息平台之间的应用效果等情况进行评价。

通过开展医院信息互联互通标准化成熟度测评工作,实现的最终目标为:建立起一套科学、系统的卫生信息标准测试评价管理机制,指导和促进卫生信息标准的采纳、应用和实施,推进医疗卫生服务与管理系统的标准化建设,促进实现医疗卫生机构之间标准化互联互通和信息共享。

医院信息互联互通标准化成熟度测评方案(简称"方案")是医院信息互联互通标准化成熟度测评工作的指导性文件。

本方案明确了测评工作的原则、依据、内容、评级方案、方法、流程、等级评定等内容,指导制定电子病历与医院信息平台标准符合性测试规范,确定电子病历信息标准应用的评价要素,用于检验相互独立又协同合作的医院信息平台及医疗机构业务系统是否符合卫生部的相关信息标准,从而为实现跨机构的医疗协作与标准化提供支撑。

建设考量包括电子病历基本数据集、电子病历共享文档规范、基于电子病历的医院信息平台技术规范、实际应用效果评价等多维度的分级评价体系,分别对各医疗机构的数据资源标准化情况、互联互通标准化情况、基础设施建设和互联互通应用效果等的综合测评,评估医院信息互联互通标准化成熟度。

2　名词解释

卫生信息互联互通标准化成熟度测评管理办法中界定的术语和定义适用于本方案。

a) 标准符合性测试

标准符合性测试是检验测评对象是否达到指定标准中规定的各项指标要求的一类测试。

b) 互联互通标准化成熟度测评

互联互通标准化成熟度测评包括电子病历与医院信息平台标准符合性测试和实际应用效果评价两部分。通过定量、定性指标的分级测评,最终实现对医院信息平台与医疗机构内部信息系统应用之间、医院信息平台内部各构件之间互联互通标准化成熟度的评价。

c) 电子病历共享文档

电子病历共享文档(以下简称共享文档)是以满足医疗卫生服务机构互联互通、信息共享为目的的科学、规范的电子病历信息记录,其以结构化的方式表达电子病历业务共享信息内容。

d) 基于电子病历的医院信息平台

基于电子病历的医院信息平台(以下简称医院信息平台),以患者电子病历的信息采集、存储和集中管理为基础,连接临床信息系统和管理信息系统的医疗信息共享和业务协作平台,是医院内不同业务系统之间实现统一集成、资源整合和高效运转的基础和载体。医院信息平台也是在区域范围支持实现以患者为中心的跨机构医疗信息共享和业务协同服务的重要环节。

e) 测试用例

为某个特殊目标而设计开发的一组测试输入、执行条件和预期结果,以便测试某个程序路径或核实是否满足某个特定需求。

f) 测试报告

描述对系统或部件进行测试产生的行为及结果的文件。

g) 等价类划分法

在分析需求规格说明的基础上,把程序的输入域划分成若干部分,然后在每部分中选取代表性数据形成测试用例。

h) 边界值分析法

使用等于、小于或大于边界值的数据对程序进行测试的方法。

i) 猜错法

指有经验的测试人员,通过列出可能出现的差错和易错情况表,写出异常情况的测试用例的方法。

j) 实际生产环境

测评对象的实际对外提供服务的运行环境。

k) 模拟测试环境

搭建的测评对象模拟运行环境,其功能及运行状态应与实际生产环境一致。

l) 产品测试在实验室的模拟测试环境中针对产品所进行的定量指标测试。

m) 项目文审

指专家对产品应用于具体项目中的标准化水平、技术架构、业务应用、互联互通效果等定性指标根据证明材料所进行的审查。

n) 现场查验

指专家组及测试人员到申请机构,利用实际生产环境对测评对象进行的测试和评审。

3 测评对象

本方案确定的测评对象是指各医疗机构所使用的基于电子病历的医院信息平台或医院信息管理系统。

4 测评原则

a) 公开、公平、公正

公开原则是指公开测评工作相关的标准、规范、测评方法、评级标准,以及测评的结果等信息,使测评工作具有较高的透明度。公平、公正原则是指所有参测参评者均遵守相同平等的申报、测评、管理等规则,并享有平等的权利和义务;符合条件的检测机构严格按照相关规范和管理办法的要求开展测试工作,确保测评结果的公平、公正。

b) 多维度综合测评

多维度综合测评原则是指分别从电子病历数据、电子病历共享文档、基于电子病历的医院信息平台和实际应用效果等多个维度,对电子病历信息标准的符合性以及医疗机构间的标准化成熟度进行综合测评,确保测评内容全面,测评结果客观、真实、可靠。

c) 可重复性和可再现性

可重复性原则是指测评的方法和流程对于不同的检测机构和申请机构均可重复实施,确保测评方法、流程和测试用例的可重复性。可再现性原则是指使用相同的方法多次测试相同的内容,所得的测试结果应该是相同的,确保测试结果的可再现性。

d) 定性与定量相结合

定性与定量相结合原则是指对于不同的测试内容,或采用测试工具自动测试,再根据测试结果进行定量评分,或由测评专家进行人工定性评价。定性与定量是统一的,相互补充的关系,二者相辅相成。

5 测评依据

医院信息互联互通标准化成熟度测评依据包括(但不仅限于)以下规范性文件:

a) 国家政策性文件:

1) 中共中央国务院《关于深化医药卫生体制改革的意见》(中发〔2009〕6 号)

2) 中共中央国务院《"十二五"期间深化医药卫生体制改革规划暨实施方案》(国发〔2012〕11 号)

3) 中共中央国务院《卫生事业发展"十二五"规划》(国发〔2012〕57 号)

4) 卫生部国家中医药管理局《关于加强卫生信息化建设的指导意见》(卫办发〔2012〕38 号)

5) 卫生部《"十二五"卫生信息化建设工程规划》(2011 年)

6) 卫生部《病历书写基本规范》(2010 年)

b) 标准规范性文件:

1) 卫生部《电子病历基本规范(试行)》(2010 年)

2) WS445—2014 电子病历基本数据集

3) WS/T447—2014 基于电子病历的医院信息平台技术规范

4) 电子病历共享文档规范

5) 医院信息平台基本交互规范

6) 卫生信息共享文档编制规范

7) 卫生部《基于电子病历的医院信息平台建设技术解决方案(1.0 版)》

8) 卫生部《卫生信息互联互通标准化成熟度测评工作管理办法》

6 测评内容及评级方案

6.1 测评内容

医院信息互联互通标准化成熟度测评包括四部分内容,分别为:数据资源标准化建设、互联互通标准化建设、基础设施建设以及互联互通应用效果。

6.1.1 数据资源标准化建设

数据资源标准化建设主要针对电子病历相关数据标准进行符合性测评,测评指标包括两个方面:数据集标准化建设和共享文档标准化建设。数据集标准化建设,根据《WS445—2014 电子病历基本数据集》的要求,对数据类型、表示格式、数据元值及代码等数据元属性的标准化程度进行定量指标测试。共享文档标准化建设,根据《电子病历共享文档规范》的要求,对其结构、内容的规范性进行定量指标测试。

6.1.2 互联互通标准化建设

互联互通标准化建设主要是针对基于电子病历的医院信息平台或信息管理系统在互联互通标准化方面的测评,测评指标包括三个方面:技术架构情况、互联互通服务功能和平台运行性能情况。

技术架构情况主要是对测评对象的信息整合方式、信息整合技术、信息资源库建设以及统一身份认证及门户服务等定性指标进行测评。

互联互通服务功能主要根据《WS/T447—2014 基于电子病历的医院信息平台技术规范》的要求,对测评对象的基本服务功能进行定量指标测试。

平台运行性能情况主要对体现平台实际运转情况的一些指标,如基础服务、电子病历整合服务、电子病历档案服务等的响应时间进行定量指标测试。

6.1.3 基础设施建设

基础设施建设主要是对信息平台数据中心的基础设施建设进行测评,测评指标包括四个方面:硬件基础设施情况、网络及网络安全情况、信息安全情况和业务应用系统(生产系统)建设情况。

硬件基础设施情况主要对平台的服务器设备、存储设备以及网络设备等的配置、实现技术等定性指标进行测评。

网络及网络安全情况主要对平台或相关业务系统的网络带宽情况、接入域建设、网络安全等定性指标进行测评。

信息安全情况主要对医院信息平台或集成平台的环境安全、应用安全、数据安全、隐私保护、管理安全等定性指标进行测评。

业务应用系统(生产系统)建设情况主要对医院临床服务系统建设情况、医疗管理系统建设情况以及运营管理系统建设情况等定性指标进行测评。

6.1.4 互联互通应用效果

互联互通应用效果主要针对基于电子病历的医院信息平台或管理系统在互联互通应用效果方面的测评,测评指标包括两个方面:基于平台的应用建设情况及利用情况、平台联通业务范围。

基于平台的应用建设情况及利用情况主要对基于平台的公众服务应用系统、基于平台的医疗服务应用系统和基于平台的卫生管理应用系统的建设情况及利用情况等定性指标进行测评。

平台联通业务范围主要对平台内联通的业务系统和平台外联通业务系统数量等定性指标进行测评。

6.2 评级方案

6.2.1 分级方案

医院信息互联互通标准化成熟度评价分为七个等级,由低到高依次为一级、二级、三级、四级乙等、四级甲等、五级乙等、五级甲等(附表3.1),每个等级的要求由低到高逐级覆盖累加,即较高等级包含较低等级的全部要求。

附表3.1　医院信息互联互通标准化成熟度分级方案

等级	分级要求
一级	部署医院信息管理系统,住院部分电子病历数据符合国家标准。
二级	部署医院信息管理系统,门(急)诊部分电子病历数据符合国家标准。
三级	初步建成医院信息集成系统或平台,实现电子病历数据整合; 建成独立的电子病历共享文档库,住院部分电子病历共享文档符合国家标准; 实现符合标准要求的电子病历档案服务; 集成系统或平台上的应用功能(公众服务应用、医疗服务应用、卫生管理应用)数量不少于6个; 连通的业务系统(临床服务系统、医疗管理系统、运营管理系统)数量不少于6个; 联通的外部机构数量不少于2个。
四级乙等	初步建成基于电子病历的医院信息平台; 建成基于平台的电子病历共享文档库,门(急)诊部分电子病历共享文档符合国家标准; 平台实现符合标准要求的注册服务以及与上级平台的基础交互服务; 平台上的应用功能(公众服务应用、医疗服务应用、卫生管理应用)数量不少于13个; 连通的业务系统(临床服务系统、医疗管理系统、运营管理系统)数量不少于15个; 联通的外部机构数量不少于3个。
四级甲等	建成较完善的基于电子病历的医院信息平台; 建成基于平台的独立临床信息数据库; 平台实现符合标准要求的电子病历整合服务、就诊信息查询及接收服务,基本支持医疗机构内部标准化的要求; 连通的业务系统(临床服务系统、医疗管理系统、运营管理系统)数量不少于24个; 联通的外部机构数量不少于4个。
五级乙等	法定医学报告及健康体检部分共享文档符合国家标准; 平台实现符合标准要求的术语和字典注册、与上级平台交互的共享文档检索及获取服务; 平台实现院内术语和字典的统一,实现与上级平台共享文档形式的交互; 平台上的应用功能(公众服务应用、医疗服务应用、卫生管理应用)数量不少于15个; 平台初步实现与上级信息平台的互联互通; 联通的外部机构数量不少于5个。
五级甲等	平台实现符合标准要求的与上级交互的术语和字典调用及映射服务、预约安排及预约服务; 通过医院信息平台能够与上级平台进行丰富的交互,实现医院与上级术语和字典的统一; 平台实现丰富的跨机构的业务协同和互联互通应用; 联通的外部机构数量不少于6个。

一级是对采纳、应用电子病历数据标准的基本要求,医疗机构的住院电子病历数据应符合标准中对数据元属性的要求。

二级是在满足一级要求的基础上,增加了对门(急)诊电子病历数据的要求,电子病历数据完全符合标准要求,逐步提高对电子病历数据标准的采纳、应用水平,为规范电子病历数据的传输和共享提供标准数据。

三级是在满足二级要求的基础上,住院电子病历共享文档符合标准,从单纯的"数据"维度测评扩展为包括共享文档、医院信息平台交互服务、医院信息平台建设、平台基础设施建设和实际应用效果的"多维度"测评,是从数据采集到数据应用的进一步规范,初步实现医院信息集成系统或平台,实现电子病历数据整合。

四级乙等是在满足三级要求的基础上,门(急)诊电子病历共享文档符合标准,初步建成基于电子病历的医院信息平台和电子病历共享文档库,且注册服务、与上级平台的基础交互服务符合标准要求,并进一步规范了医院信息平台建设、平台基础设施建设和实际应用效果等内容。

四级甲等是在满足四级乙等要求的基础上,建成较完善的基于电子病历的医院信息平台和基于平台的独立临床信息数据库,平台服务基本支持医疗机构内部标准化的要求,平台上的应用、平台内、外联通的业务系统数量符合标准要求。

五级乙等是在满足四级甲等要求的基础上,法定医学报告及健康体检共享文档符合标准,平台实现院内术语和字典的统一以及与上级平台共享文档形式的交互,满足院内业务协同和管理决策支持,医院信息平台的性能满足接入上级信息平台的要求,初步实现与上级信息平台的互联互通。

五级甲等是在满足五级乙等要求的基础上,医院信息平台实现与上级信息平台进行丰富的交互且医院信息平台的交互服务完全满足医疗机构内部标准化的要求,医院与上级平台实现术语和字典的统一,实现跨机构的业务协同和互联互通应用。

具体指标及分级情况见附件1《医院信息互联互通标准化成熟度测评指标体系》。

6.2.2　评级标准

医院信息互联互通标准化成熟度的评级主要由等级分数决定,分数反映了医院信息互联互通的标准化成熟度,体现了等级差异。

根据分级方案,医院信息互联互通标准化成熟度的评价由低到高依次为一级至七级,通过分数判定医疗机构所在的测评等级。

《医院信息互联互通标准化成熟度测评指标体系》中规定的每个指标均有其权重分值,满足其对应要求则得到相应分值,不满足相应要求则不得分。

对于定量指标,根据产品测试报告的测试结果对每个指标进行评分;现场查验时抽测定量指标,如抽测不通过,该指标最终不得分。

对于定性指标,则需对所有定性指标进行评审并给出相应得分。专家组每位成员分别对每个定性指标进行评分后,由检测机构进行结果汇总。结果汇总原则为:对于专家文件审查时已确认的指标,根据奇数专家组中半数以上专家给出的得分为该指标得分;对于现场查验时的指标,根据奇数专家组中半数以上专家给出的得分为该指标得分。最终汇总专家文件审查指标得分和现场查验指标得分,得出每个定性指标的得分。

7　测评方法

医院信息互联互通标准化成熟度测评工作分为产品测试和项目应用评价两部分。

7.1　产品测试(标准符合性)

产品测试主要针对基于电子病历的医院信息平台或医院信息管理系统在电子病历数据、电子病历共享文档、平台交互服务分别与对应卫生信息标准的定量指标符合性的测试。测试内容包括数据集标准符合性测试、共享文档标准符合性测试、互联互通标准符合性测试以及产品技术架构测试。

产品测试主要在实验室模拟环境中进行,根据测试规范要求进行指标全覆盖测试。

产品测试方式包括定量测试和定性测试两种测评方式。

7.1.1　定量测试

定量测试主要采用黑盒测试方法。电子病历数据、共享文档、交互服务主要采用定量测试的方式,根据测试工具执行测试用例后所得的测试结果,对指标进行综合评分。详细测试方法见《电子病历与医院信息平台标准符合性测试规范》。

1) 电子病历数据测试方法

采用"黑盒测试"的方法,向测评对象输入测试数据,测试数据经测评对象处理后,输出到测试工具,测试工具进行校验得到测试结果。具体方式为:测试人员在测试工具中选择测试用例,将测试数据输入到测评对象;测评对象将对输入测试数据的处理结果返回给测试工具;测试工具判断测评对象的返回信息是否符合期望要求;测试工具向测评对象发起对输入数据的查询请求,测评对象处理查询请求返回查询结果;测试工具判读返回结果是否符合期望要求,并判断测评对象是否符合电子病历数据标准,并打印测试结果。

2) 电子病历共享文档测试方法

采用"黑盒测试"的方法,通过测试工具将测试数据或共享文档输入测评对象和接收测评对象生成共享文档的输出两个方向进行"双向验证",验证测评对象的电子病历共享文档是否符合标准的要求。具体方式为:

测评对象生成共享文档的输出测试:首先测试工具输入测试数据至测评对象,然后测评对象利用输入的测试数据生成一份电子病历共享文档,将该共享文档输出到测试工具中,测试工具接受该文档后,验证该共享文档是否符合标准的要求。

测评对象共享文档输入测试:测试工具生成正确(或错误)的电子病历共享文档实例,并输入至测评对象,检测测评对象能否准确判断共享文档的正确性,作出正确的响应,包括:解析、保存、注册到文档库等。

3) 互联互通服务功能测试方法采用"黑盒测试"方法,将信息平台视为"黑盒",通过测试工具向测评对象发送服务请求;测评对象处理服务请求并返回处理结果给测试工具;测试工具分析校验返回的结果,判断测评对象是否符合医院信息平台技术规范。

7.1.2　定性测试

技术架构测试主要采用定性测试的方式,根据指标体系中对技术架构的要求描述,检测机构通过审核相关技术文档、测试测评对象等形式对产品的技术架构进行测试,并给出测试结果。

7.2　项目应用评价

项目应用评价主要是面向医疗机构,检验产品在医疗机构中实际应用的情况以及达到的互联互通程度。包括项目文审和现场查验两个环节。项目文审主要针对互联互通标准化建设中的技术架构、基础设施建设以及互联互

通和创新服务应用效果等定性指标,结合申请机构提交的评估问卷及相关证明材料,采用文件审查、答疑等方式由专家对每个定性指标进行评审。

现场查验包括定量指标的抽测和定性指标的评审。定量指标的抽测主要包括对数据资源标准化建设的数据集和共享文档指标以及互联互通标准化建设的互联互通服务功能指标在项目应用中的抽样测试,以及对平台运行性能的现场测试。定性指标的评审主要包括对文审阶段专家质疑指标的现场查验以及对平台实现的互联互通和创新服务应用效果进行现场核实等,采用听取汇报、查阅材料、访谈、参观演示等方式由专家对现场查验指标进行评审。

项目应用评价主要包括定量测试和定性评审两种测评方式。

7.2.1　定量测试

现场查验环节的定量指标抽测主要采用定量测试的方式,抽样比例为申请测评等级指标的 20%。

1) 电子病历数据测试方法根据抽样原则在测评对象中选择样本数据。由测评对象将样本数据按照测试所要求的格式导出,测试工具判断测评对象导出的数据是否符合电子病历数据标准,并打印测试结果。

2) 电子病历共享文档测试方法

抽取测评对象中已经存在的电子病历共享文档,提交给测试工具,测试工具执行测试用例,验证共享文档是否符合标准。

3) 互联互通服务功能测试方法

采用“黑盒测试”方法,将信息平台视为“黑盒”,通过测试工具向测评对象发送服务请求;测评对象处理服务请求并返回处理结果给测试工具;测试工具分析校验返回的结果,判断测评对象是否符合医院信息平台技术规范。生产环境仅抽测查询、调阅类交互服务功能的测试。

4) 平台运行性能测试方法

医院信息平台运行性能测试采用专用性能测试工具、查看日志等方式进行测试,根据专用工具的测试结果,或采用人工验证方法测试的结果,并通过申请机构提供的相关技术文档等对测评指标进行测试。

7.2.2　定性评审

定性评审主要根据评估问卷中的定性指标,通过文件审查、现场验证、现场确认和演示答疑等形式对被测系统实际生产环境进行验证测评和打分,根据最终得分确定医院信息互联互通标准化成熟度级别。

定性评审指标主要包括互联互通标准化建设中的技术架构、基础设施建设以及互联互通和创新服务应用效果三部分。

1) 技术架构评审

医院信息平台技术架构评审主要采用专家评审的方式进行评价,通过审核相关技术文档、现场讲解答疑等形式对测评指标进行评分。

架构评审的打分包括文件审核和现场查验两部分。

2) 基础设施建设评审

基础设施建设评审主要采用专家评审的方式进行评价,通过审核相关技术文档、现场讲解答疑等形式对测评指标进行评分。

基础设施建设的打分包括文件审核和现场查验两部分。

3) 互联互通应用效果评审

互联互通应用效果评审主要采用文件审查、现场验证、现场确认和演示答疑等定性审核方法,分别对被测机构提交医院信息平台相关技术文档和实际生产环境,按照相关指标要求由测评专家组进行文审和现场审核确认并打分。

8　测评流程

根据《人口健康信息互联互通标准化成熟度测评管理办法》,医院信息互联互通标准化成熟度测评流程工作包括:产品标准测评和项目应用评价两部分,具体说明详见附录 A。

产品测试:是由产品的开发厂商向具有资质的检测机构申请进行产品测试,并将通过标准测试的产品向管理机构申请加入"卫生信息标准化产品目录";涉及管理机构、检测机构、开发厂商三个角色,产品测试流程图见附图 3.1。

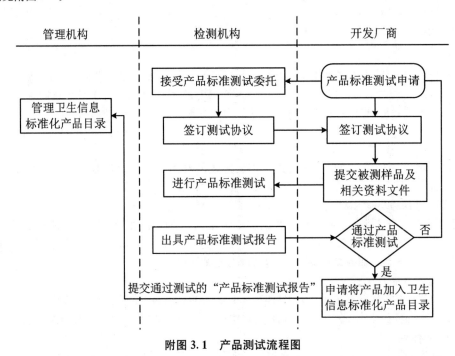

管理机构   检测机构   开发厂商

附图 3.1　产品测试流程图

项目应用评价:是由产品应用单位(即:申请机构)向管理机构提出进行项目应用评价申请,由具有资质的检测机构组织对通过申请的应用单位进行应用评价,共包括测评申请、测评准备、测评实施(项目文审、现场查验)、等级评定四个阶段;涉及管理机构、申请机构、检测机构三个角色,项目应用评价流程图见附图 3.2。

a) 测评申请:由申请机构按照附件 2《医院信息互联互通标准化成熟度测评申请材料》中的相关要求,向管理机构提出本医院的医院信息互联互通标准化成熟度测评的申请;管理机构根据《人口健康信息互联互通标准化成熟度管理办法》的规定,对申请机构进行审核和管理;通过资质审核后,分别向申请机构和测评机构发送审核通过通知单。

b) 测评准备:检测机构组建测试组和专家组;检测机构配备测试工具和准备测试设施,准备测试实施;检测机构与申请机构共同确认测试计划。

c) 测评实施:根据医院信息互联互通标准化成熟度测评申请表的要求,由检测机构负责测评项目的组织、策划、设计、实施和总结工作;申请机构为测评实施提供环境、系统配置和医院平台或信息管理系统的演示工作;测评实施阶段主要包括专家对项目文件审查和现场查验两个环节的测评工作,最后形成附件 3《医院信息互联互通标准化成熟度测评总检报告》。

d) 等级评定:管理机构接收检测机构提交的《医院信息互联互通标准化成熟度测评总检报告》,组织相关人员进行测评结果的评定后,向申请机构颁发等级证书。

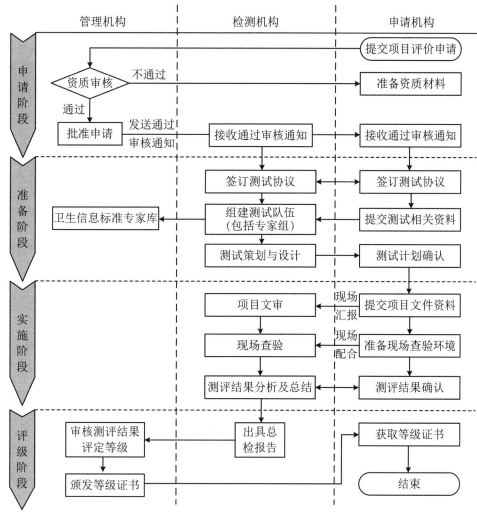

附图 3.2 项目应用评价总体流程图

9 等级评定

医院信息互联互通标准化成熟度测评的分数包括两部分:等级分和可选分。等级分由当前所在等级和高 1 级指标的汇总得分组成;可选分由高 2 级及以上得分和性能指标的汇总得分组成。当前所在等级是指所有等级指标全部满足的最高等级,例如:测评指标中,所有三级要求指标全部得分,四级乙等指标部分得分,则当前所在等级为三级。

汇总测评指标的等级分和可选分后,由等级分判定医疗机构所在的测评等级。一级等级分区间在 10—14.99 分之间,二级等级分区间在 15—59.99 分之间,三级等级分区间在 60—69.99 分之间,四级乙等等级分在 70—79.99 分之间,四级甲等等级分在 80—89.99 分之间,五级乙等等级分在 90—94.99 分之间,五级甲等等级分在 95—100 分之间。

《医院信息互联互通标准化成熟度测评评估问卷》中每部分的最低等级分要求如附表 3.2 所示。

附表 3.2 测评内容的指标达标要求

	一级	二级	三级	四级乙等	四级甲等	五级乙等	五级甲等
2.1 数据标准建设情况(满分15分)	10分	15分	15分	15分	15分	15分	15分
2.2 共享文档建设情况(满分15分)	—	—	13分	14分	14分	15分	15分
3.1 平台技术架构(满分10分)	—	—	6分	7分	8分	10分	10分
3.2 平台服务功能(满分25分)	—	—	9.5分	12分	18.7分	21分	25分
3.3 运行性能(满分5分)	—	—	—	—	—	—	—
4.1 硬件基础设施情况(满分5分)	—	—	3分	3.8分	4分	4.9分	5分
4.2 网络及网络安全情况(满分5分)	—	—	3.6分	4.4分	4.8分	5分	5分
4.3 信息安全情况(满分2分)	—	—	1.4分	1.6分	1.7分	1.8分	2分
4.4 业务应用系统建设情况(满分3分)	—	—	1.5分	1.9分	2.2分	2.5分	3分
5.1 基于平台的业务应用建设情况(满分9分)	—	—	6分	8分	8分	9分	9分
5.2 平台联通业务范围(满分6分)	—	—	1分	2.3分	3.6分	5.8分	6分
各等级最低等级分(达标分数)	10分	15分	60分	70分	80分	90分	95分

附 录 A
（资料性附录）
医院信息互联互通标准化成熟度测评流程说明

A.1 测评整体流程概述

根据《人口健康信息互联互通标准化成熟度测评管理办法》，医院信息互联互通标准化成熟度测评工作包括：产品标准测评和项目应用评价两部分。

产品测试：是由产品的开发厂商向具有资质的检测机构申请进行产品测试，并将通过标准测试的产品向管理机构申请加入"卫生信息标准化产品目录"；涉及管理机构、检测机构、开发厂商三个角色，产品测试流程图见图 A.1。

项目应用评价：是由产品应用单位（即：申请机构）向管理机构提出进行项目应用评价申请，由具有资质的检测机构组织对通过申请的应用单位进行应用评价，共包括测评申请、测评准备、测评实施（项目文审、现场查验）、等级评定四个阶段；涉及管理机构、申请机构、检测机构三个角色，项目应用评价流程图见图 A.2。

医院信息互联互通标准化成熟度测评涉及管理机构、申请机构、检测机构、开发厂商四个角色。

A.1.1 管理机构

根据《人口健康信息互联互通标准化成熟度管理办法》的要求，管理机构分为卫生计生委和各省级卫生主管部门授权的医院信息互联互通标准化成熟度测评的两级管理机构。

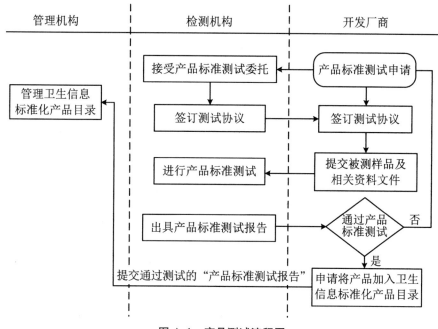

图 A.1 产品测试流程图

1) 卫生计生委授权的医院信息互联互通标准化成熟度测评管理机构负责医院信息互联互通标准化成熟度测评工作的统一管理、监督和审批,同时负责各省、市、自治区医疗机构的医院信息互联互通标准化成熟度测评的备案工作。

2) 省级卫生主管部门授权的医院信息互联互通标准化成熟度测评管理机构负责管理和审批省、地、县级医疗机构的医院信息互联互通标准化成熟度测评工作。

A.1.2 申请机构

申请机构是指申请医院信息互联互通标准化成熟度测评的各级各类医疗机构。提出申请的各类医疗机构已建立符合卫生信息标准的信息平台或信息管理系统,并具备了申请医院信息互联互通标准标准化成熟度测评的条件。

A.1.3 检测机构

检测机构是指组织实施医院信息互联互通标准标准化成熟度测评的第三方检测机构。检测机构的资质和能力应符合卫生计生委颁布的《人口健康信息互联互通标准化成熟度测评检测机构管理办法》的相关要求,并经卫生计生委审批授权。

A.1.4 开发厂商

开发厂商是指进行卫生信息产品研发的企业。

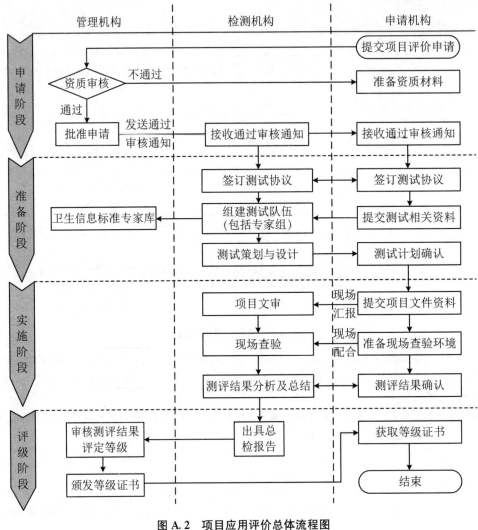

图 A.2　项目应用评价总体流程图

A.2　医院信息互联互通标准化成熟度测评流程说明

A.2.1　产品测试

A.2.1.1　目的

开发厂商委托具有资质的检测机构对其研发的产品进行产品测试,通过测试的产品可以申请加入有管理机构统一规划管理的"卫生信息标准化产品目录"。

A.2.1.2　角色和职责

开发厂商:根据公司产品的情况选择具有资质的检测机构,并根据检测机构提供的产品测试送检要求,提交被测样品和资料信息,经检测机构测试后反馈《产品测试报告》,并将通过测试的报告提交管理机构申请加入"卫生信息标准化产品目录"。管理机构:完成对开发厂商加入"卫生信息标准化产品目录"申请的审核和管理工作。

检测机构:接受委托后,与开发厂商充分沟通,明确测试范围、内容、级别和测评对象的现状;与开发厂商签订产品测试合同,并完成产品测试。

A.2.1.3 输入输出

输入:《产品测试委托书/合同书》;

输出:《产品测试报告》。

A.2.1.4 阶段流程

1) 开发厂商根据实际情况选择具有资质的检测机构,申请进行产品测试;

2) 检测机构接受开发厂商的申请,并签订产品测试合同;

3) 开发厂商与检测机构共同确定测试需求、测试计划等,明确测试范围、测试时间安排等;

4) 检测机构完成对开发厂商提交产品的测试工作,并出具《产品测试报告》;

5) 开发厂商向管理机构提交通过产品测试的报告,申请加入"卫生信息标准化产品目录"。

A.2.2 测评申请阶段

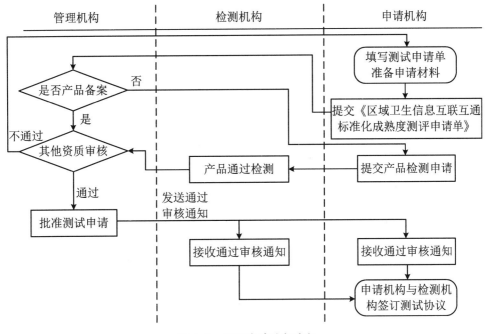

图 A.3 测评申请阶段流程

A.2.2.1 目的

申请机构向其行政隶属的管理机构提出医院信息互联互通标准化成熟度测评的申请;管理机构根据《人口健康信息互联互通标准化成熟度管理办法》对申请机构进行审核和管理。

A.2.2.2 角色和职责

申请机构:根据本医院的信息平台或信息管理系统的情况,通过网上申请注册提交卫生信息互联互通标准化成熟度测评申请,按照要求准备《医院信息互联互通标准化成熟度测评申请材料》和《医院信息互联互通标准化成熟度测评评估问卷相关证明材料》。

管理机构:对申请机构关于医院信息互联互通标准化成熟度测评的申请内容和资料进行合理性和资质的审核。如果审核不通过,申请机构返回到准备申报资料重新申请或终止申请;如果审核结果通过,管理机构应通知申请机构和检测机构。

检测机构：接到管理机构通知后，与申请机构充分沟通，明确本次测评范围、内容、级别和医院平台和信息管理系统的现状；与申请机构签订标准化成熟度测试合同。

A.2.2.3 输入输出

输入：《医院信息互联互通标准化成熟度测评申请材料》《医院信息互联互通标准化成熟度测评评估问卷》《医院信息互联互通标准化成熟度测评评估问卷相关证明材料》的相关资料。

输出：已签订的《标准化成熟度测试合同或协议》。

A.2.2.4 阶段流程

1）申请机构根据本医院的信息平台或信息管理系统的情况，通过网上申请注册提交医院信息互联互通标准化成熟度测评申请，且填写《医院信息互联互通标准化成熟度测评申请材料》《医院信息互联互通标准化成熟度测评评估问卷相关证明材料》，准备审查材料，并提交；

2）管理机构对申请机构已提交成功的测评申请信息进行合理性和资质的审核；

3）首先审核测评对象是否在管理机构进行了产品备案，已备案的继续审核；未备案的需要向管理机构授权的检测机构申请产品 测试，检测通过后再进行其他资质审核；

4）如果审核结果为不通过时，则将审核结果反馈到申请机构，要求申请机构重新准备申请资料或终止申请；

5）如果审核结果为通过时，则向申请机构和检测机构发送审核通过通知；

6）检测机构在接收到审核通过通知后，在规定的时间内，与申请机构沟通，明确本次测评的范围、内容、级别和所测医院平台或信息管理系统的现状；

7）检测机构与申请机构签订《标准化成熟度测试合同或协议》，进入测试准备阶段。

A.2.3 测评准备阶段

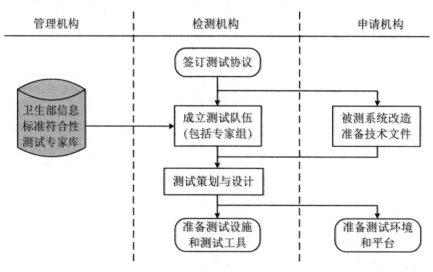

图 A.4 测评准备阶段流程

A.2.3.1 目的

测评准备阶段，申请机构改造被测系统，准备测试样本数据和相关技术文件，并准备测试环境和测试平台；检测机构组建测试队伍，包括确定技术专家；检测机构进行测试策划与设计，配备测试工具和准备测试设施,准备测评实施。

A.2.3.2 角色和职责

申请机构:按照测评工作需求完成对被测系统的改造,同时准备测试数据和技术文件,并提交检测机构;准备测试环境和测试平台。

检测机构:从卫生部信息标准符合性测试专家库中抽取3—5名专家(奇数),与检测机构的测试人员共同组成测试队伍分别进行定性指标评审和定量指标测试;编制《医院信息互联互通标准化成熟度测评专家通知单》,分别通知到每个专家;编制《医院信息互联互通标准化成熟度测评计划》,配备测试工具和测试设施,准备测评实施。

A.2.3.3 输入输出

输入:《标准化成熟度测试合同或协议》;被测系统设计、结构、应用等相关的技术文件。

输出:《医院信息互联互通标准化成熟度测评专家通知单》;《医院信息互联互通标准化成熟度测评计划》;准备好的测试环境和工具。

A.2.3.4 阶段流程

1) 申请机构根据标准化成熟度测评的要求,对被测系统进行测试改造,以适用于标准化成熟度定量指标测试和定性指标评审的要求;

2) 申请机构按照标准化成熟度测评的数据样本格式的要求,设计测试数据样本和医院平台或信息管理系统的技术文件,并提交给检测机构。

3) 检测机构从卫生部信息标准符合性测试专家库中抽取3—5名专家,与检测机构的测试人员共同组成测试队伍,分别进行定量指标测试和定性指标评审;填写《医院信息互联互通标准化成熟度测评专家通知单》,通知到每个专家;

4) 测试组编制《医院信息互联互通标准化成熟度测评计划》;准备好测试环境和测试工具,进入测评实施阶段。

A.2.4 测评实施阶段

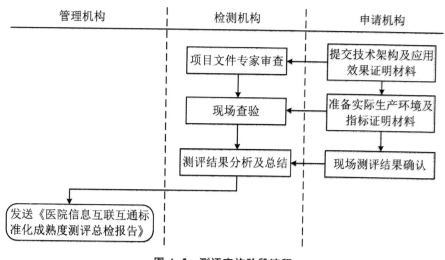

图 A.5 测评实施阶段流程

A.2.4.1 目的

测评实施阶段,由检测机构负责医院信息互联互通标准化成熟度测评项目的组织、策划、设计、实施和总结工作；申请机构为测试实施提供环境、系统配置和医院平台或信息管理系统的演示工作；测评实施阶段主要完成项目文审、专家文件审查、现场查验和测评总结。检测机构根据测试数据和专家评审结果，提交总检报告。

A.2.4.2　角色和职责

申请机构：为配合测试组的测试工作需要，提供相关技术文档、演示被测系统等；配置维护现场测试环境和测试平台，补充和修改完善测试数据样本。

检测机构：在项目文审阶段，专家根据《医院信息互联互通标准化成熟度测评专家评审表》对定性指标进行评审，并形成《医院信息互联互通标准化成熟度测评文审结果汇总表》。在现场查验阶段，检测机构编制《医院信息互联互通标准化成熟度测评现场查验工作方案》，并发送给申请机构；专家组根据《医院信息互联互通标准化成熟度测评现场查验记录表（一）》对定性指标进行查验并填写记录，测试组根据《医院信息互联互通标准化成熟度测评现场查验记录表（二）》对定量指标进行测试并填写记录；检测机构汇总现场查验结果，形成《医院信息互联互通标准化成熟度测评现场查验结果汇总表》和《医院信息互联互通标准化成熟度测评评分汇总表》。检测机构根据两个阶段的测评情况，编制《医院信息互联互通标准化成熟度测评总检报告》。

管理机构：负责对测评过程的监督，接收《医院信息互联互通标准化成熟度测评总检报告》。

A.2.4.3　输入输出

输入：设计完成的测试数据样本、配置完成的测试环境；以及被测医院信息系统的设计、结构、应用等相关的文件。

输出：《医院信息互联互通标准化成熟度测评专家评审表》《医院信息互联互通标准化成熟度测评文审结果汇总表》《医院信息互联互通标准化成熟度测评现场查验工作方案》《医院信息互联互通标准化成熟度测评现场查验记录表（一）》《医院信息互联互通标准化成熟度测评现场查验记录表（二）》《医院信息互联互通标准化成熟度测评现场查验结果汇总表》《医院信息互联互通标准化成熟度测评评分汇总表》《医院信息互联互通标准化成熟度测评总检报告》。

A.2.4.4　阶段流程

1）技术专家根据《医院信息互联互通标准化成熟度测评专家评审表》进行专家文件审查工作，填写记录后进行结果汇总；

2）技术专家到申请机构现场对部分定性指标进行现场查验，包括：技术架构及互联互通应用情况等；每个专家各自对被测系统进行测评，并填写《医院信息互联互通标准化成熟度测评现场查验记录表（一）》。

3）测试组到申请机构现场进行定量指标测试，并填写医院信息互联互通标准化成熟度测评现场查验记录表（二）》。

4）查验工作组组长负责汇总分析测试和测评的结果数据，填写医院信息互联互通标准化成熟度测评现场查验结果汇总表《医院信息互联互通标准化成熟度测评评分汇总表》；

5）检测机构根据两个阶段测评情况，填写《医院信息互联互通标准化成熟度测评总检报告》。

A.2.5　等级评定阶段

A.2.5.1　目的

管理机构在审核检测机构提交的总检报告和专家评级意见后，确认申请机构的等级，并颁发证书；并且解决申请机构所提的争议和复议。

A.2.5.2　角色和职责

管理机构：评定检测机构签发的总检报告，审定由测试专家推荐的申请机构的医院信息平台的等级，并向申请机构颁发《医院信息互联互通标准化成熟度测评等级证书》;同时在网上公布标准化成熟度等级结果。

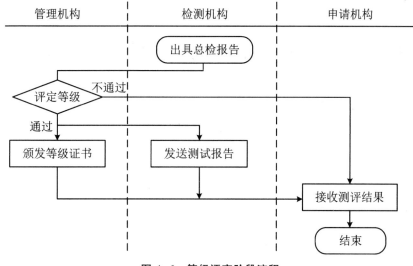

图 A.6　等级评定阶段流程

检测机构:向管理机构发送《医院信息互联互通标准化成熟度测评总检报告》;申请机构:接收管理机构颁发的等级证书和检测机构签发的总检报告。

A.2.5.3　输入输出

输入:《医院信息互联互通标准化成熟度测评总检报告》。

输出:《医院信息互联互通标准化成熟度测评等级证书》。

A.2.5.4　阶段流程

1) 管理机构接收检测机构提交的《医院信息互联互通标准化成熟度测评总检报告》后,组织相关人员进行测评结果的评定,审定由技术专家推荐的申请机构的标准化成熟度的等级;

2) 如果评定通过,管理机构向申请机构颁发《医院信息互联互通标准化成熟度测评等级证书》,并在网上公布标准化成熟度等级结果;

3) 如果评定未通过,管理机构通知申请机构评定结果;

4) 检测机构向申请机构发送《医院信息互联互通标准化成熟度测评总检报告》;

5) 申请机构接收管理机构颁发的等级证书和检测机构签发的《医院信息互联互通标准化成熟度测评总检报告》。

附件列表

附件1:医院信息互联互通标准化成熟度测评指标体系

附件2:医院信息互联互通标准化成熟度测评申请材料

附件3:医院信息互联互通标准化成熟度总检报告

附录四　智慧医疗评价指标体系框架和智慧医院评价指标

原国家卫生和计划生育委员会规划与信息司制定了智慧医疗评价指标体系总体框架和智慧医院评价指标,从能力建设、应用管理和成效评价等三个方面来评估医院的智慧建设和应用水平。评价的方案共有3个一级指标、16个二级指标和144个三级指标及406个评分项。

1. 一级指标

编号	指标名称	指标解释及评分方法
A	能力	主要是体现智慧医院的基础指标,属于智慧医院评价指标体系中的分类指标。 包含3个二级指标,25个三级指标和28个评分项。
B	应用	主要是体现智慧医院应用的范围和内容。其所属的二级指标是按业务域、流程角色分类:包括患者、医疗(包括门诊、住院)、护理、医技(含药事)、管理(含行政、业务)、后勤保障、教学科研等。 包含10个二级指标,103个三级指标和318个评分项。
C	成效	主要是评价医院智慧的应用水平,所属指标以客观指标为主,包括医院服务(满意度、效率)、健康产业发展(含互联网+、信息互联互通)等。 包含4个二级指标,16个三级指标和16个评分项。

2. 二级指标

A1—A3:一级指标"能力",下属二级指标3项,属于分类指标,分别为智慧医院基础设施、智慧医院团队及创新等。

编号	上级指标	二级指标	指标解释及评分方法
A1	能力	基础设施	信息资源智能监控如智慧报警短信、终端智能化管理等,设备国产化率,智能相关关键设备,安全保障,标准规范等内容。
A2	能力	团队建设	组织架构、人员(数量、结构、职责)、组织(部门)、人员、能力(综合)
A3	能力	创新能力	新技术应用、技术研发、技术转化

B1—B10:一级指标"应用",下属二级指标10项,属于分类指标,包括智慧患者、医疗(包括门诊、住院)、护理、医技(含药事)、管理(含行政、业务)、后勤保障、教学科研等内容。

编号	上级指标	二级指标	指标解释及评分方法
B1	应用	智慧患者	从患者就诊过程（涵盖门诊与住院诊疗，贯穿院前至院后）中涉及的医患沟通、智能预约、出入院办理等20个层面智能化规划评审指标
B2	应用	智慧医疗（门诊）	从门诊诊断、治疗、患者管理三个层面智能化规划评审指标
B3	应用	智慧医疗（住院）	从住院诊断、治疗、患者管理三个层面智能化规划评审指标
B4	应用	智慧护理	从护理记录、医嘱执行、护理管理三个层面智能化规划评审指标
B5	应用	智慧医技（含药事）	从用药监控、参与患者用药诊疗检查、检验及相关质控，静脉配液流程及管理等多个层面智能化规划评审指标
B6	应用	智慧管理（含行政、业务）	从支持医院各项业务的信息管理工作、提供决策依据、辅助质量安全评估的14个层面的数据报表来智能化规划评审指标
B7	应用	智慧后勤	如一站式后勤服务、统一保修等
B8	应用	智慧保障	从人事、后勤、物流等保障性工作的智能化规划评审指标
B9	应用	智慧科研	从科研管理、科研辅助、科研成果转化应用三个层面智能化规划评审指标
B10	应用	智慧教学	从教学过程管理、教学资源管理、在线考试、教学评价四个层面智能化规划评审指标

C1—C3：一级指标"成效"，下属二级指标3项，属于分类指标，包括医院服务（满意度、效率）、健康产业发展（含互联网＋、信息互联互通）等内容。

编号	上级指标	二级指标	指标解释及评分方法
C1	成效	医院服务（满意度）	门诊候诊时长、检查检验等待时长、缴费时长、健康咨询回复率
C2	成效	医院管理（效率）	自助机使用成效 患者自助服务使用率 复诊预约率 报表实时性 后勤设备故障率 后勤人员数和床位数的比例 静脉配置错误率 静脉人员数和床位数的比例 消毒供应错误率/感染率 消毒供应人员数和床位数的比例

编号	上级指标	二级指标	指标解释及评分方法
C1	成效	医院服务（满意度）	门诊候诊时长、检查检验等待时长、缴费时长、健康咨询回复率
C3	成效	健康产业发展（含互联网＋、信息互联互通）	医保实时联网结算 区域数据共享 线上结算或预存渠道 线上诊疗数据查询 线上医疗服务

3. 三级指标

A1.1—A1.20：一级指标"能力"，下属二级"基础设施"，下属三级指标20项，评分项51个。

编号	上级指标	三级指标		指标解释及评分方法
A1.1	基础设施	自助服务设备		总分4分
		所属评分项	服务比例	＝自助服务设备数与医院年收入比 医院年收入每亿元配自助服务设备5台得2分、每少1台扣0.4分，扣完为止。
			自助服务设备覆盖范围指标	覆盖门诊区、住院区、急诊区、医技区，每项0.5分。
A1.2	基础设施	导航设备		总分3分
		所属评分项	导航设备	＝自助导航设备数与建筑面积（每万平方米）比例 1.0以上得2分、1.0—0.75得1.5分、0.75—0.5的1分、0.5—0.25得0.5分、<0.25得0分。
			定位面积比	＝可定位区域面积与医疗用房面积比 每50%得0.5分，最高1分。
A1.3	基础设施	家庭监测设备管理		总分2分
		所属评分项	家庭监测设备	医院主导开展，针对社区居民出院后随访管理心电仪、血压计等应用设备种类，每个0.5分，最高2分。
A1.4	基础设施	设备及系统的运行状况报告及预警		总分5分
		所属评分项	运维监控系统	医院具有统一的监控体系，内容包括：网络监控、服务器监控、存储监控、数据库系统监控、应用系统监控、机房环境监控、UPS监控等 两项以下不得分，三项及以上每项0.5，最高2.5分。
			每种类型设施类型报警的内容	医院具有统一报警体系，提供现场声音报警、手机短信等方式，具体内容包括：CPU使用率、内存使用率、存储容量使用率、I/O情况、与外部数据交换速度、日志、软件故障信息等 两项以下不得分，三项及以上每项0.5，最高2.5分。

编号	上级指标	三级指标		指标解释及评分方法
A1.5	基础设施	机房网络安全等级保护		总分2.5分
		所属评分项	等级保护	三级及以上,每年复评1次,5年内复评次数,每次0.5分,最高2.5分。
A1.6	基础设施	网络安全设备运用		总分2分
		所属评分项	网络安全设备运用	包括防火墙、WEB防火墙、防入侵、防毒墙、网闸、日志审计等 一种安全设备0.5分,最高2分。
A1.7	基础设施	机房L	PS	总分2分
		所属评分项	负载量	使用时间=电池总容量/总负载 2小时以下0分、2小时及以上0.5分。
			智能性	双路UPS或模块化UPS,自动切换0.5分。
			UPS接入率	=主机房设备接入UPS的比例 60%及以下0分、60%以上0.5分。
			有效性	对电池储电能力进行定期测试 有0.5分、无0分。
A1.8	基础设施	互联业务		总分2分
		所属评分项	和相关机构部门实现信息互联互通	人口健康信息平台、医保,银行(含第三方支付)、公安局等 每一项0.5分、最高2分
A1.9	基础设施	数据恢复		总分3分
		所属评分项	完整性	所有数据1分,部分数据0.5分。
			时效性	30分钟内恢复1分、30分钟—3小时以下0.5分、3小时以上0分
			安全性	异地灾备有1分、无0分。
A1.10	基础设施	服务器故障情况		总分2分
A1.11	基础设施	网络设备故障情况		总分2分
		所属评分项	网络设备年故障率	=网络设备年故障时间/(365*24)小时(年故障时间查故障记录表) 0%得2分,每增加0.01%扣0.5分,总分2分,扣完为止。

编号	上级指标	三级指标		指标解释及评分方法
A1.12	基础设施	虚拟业务实体机数量与总实体机数量的比		总分2分
		所属评分项	虚拟业务实体机数量/总实体机数量	每20%得0.5分、80%及以上2分。
A1.13	基础设施	虚拟化应用的总体比例		总分2分
		所属评分项	虚拟化应用/总应用	按比例给分,每20%得0.5分,最高2分。
A1.14	基础设施	新兴信息技术应用		总分3分
		所属评分项	云计算架构应用	有1分、无0分。
			大数据应用	有1分、无0分。
			物联网	有1分、无0分。
A1.15	基础设施	感知标签(条码、RFID等)		总分5分
		所属评分项	是否使用标签	使用1分、不使用0分。
			标签种类	条码0.25分、电子标签0.75分,最高1分。
			标签使用范围	标签种类说明:设备上使用的标签、标本上使用的标签、药物上使用的标签、人员上使用的标签等 两种以内0.25分、两种以上0.5分、四种及以上1分,最高1分。
			覆盖率	=使用标签的病区数量/病区总数 20%以内0.25分、20%—50% 0.5分、25%—80%及以上0.75分、80%以上1分,最高1分。
			国产率	=国产标签使用数量/标签总使用数量 30%以内0.25分、30%—60%以内0.5分、60%—80%以内0.75分、80%以上1分,最高1分。
A1.16	基础设施	移动终端		总分4分 主要设备包括:PDA、平板、推车、无线扫描枪等
		所属评分项	有无移动终端	有1分、无0分。
			移动终端种类	两种0.25分、三种0.5分、三种以上1分,最高1分。
			覆盖率	=使用病区数量/总病区数量 20%以内0.25分、20%—50% 0.5分、25%—80%及以上0.75分、80%以上1分,最高1分。
			国产率	=国产移动终端数量/移动终端总数量(查资产数据库) 20%以内 0.25分、20%—40% 0.5分、40%—60% 0.75分、60%以上1分,最高1分。

续表

编号	上级指标	三级指标		指标解释及评分方法
A1.17	基础设施	网络(有线、无线、RFID 网络等)		总分 4 分
		所属评分项	无线网络类型	无得 0 分、1 类 0.5 分、2 类及以上 1 分,最高 1 分。
			无线网络覆盖率	＝无线网络覆盖面积/总建筑面积 20%以内 0.25 分、20%—50% 0.5 分、25%—80%及以上 0.75 分、80%以上 1 分,最高 1 分。
			是否有网络灾备应急预案	有 0.5 分、无 0。
			网络是否内外网分开	有 0.5 分、无 0。
			是否在核心交换机上部署网络审计	有 0.5 分、无 0。
			是否双冗余网络灾备机制	有 0.5 分、无 0。
A1.18	基础设施	运维管理平台		总分 5 分
		所属评分项	应用服务器管理平台	有 1、无 0。
			数据库服务器管理平台	有 1、无 0。
			桌面管理平台	有 1、无 0。
			移动终端管理平台	有 1、无 0。
			ITIL 运维管理	有 1、无 0。
A1.19	基础设施	应用系统管理		总分 4 分
		所属评分项	大型设备巡检系统	有 1、无 0。
			移动设备管理系统	有 1、无 0。
			药品管理系统	有 1、无 0。
			标本管理系统	有 1、无 0。
A1.20	基础设施	服务器管理		总分 3 分
		所属评分项	是否有数据灾备应急预案	有 1、无 0。
			是否有数据备份机制	有 1、无 0。
			是否有数据恢复机制	有 1、无 0。

A2. 1—A2.2：一级指标"能力"，二级指标"团队建设"，下属三级指标2项，评分项6个。

编号	上级指标	三级指标		指标解释及评分方法
A2.1	团队建设	一级职能部门		总分4分
		所属评分项	专职管理医院的信息化建设	专职管理4分、挂靠其他部门0.5分。
A2.2	团队建设	人员结构合理化		总分5分
		所属评分项	正职	专职负责人或院领导兼职1分，其他得0分。
			IT专业团队	＝信息部门在职专业人员数量/床位数 按额定床位，每100床位拥有1人0.5分，每100床位拥有2人及以上1分，最高1分。
			医疗管理专业团队	医院参与人员能力有相应职称的人员即得分，正高0.6分、副高0.3分、中级0.1分最高1分。
			信息部门在职人员学历	全日制本科学历比例60%及以下0分，每增加10%得0.25分，最高1分。
			培养记录	有无医院信息化管理部门信息技术人员培养记录有1分、无0分。

A3. 1—A3.4：一级指标"能力"，二级指标"创新能力"，下属三级指标4项，评分项5个。

编号	上级指标	三级指标		指标解释及评分方法
A3.1	创新能力	新技术应用		总分2分
		所属评分项	服务器虚拟化、桌面云、网络虚拟化、存储虚拟化、移动互联网等应用的新技术种类	每项得0.4分，最高2分。
A3.2	创新能力	新技术应用		总分2分
		所属评分项	技术研发	五年内研发的项目获得发明专利每项得0.5分，获得实用新型专利每项得0.1分，获得软件著作权每项得0.05分，最高2分。
A3.3	创新能力	新技术应用		总分2分
		所属评分项	技术转化	五年内科研项目成功转化一项得0.5，最高2分。
A3.4	创新能力	科研教学		总分4分
		所属评分项	科研情况	五年内承担国家级课题1项得1分，承担省部级课题1项0.5分，承担市厅级课题1项得0.1分，最高2分。
			教学情况	五年内承担大学专业课理论或实验教学，每30个学时数得0.1分，带教每名学生得0.1分，培养硕士及博士生每名得0.1分，最高2分

B1.1—B1.24：一级指标"应用"，二级指标"智慧患者"，下属三级指标 24 项，评分项 64 个。

编号	上级指标	三级指标		指标解释及评分方法
B1.1	智慧患者 (身份识别)	实名建档		
		所属评分项	便捷性	人工建档(读身份证信息)、自助机建档、支持用担保人身份证建档，建档方式每类 0.5 分，最高 1 分。
			安全性	换卡后卡内信息不丢失 1 分，卡内资金安全，凭身份证退款 0.5 分、短信验证码退款 0.5 分，最高 2 分
			灵活性	支持多种类型的就诊卡，包括自费卡、社保卡、居民健康卡(市民卡)、新农合卡等，每类 0.5 分，最高 2 分。
B1.2	智慧患者 (预约服务)	智能预约		总分 7 分 患者可通过多种方式预约医生号，医生也可为患者预约特殊检查、住院排床等。方便患者就医，减少患者排队等候时间。
		所属评分项	灵活性	该项满分 3 分 电话，网站，移动终端，院内电脑，自助机等预约方式共5 类，每类 0.2 分，最高 1 分； 复诊预约、会诊预约、专病预约、特检预约等诊间预约共4 类，每种 0.5 分，最高 2 分。
			交互性	该项满分 2.5 分 1. 预约成功通知 0.5 分； 2. 预约信息变更通知 0.5 分； 3. 实时交互(信息实时通信)0.5 分/非实时交互(延时通信)0； 4. 号源池统一管理，有 0.5 分/无 0 分； 5. 特检池统一管理，有 0.5 分/无 0 分。
			智能性	该项满分 1.5 分 智能分诊(帮助患者选择科室)，有 0.5 分/无 0 分； 智能分时排序，到分钟 0.5 分，到小时 0.25 分； 专家推荐(根据患者信息推荐专家)，有 0.5 分/无 0 分。
B1.3	智慧患者 (预约服务)	预约签到		总分 4 分
		所属评分项	预约签到方式种类，总分 4 分	该项满分 4 分 人工签到 1 分、自助机签到 1 分、移动终端签到 1 分、医院范围内自动签到 1 分。

编号	上级指标	三级指标		指标解释及评分方法
B1.4	智慧患者（预约服务）	预约住院		总分6分 预约住院服务和预约期间院前检验、检查服务。
		所属评分项	预约住院服务	有1分、无0分
			预约期间院前检验、检查服务	有2分、无0分
			预约住院相关支撑系统	有2分、无0分
			预约住院期间支持医保报销	有1分、无0分
B1.5	智慧患者（信息共享）	医患沟通		总分8分 为患者和医生架起了沟通的桥梁，使医患互动无时间和空间的限制，方便患者咨询及就诊，促进医疗工作开展。
		所属评分项	智能性	该项满分6分 1. 健康自述（患者自我症状记录，医护可查看患者的健康记录），有1分、无0分； 2. 患友会，线上0.75分、线下0.25分、无0分，最高1分； 3. 医疗咨询，实时0.75分、非实时0.25分、无0分，最高1分； 4. 家庭健康管理（绑定健康设备，查看最新健康数据），有1分、无0分； 5. 远程医嘱，有1分、无0分； 6. 快递配送药品，有1分、无0分。
			隐私性	隐私保护措施，有1分、无0分。
			灵活性	移动终端0.5分、网站0.5分，最高1分。
B1.6	智慧患者（信息共享）	信息推送		总分7分 患者在就诊时，将就医指南、预约通知、住院排床通知等就诊信息以电话、短信等形式通知患者。
		所属评分项	时效性	单个消息推送的时间小于30秒2分、30—60秒内1分、超过60秒0分，最高2分。
			灵活性	短信、网络、移动终端、电话等信息发布方式，每类0.5分，最高2分。
			多样性	门诊就诊预约、变更通知、特殊检查预约、住院排床、检查报告结果通知、手术通知、危急值通知等内容，每类0.5分，最高3分。

续表

编号	上级指标	三级指标		指标解释及评分方法
B1.7	智慧患者（信息共享）	信息查询		总分6分 患者能随时查看自己或家属的检查报告单、医嘱信息、诊疗记录、消费记录等信息。
		所属评分项	多样性	查看检查报告单、查看消费记录、查询住院/手术等通知单、查看医院科室介绍和医生介绍、查看医嘱信息、查看账户余额、查看诊疗记录、查看消费记录等医疗服务，每类0.5分，最高4分。
			智能性	移动终端,网站,病区床旁终端,自助机等每类0.5分,最高2分。
B1.8	智慧患者（流程优化）	智能导航		总分6分 为患者提供医院内部及医院周边智能导航。
		所属评分项	智能性	自助导航设备0.5分,移动终端1分,最高1.5分。
			应用范围	院内导航,有1分、无0分;院外导航,有1分、无0分,最高2分。
			导航信息内容	地点标注1分、线路图标注1分、预期步行时间0.5分,最高2.5分。
B1.9	智慧患者（流程优化）	出入院办理		总分5分 为患者提供多种出入院办理方式。
		所属评分项	入院办理	人工移动1分、自助1分、无0分,最高2分。
			出院办理	办理方式,灵活性。 护士站办理1分、床旁推车办理1分、收费处办理1分,最高3分。
B1.10	智慧患者（流程优化）	手术等候		总分3分 患者在进行手术时,家属能实时查看手术进展。
		所属评分项	智能性	手术过程监控,术前准备、麻醉开始、手术中、麻醉复苏、手术结束每类0.2分,最高1分。
			实时性	手术信息实时传送1分,超过5分钟延时传送0.5分,最高1分。
			灵活性	信息查看方式,手术等候区显示屏、移动终端推送等,每类0.5分,最高1分。
B1.11	智慧患者（流程优化）	实名预存		总分5分 实名建档的患者可在就诊卡中预存一定金额,就医过程中可直接用卡内存款缴纳相关费用,避免患者来回奔走排队缴费。
		所属评分项	便捷性	自助机、移动支付等支持银行卡退款,有1分、无0分。
			多样性	现金预存、银联卡转账预存、自助机预存、网上银行预存、支付宝预存、微信预存等预存渠道,每类0.5分,最高3分。
			互通性	门诊预存账户和住院预存账户,互通1分。

编号	上级指标	三级指标		指标解释及评分方法
B1.12	智慧患者（流程优化）	门诊叫号系统		总分 4 分
		所属评分项	门诊叫号	有 1 分、无 0 分。
			门诊叫号系统覆盖范围	50% 以下 0 分，50%—75% 0.5 分，75% 以上 1 分，最高 1 分。
			门诊二级分诊	有 1 分、无 0 分。
			门诊分时就诊	有 1 分、无 0 分。
B1.13	智慧患者（智慧服务）	门诊缴费		总分 3 分
		所属评分项	灵活性	诊间结算 1 分，移动终端缴费 1 分，自助机缴费 1 分，人工收费 0 分，最高 3 分。
B1.14	智慧患者（智慧服务）	住院预交		总分 3 分
		所属评分项	住院预交	床旁预交 1 分、自助机预交 1 分、第三方移动支付 1 分、收费处预交 0 分，最高 3 分。
B1.15	智慧患者（智慧服务）	输液及 PICC 管理		总分 3.5 分 对输液药物、材料及输液过程智能化管理。
		所属评分项	智能性	药物及材料智能化管理、输液过程智能提醒和呼叫等，每类 1 分，最高 2 分。
			PICC 自动化管理	自动提醒及自助选择消毒和置换时间、应知应会的互动式宣教、支持多媒体数据的护患沟通等，每类 0.5 分，最高 1.5 分。
B1.16	智慧患者（智慧服务）	患者床边呼叫		总分 3 分
		所属评分项	床边呼叫系统	有 1 分、无 0 分。
			床边呼叫系统覆盖范围	覆盖病区百分比 50% 以下 0 分，50%—75% 0.5 分，75% 以上 1 分，最高 1 分。
			床边呼叫系统实现医患对话	有 1 分、无 0 分。
B1.17	智慧患者（智慧服务）	自助打印		总分 3.5 分
		所属评分项	打印种类	化验单、特检单、胶片、门诊电子病历、出院录、住院证明、消费明细等，每类 0.5 分，最高 3.5 分。

编号	上级指标	三级指标		指标解释及评分方法
B1.18	智慧患者（智慧服务）	智能陪检		总分 4 分 住院患者做特检等检查时,若需护工陪护,护士可在系统中安排护工、轮椅、推车床等。
		所属评分项	智能陪护支撑系统	有 1 分、无 0 分。
			智能性	智能筛选可选护工、可选择是否需要轮椅/推车床、自动设置陪伴时间等,每类 0.5 分,最高 1.5 分。
			通知方式	护工及时接收信息通知,短信、电话、移动终端推送等,每类 0.5 分,最高 1.5 分。
B1.19	智慧患者（智慧服务）	满意度评价		总分 4 分 患者可对预约、接诊、收费、药房、检查等医疗过程进行评价,通过评价反应医院不足之处,有助于医疗行为的改善。
		所属评分项	灵活性	移动终端、网站、自助机、病区床旁终端系统等评价渠道,每类 0.5 分,最高 2 分。
			评价内容	对预约、接诊、收费、药房、检查等医疗过程进行评价,每类 0.2 分,最高 1 分。
			灵活性	满意度评价的智能分析,有 1 分、无 0 分。
B1.20	智慧患者（智慧服务）	门诊自助服务		总分 5 分
		所属评分项	自助挂号服务	有 1 分、无 0 分。
			自助缴费服务	有 1 分、无 0 分。
			自助查询服务	有 1 分、无 0 分。
			自助取报告服务	有 1 分、无 0 分。
			自助打印发票服务	有 1 分、无 0 分。
B1.21	智慧患者（智慧服务）	住院自助服务		总分 5 分
		所属评分项	自助缴住院预交金服务	有 1 分、无 0 分。
			自助查询服务	有 1 分、无 0 分。
			自助取报告服务	有 1 分、无 0 分。
			自助办理出院服务	有 1 分、无 0 分。
			自助打印发票服务	有 1 分、无 0 分。

编号	上级指标	三级指标		指标解释及评分方法
B1.22	智慧患者 (智慧服务)	患者在线点餐		总分3.5分
		所属评分项	在线点餐	有1分、无0分。
			在线点餐方式	自助机、电视机、手机APP/微信等,每项0.5分,最高1.5分。
			在线点餐付费方式	住院预交金支付0.5分、第三方支付0.5分、无0分,最高1分。
B1.23	智慧患者 (智慧服务)	家庭健康关爱		总分4分 将远程健康监护扩展至院外,服务于家庭,便于及时发现病情变化及时诊疗。
		所属评分项	智能性	该项满分2.5分 1. 疾病预警(预测患病风险,在疾病发生前提示患者),有0.5分、无0分; 2. 远程设备监护(家庭健康设备信息远程专递到医院监护中心,在家中进行健康咨询或接受转接指导),有0.5分、无0分; 3. 远程视频监护(家庭实施视频监护),有0.5分、无0分; 4. 用药提醒,有0.5分、无0分; 5. 健康百科,有0.5分、无0分。
			消息提醒方式	常规提醒、异常信息、紧急信息等,通过终端信息推送0.5分、短信提醒0.5分、电话提醒0.5分,最高1.5分。

B2.1—B2.9:一级指标"应用",二级指标"智慧医疗(门诊)",下属三级指标9项,评分项21个。

编号	上级指标	三级指标		指标解释及评分方法
B2.1	智慧医疗 (门诊) (身份识别)	患者信息获取		总分4分
		所属评分项	信息范围	院内(医学影像、危急值提醒、检验、病理等)1分、院外1分,历史信息1分,最高3分。
			信息提示方式	被动查询0.5分、主动推送1分,最高1分。
B2.2	智慧医疗 (门诊) (初诊及 病历书写)	门诊鉴别诊断		总分3.5分 指疾病鉴别的信息支撑,自动提醒
		所属评分项	鉴别诊断系统	有1分、无0分。
			鉴别诊断内容	鉴别诊断提醒0.5分,鉴别诊断范围提醒0.5分,鉴别诊断方法提示0.5分,鉴别诊断知识库1分,最高2.5分。

续表

编号	上级指标	三级指标		指标解释及评分方法
B2.3	智慧医疗（门诊）（初诊及病历书写）	门诊诊断		总分3分
		所属评分项	诊断提示系统	有1分、无0分。
			诊断提示内容	患者主要诊断提示1分，患者其他诊断提示1分，最高2分。
B2.4	智慧医疗（门诊）（初诊及病历书写）	门诊病历书写		总分4.5分
		所属评分项	患者病历书写功能	门诊病历内容标准模板1分，自然语言标准转换提示1分，最高2分。
			患者历史疾病信息共享导入	有1分、无0分。
			推送和导入的信息按照时序智能调整	按照时间0.5分，疾病诊断0.5分，病种特点0.5分，最高1.5分。
B2.5	智慧医疗（门诊）（诊疗计划及执行）	门诊合理用药		总分4分
		所属评分项	门诊合理用药系统	有1分、无0分。
			合理用药自动提示内容	药物禁忌证1分，药物配伍禁忌1分，近期是否服用类似药物1分最高3分。
B2.6	智慧医疗（门诊）（诊疗计划及执行）	门诊手术		总分4分
		所属评分项	门诊手术管理系统	手术安排及审批0.5分，手术医患沟通0.5分，智慧示教0.5分、机器人手术0.5分、远程手术指导0.5分，最高2.5分。
			合理用药自动提示	药物禁忌证0.5分，药物配伍禁忌0.5分，近期是否服用类似药物0.5分，最高1.5分。
B2.7	智慧医疗（门诊）（诊疗计划及执行）	门诊诊疗计划		有1分、无0分。
		所属评分项	诊疗计划提醒内容	患者预约信息提醒1分，医生门诊工作计划提醒1分，患者检验危急值提醒1分，最高3分。
B2.8	智慧医疗（门诊）（诊疗计划及执行）	门诊患者随访管理		总分5.5分
		所属评分项	门诊患者随访管理系统	有1分、无0分。
			管理途径	电话0.5分，网站0.5分，APP1分，最高2分。
			管理内容	咨询0.5分，健康教育0.5分，主动随访0.5分，最高1.5分。
			管理交互智能性	个性化健康教育0.5分，随访计划实时提示0.5分，最高1分。

编号	上级指标	三级指标		指标解释及评分方法
B2.9	智慧医疗（门诊）（诊疗计划及执行）	健康宣教		总分4分
		所属评分项	健康宣教系统	有1分、无0分。
			健康宣教内容	疾病预防信息1分、疾病治疗信息1分、疾病康复管理信息1分，最高3分。

B3.1—B3.8：一级指标"应用"，二级指标"智慧医疗（住院）"，下属三级指标8项，评分项31个。

编号	上级指标	三级指标		指标解释及评分方法
B3.1	智慧医疗（住院）（身份识别）	患者信息共享（获取）		总分9.5分
		所属评分项	患者信息管理系统	有1分、无0分。
			患者信息来源	院内1分、院外1分，最高2分。
			患者信息完整性	门诊信息0.5分、既往住院信息0.5分、辅助检查信息0.5分、电子健康档案信息0.5分，最高2分。
			信息共享方式	桌面共享0.5分、移动共享1分，最高1.5分。
			信息推送方式	主动推送1分、被动查询0.5分，最高1分。
			信息时效控制	有1分、无0分。
			信息集成方式	分散查询0.5分、界面集成（单点登录）0.5分、数据集成1分，最高1分。
B3.2	智慧医疗（住院）（初诊及病历书写）	住院病历书写		总分11分
		所属评分项	住院病历书写	有1分、无0分。
			病历书写方式功能	桌面记录0.5分、移动记录1分，最高1分。
			病历书写规范模板管理功能	该项满分4分 1. 可视化规范模板管理，有2分、无0分； 2. 可视化结构化要素管理，有2分、无0分。
			病历书写校验时效性	实时校验提示1分、非实时校验提示0.5，最高1分。
			病历书写规范校验与提示内容	书写错误提示1分，内容完整性提示1分，内容重复提示1分，书写及时性1分，最高4分。

续表

编号	上级指标	三级指标		指标解释及评分方法
B3.3	智慧医疗（住院）（初诊及病历书写）	住院诊断及鉴别诊断（辅助确诊）		总分13分
		所属评分项	住院诊断及鉴别诊断	有1分、无0分。
			诊断与鉴别诊断辅助功能	鉴别诊断提醒1分，鉴别诊断范围提醒1分，鉴别诊断方法提示1分，鉴别诊断知识库1分，患者主要诊断提示1分，患者其他诊断提示1分，最高6分。
			诊断编码	辅助TCD诊断编码工具，有1分、无0分。
			临床辅助决策知识库	合理用药1分，临床指南1分，风险评估1分，循证医学证据1分，知识库电子病历系统的集成1分、无0分，最高5分。
B3.4	智慧医疗（住院）（诊疗计划及执行）	诊疗执行		总分4分
		所属评分项	临床路径	该项满分4分 1. 有1分、无0分。 2. 临床路径的病种数，大于100条2分、50—100条0.5分，小于5条0分，最高2分。 3. 临床路径与电子病历系统的集成，有1分、无0分。
B3.5	智慧医疗（住院）（诊疗计划及执行）	多学科团队协作		总分3分
		所属评分项	多学科团队协	该项满分3分 1. 系统支撑多学科协作，有1分、无0分； 2. 智能提醒、主动干预，有1分、无0分； 3. 协作效果评估，持续改进（医生水平、参与度）有1分、无0分。
B3.6	智慧医疗（住院）（诊疗计划及执行）	手术治疗		总分4.5分
		所属评分项	手术治疗信息系统功能	该项满分4.5分 1. 手术期间能够实时获得患者信息的范围，影像0.5分、检验0.5分、病理0.5分等，最高1.5分。 2. 获取方式，移动1分、固定0.5分，最高1.5分。 3. 手术期间的知识库支撑提供方式，自动1分、手工0.5分，最高1.5分。

续表

编号	上级指标	三级指标		指标解释及评分方法
B3.7	智慧医疗（住院）（诊疗计划及执行）	住院诊疗计划		总分30.5分
		所属评分项	住院诊疗计划系统	有1分、无0分。
			医生诊疗计划	该项满分4.5分 1. 被动查询0.5分、主动推送1分，最高1.5分； 2. 提醒内容：住院预约信息1分，手术信息1分，随访信息1分最高3分。
			患者危急值提醒	该项满分5.5分 1. 推送方式：被动查询0.5分、主动推送1分，最高1.5分； 2. 危急异常值提醒内容：检验1分，检查1分，影像1分，病理1分等，最高4分。
			患者安全事件提醒	该项满分4.5分 1. 推送方式：被动查询0.5分、主动推送1分，最高1.5分； 2. 提醒内容：不良事件1分，患者安全1分，医院感染1分，最高分，最高2分。
			病历书写环节质控提醒	该项满分4.5分 1. 推送方式：被动查询0.5分、主动推送1分，最高1.5分； 2. 提醒内容：医生质控1分，科室质控1分，院级质控1分，最高3分。
			临床路径提醒	该项满分4.5分 1. 推送方式：被动查询0.5分、主动推送1分，最高1.5分； 2. 提醒内容：入路径1分，出路径1分，路径异常1分，最高3分。
			费用提醒	该项满分3.5分 1. 推送方式：被动查询0.5分、主动推送1分，最高1.5分； 2. 提醒内容：患者欠费1分，医保超支1分，最高2分。
B3.8	智慧医疗（住院）（诊疗计划及执行）	出院患者随访管理		总分11分
		所属评分项	出院患者随访管理功能	有1分、无0分。
			管理途径	电话0.5分、网站0.5分、APP 1分、微信1分，最高3分。
			随访包含类型	咨询1分、健康教育1分、主动随访1分、社区康复指导1分、复诊提醒1分，最高5分。
			管理交互智能性	个性化健康教育1分、随访计划实时提示1分，最高2分。

B4.1—B4.8：一级指标"应用"，二级指标"智慧护理"，下属三级指标 8 项，评分项 29 个。

编号	上级指标	三级指标		指标解释及评分方法
B4.1	智慧护理	住院患者信息获取		总分 5.5 分
		所属评分项	住院患者信息管理功能	有 1 分、无 0 分。
			住院患者生命体征采集方式	实时连续采集(护士不到床边采集，具备数据传输模块有线或无线)2 分、半自动间断采集(具备传感功能，护士床边移动终端采集)1 分，最高 2 分。
			住院患者信息查询方式	桌面终端 0.5 分、移动终端 1 分，最高 1.5 分。
			生命体征数据记录方式	纸质 0 分、电子 1 分。
B4.2	智慧护理	住院患者评估信息录入		总分 4 分
		所属评分项	住院患者评估信息录入功能	有 1 分、无 0 分。
			住院患者评估信息录入方式	桌面终端录入 0.5 分、移动终端录入 1 分，最高 1.5 分。
			住院患者评估信息内容	入院评估 0.5 分、出院评估 0.5 分、住院期间评估 0.5 分，最高 1.5 分。
B4.3	智慧护理	住院辅助护理		总分 6 分
		所属评分项	住院辅助护理功能	有 1 分、无 0 分。
			辅助护理规范和技术支持	护理临床路径 1 分，疾病知识库 1 分，最高 2 分。
			患者院内定位	有 1 分、无 0 分。
			移动护理会诊	有 1 分、无 0 分。
			辅助护理设备接入 HIS 系统(如心率检测设备等)	有 1 分、无 0 分。
B4.4	智慧护理	住院医嘱执行		总分 5.5 分
		所属评分项	(条码或 RFID)	是否使用标签 RFID 1 分、条码 0.5 分、无 0 分，最高 1.5 分。
			医嘱执行方式	桌面终端执行 0.5 分、移动终端执行 1 分，最高 1.5 分。
			移动终端医嘱执行率	＝移动终端医嘱执行单执行总数/医嘱执行单执行医嘱总数 50%以下 0 分，50%—75% 0.5 分，75%以上 1 分，最高 1 分。
			医嘱核对方式	桌面终端执行 0.5 分、移动终端执行 1 分，最高 1.5 分。

续表

编号	上级指标	三级指标		指标解释及评分方法
B4.5	智慧护理	患者信息提醒		总分8分
		所属评分项	检验检查信息提醒内容	检查结果提醒1分、检验结果危极值提醒1分,最高2分。
			未执行医嘱提醒内容	该项满分2分 1. 未执行医嘱提醒有1分、无0分; 2. 护士审核医嘱提醒有1分、无0分。
			护理记录书写质量提醒	书写错误0.5分、内容完整性0.5分、书写及时性0.5分、内容重复0.5分,最高2分。
			费用提醒	有1分、无0分。
			不良事件上报	无0分、纸质0.5分、电子1分。
B4.6	智慧护理	出院随访		总分3.5分
		所属评分项	出院随访方式	无0分、纸质0.5分、电话或网络1分、APP或移动终端2分,最高3.5分。
B4.7	智慧护理	输液与注射管理		总分3分
		所属评分项	输液与注射管理系统支持静配中心	有1分、无0分。
			输入与注射核对	人工0分、条码0.5分、RFID1分,最高1分。
			输液完成提醒	人工0分,自动1分。
B4.8	智慧护理	消毒供应质量追溯		总分4分 生产流程:配包、灭菌、存储、发放、回收这几个消毒物品成产流程由原来的人工记录,变为自动生成或扫描条码自动生成;预警监控:使得过期预警和不合格预警由原来的人工预警,变成自动预警;绩效管理:工作量统计、灭菌合格率统计、科室成本统计由原来的人工统计,变成自动生成;统计分析:回收统计、发放统计、使用统计、状态查询由原来的人工统计,变成自动生成。
		所属评分项	消毒流程记录	有1分、无0分。
			消毒状态提醒	有1分、无0分。
			消毒质量预警	有1分、无0分。
			消毒数据统计	有1分、无0分。

B5.1—B5.4:一级指标"应用",二级指标"智慧医技(含药事)",下属三级指标4项,评分项21个。

编号	上级指标	三级指标		指标解释及评分方法
B5.1	智慧医技（含药事）	检验、检查类		总分11分 包括实验室、影像、病理、电生理等
		所属评分项	数字设备信息自动采集比例	50%以下0.5分、50%以上1分。
			采集数据初步分析与智能处理	有1分、无0分。
			辅助诊断知识库	有1分、无0分。
			数据利用集成度	界面调用0.5分、单点登录0.5分、统一的临床数据中心1分,最高1分。
			合理检查知识库	有1分、无0分。
			患者检验、检查状态信息共享	主动推送1分、被动查询0.5分,最高1分。
			医技医辅业务流程与临床流程的智能交互	主动推送1分、被动查询0.5分,最高1分。
			院外业务共享	该项满分4分 1. 数据传输方式,手工导入数据0分、数据化设备信息自动传输分; 2. 远程业务内容,远程影像1分、远程心电1分、远程检验1分,最高3分。
B5.2	智慧医技（含药事）	麻醉		总分10分
		所属评分项	患者住院病历信息共享	在线调阅1分
			麻醉术前访视	该项满分2分 1. 电子化记录,有0.5分、无0分; 2. 记录方式,桌面端0.25分、移动端0.5分,最高0.5分; 3. 麻醉信息反馈,主动推送0.5分、被动查询0.25分,最高0.5分; 4. 麻醉知识库,有0.5分、无0分。
			麻醉信息记录	该项满分3.5分 1. 麻醉医生工作记录信息化,有0.5分、无0分; 2. 麻醉记录规范模板,有0.5分、无0分; 3. 可视化的结构化要素管理工具,有0.5分、无0分; 4. 可视化规范模板管理工具,有0.5分、无0分; 5. 数字化设备信息自动采集:数字设备信息自动采集比例,50%以下0.25分、50%以上0.5分; 6. 麻醉信息系统与临床业务系统集成度,有0.5分、无0分; 7. 采集数据初步分析与智能处理,有0.5分、无0分。

续表

编号	上级指标	三级指标		指标解释及评分方法
B5.2	智慧医技（含药事）	所属评分项	术中麻醉监控	该项满分2分 1. 电子化记录，有0.5分、无0分； 2. 记录方式，桌面端0.25分、移动端0.5分； 3. 麻醉信息反馈，丰动推送0.5分、被动查询0.25分； 4. 麻醉知识库，有0.5分、无0分。
			术后访视	该项满分1.5分 1. 电子化记录，有0.5分、0分； 2. 记录方式，桌面端0.25分、移动端0.5分； 3. 与临床信息系统的集成，有0.5分、无0分。
B5.3	智慧医技（含药事）	药事		总分5分
		所属评分项	智能化全院临床用药监控	用药监控辅助决策知识库，有1分、无0分。
			临床药师参与患者诊疗	该项满分2分 1. 有药师专有功能模块和权限，有1分、无0分； 2. 临床药师和临床医生协同信息化支撑，有1分、无0分。
			发药现代化	该项满分2分 1. 门诊发药机，有1分、无0分； 2. 药品锭剂分包机，有1分、无0分。
B5.4	智慧医技（含药事）	静配中心		总分5.5分
		所属评分项	静脉配置管理	该项满分1.5分 1. 医嘱管理：缩短审核处理时间、摆药处理时间、退药处理时间，有0.5、无0分； 2. 库存管理：盘点处理与盘点录入的人工录入变为自动生成，有0.5分、无0分； 3. 统计管理：药品明细账、科室收入核算、药师工作量统计，由原来的人工统计，变成自动生成，有0.5分、无0分。
			对医嘱信息自动获取	有1分、无0分。
			盘点处理与录入自动生成	有1分、无0分。
			人工统计变成自动生产	有1分、无0分。
			不合理用药反馈	有1分、无0分。

B6.1—B6.16：一级指标"应用"，二级指标"智慧管理（含行政、业务）"，下属三级指标 16 项，评分项 57 个。

注：所有统计分析结果数据必须 HIS 信息系统生成，其他方式生成不得分。

编号	上级指标	三级指标		指标解释及评分方法
B6.1	智慧管理（含行政、业务）	门诊业务管理		总分 7 分 从门诊业务信息中加工处理出相关分析决策数据体现医院门诊运行状况，为医院门诊管理提供科学依据
		所属评分项	门诊业务管理分析	该项满分 1 分 1. 医生签到率统计报表，自动统计 0.5 分、人工统计 0 分，最高 0.5 分； 2. 实时统计 0.5 分、历史查询 0.25 分，最高 0.5 分。
				医生坐诊情况统计（包括当班医生当天已看诊人数、候诊人数），用于决策医生诊断效率及预约间隔时间设定，有 1 分、无 0 分。
				该项满分 1 分 1. 挂号人次环比、同比、增长率统计，有 0.5 分、无 0 分； 2. 门诊收入环比、同比、增长率统计，有 0.5 分、无 0 分。
				该项满分 1 分 1. 实名制就医人数环比、同比、增长率统计，有 0.5 分、无 0 分； 2. 门诊预约率环比、同比、增长率统计，有 0.5 分、无 0 分。
				该项满分 1 分 1. 门诊人均费用报表，包括不同专科、不同病区、不同病种、同一病种由不同医生看诊的人均费用，有 0.5 分、无 0 分； 2. 药占比，包括不同专科、不同病种、同一病种由不同医生看诊的 药占比，有 0.5 分、无 0 分。
				诊间结算率统计、复诊预约率统计、会诊预约率统计、检查和治疗预约率统计、电子住院申请单使用率统计，有 1 分、无 0 分。
			门诊医生排班	根据门诊量智能分配门诊医生排班的信息系统支撑，有 1 分、无 0 分。

编号	上级指标	三级指标		指标解释及评分方法
B6.2	智慧管理（含行政、业务）	急诊业务管理		总分6分 从急诊业务信息中加工处理出相关分析决策数据体现医院急诊运行状况，为医院急诊管理提供科学依据
		所属评分项	急诊业务管理分析	日急诊人次报表、急诊留观转归统计、留观区患者数统计、抢救区患者数统计，实时统计0.5分/每表、历史查询0.25分/每表，最高3分。
			急诊仪器（如呼吸机、监护仪等）状态提醒	有0.5分/每设备，无0分，最高1分。
			急诊绿色通道救治信息化	有0.5分、无0分。
			急诊患者信息与住院信息对接	有0.5分、无0分。
			院前急救患者信息获取	有0.5分、无0分。
			各专科收治留观患者统计	有0.5分、无0分。
B6.3	智慧管理（含行政、业务）	住院业务管理		总分5.5分 从住院业务信息中加工处理出相关分析决策数据体现医院住院业务运行状况，为住院管理提供科学依据
		所属评分项	住院业务管理分析	该项满分1.5分 1. 当天在院、昨日出院和入院人数统计，有0.5分、无0分； 2. 住院收入的环比、同比、增长率统计，有0.5分、无0分； 3. 平均住院日环比、同比、减少率统计，有0.5分、无0分。
				额定床位、加床、虚拟床位的空床数统计，有0.5分、无0分。
				该项满分1分 1. 电子病历的使用率统计，有0.5分、无0分； 2. 医嘱闭环实现率统计，有0.5分、无0分。
				护士站结算率、入院率、预缴率统计，有0.5分、无0分。
				双向转诊（转入和上转患者数量）统计，有0.5分、无0分。
				床位利用率统计，有0.5分、无0分。
				平均等待住院时长、人数统计，有0.5分/每项、无0分，最高1分。

编号	上级指标	三级指标		指标解释及评分方法
B6.4	智慧管理（含行政、业务）	体检业务管理		总分2分 从体检业务信息中加工处理出相关分析决策数据体现医院体检业务运行状况，为体检管理提供科学依据
		所属评分项	体检人次统计	有0.5分、无0分。
			体检医师工作量统计	有0.5分、无0分。
			体检阳性结果提醒	有0.5分、无0分。
			体检预约统计	有0.5分、无0分。
B6.5	智慧管理（含行政、业务）	手术业务管理		总分4分 提供手术相关的数据统计分析，为医院管理者决策提供数据支撑，提高手术业务的管理水平
		所属评分项	手术数量	当天已完成、进行中、待进行手术数量统计，有0.5分、无0分。
			手术准入管理	有0.5分、无0分。
			医生手术工作量统计	医生手术的主刀例数、助手例数，有0.5分、无0分。
			手术例数分类统计	全院、专科、病区具体手术例数统计，有0.5分、无0分
			丰刀医生手术能力比较	同一手术不同主刀医生的手术例数、手术平均用时、最长用时，有0.5分、无0分。
			主刀医生手术能力分析	某主刀医生施某手术的手术时长变化曲线，有0.5分、无0分。
			各准入类别手术主刀医生统计	有0.5分、无0分。
			手术人员信息的记录和跟踪	有0.5分、无0分。

编号	上级指标	三级指标		指标解释及评分方法
B6.6	智慧管理（含行政、业务）	药品业务管理		总分5分 提供药品相关的数据统计分析，提高药品业务的管理水平
		所属评分项	处方点评	自动实时全样本点评2分、半自动抽样点评1分、人工抽样点评0分，最高2分。
			处方点评分析报表，抗菌药品使用指标统计报表	有0.5分、无0分。
			调剂工作量报表，药房月报表，药品使用情况报表	有0.5分、无0分。
			在用药品的品名信息及库存量查询	有0.5分、无0分。
			病房留存药品管理	有0.5分、无0分。
			药库月报表	有0.5分、无0分。
			药品领用申请	有0.5分、无0分。
B6.7	智慧管理（含行政、业务）	化验业务管理		总分4分 供化验相关的数据统计分析，提高化验业务的管理水平
		所属评分项	标本监控	标本采集、运送、检测、保存等4个环节，全程电子标签监控2分、条码标签监控1分，最高2分。
			实验室结果自动审核	有1分、无0分。
			实验结果推送方式	主动推送1分、被动查询0.5分，最高1分。
B6.8	智慧管理（含行政、业务）	检察业务管理		总分3分 提供化验相关的数据统计分析，提高化验业务的管理水平
		所属评分项	使用率监控	有1分、无0分。
			检查结果推送方式	主动推送1分、被动查询0.5分，最高1分。
			效能管理	有1分、无0分。

编号	上级指标	三级指标		指标解释及评分方法
B6.9	智慧管理（含行政、业务）	多功能自助服务管理		总分 1.5 分 提供多功能自助服务使用情况的数据统计分析,辅助故障排除,提高多功能自助服务的服务效率,实现对多功能自助服务的有效管理
		所属评分项	打印纸低量警告	有 0.5 分、无 0 分。
			自助机故障率报表	有 0.5 分、无 0 分。
			自助机各功能使用率报表	用于决策不同位置自助机的功能开闭情况,有 0.5 分、无 0 分。
B6.10	智慧管理（含行政、业务）	病历质量管理		总分 3.5 分 提供病历和医疗活动记录的数据统计分析,控制病历的不合格率,辅助对病历的质量进行有效管理
		所属评分项	智能性	自动评分 1 分、人工评分 0 分。
			质控性	该项满分 1.5 分 1. 24 小时未书写入院记录病历报表,有 0.5 分、无 0 分; 2. 8 小时未郫写首程记录病历报表,有 0.5 分、无 0 分; 3. 不合格病历报表,有 0.5 分、无 0 分。
			评分统计报表功能	有 1 分、无 0 分。
B6.11	智慧管理（含行政、业务）	医院感染管理		总分 2 分 提供准确、清晰、科学的统计分析,辅助医院感染的预防、控制和宏观管理
		所属评分项	医院感染管理分析	该项满分 1 分 1. 清洁手术切口感染率表报,有 0.5 分、无 0 分; 2. 院内疑似感染病例报表,有 0.5 分、无 0 分。
			环境卫生监测评价	自动评价 0.5 分、人工评价 0 分。
			医院院感监测范围	覆盖院感检测指标,有 0.5 分、无 0 分。

编号	上级指标	三级指标		指标解释及评分方法
B6.12	智慧管理（含行政、业务）	医疗废弃物管理		总分2分 回收车辆运行管理数据、垃圾桶使用管理数据、在库监测数据、医废回收明细数据、科室废弃物对比统计数据、出入库统计数据有原来的没有记录或者人工记录，变成自动记录及可追溯
		所属评分项	车辆数据记录	有0.5分、无0分。
			垃圾桶数据记录	有0.5分、无0分。
			在库监测	有0.5分、无0分。
			废弃物数据统计对比	有0.5分、无0分。
B6.13	智慧管理（含行政、业务）	临床路径管理		总分2.5分 提供便捷、准确的统计分析，辅助对临床路径医疗质量进行综合管理
		所属评分项	临床路径管理	该项满分1分 1. 全院各专科的临床路径入径及变异率报表，有0.5分、无0分； 2. 各病种临床路径入径及变异率报表，有0.5分、无0分。
				临床路径管理该项满分1分 1. 全院各专科的临床路径人均费用报表，有0.5分、无0分； 2. 各病种临床路径人均费用报表，有0.5分、无0分。 全院各专科的临床路径工作量报表，有0.5分、无0分。
B6.14	智慧管理（含行政、业务）	医疗行为质量管理		总分4.5分 为医疗行为进行事前提醒、事中监控和事后分析提供数据支撑，利用信息化手段辅助管理提料行为质量
		所属评分项	医疗行为质量管理分析	该项满分1分 1. 护理不良事件报表，有0.5分、无0分； 2. 医疗不良事件报表，有0.5分、无0分。
				该项满分1.5分 1. 传染病上报报告率报表、及时率报表、完整率报表，有0.5分、无0分； 2. 慢性病上报报告率报表、及时率报表、完整率报表，有0.5分、无0分； 3. 死因监测漏报率、报告及时率，有0.5分、无0分。
				非预期手术重返率，有0.5分、无0分。
				15日与31日住院患者重返率，有0.5分、无0分。
				会诊(普通、急)时效与评价，有0.5分、无0分。
				疑难、危重、术前病历讨论率病历，有0.5分、无0分。

续表

编号	上级指标	三级指标		指标解释及评分方法
B6.15	智慧管理（含行政、业务）	后勤管理		总分5分
		所属评分项	后勤服务满意度评价功能	有0.5分、无0分。
			巡检时间自动记录	有0.5分、无0分。
			设备信息自动记录	有0.5分、无0分。
			巡检时间提醒	有0.5分、无0分。
			移动设备巡检设备（电梯、空调、锅炉、水泵、发电机和配电设备等）	电子标签1分、条码标签0.5分,最高1分。
				该项满分2分 1. 覆盖种类比例＝覆盖设备的种类数量/设备种类的总数量:等于50% 0.5分,大于50%1分,最高1分; 2. 覆盖率＝巡检设备数量/设备总数量50%以上0.3分,达到50%—80% 0.5分,80%以上1分。
B6.16	智慧管理（含行政、业务）	防统方体系		总分3分
		所属评分项	数据审计机制	有1分、无0分。
			防统方系统	有1分、无0分。
			防统方系统可有效地监控统方并进行报警	有1分、无0分。

B7.1—B7.6:一级指标"应用",二级指标"智慧后勤",下属三级指标6项,评分项12个。

编号	上级指标	三级指标		指标解释及评分方法
B7.1	智慧后勤	后勤设备自动化程度		总分6分
		所属评分项	后勤设备故障率	后勤设备包括:电梯、空调、锅炉、水泵、发电机和配电等设备,全年、季度、月度总故障率,低于10%1分、低于5%2分,最高2分。
			后勤设备无人值守自动化率	50%以下0.5分,50%以上1分。
			后勤设备电子条码化率	后勤设备包括:电梯、空调、锅炉、水泵、发电机和配电设备等,条码0.25分/每种类设备、电子标签0.5/每种类设备,最高3分。

编号	上级指标	三级指标		指标解释及评分方法
B7.2	智慧后勤	设备预警		总分4分 设备预警(包括电梯、空调、锅炉、水泵、发电机和配电等设备的状态提醒、故障报警和预警覆盖率)。
		所属评分项	设备状态提醒	有1分、无0分。
			设备故障报警	有1分、无0分。
			预警覆盖情况	该项满分2分 1. 覆盖种类比例=覆盖设备的种类数量/设备种类的总数量:等于50% 0.5分,大于50%1分; 2. 覆盖率=巡检设备数量/设备总数量50%以上0.3分,50%—80% 0.5分,80%以上1分。
B7.3	智慧后勤	环境温湿度监测		总分3分 环境温湿度监测(手术室、病房、药库)
		所属评分项	环境温湿度自动监测记录	有0.5分、无0分。
			环境温湿度自动提醒	有0.5分、无0分。
			环境温湿度监测覆盖率(包括手术室、病区、药库等)	该项满分2分 1. 覆盖种类比例=覆盖环境种类的数量/环境种类的总数量:1类0.5分,2类及以上1分; 2. 覆盖率=覆盖环境种类数量/环境种类的总数量50%以上0.3分,50%—80% 0.5分,80%以上1分。
B7.4	智慧后勤	热水智能控制		总分1分
		所属评分项	热水智能控制功能	热水控制、计费,有1分、无0分。
B7.5	智慧后勤	服务受理中心		总分2分
		所属评分项	服务受理中心系统	服务受理:服务申报、接收、任务分发、服务反馈有2分、无0分。
B7.6	智慧后勤	档案管理		总分1分
		所属评分项	档案管理系统	有1分、无0分。

B8.1—B8.19：一级指标"应用"，二级指标"智慧保障"，下属三级指标19项，评分项76个。

编号	上级指标	三级指标		指标解释及评分方法
B8.1	智慧保障	人事管理		总分3.5分
		所属评分项	人事管理系统	有0.5分、无0分。
			人事管理系统功能覆盖范围	人才招聘，人事管理，人事培训，薪酬管理，绩效考核等方面，每类0.2分，最高1分。
			人事全流程管理有员工短信提醒	有0.5分、无0分。
			人才招聘	是否通过医院招聘系统进行招聘，有0.5分、无0分。
			员工薪酬可在线查询或者短信提醒	有0.5分、无0分。
			员工绩效考核情况	可在线查询或者短信提醒，有0.5分、无0分。
B8.2	智慧保障	财务管理		总分4分
		所属评分项	财务管理系统	有0.5分、无0分。
			财务管理覆盖范围	预算管理、总账管理、应收应付、票据管理、资金管理、套账管理、成本核算、银企直连、设备资产管理、单据审批、网上报销等方面，每类0.1分，最高1分。
			预算管理	是否实现在线申报、预算执行可在线查询，有0.5分、无0分。
			各科室成本核算	可自动进行计算，有0.5分、无0分。
			资产管理	可实现实物、损耗与账务，有0.5分、无0分。
			财务网上审批流程	可通过短信等方式通知办理人，有0.5分、无0分。
			网上报账流程	是否通过短信等方式通知办理人，有0.5分、无0分。

编号	上级指标	三级指标		指标解释及评分方法
B8.3	智慧保障	物流管理		总分5.5分
		所属评分项	覆盖全院物流业务管理系统	有0.5分、无0分。
			药品物流业务管理范围	药品采购管理、供应商管理、药品库存管理、药品销售管理等,每类0.25分,最高1分。
			材料物业业务管理范围	材料采购管理、供应商管理、高值耗材管理等方面,每类0.5分,最高1分。
			药品的库存	是否和采购、销售实现自动联动,有0.5分、无0分。
			药品材料物流和财务业务	是否形成一体化联动,有0.5分、无0分。
			药品和材料	是否采用集中采购,有0.5分、无0分。
			高值耗材管理	是否实现追溯使用患者,有0.5分、无0分。
			材料领用	是否实现了网上申报,有0.5分、无0分。
			电子条码化	医院所有物资固定资产0.25分、手术材料0.25分,最高0.5分。
B8.4	智慧保障	智能决策		总分3分
		所属评分项	智能决策系统	总分3分
			智能决策系统功能	有0.5分、无0分。
				是否能提供全院及各科室需要的各种报表,有0.5分、无0分。
				是否提供院领导级别和科室领导级别的决策分析,有0.5分、无0分。
				是否提供了面向不同级别领导的集成仪表展示界面,有0.5分、无0分。
				是否向领导提供决策建议,有0.5分、无0分。
				是否能自助打印发票服务,有0.5分、无0分。
B8.5	智慧保障	便捷支付服务		总分2.5分
		所属评分项	多种支付方式	支票、银联卡、微信、支付宝、现金、医保卡等,每类0.25分,最高1分。
			支付点便捷	门诊窗口、住院窗口、自助机、执行科室等每类0.25分,最高1分。
			各种支付方式	是否能让患者最快的速度接受并使用顺畅,有0.5分、无0分。

续表

编号	上级指标	三级指标		指标解释及评分方法
B8.6	智慧保障	智能监控体系		总分5分
		所属评分项	监控方式	监控设备数量:普通摄像头数量、半球摄像头数量、高清摄像头数量,每类0.5分,最高1分。
			监控范围	病区走道、出入口、电梯、门诊候诊区、室外等,每类0.5分,最高1分。
			数据存储	数据存储时间有一周、一个月、三个月、一年,每类0.5分,最高1分。
			监控管理人性化	由医院保卫科统一管理,各科室自己管理,每类0.5分,最高1分。
			视频监控系统	是否可以自动报警,有1分、无0分。
B8.7	智慧保障	智能安防体系		总分3分
		所属评分项	监控方式	红外线、巡逻棒等,每类0.5分,最高1分。
			监控范围	医院院墙、楼宇都有安装,每类0.5分,最高1分。
			安防系统	是否具有自动报警功能,有1分、无0分。
B8.8	智慧保障	门禁系统		总分4分
		所属评分项	门禁系统	有1分、0分。
			门禁系统建设范围	仅行政科室、病区覆盖0.5分,门诊科室、全院覆盖1分。
			门禁系统建设是否人性化	职工通道和患者通道分开、特殊科室能否限制人员进入等,每类0.5分,最高1分。
B8.9	智慧保障	智能照明系统		总分4分
		所属评分项	智能照明系统功能	是否建设了智能照明系统,有1分、无0分。
				能否由各科室自定义控制策略,有1分、无0分。
			智能照明系统建设范围	走廊、地下室、卫生间、停车场、大厅等,每类0.25分,最高1分。
			智能照明系统控制方式	时间策略、声控策略、光控策略等,每类0.5分,最高1分。

编号	上级指标	三级指标		指标解释及评分方法
B8.10	智慧保障	楼宇自控系统		总分5分
		所属评分项	楼宇自控系统功能	是否建设了楼宇自控系统,有1分、0分。
				是否有综合管理系统集中展示,有1分、无0分。
			楼宇自控系统建设范围	新建楼栋、全院所有楼宇,每类0.5分,最高1分。
			楼宇自控系统监控点范围	空调系统、新风系统、排送风系统、排积水系统等,每类0.25分,最高1分。
			楼宇自控系统使用科室	行政、后勤、临床等,每类0.5分,最高1分。
B8.11	智慧保障	手术室洁净度管理		总分5分
		所属评分项	手术洁净度管理功能	建设了手术室洁净管理系统,有1分、无0分。
				是否包含了人员行为管理,有1分、无0分。
				是否包含了手术服鞋子管理,有1分、无0分。
				是否符合手术室洁净标准,有1分、无0分。
			手术洁净度管理覆盖范围	覆盖了全院所有手术室,有1分、无0分。
B8.12	智慧保障	电子认证体系		总分3分
		所属评分项	Ukey电子认证体系	有1分、无0分。
			电子认证覆盖范围	医生、护士、医技等,每类0.5分,最高1分。
			电子认证系统覆盖范围	电子病历、医技系统等,每类0.5分,最高1分。

续表

编号	上级指标	三级指标		指标解释及评分方法
B8.13	智慧保障	信息安全管理体系		总分6分
		所属评分项	信息泄露应急预案	有1分、无0分。
			全院分级授权体系	有1分、无0分。
			全院数据存取	安全体系有1分、无0分。
			全院统一的用户管理体系	有1分、无0分。
			全院统一的单点登录体系	有1分、无0分。
			软件操作过程是否有记录	有1分、无0分。
B8.14	智慧保障	机房管理		总分3分
		所属评分项	机房监控体系	有0.5分、无0分。
			机房环境监控系统	有0.5分、无0分。
			服务器状态监控	有0.5分、无0分。
			数据库状态监控	有0.5分、无0分。
			UPS电源灾备机制及应急预案	有0.5分、无0分。
			机房监控短信提醒	有0.5分、无0分。
B8.15	智慧保障	会议系统		总分1.5分
		所属评分项	大型会议室系统	有0.5分、无0分。
			远程会议系统	有0.5分、无0分。
			会议系统是否有中控台	有0.5分、无0分。

编号	上级指标	三级指标		指标解释及评分方法
B8.16	智慧保障	智能抄表系统		总分2分
		所属评分项	智能抄表系统功能	是否建设立了智能抄表系统有,0.5分、无0分。
				是否有集中展示平台,有0.5分、无0分。
			智能抄表系统覆盖范围	临床科室、行政科室、后勤科室、学生宿舍等,每类0.25分,最高1分。
B8.17	智慧保障	有线电视网络		总分2分
		所属评分项	有线网络电视	有0.5分、无0分。
			可以访问网络电视	有0.5分、无0分。
			通过电视系统提供一些患者查询服务	费用查询、药品价格、用药查询等,每类0.5分,最高1分。
B8.18	智慧保障	ICU探视系统		总分2分
		所属评分项	ICU探视系统	有1分、无0分。
			ICU探视系统建设方案	专业的探视系统、移动平板电脑、移动电话等,每类0.5分,最高1分。
B8.19	智慧保障	信息引导发布		总分2分
		所属评分项	信息引导发布功能	是否建设了信息引导发布系统,有0.5分、无0分。
				可由各科室自定义发布内容,有0.5分、无0分。
			信息引导发布系统覆盖范围	门诊大厅、各医技科室、手术科室等,每类0.25分,最高0.5分。
			信息引导发布多样性	大屏幕、电视屏幕、字幕等,每类0.25分,最高0.5分。

B9.1—B9.3：一级指标"应用"，二级指标"智慧科研"，下属三级指标3项，评分项8个。

编号	上级指标	三级指标		指标解释及评分方法
B9.1	智慧科研	科研管理		总分3.5分 以信息技术实现对医院科研资源信息的高度集成化管理，包括学术会议管理、学分档案管理、学术论文管理、学术著作管理、科研课题管理、继续教育管理、科研奖项管理、重点学科实验室管理、个人专利管理、考试成绩管理、经费管理。
		所属评分项	智能学分管理	学分重复智能提醒、现场智能学分登记（刷卡、指纹、人脸识别、移动终端等有1种既得分）、学分批量重算等学分管理方式，每类0.5分，最高1.5分。
			项目管理	该项满分2分 1. 项目发布，有0.25分、无0分； 2. 项目申请，有0.25分、无0分； 3. 申报，有0.25分、无0分； 4. 形式审核，有0.25分、无0分； 5. 专家评审，有0.25分、无0分； 6. 项目过程管理，有0.25分、无0分； 7. 资金管理，有0.25分、无0分； 8. 成果管理，有0.25分、无0分。
B9.2	智慧科研	科研辅助		总分2.5分 从医院信息中挖掘加工处理出可利用的资源辅助科研。
		所属评分项	数据采集	门诊、既往住院、辅助检查、电子健康档案等信息，每类0.25分，最高1分。
			数据处理	数据自动标准化处理、自动标准化自动入组、自动数据积累等能力，每类0.25分，最高1分。
			数据分析功能	有0.5分、无0分。
B9.3	智慧科研	转化应用		总分1.5分
		所属评分项	循证经验指导临床功能	有0.5分、无0分。
			研究结果与诊疗方案功能	有0.5分、无0分。
			研究资源与临床实践结合的智能化功能	有0.5分、无0分。

B10.1—B10.4：一级指标"应用"，二级指标"智慧教学"，下属三级指标4项，评分项10个。

编号	上级指标	三级指标		指标解释及评分方法
B10.1	智慧教学	教学过程管理		总分3分 充分利用计算机的高效性对包括课程安排、课时学分、教学质量、继续教育等在内的医院教学过程进行高效管理。
		所属评分项	支持智能化排课管理	该项满分1分 1. 排课重复智能提醒、老师授课智能提醒、学生上课智能提醒等提醒方式，每类0.25分，最高0.5分； 2. 智能考勤（刷卡、指纹、人脸识别、移动终端等有一种既得分），有0.5分，无0分。
			教学过程管理	该项满分1分 1. 教学行为智能监控，有0.5分、无0分； 2. 事故准确登记及统计，有0.5分、无0分。
			支持住院医生规范化培训全流程管理	双向选择导师、智能监管培训、统计分析培训数据等，每类0.25分，最高0.5分。
			支持继续教育全流程管理	智能化档案管理、案智能跟踪每类0.25分，最高0.5分。
B10.2	智慧教学	教学资源管理		总分2.5分 从医院信息中挖掘加工处理出可利用的教学资源并对其进行统一的智能化管理。
		所属评分项	教学资源（包括图片、视频、音频）功能	可从医院现有系统中获取，有1分、无0分。
				提供智能化管理，网站0.5分、移动终端1分，最高1.5分。
B10.3	智慧教学	在线考试		总分2分 充分利用计算机的高效性进行在线考试和成绩统计，将与考试相关的工作从繁重的手工操作解脱出来。
		所属评分项	使用率	在线考试年使用次数5次以下0分，5次及5次以上0.5分，最高0.5分。
			智能性	该项满分1.5分 1. 支持多种试题类型及可维护性，有0.25分、无0分； 2. 自动出卷，有0.25分、无0分； 3. 客观题自动改卷，有0.25分、无0分； 4. 成绩统计及分析，有0.25分、无0分； 5. 支持模拟考试，有0.25分、无0分； 6. 试卷内容支持多媒体信息，有0.25分、无0分。

编号	上级指标	三级指标		指标解释及评分方法
B10.4	智慧教学	教学评价		总分 2 分 充分利用计算机的高效性对教学评价相关信息进行采集、存储、统计、分析管理,将教学评价工作从繁重的手工统计解脱出来
		所属评分项	学生参评比	=参评学生数/需参加评价学生人数 50%以下 0 分,50%—80%得 0.25 分,80%以上 0.5 分。
			老师参评比	=参评教师数/需参加评价教师人数 50%以下 0 分,50%—80%得 0.25 分,80%以上 0.5 分。
			多样性	学生评价老师、老师评价学生、教学环境评价、教学成果评价、评价汇总统计等方式,每类 0.2 分,最高 1 分。

　　C1.1—C1.4:一级指标"成效",二级指标"医院服务(满意度)",下属三级指标 4 项,评分项 4 个。

编号	上级指标	三级指标		指标解释及评分方法
C1.1	医院服务(满意度)	门诊候诊时长		总分 4 分
		所属评分项	患者就诊前等待时间	=医生就诊时间一患者签到时间(由信息系统计算近半年所有门诊患者的平均等待时间) 小于 10 分钟 4 分,10—20 分钟 2 分,20—30 分钟 1 分,大于 30 分钟 0 分,最高 4 分。
C1.2	医院服务(满意度)	枪杳检验等待时长		总分 4 分
		所属评分项	患者检查检验前的等待时间	=患者检查开始时间一患者签到时间(由信息系统计算近半年所有门诊患者的平均等待时间) 小于 10 分钟 4 分,10—20 分钟 2 分,20—30 分钟 1 分,大于 30 分钟 0 分,最高 4 分。
C1.3	医院服务(满意度)	缴费时长		总分 4 分
		所属评分项	患者缴费所需时间	=医生开具处方时间一患者缴费时间(由信息系统计算近半年所有门诊患者的平均等待时间) 小于 10 分钟 4 分,10—20 分钟 2 分,20—30 分钟 1 分,大于 30 分钟 0 分,最高 4 分。
C1.4	医院服务(满意度)	健康咨询回复率		总分 4 分
		所属评分项	通过医患,沟通	渠道提问的回复率 100%得 4 分,50%--100%得 2 分,50%以下 0 分,最高 4 分。

C2.1—C2.8：一级指标"成效"，二级指标"医院服务（满意度）"，下属三级指标8项，评分项8个。

编号	上级指标	三级指标		指标解释及评分方法
C2.1	医院管理（效率）	自助机使用成效		总分6分
		所属评分项	自助服务收费率	＝通过自助服务收费额/总收额 每10%得1.5分，最高6分。
C2.2	医院管理（效率）	患者自助服务使用率		总分6分
		所属评分项	患者自助服务率	＝自助服务（登陆数、刷卡数当日去重后）/门诊量 每10%得1.5分，最高6分。
C2.3	医院管理（效率）	复诊预约率		总分4分
		所属评分项	复诊预约率	＝年复诊预约/年预约人次 每10%得0.8，最高4分。
C2.4	医院管理（效率）	报表实时性		总分4分
		所属评分项	报表实时性	报表中的数据是实时生产数据4分、属于历史数据0分。
C2.5	医院管理（效率）	后勤人员数和核定床位数的比例		总分4分
		所属评分项	后勤人员数和核定床位数的比例	＝后勤人员数/核定床位数 15%—10%得2分，10%—5%得4分。
C2.6	医院管理（效率）	静脉配置错误率		总分4分
		所属评分项	静脉配置错误率	静脉配置错误率＝静脉配置错误数量/静脉配置总数量（计算近一年的数据） 低于0.05%得4分，0.05%—0.1%得2，大于0.1%得0分。
C2.7	医院管理（效率）	静配人员数和床位数的比例		总分4分
		所属评分项	静配人员数和床位数的比例	＝静配人员数/床位数 15%—10%得2分，10%—5%得4分。
C2.8	医院管理（效率）	消毒供应情况		总分4分
		所属评分项	消毒供应合格率	＝消毒供应数量/消毒供应总数 大于99.95%得4分，小于99.95%得0分。

C3.1—C3.5：一级指标"成效"，二级指标"健康产业发展（含互联网＋，信息互联互通）"，下属三级指标5项，评分项5个。

编号	上级指标	三级指标		指标解释及评分方法
C3.1	健康产业发展（含互联网＋，信息互联互通）	医保实时联网结算		总分4分
		所属评分项	医保实时联网结算	医保患者（含新农合、社保、商业保险）实时网络结算比例 大于80%得4分，60%—80%得3分，40%—60%得2分，20%—40%得1分，小于20%得0分，最高4分。
C3.2	健康产业发展（含互联网＋，信息互联互通）	支付方式		总分4分
		所属评分项	支付种类	使用支付宝、微信、银联等多种支付方式，实现方便的无现金线上结算或预存 每一个方式1分，最高4分。
C3.3	健康产业发展（含互联网＋，信息互联互通）	区域数据共享		总分4分
		所属评分项	居民电子健康档案调阅	有4分、无0分。
C3.4	健康产业发展（含互联网＋，信息互联互通）	分级诊疗比例		总分4分
		所属评分项	医院就诊患者社区首诊比例	＝医院就诊患者社区首诊人次/医院门诊人次 大于20%得4分，10%—20%得2分，小于10%得0分，最高4分。
C3.5	健康产业发展（含互联网＋，信息互联互通）	双向转诊比例社区转诊比例		总分4分
		所属评分项	医院就诊患者社区转诊比例	＝医院就诊患者社区转诊人次/医院门诊人次 大于20%得4分，10%—20%得2分，小于10%得0分，最高4分。

附录五　医院智慧服务分级评估标准体系（试行）

医院智慧服务是智慧医院建设的重要内容，指医院针对患者的医疗服务需要，应用信息技术改善患者就医体验，加强患者信息互联共享，提升医疗服务智慧化水平的新时代服务模式。建立医院智慧服务分级评估标准体系（Smart Service Scoring System, 4S），旨在指导医院以问题和需求为导向持续加强信息化建设、提供智慧服务，为进一步建立智慧医院奠定基础。电子病历、医院运营、教学、科研等信息化建设情况不在本评估范围内。

一、评估目标

（一）建立完善医院智慧服务现状评估和持续改进体系，评估医院开展的智慧服务水平。

（二）明确医院各级别智慧服务应当实现的功能，为医院建设智慧服务信息系统提供指南，指导医院科学、合理、有序地开发、应用智慧服务信息系统。

（三）引导医院沿着功能实用、信息共享、服务智能的方向，建设完善智慧服务信息系统，使之成为改善患者就医体验、开展全生命周期健康管理的有效工具。

二、评估对象

应用信息系统提供智慧服务的二级及以上医院。

三、评估分级

对医院应用信息化为患者提供智慧服务的功能和患者感受到的效果两个方面进行评估，分为0级至5级。

（一）0级：医院没有或极少应用信息化手段为患者提供服务。医院未建立患者服务信息系统；或者在挂号、收费、检查、检验、入出院、药事服务等环节中，面向患者提供信息化服务少于3个。患者能够通过信息化手段获取的医疗服务信息较少。

（二）1级：医院应用信息化手段为门急诊或住院患者提供部分服务。医院建立服务患者的信息系统，应用信息化手段对医疗服务流程进行部分优化，在挂号、收费、检查、检验、入出院、药事服务等环节中，至少有3个以上的环节能够面向患者提供信息化服务，患者就医体验有所提升。

（三）2级：医院内部的智慧服务初步建立。医院应用信息系统进一步优化医疗服务流程，能够为患者提供智慧导医分诊、分时段预约、检查检验集中预约和结果推送、在线支付、床旁结算、生活保障等智慧服务，患者能够便捷地获取医疗服务相关信息。

（四）3级：联通医院内外的智慧服务初步建立。电子病历的部分信息通过互联网在医院内外进行实时共享，部分诊疗信息可以在院外进行处理，并与院内电子病历信息系统实时交互。初步建立院内院外、线上线下一体化的医疗服务流程。

（五）4级：医院智慧服务基本建立。患者医疗信息在一定区域内实现互联互通，医院能够为患者提供全流程的个性化、智能化服务，患者就诊更加便利。

（六）5级：基于医院的智慧医疗健康服务基本建立。患者在一定区域内的医院、基层医疗机构以及居家产生的医疗健康信息能够互联互通，医院能够联合其他医疗机构，为患者提供全生命周期、精准化的智慧医疗健康服务。

四、评估方法

采用定量评分、整体分级的方法，综合评估医院智慧服务信息系统具备的功能、有效应用范围、技术基础环境与信息安全状况。

（一）局部应用情况评估。是对医院中各个环节的医疗业务信息系统进行评估。

1. 评估项目：按照患者诊前、诊中、诊后各环节应涵盖的基本服务内容，结合医院信息化建设和互联网环境，确定5个类别共17个评估项目（见附件1）。

2. 评估方法：围绕17个评估项目分别对医院智慧服务信息系统的功能、有效应用范围进行评分。功能评估按照实现的功能等级获得等级评分，有效应用范围评估按照实际应用情况获得相应的比例系数评分。将两个得分相乘，得到此评估项目的综合评分。即：

$$单个项目综合评分 = 功能评分 \times 有效应用范围评分。$$

各项目实际评分相加即为该医院智慧服务信息系统局部应用情况的总评分。

（1）功能评分。标准中对每个评估项目，均按照0—5级列出每一个评估项目对应的功能要求与评估内容。评估是根据各医院智慧服务系统达到相应评估项目的功能状态（评为某一级别必须达到前几级级别相应的要求），确定该评估项目的得分。

（2）有效应用范围评分。按照每个评估项目要求的应用范围，分别计算该项目在医院中的实际应用比例。其中，要求实际应用的项目，实际服务中实现应用则视为100%，无实际应用则视为0。要求比例的项目，计算该项目在医院内的实际应用比例，所得比值即为得分，精确到小数点后两位。

（二）整体应用水平评估。是对医院智慧服务信息系统整体应用情况的评估。具体方法是按照总分、基本项目完成情况、选择项目完成情况得到评估结果，分为0—5级共六个等级（各级评估要求见附件2）。

（1）医院智慧服务信息系统评估总分。是反映医院智慧服务信息系统整体应用情况的量化指标，即局部应用情况评估各项目评分的总和，且该得分不低于相应级别最低总分标准。例如：医院智慧服务信息系统达到第3级水平时，则其评估总分应大于等于30分。

（2）基本项目完成情况。基本项目是医院智慧服务信息系统中的基础、关键项目（见附件3）。医院智慧服务信息系统达到某一等级时，其相应等级基本项目应当全部达标。部分项目应用范围必须达到80%以上（见附件3）。

（3）选择项目完成情况。选择项目是医院结合实际选择实现的项目。医院智慧服务信息系统达到某一等级时，其相应等级选择项目至少50%应当达标。部分项目应用范围必须达到50%以上（见附件3）。

附件 1

医院智慧服务分级评估项目

序号	类别	业务项目	应用评估
1	诊前服务	诊疗预约	应用电子系统预约的人次数占总预约人次数比例
2		急救衔接	具备急救衔接机制和技术手段并有应用
3		转诊服务	应用信息系统转诊人次数占总转诊人次数比例
4	诊中服务	信息推送	应用信息技术开展信息推送服务
5		标志与导航	具备院内导航系统
6		患者便利保障服务	具备患者便利保障系统并有应用
7	诊后服务	患者反馈	电子调查人次占全部调查人次比例
8		患者管理	应用电子随诊记录的随诊患者人次数占总随诊患者人次比例
9		药品调剂与配送	具有药品调剂与配送服务系统并有配送应用
10		家庭服务	具有电子记录的签约患者服务人次占总签约患者服务人次比例
11		基层医师指导	应用信息系统开展基层医师指导
12	全程服务	费用支付	具备电子支付系统功能并有应用
13		智能导医	有智能导医系统功能并有应用
14		健康宣教	有健康宣教系统并有应用
15		远程医疗	具备远程医疗功能并有应用
16	基础与安全	安全管理	应用身份认证的系统占全部系统比例
17		服务监督	具有服务监督机制并有监督记录

说明:"应用评估"中要求"有应用"的项目,该功能在实际中应用则视为 100%,如未应用则视为 0;要求比例的项目,实际应用比例基本项不低于 80%,选择项不低于 50%。

附件 2

医院智慧服务分级评估基本要求

等级	内　　容	基本项目数(项)	选择项目数(项)	最低总分(分)
0 级	医院没有或极少应用信息化手段为患者提供服务	—	—	—
1 级	医院应用信息化手段为门急诊或住院患者提供部分服务	4	8/13	10
2 级	医院内部的智慧服务初步建立	6	6/11	20
3 级	联通医院内外的智慧服务初步建立	8	4/9	30
4 级	医院智慧服务基本建立	9	3/8	41
5 级	基于医院的智慧医疗健康服务基本建立	9	3/8	51

说明:表中"8/13"是指 13 个选择项目中至少有 8 个项目达标。

附件3

医院智慧服务分级评估具体要求

序号	类别	业务项目	等级	是否为基本项	系统功能评估内容
1	诊前服务	诊疗预约 要点:医院对就诊、检查、治疗等的预约服务功能 应用范围:应用电子系统预约的人次数占总预约人次数比例	0	否	医院无针对门诊挂号、检查检验、治疗的预约或登记处理软件。
			1	是	(1) 在门诊挂号的柜台或窗口使用的信息系统有挂号预约功能,检查、检验与治疗科室的柜台或窗口使用的信息系统有预约功能; (2) 工作人员使用信息系统(如门诊预约窗口、医生诊间预约窗口等)完成患者治疗项目和门诊手术的预约。
			2	是	(1) 支持多种证件的患者身份认证(如居民身份证、户口簿、军官证、港澳居民来往内地通行证、台湾居民来往大陆通行证、护照、外国人居留证等); (2) 实现院内患者基本信息,患者挂号信息在挂号柜台、门诊诊间的联通; (3) 能够在门诊诊间完成日间手术、治疗的申请与预约; (4) 能够在诊间开具电子住院证,住院申请预约能够在门诊诊间、住院处、病房共享; (5) 就诊号池、检查、治疗等安排信息在院内共享; (6) 支持使用自助设备或在门诊诊间完成就诊、检查、检验预约与管理。
			3	是	(1) 患者使用自有移动设备及PC设备,在线完成身份注册,患者线上身份注册信息与院内患者信息联通; (2) 支持患者院外进行预约挂号,预约方式如:网站、手机APP、区域挂号平台等; (3) 院内资源或信息发生变化时,可及时通知患者,如可住院床位变化、临时挂号、医师停诊、检查设备故障等; (4) 院内外各类挂号方式在本院号源池共享; (5) 可支持分时段预约挂号或检验、检查,预约时间可精确到1小时以内; (6) 患者可根据预约直接到医院诊室或诊查、治疗等部门接受诊疗服务,无需二次排队; (7) 对疑似倒号、伤医、连续爽约(失信)等行为有黑名单记录和控制措施。

续表

序号	类别	业务项目	等级	是否为基本项	系统功能评估内容
1	诊前服务	诊疗预约 要点:医院对就诊、检查、治疗等的预约服务功能。应用范围:应用电子系统预约的人次数占总人次数的预约人次数比例	4	是	(1) 可根据患者检查、治疗情况,自动为患者提供预约安排参考; (2) 可按照患者住院预约情况,科室制定工作计划; (3) 对于相互影响的治疗、手术内容可自动错开预约时间; (4) 支持患者使用虚拟就诊卡完成院内全流程就诊; (5) 支持患者在线完成实名认证,如身份证、社保卡、银行卡等; (6) 支持患者通过网络预约申请住院时间,床位类型等信息。
			5	否	(1) 实现区域就诊"一卡通"或支持多医院同患者身份等标识信息的确认对照与转换; (2) 支持分时段预约挂号或检查,预约时间可精确到30分钟以内。
2	诊前服务	急救衔接 要点:医院与院外急救体系信息共享能力	0	否	急救患者需要手工登记基本情况,无信息系统支持患者信息的管理。
			1	否	(1) 支持工作人员将急救患者信息手工录入系统; (2) 对急救患者在系统中进行分级管理。
			2	否	(1) 录入系统的患者基本信息,病情等可供医院其他部门共享。 (2) 可依据患者病情分级给出简单的准备措施提示。
			3	否	(1) 应急值守人员可从系统中获得患者基本信息; (2) 能记录主要参与急救的医护人员信息和时间; (3) 急救信息可通过短信、APP消息等方式及时通知到医院应急值守人员。
			4	否	(1) 实现与院前急救系统的数据对接,医院可将特殊急救能力及项目(如心梗、脑梗)信息上传至区域急救平台; (2) 支持救护车与医院的远程交流,医院可获取救护车采集的患者信息; (3) 按照患者病情,动态给出急救安排建议,准备计划等。
			5	否	医院与区域急救平台对接,患者病情可实时传递给医院。

续表

序号	类别	业务项目	等级	是否为基本项	系统功能评估内容
3	诊前服务	转诊服务 要点：医联体同跨机构服务信息交换与共享能力 应用范围：应用电子系统转诊人次数占总转诊人次数比例	0	否	门诊和住院均无转诊信息系统，外部医院转入的患者信息需要手工登记处理。
			1	否	接收院外机构的转诊申请单，患者转诊数据可录入信息系统。
			2	否	支持获取并保存患者在院外机构产生的资料，并在院内共享。
			3	是	支持获取患者院外转诊信息并直接存储于医院信息系统，如DICOM影像、患者基本信息、住院病案首页，诊断证明书，检验结果，检查报告等。
			4	否	(1)可接收医联体内医院发送的电子转诊申请单，直接生成本院的电子住院单; (2)可为基层机构提供在线医疗咨询，对于高危情况可通知基层医师处理。
			5	是	可根据健康档案或监测得到的患者病情变化情况，给出诊疗或转诊建议。
4	诊中服务	信息推送 要点：医院为患者提供患者提供通知、信息传送的能力	0	否	患者消息通知无信息系统支持。
			1	否	(1)在门诊区域提供公共信息的电子化展示; (2)工作人员可通过系统为患者集中打印出院病历、门诊病历等病历资料; (3)在医院公共区域为患者及家属提供注意事项的信息宣教播放。
			2	否	(1)在住院公共区域提供信息的电子化展示，包括：主管医师、护士的列表等，将手术计划、诊疗计划安排等信息告知患者; (2)为患者提供门诊和住院信息的实时自助查询，包括：三大目录、费用清单、预存情况、医师情况、出诊信息、科室情况介绍等; (3)患者可使用自助设备完成医疗记录的打印，包括检查报告、影像资料、检验结果等。
			3	是	(1)为患者提供移动端的实时诊疗活动情况告知，如：预约、挂号、缴费办理是否成功等; (2)为患者提供移动端的诊疗活动情况告知，如：手术通知、入院提示、出院提示、取药、报告、危急值信息等; (3)应患者要求，可推送检查注意事项，用药指导等信息。

续表

序号	类别	业务项目	等级	是否为基本项	系统功能评估内容
4	诊中服务	信息推送 要点：医院为患者提供电子化患者知、信息传送的能力	4	是	(1) 实现消息通知的分级管理，允许患者屏蔽非关键信息； (2) 患者能够在移动端实时查询等候状态，包括：候诊、检查、治疗等； (3) 患者家属能够在移动端提供病历影像资料； (4) 应患者要求，可通过移动端提供电子版病历及影像资料； (5) 经患者授权，可查看患者出院外电子病历信息。
			5	否	(1) 对于出院签约管理患者，可根据其健康情况自动调整消息通知内容； (2) 患者可在线查看本人的病历资料及图像，互联网存储资料应加密； (3) 根据患者病情和诊疗阶段，自动向患者、患者家属推送注意事项及宣教内容。
5	诊中服务	标识与导航 要点：医院为患者提供电子化就医引导的环境与功能	0	否	无基于信息系统的患者标识与引导。
			1	否	(1) 挂号、收费、药房等服务部门有电子排队叫号设施，可控制显示内容； (2) 门诊诊室、检查室有电子排队叫号设施，可通过诊室、检查室医生控制。
			2	是	(1) 挂号、收费、药房等服务部门的公共信息有电子化展示，并能够与所在部门业务系统联动，如就诊到检、剩余号源、候诊信息、取药信息、抽血到检、检查到检等，实现不少于 3 项； (2) 门诊诊室外有电子显示系统，与挂号、报到、就诊等信息联动。
			3	否	(1) 支持患者使用自有移动设备及 PC 设备查询各类公共信息，如就诊到检、剩余号源、候诊信息、取药信息、抽血到检、检查到检等，实现不少于 3 项； (2) 为患者提供诊室内地图查询服务，支持患者在线查询各科室位置。
			4	是	(1) 为患者提供患者个人诊室内静态与动态的院内定位与导航服务； (2) 患者可在移动端实时查看诊疗活动相关的院内各科室位置及患者排队诊疗情况。
			5	是	(1) 可获取患者在院内或医联体内多个科室的诊疗活动变化，并为患者规划最佳的诊疗路径； (2) 可根据患者等候队列的实时变化，提示并引导患者就诊。

续表

序号	类别	业务项目	等级	是否为基本项	系统功能评估内容
6	诊中服务	患者便利保障服务 要点：医院在非核心医疗服务中提供信息服务能力	0	否	患者便利保障服务完全通过手工支持。
			1	否	工作人员使用信息系统为患者提供便利保障服务，如轮椅租赁、手机充电、订餐、停车预约、护工选择、志愿者翻译预约、中药代煎等。
			2	否	(1) 可实现患者便利保障服务的集中管理，院内不同地点获得的信息内容一致； (2) 支持患者使用自助设备完成上述便利保障服务中的至少1项。
			3	否	患者在移动端可完成便利保障服务中的至少1项，系统功能应包括查询、预约、缴费等。
			4	是	(1) 系统可根据患者病情自动推荐服务内容，如护工推荐、餐饮推荐、预约轮椅/推车等； (2) 患者可在线实时查询便利保障服务的状态。
			5	否	支持管理部门根据患者诊疗情况，结合营养师所下膳食医嘱自动向患者推荐适宜餐食。
7	诊后服务	患者反馈 要点：电子化收集与了解患者反馈的能力与应用情况 应用范围：电子调查人次占全部调查人次比例	0	否	手工完成患者反馈信息的获取与处理。
			1	否	支持对患者进行满意度调查，调查结果可生成电子化记录；
			2	否	(1) 患者可通过院内自助设备完成满意度调查问卷； (2) 满意度调查应涵盖不同诊疗环节，如挂号、取药、住院、取药、检查、治疗、就医环境等内容中的至少3项。
			3	是	(1) 患者可使用自有移动设备及PC设备完成满意度调查问卷； (2) 患者可使用自有移动设备及PC设备完成投诉及意见反馈。
			4	是	(1) 系统支持对投诉意见的分类处理，可通过短信、APP消息等方式通知医院管理部门； (2) 对于患者投诉支持以短信、APP消息等方式回应。
			5	是	(3) 可根据患者就诊信息、动态推送满意度调查内容、满意度调查结果与就诊活动可对应； 结合医院信息系统数据、舆情监测等信息，对医疗服务进行综合评估；

续表

序号	类别	业务项目	等级	是否为基本项	系统功能评估内容
8	诊后服务	患者管理 要点：针对连续医疗服务时为患者提供电子化安排服务与记录的能力 应用范围：电子随诊患者记录占总随诊患者人次比例	0	否	手工管理患者及其随访信息。
			1	否	(1) 患者随访要形成电子化记录； (2) 对于不同患者可分别制定随访计划及随访内容。
			2	否	(1) 患者基本信息从医院信息系统中直接生成，可根据患者病情自动生成随访计划； (2) 全院随访统一管理，对特殊患者可进行标记。
			3	否	(1) 为患者提供个性化提醒，包括复诊、用药、生活指导等； (2) 支持以短信、APP消息等方式向患者推送随访调查表，患者可使用自有移动设备及PC设备完成填写，调查结果可自动填入随访系统； (3) 系统支持以短信、APP消息等方式自动向随访人员推送提示。
			4	是	(1) 可根据病情自动提示患者关注相关健康指标，如运动、血压、血糖、体重等； (2) 支持患者提问的自动应答功能； (3) 支持基层医疗机构通过信息系统查看患者相关病历资料。
			5	是	(1) 医院可通过信息系统接收院外相关电子病历信息、结合患者院内的诊疗情况，形成随访记录； (2) 通过可穿戴设备直接获取患者相关监测信息，数据纳入医院中的患者健康档案记录； (3) 根据患者病情变化，动态调整康复计划。

续表

序号	类别	业务项目	等级	是否为基本项	系统功能评估内容
9	诊后服务	药品调剂与配送 要点:电子化的药品调配、供应、配送服务能力	0	否	无电子化药品服务与配送功能。
			1	是	工作人员使用信息系统完成处方的确认、核对。
			2	是	(1) 支持患者在院内通过自助设备查看处方与医嘱; (2) 院内各科室处方数据统一管理; (3) 处方合理性检查有记录。
			3	是	(1) 患者可使用自有移动设备及 PC 设备查询个人处方、药品说明书,如 APP、网站等; (2) 医院应根据本院的历史处方及可得到的其他医疗机构处方进行统一的合理用药检查; (3) 患者可在线查询到出院带药信息。
			4	否	(1) 支持向第三方机构推送电子处方、电子处方应有防篡改功能; (2) 能对基层机构开立的处方进行审核及合理用药检查; (3) 支持患者在线完成药品配送付费及配送地点选择,患者可在线查看药品的配送情况。
			5	否	根据患者日常健康记录,动态检查患者用药合理性,并向患者及管理医师发送提示。

续表

序号	类别	业务项目	等级	是否为基本项	系统功能评估内容
10	诊后服务	家庭服务 要点：医院为签约患者提供服务时的信息管理能力 应用范围：电子记录的签约患者服务人次占总签约服务人次比例	0	否	无电子化的家庭医疗服务管理记录与健康档案记录。
			1	否	医护人员开展的家庭医疗服务可在信息系统中记录。
			2	否	(1) 通过信息系统管理已签约患者；(2) 管理人员及医护人员共享患者家庭医疗及护理服务信息；(3) 可在系统中记录签约患者的反馈意见。
			3	否	(1) 支持签约患者在线预约家庭医疗或护理服务；(2) 患者可通过系统查看签约家庭医师团队及相关医院信息；(3) 家庭医师可在线完成远程复诊。
			4	否	定期监控患者情况，并提示医师处理患者异常。
			5	否	可依据患者病情、住址等内容，向患者推荐家庭医师团队。
11	诊后服务	基层医师指导 要点：医联体中医院通过信息手段指导基层医师的能力	0	否	无基于信息系统的基层医师指导。
			1	否	通过远程视频教学对基层医师进行培训与指导。
			2	否	在远程视频会诊中可利用电子病历同共享的病历信息对基层医师进行指导。
			3	否	(1) 利用远程医疗系统及机构可通过系统传送给基层医院；(2) 医院的治疗方案可远程医学影像、远程心电、实验室检验等功能中的至少1项；(3) 支持开展远程医学教学对基层医师进行行指导；
			4	是	(1) 为基层机构提供在线临床决策辅助，可通知医师处理患者高危情况；(2) 支持开展远程查房或远程手术指导等。
			5	是	(1) 可监控基层医疗机构的主要疾病情况，给出相应指导；(2) 为基层医疗机构提供影像、心电图等内容的智能化辅助服务。

续表

序号	类别	业务项目	等级	是否为基本项	系统功能评估内容
12	全程服务	费用支付 要点:为患者提供各类电子化付费服务的功能	0	否	手工完成计价与缴费处理。
			1	是	(1) 支持患者在窗口完成缴费、预存、退款等操作; (2) 信息系统应支持患者在医保类支付的窗口直接结算。
			2	是	(1) 支持患者使用多种缴费方式,包括自助计费等、缴费内容支持门急诊、住院等,诊间计费等、缴费内容支持门急诊、住院; (2) 缴费信息全院共享,各科室可直接查询,不需纸质凭证进行缴费确认; (3) 医保患者可通过自助机完成结算。
			3	是	(1) 支持患者在窗口使用电子支付方式付费; (2) 支持患者使用自有移动设备完成支付,包括门急诊缴费、住院缴费、住院预交金支付等。
			4	否	(1) 支持患者使用自有移动设备查询待缴费用,并使用移动设备完成待缴费用等; (2) 支持电子发票的生成和数据推送。
			5	否	系统支持先诊疗后付费模式,如信用支付、医保类线上支付等。
13	全程服务	智能导医 要点:医院为患者提供个性化就医引导的功能	0	否	患者的咨询与导诊工作全部通过手工完成。
			1	否	(1) 工作人员可通过系统查询出诊情况; (2) 提供电子化信息展示,包括科室介绍,医师介绍,出诊信息等。
			2	否	(1) 患者在医院内可通过自助查询完成分诊; (2) 患者可自助查询科室介绍,医师介绍,出诊信息等。
			3	是	(1) 患者使用自有移动设备及 PC 设备可查询科室、医师、出诊信息等; (2) 患者在诊前通过系统读录入病史、症状等信息,可供医师参考。
			4	否	(1) 系统可根据患者病历诊疗情况、检查、治疗安排等,给出分诊建议; (2) 患者可在移动端根据部位、病情等信息进行自主的分诊。
			5	是	(1) 根据患者病情及区域多发病、流行病等信息,给出患者分诊建议; (2) 患者在诊前录入的症状、病史等信息可自动转为病历记录初稿。

续表

序号	类别	业务项目	等级	是否为基本项	系统功能评估内容
14	全程服务	健康宣教 要点：医院对患者及家属提供健康教育的功能	0	否	无健康宣教系统。
			1	否	在医院公共区域，为患者及家属提供医学健康教育的宣传视频；
			2	是	患者可通过自助设备查询医学知识。
			3	否	(1) 患者可使用自有移动设备及 PC 设备查看医学知识；(2) 患者及家属可在移动端就诊查询注意事项和宣教内容；(3) 不同途径查询的相同医学知识内容应保持一致。
			4	是	(1) 患者可使用自有移动设备及 PC 设备查看病历资料自动完成风险评估，评估结果可反馈至医院系统存储；(2) 可根据患者病历资料自动完成风险评估，并有针对性地推送医学知识。
			5	是	根据患者健康记录、监测信息、病情变化，有针对性地推送医学知识。
15	全程服务	远程医疗 要点：医院应用远程医疗系统开展的会诊、咨询服务功能	0	否	无远程医疗系统。
			1	否	可提供远程分级诊疗基本服务，如实时交互会诊、非实时报告判读等。
			2	否	(1) 全院远程诊疗工作统一安排；(2) 诊疗资料内容与交互视频可同时进行展示；(3) 会诊资料存储于医院信息系统。
			3	是	(1) 参与业务的工作人员应进行身份认证；(2) 支持医师及患者使用移动设备开展会诊。
			4	否	(1) 支持远程医疗与线下诊疗业务无缝集成；(2) 针对慢病（复诊患者，可实现在线交互诊疗，在线开具处方、检查单、检验单等，至少支持1项。
			5	是	在远程会诊过程中，支持对患者医学影像、病历资料等的智能化辅助功能。

续表

序号	类别	业务项目	等级	是否为基本项	系统功能评估内容
16	基础与安全	安全管理 要点：智慧服务系统与安全基础设施、管理与安全状况 应用范围：身份认证系统占全部系统比例	0	否	无安全措施要求。
			1	是	(1) 通过服务器及存储设备统一管理各终端产生和共享利用的数据，院内网络联通，服务器具有病毒防护能力； (2) 服务器部署于独立的安全域，具备网络防护能力； (3) 对于患者信息使用具备授权机制，相关信息使用有记录，可追溯； (4) 采用用户名、口令的方式实现身份认证。
			2	是	(1) 建立数据安全管理制度； (2) 服务器、存储等核心设备部署在专用机房内； (3) 服务器仅开放必要的网络服务端口； (4) 系统之间进行数据交互时需要进行授权认证，对敏感数据进行标记，与其他系统进行数据交互时，可根据敏感数据标记进行有效控制； (5) 具备有效避免被授权的安全域，不直接暴露在互联网环境。
			3	否	(1) 数据库存放置于独立的安全域，具备完整的授权审批管理流程，操作过程可通过系统追溯； (2) 信息系统具备应用层防护能力； (3) 跨机构数据使用，须进行审批管理，操作内容可追溯； (4) 医师在院外使用下患者信息须进行审批管理、操作内容可追溯。
			4	是	(1) 互联网环境下患者敏感数据存储、加密存储必须采用国产加密算法； (2) 互联网环境下信息系统所有数据传输须进行加密传输； (3) 设有专门的信息安全岗位，定期组织漏洞扫描与渗透测试，并及时修补系统漏洞； (4) 使用患者外信息须有患者电子授权。
			5	是	(1) 对外仅保留必要的数据信息，核心及全量数据不对互联网暴露； (2) 建立数据全生命周期管理体系，从数据产生、加工、存储、使用、销毁各个流程进行管控； (3) 采用双因素认证方式，如口令、U-KEY、OTP、手机验证码、生物特征等其中的2种。

续表

序号	类别	业务项目	等级	是否为基本项	系统功能评估内容
17	基础与安全	服务监督 要点：医院自动产生监管信息，并具备向服务监管机构提供信息的能力	0	否	无基于计算机系统的服务质量监督。
			1	否	对于公共卫生管理信息（慢病管理、妇幼保健、计划免疫、精神卫生管理，包括管理类型，传染病管理中的至少1类）有系统记录，传染病管理中的至少1类）有系统记录，治疗情况等。
			2	否	医疗监管和公共卫生管理上报所需信息能直接从信息系统中获取并生成报表。
			3	否	能按照上级管理部门要求，实现医疗监管和公共卫生管理的数据对接，如精神卫生患者、传染病患者、生育服务、出生证明服务等。
			4	否	可为所管理的慢病患者自动生成慢病监控记录。
			5	否	（1）按照服务质控要求，可自动生成相关键指标，医院管理部门可按异常情况进行预警。 （2）对所管理的慢病患者可进行实时监测，对异常情况进行预警。

说明：1. 评估内容中描述为"包括"的，要求其后所列项目功能至少实现1项。

　　　2. "治疗"是指对患者的非手术治疗，如换药、透析、物理治疗、放射治疗，不计入手术，不计入手术的介入治疗等。

附录六　信息安全技术网络安全等级保护安全设计技术要求

1　范围

本标准规定了网络安全等级保护第一级到第四级等级保护对象的安全设计技术要求。

本标准适用于指导运营使用单位、网络安全企业、网络安全服务机构开展网络安全等级保护安全技术方案的设计和实施,也可作为网络安全职能部门进行监督、检查和指导的依据。

注:第五级等级保护对象是非常重要的监督管理对象,对其有特殊的管理模式和安全设计技术要求,所以不在本标准中进行描述。

2　规范性引用文件

下列文件对于本文件的应用是必不可少的。凡是注日期的引用文件,仅注日期的版本适用于本文件。凡是不注日期的引用文件,其最新版本(包括所有的修改单)适用于本文件。

GB 17859—1999　计算机信息系统　安全保护等级划分准则

GB/T 22240—2008　信息安全技术　信息系统安全等级保护定级指南

GB/T 25069—2010　信息安全技术　术语

GB/T 31167—2014　信息安全技术　云计算服务安全指南

GB/T 31168—2014　信息安全技术　云计算服务安全能力要求

GB/T 32919—2016　信息安全技术　工业控制系统安全控制应用指南

3　术语和定义

GB 17859—1999、GB/T 22240—2008、GB/T 25069—2010、GB/T 31167—2014、GB/T 31168—2014 和 GB/T 32919—2016 界定的以及下列术语和定义适用于本文件。为了便于使用,以下重复列出了 GB/T 31167—2014 中的一些术语和定义。

3.1　网络安全 cybersecurity

通过采取必要措施,防范对网络的攻击、侵入、干扰、破坏和非法使用以及意外事故,使网络处于稳定可靠运行的状态,以及保障网络数据的完整性、保密性、可用性的能力。

[GB/T 22239—2019,定义 3.1]

3.2 定级系统 classified system

已确定安全保护等级的系统。定级系统分为第一级、第二级、第三级、第四级和第五级系统。

3.3 定级系统安全保护环境 security environment of classified system

由安全计算环境、安全区域边界、安全通信网络和（或）安全管理中心构成的对定级系统进行安全保护的环境。

3.4 安全计算环境 security computing environment

对定级系统的信息进行存储、处理及实施安全策略的相关部件。

3.5 安全区域边界 security area boundary

对定级系统的安全计算环境边界，以及安全计算环境与安全通信网络之间实现连接并实施安全策略的相关部件。

3.6 安全通信网络 security communication network

对定级系统安全计算环境之间进行信息传输及实施安全策略的相关部件。

3.7 安全管理中心 security management center

对定级系统的安全策略及安全计算环境、安全区域边界和安全通信网络上的安全机制实施统一管理的平台或区域。

3.8 跨定级系统安全管理中心 security management center for cross classified system

对相同或不同等级的定级系统之间互联的安全策略及安全互联部件上的安全机制实施统一管理的平台或区域。

3.9 定级系统互联 classified system interconnection

通过安全互联部件和跨定级系统安全管理中心实现的相同或不同等级的定级系统安全保护环境之间的安全连接。

3.10 云计算 cloud computing

一种通过网络将可伸缩、弹性的共享物理和虚拟资源池以按需自服务的方式供应和管理的模式。

注：资源包括服务器、操作系统、网络、软件、应用和存储设备等。

［GB/T 32400—2015，定义 3.2.5］

3.11 云计算平台 cloud computing platform

云服务商提供的云计算基础设施及其上的服务层软件的集合。

［GB/T 31167—2014，定义 3.7］

3.12 云计算环境 cloud computing environment

云服务商提供的云计算平台及客户在云计算平台之上部署的软件及相关组件的集合。

［GB/T 31167—2014,定义 3.8]

3.13 移动互联系统 mobile interconnection system

采用了移动互联技术,以移动应用为主要发布形式,用户通过 mobile internet system 移动终端获取业务和服务的信息系统。

3.14 物联网 internet of things

将感知节点设备通过互联网等网络连接起来构成的系统。
［GB/T 22239—2019,定义 3.15]

3.15 感知层网关 sensor layer gateway

将感知节点所采集的数据进行汇总、适当处理或数据融合,并进行转发的装置。

3.16 感知节点设备 sensor node

对物或环境进行信息采集和/或执行操作,并能联网进行通信的装置。

3.17 数据新鲜性 data freshness

对所接收的历史数据或超出时限的数据进行识别的特性。

3.18 现场设备 field device

连接到 ICS 现场的设备,现场设备的类型包括 RTU、PLC、传感器、执行器、人机界面以及相关的通讯设备等。

3.19 现场总线 field bus

一种处于工业现场底层设备(如传感器、执行器、控制器和控制室设备等)之间的数字串行多点双向数据总线或通信链路。利用现场总线技术不需要在控制器和每个现场设备之间点对点布线。总线协议是用来定义现场总线网络上的消息,每个消息标志了网络上特定的传感器。

4 缩略语

下列缩略语适用于本文件。
3G:第三代移动通信技术(3rd Generation Mobile Communication Technology)
4G:第四代移动通信技术(4th Generation Mobile Communication Technology)
API:应用程序编程接口（Application Programming Interface）
BIOS:基本输入输出系统(Basic Input Output System)
CPU:中央处理器(Central Processing Unit)
DMZ:隔离区(Demilitarized Zone)
GPS:全球定位系统(Global Positioning System)
ICS:工业控制系统(Industrial Control System)
IoT:物联网（Internet of Things)
NFC:近场通信/近距离无线通信技术（Near Field Communication）
OLE:对象连接与嵌入(Object Linking and Embedding)

OPC:用于过程控制的 OLE（OLE for Process Control）
PLC:可编程逻辑控制器（Programmable Logic Controller）
RTU:远程终端单元（Remote Terminal Units ）
VPDN:虚拟专用拨号网（Virtual Private Dial-up Networks）
SIM:用户身份识别模块（Subscriber Identification Module）
Wi-Fi:无线保真（Wireless Fidelity）

5 网络安全等级保护安全技术设计概述

5.1 通用等级保护安全技术设计框架

网络安全等级保护安全技术设计包括各级系统安全保护环境的设计及其安全互联的设计,如附图 6.1 所示。各级系统安全保护环境由相应级别的安全计算环境、安全区域边界、安全通信网络和(或)安全管理中心组成。定级系统互联由安全互联部件和跨定级系统安全管理中心组成。

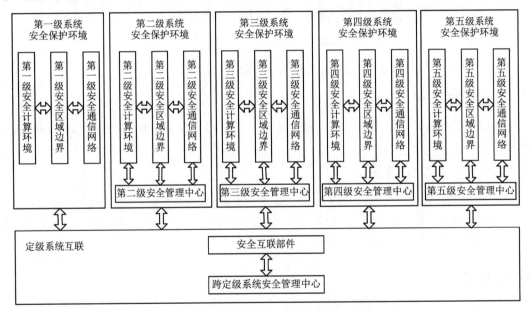

附图 6.1 网络安全等级保护安全技术设计框架

本标准第 6 章—第 11 章,对图 1 各个部分提出了相应的设计技术要求(第五级网络安全保护环境的设计要求除外)。附录 A 给出了访问控制机制设计,附录 B 给出了第三级系统安全保护环境设计示例。此外,附录 C 给出大数据设计技术要求。

在对定级系统进行等级保护安全保护环境设计时,可以结合系统自身业务需求,将定级系统进一步细化成不同的子系统,确定每个子系统的等级,对子系统进行安全保护环境的设计。

5.2 云计算等级保护安全技术设计框架

结合云计算功能分层框架和云计算安全特点,构建云计算安全设计防护技术框架,包括云用户层、访问层、服务层、资源层、硬件设施层和管理层(跨层功能)。其中一个中心指安全管理中心,三重防护包括安全计算环境、安全区域边界和安全通信网络,具体如附图 6.2 所示。

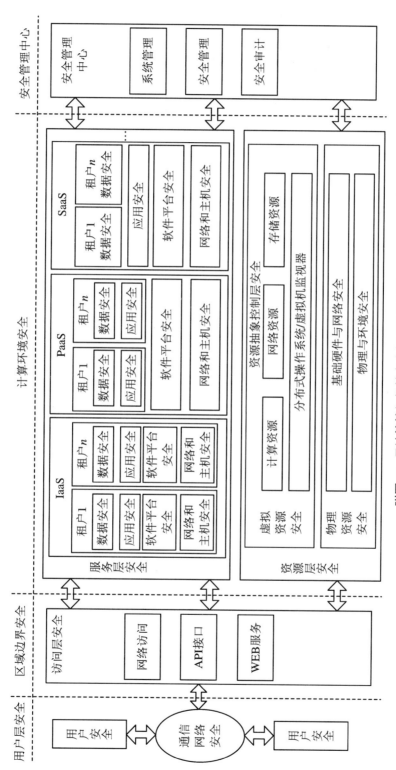

附图6.2　云计算等级保护安全技术设计框架

用户通过安全的通信网络以网络直接访问、API 接口访问和 WEB 服务访问等方式安全地访问云服务商提供的安全计算环境,其中用户终端自身的安全保障不在本部分范畴内。安全计算环境包括资源层安全和服务层安全。其中,资源层分为物理资源和虚拟资源,需要明确物理资源安全设计技术要求和虚拟资源安全设计要求,其中物理与环境安全不在本部分范畴内。服务层是对云服务商所提供服务的实现,包含实现服务所需的软件组件,根据服务模式不同,云服务商和云租户承担的安全责任不同。服务层安全设计需要明确云服务商控制的资源范围内的安全设计技术要求,并且云服务商可以通过提供安全接口和安全服务为云租户提供安全技术和安全防护能力。云计算环境的系统管理、安全管理和安全审计由安全管理中心统一管控。结合本框架对不同等级的云计算环境进行安全技术设计,同时通过服务层安全支持对不同等级云租户端(业务系统)的安全设计。

5.3　移动互联等级保护安全技术设计框架

移动互联系统安全防护参考架构如附图 6.3,其中安全计算环境由核心业务域、DMZ 域和远程接入域三个安全域组成,安全区域边界由移动互联系统区域边界、移动终端区域边界、传统计算终端区域边界、核心服务器区域边界、DMZ 区域边界组成,安全通信网络由移动运营商或用户自己搭建的无线网络组成。

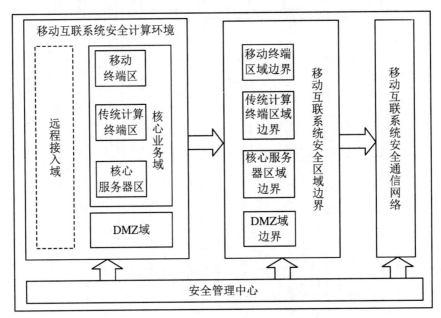

附图 6.3　移动互联等级保护安全技术设计框架

a) 核心业务域

核心业务域是移动互联系统的核心区域,该区域由移动终端、传统计算终端和服务器构成,完成对移动互联业务的处理、维护等。核心业务域应重点保障该域内服务器、计算终端和移动终端的操作系统安全、应用安全、网络通信安全、设备接入安全。

b) DMZ 域

DMZ 域是移动互联系统的对外服务区域,部署对外服务的服务器及应用,如 Web 务器、数据库服务器等,该区域和互联网相联,来自互联网的访问请求应经过该区域中转才能访问核心业务域。DMZ 域应重点保障服务器操作系统及应用安全。

c) 远程接入域

远程接入域由移动互联系统运营使用单位可控的,通过 VPN 等技术手段远程接入移动互联系统运营使用单位网络的移动终端组成,完成远程办公、应用系统管控等业务。远程接入域应重点保障远程移动终端自身运行安全、接入移动互联应用系统安全和通信网络安全。

本标准将移动互联系统中的计算节点分为两类:移动计算节点和传统计算节点。移动计算节点主要包括远程接入域和核心业务域中的移动终端,传统计算节点主要包括核心业务域中的传统计算终端和服务器等。传统计算节点及其边界安全设计可参考通用安全设计要求,下文提到的移动互联计算环境、区域边界、通信网络的安全设计都是特指移动计算节点而言的。

5.4　物联网等级保护安全技术设计框架

结合物联网系统的特点,构建在安全管理中心支持下的安全计算环境、安全区域边界、安全通信网络三重防御体系。安全管理中心支持下的物联网系统安全保护设计框架如附图6.4所示,物联网感知层和应用层都由完成计算任务的计算环境和连接网络通信域的区域边界组成。

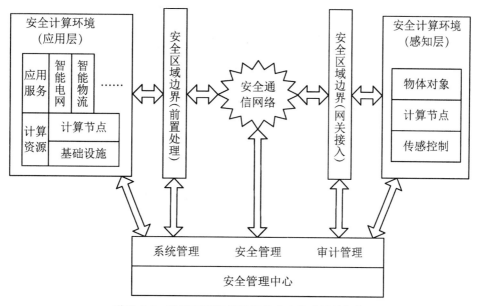

附图6.4　物联网系统等级保护安全技术设计框架

a) 安全计算环境

包括物联网系统感知层和应用层中对定级系统的信息进行存储、处理及实施安全策略的相关部件,如感知层中的物体对象、计算节点、传感控制设备,以及应用层中的计算资源及应用服务等。

b) 安全区域边界

包括物联网系统安全计算环境边界,以及安全计算环境与安全通信网络之间实现连接并实施安全策略的相关部件,如感知层和网络层之间的边界、网络层和应用层之间的边界等。

c) 安全通信网络

包括物联网系统安全计算环境和安全区域之间进行信息传输及实施安全策略的相关部件,如网络层的通信网络以及感知层和应用层内部安全计算环境之间的通信网络等。

d) 安全管理中心

包括对物联网系统的安全策略及安全计算环境、安全区域边界和安全通信网络上的安全机制实施统一管理的平台,包括系统管理、安全管理和审计管理三部分,只有第二级及第二级以上的安全保护环境设计有安全管理中心。

5.5　工业控制等级保护安全技术设计框架

对于工业控制系统根据被保护对象业务性质分区,针对功能层次技术特点实施的网络安全等级保护设计,工业控制系统等级保护安全技术设计框架如附图6.5所示。工业控制系统等级保护安全技术设计构建在安全管理中心支持下的计算环境、区域边界、通信网络三重防御体系,采用分层、分区的架构,结合工业控制系统总线协议复杂多样、实时性要求强、节点计算资源有限、设备可靠性要求高、故障恢复时间短、安全机制不能影响实时性等特点进行设计,以实现可信、可控、可管的系统安全互联、区域边界安全防护和计算环境安全。

工业控制系统分为4层,即第0—3层为工业控制系统等级保护的范畴,为设计框架覆盖的区域;横向上对工业控制系统进行安全区域的划分,根据工业控制系统中业务的重要性、实时性、业务的关联性、对现场受控设备的影响程度以及功能范围、资产属性等,形成不同的安全防护区域,系统都应置于相应的安全区域内,具体分区以工业现场实际情况为准(分区方式包括但不限于:第0—2层组成一个安全区域、第0—1层组成一个安全区域、同层中有不同的安全区域等)。

分区原则根据业务系统或其功能模块的实时性、使用者、主要功能、设备使用场所、各业务系统间的相互关系、广域网通信方式以及对工业控制系统的影响程度等。对于额外的安全性和可靠性要求,在主要的安全区还可以根据操作功能进一步划分成子区,将设备划分成不同的区域可以有效地建立"纵深防御"策略。将具备相同功能和安全要求的各系统的控制功能划分成不同的安全区域,并按照方便管理和控制为原则为各安全功能区域分配网段地址。

设计框架逐级增强,但防护类别相同,只是安全保护设计的强度不同。防护类别包括:安全计算环境,包括工业控制系统0—3层中的信息进行存储、处理及实施安全策略的相关部件;安全区域边界,包括安全计算环境边界,以及安全计算环境与安全通信网络之间实现连接并实施安全策略的相关部件;安全通信网络,包括安全计算环境和网络安全区域之间进行信息传输及实施安全策略的相关部件;安全管理中心,包括对定级系统的安全策略及安全计算环境、安全区域边界和安全通信网络上的安全机制实施统一管理的平台,包括系统管理、安全管理和审计管理三部分。

6　第一级系统安全保护环境设计

6.1　设计目标

第一级系统安全保护环境的设计目标是:按照 GB 17859—1999 对第一级系统的安全保护要求,实现定级系统的自主访问控制,使系统用户对其所属客体具有自我保护的能力。

6.2　设计策略

第一级系统安全保护环境的设计策略是:遵循 GB 17859—1999 的 4.1 中相关要求,以身份鉴别为基础,提供用户和(或)用户组对文件及数据库表的自主访问控制,以实现用户与数据的隔离,使用户具备自主安全保护的能力;以包过滤手段提供区域边界保护;以数据校验和恶意代码防范等手段提供数据和系统的完整性保护。

第一级系统安全保护环境的设计通过第一级的安全计算环境、安全区域边界以及安全通信网络的设计加以实现。计算节点都应基于可信根实现开机到操作系统启动的可信验证。

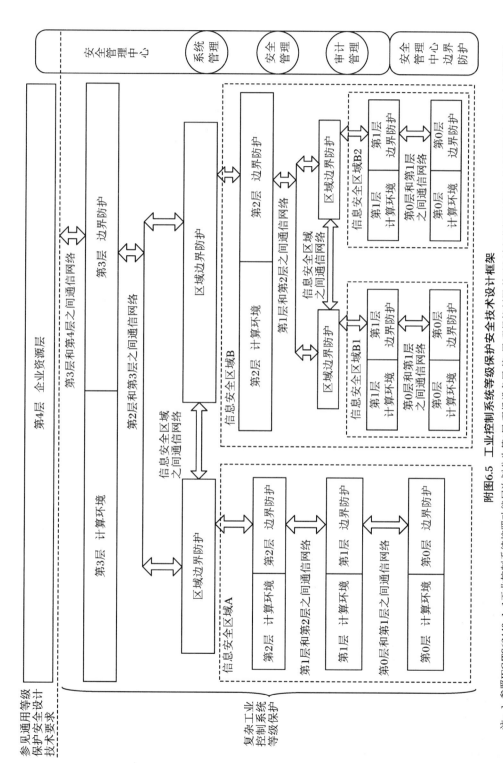

附图6.5 工业控制系统等级保护安全技术设计框架

注：1. 参照IEC/TS62443-1-1工业控制系统按照功能层次划分为第0层:现场设备层,第1层:现场控制层,第2层:过程监控层,第3层:生产管理层,第4层:企业资源层。
2. 一个信息安全区域可以包括多个不同等级的子区域。
3. 纵向上分区以工业现场实际情况为准(图中分区为示例性分区,分区方式包括但不限于:第0~2层组成一个安全区域、第0~1层组成一个安全区域等)。

6.3　设计技术要求

6.3.1　安全计算环境设计技术要求

6.3.1.1　通用安全计算环境设计技术要求

本项要求包括：

a) 用户身份鉴别

应支持用户标志和用户鉴别。在每一个用户注册到系统时，采用用户名和用户标志符标志用户身份；在每次用户登录系统时，采用口令鉴别机制进行用户身份鉴别，并对口令数据进行保护。

b) 自主访问控制

应在安全策略控制范围内，使用户/用户组对其创建的客体具有相应的访问操作权限，并能将这些权限的部分或全部授予其他用户/用户组。访问控制主体的粒度为用户/用户组级，客体的粒度为文件或数据库表级。访问操作包括对客体的创建、读、写、修改和删除等。

c) 用户数据完整性保护

可采用常规校验机制，检验存储的用户数据的完整性，以发现其完整性是否被破坏。

d) 恶意代码防范

应安装防恶意代码软件或配置具有相应安全功能的操作系统，并定期进行升级和更新，以防范和清除恶意代码。

e) 可信验证

可基于可信根对计算节点的 BIOS、引导程序、操作系统内核等进行可信验证，并在检测到其可信性受到破坏后进行报警。

6.3.1.2　云安全计算环境设计技术要求

本项要求包括：

a) 用户账号保护

应支持建立云租户账号体系，实现主体对虚拟机、云数据库、云网络、云存储等客体的访问授权。

b) 虚拟化安全

应禁止虚拟机对宿主机物理资源的直接访问；应支持不同云租户虚拟化网络之间安全隔离。

c) 恶意代码防范

物理机和宿主机应安装经过安全加固的操作系统或进行主机恶意代码防范。

6.3.1.3　移动互联安全计算环境设计技术要求

本项要求包括：

a) 用户身份鉴别

应采用口令、解锁图案以及其他具有相应安全强度的机制进行用户身份鉴别。

b) 应用管控

应提供应用程序签名认证机制，拒绝未经过认证签名的应用软件安装和执行。

6.3.1.4　物联网系统安全计算环境设计技术要求

本项要求包括：

a) 感知层设备身份鉴别

应采用常规鉴别机制对感知设备身份进行鉴别，确保数据来源于正确的感知设备。

b) 感知层设备访问控制

应通过制定安全策略如访问控制列表，实现对感知设备的访问控制。

6.3.1.5　工业控制系统安全计算环境设计技术要求

本项要求包括：

a）工业控制身份鉴别

现场控制层设备及过程监控层设备应实施唯一性的标志、鉴别与认证，保证鉴别认证与功能完整性状态随时能得到实时验证与确认。在控制设备及监控设备上运行的程序、相应的数据集合应有唯一性标志管理。

b）现场设备访问控制

应对通过身份鉴别的用户实施基于角色的访问控制策略，现场设备收到操作命令后，应检验该用户绑定的角色是否拥有执行该操作的权限，拥有权限的该用户获得授权，用户未获授权应向上层发出报警信息。

c）控制过程完整性保护

应在规定的时间内完成规定的任务，数据应以授权方式进行处理，确保数据不被非法篡改、不丢失、不延误，确保及时响应和处理事件。

6.3.2　安全区域边界设计技术要求

6.3.2.1　通用安全区域边界设计技术要求

本项要求包括：

a）区域边界包过滤

可根据区域边界安全控制策略，通过检查数据包的源地址、目的地址、传输层协议和请求的服务等，确定是否允许该数据包通过该区域边界。

b）区域边界恶意代码防范

可在安全区域边界设置防恶意代码软件，并定期进行升级和更新，以防止恶意代码入侵。

c）可信验证

可基于可信根对区域边界计算节点的 BIOS、引导程序、操作系统内核等进行可信验证，并在检测到其可信性受到破坏后进行报警。

6.3.2.2　云安全区域边界设计技术要求

本项要求包括：

a）区域边界结构安全

应保证虚拟机只能接收到目的地址包括自己地址的报文或业务需求的广播报文，同时限制广播攻击。

b）区域边界访问控制

应保证当虚拟机迁移时，访问控制策略随其迁移。

6.3.2.3　移动互联安全区域边界设计技术要求

应遵守 6.3.2.1。

6.3.2.4　物联网系统安全区域边界设计技术要求

应遵守 6.3.2.1。

6.3.2.5　工业控制系统区域边界设计技术要求

应遵守 6.3.2.1。

6.3.3　安全通信网络设计技术要求

6.3.3.1　通用安全通信网络设计技术要求

本项要求包括：

a）通信网络数据传输完整性保护

可采用由密码等技术支持的完整性校验机制，以实现通信网络数据传输完整性保护。

b）可信连接验证

通信节点应采用具有网络可信连接保护功能的系统软件或可信根支撑的信息技术产品,在设备连接网络时,对源和目标平台身份进行可信验证。

6.3.3.2　云安全通信网络设计技术要求

应遵守 6.3.3.1。

6.3.3.3　移动互联安全通信网络设计技术要求

应遵守 6.3.3.1。

6.3.3.4　物联网系统安全通信网络设计技术要求

应遵守 6.3.3.1。

6.3.3.5　工业控制系统安全通信网络设计技术要求

应遵守 6.3.3.1。

7　第二级系统安全保护环境设计

7.1　设计目标

第二级系统安全保护环境的设计目标是:按照 GB 17859—1999 对第二级系统的安全保护要求,在第一级系统安全保护环境的基础上,增加系统安全审计、客体重用等安全功能,并实施以用户为基本粒度的自主访问控制,使系统具有更强的自主安全保护能力,并保障基础计算资源和应用程序可信。

7.2　设计策略

第二级系统安全保护环境的设计策略是:遵循 GB 17859—1999 的 4.2 中相关要求,以身份鉴别为基础,提供单个用户和(或)用户组对共享文件、数据库表等的自主访问控制;以包过滤手段提供区域边界保护;以数据校验和恶意代码防范等手段,同时通过增加系统安全审计、客体安全重用等功能,使用户对自己的行为负责,提供用户数据保密性和完整性保护,以增强系统的安全保护能力。第二级系统安全保护环境在使用密码技术设计时,应支持国家密码管理主管部门批准使用的密码算法,使用国家密码管理主管部门认证核准的密码产品,遵循相关密码国家标准和行业标准。

第二级系统安全保护环境的设计通过第二级的安全计算环境、安全区域边界、安全通信网络以及安全管理中心的设计加以实现。计算节点都应基于可信根实现开机到操作系统启动,再到应用程序启动的可信验证,并将验证结果形成审计记录。

7.3　设计技术要求

7.3.1　安全计算环境设计技术要求

7.3.1.1　通用安全计算环境设计技术要求

本项要求包括:

a) 用户身份鉴别

应支持用户标志和用户鉴别。在每一个用户注册到系统时,采用用户名和用户标志符标志用户身份,并确保在系统整个生存周期用户标志的唯一性;在每次用户登录系统时,采用受控的口令或具有相应安全强度的其他机制进行用户身份鉴别,并使用密码技术对鉴别数据进行保密性和完整性保护。

b) 自主访问控制

应在安全策略控制范围内,使用户对其创建的客体具有相应的访问操作权限,并能将这些权限的部分或全部授予其他用户。访问控制主体的粒度为用户级,客体的粒度为文件或数据库表级。访问操作包括对客体的创建、读、写、修改和删除等。

c）系统安全审计

应提供安全审计机制，记录系统的相关安全事件。审计记录包括安全事件的主体、客体、时间、类型和结果等内容。该机制应提供审计记录查询、分类和存储保护，并可由安全管理中心管理。

d）用户数据完整性保护

可采用常规校验机制，检验存储的用户数据的完整性，以发现其完整性是否被破坏。

e）用户数据保密性保护

可采用密码等技术支持的保密性保护机制，对在安全计算环境中存储和处理的用户数据进行保密性保护。

f）客体安全重用

应采用具有安全客体复用功能的系统软件或具有相应功能的信息技术产品，对用户使用的客体资源，在这些客体资源重新分配前，对其原使用者的信息进行清除，以确保信息不被泄露。

g）恶意代码防范

应安装防恶意代码软件或配置具有相应安全功能的操作系统，并定期进行升级和更新，以防范和清除恶意代码。

h）可信验证

可基于可信根对计算节点的 BIOS、引导程序、操作系统内核、应用程序等进行可信验证，并在检测到其可信性受到破坏后进行报警，并将验证结果形成审计记录。

7.3.1.2　云安全计算环境设计技术要求

本项要求包括：

a）用户身份鉴别

应支持注册到云计算服务的云租户建立主子账号，并采用用户名和用户标志符标志主子账号用户身份。

b）用户账号保护

应支持建立云租用户账号体系，实现主体对虚拟机、云数据库、云网络、云存储等客体的访问授权。

c）安全审计

应支持云服务商和云租户远程管理时执行特权命令进行审计。

应支持租户收集和查看与本租户资源相关的审计信息，保证云服务商对云租户系统和数据的访问操作可被租户审计。

d）入侵防范

应能检测到虚拟机对宿主机物理资源的异常访问。

e）数据备份与恢复

应采取冗余架构或分布式架构设计；应支持数据多副本存储方式；应支持通用接口确保云租户可以将业务系统及数据迁移到其他云计算平台和本地系统，保证可移植性。

f）虚拟化安全

应实现虚拟机之间的 CPU、内存和存储空间安全隔离；应禁止虚拟机对宿主机物理资源的直接访问；应支持不同云租户虚拟化网络之间安全隔离。

g）恶意代码防范

物理机和宿主机应安装经过安全加固的操作系统或进行主机恶意代码防范；虚拟机应安装经过安全加固的操作系统或进行主机恶意代码防范；应支持对 Web 应用恶意代码检测和防护的能力。

h）镜像和快照安全

应支持镜像和快照提供对虚拟机镜像和快照文件的完整性保护；防止虚拟机镜像、快照中可能存在的敏感资源被非授权访问；针对重要业务系统提供安全加固的操作系统镜像或支持对操作系统镜像进行自加固。

7.3.1.3　移动互联安全计算环境设计技术要求

本项要求包括：

a) 用户身份鉴别

应采用口令、解锁图案以及其他具有相应安全强度的机制进行用户身份鉴别。

b) 应用管控

应提供应用程序签名认证机制，拒绝未经过认证签名的应用软件安装和执行。

c) 安全域隔离

应能够为重要应用提供应用级隔离的运行环境，保证应用的输入、输出、存储信息不被非法获取。

d) 数据保密性保护

应采取加密、混淆等措施，对移动应用程序进行保密性保护，防止被反编译。

e) 可信验证

应能对移动终端的操作系统、应用等程序的可信性进行验证，阻止非可信程序的执行。

7.3.1.4　物联网系统安全计算环境设计技术要求

本项要求包括：

a) 感知层设备身份鉴别

应采用常规鉴别机制对感知设备身份进行鉴别，确保数据来源于正确的感知设备；应对感知设备和感知层网关进行统一入网标志管理和维护，并确保在整个生存周期设备标志的唯一性。

b) 感知层设备访问控制

应通过制定安全策略如访问控制列表，实现对感知设备的访问控制；感知设备和其他设备（感知层网关、其他感知设备）通信时，应根据安全策略对其他设备进行权限检查。

7.3.1.5　工业控制系统安全计算环境设计技术要求

本项要求包括：

a) 工业控制身份鉴别

现场控制层设备及过程监控层设备应实施唯一性的标志、鉴别与认证，保证鉴别认证与功能完整性状态随时能得到实时验证与确认。在控制设备及监控设备上运行的程序、相应的数据集合应有唯一性标志管理。

b) 现场设备访问控制

应对通过身份鉴别的用户实施基于角色的访问控制策略，现场设备收到操作命令后，应检验该用户绑定的角色是否拥有执行该操作的权限，拥有权限的该用户获得授权，用户未获授权应向上层发出报警信息。

c) 现场设备数据保密性保护

可采用密码技术支持的保密性保护机制或可采用物理保护机制，对现场设备层设备及连接到现场控制层的现场总线设备内存储的有保密需要的数据、程序、配置信息等进行保密性保护。

d) 控制过程完整性保护

应在规定的时间内完成规定的任务，数据应以授权方式进行处理，确保数据不被非法篡改、不丢失、不延误，确保及时响应和处理事件，保护系统的同步机制、校时机制，保持控制周期稳定、现场总线轮询周期稳定。

7.3.2　安全区域边界设计技术要求

7.3.2.1　通用安全区域边界设计技术要求

本项要求包括：

a) 区域边界包过滤

应根据区域边界安全控制策略,通过检查数据包的源地址、目的地址、传输层协议和请求的服务等,确定是否允许该数据包通过该区域边界。

b) 区域边界安全审计

应在安全区域边界设置审计机制,并由安全管理中心统一管理。

c) 区域边界恶意代码防范

可在安全区域边界设置防恶意代码网关,由安全管理中心管理。

d) 区域边界完整性保护

应在区域边界设置探测器,探测非法外联等行为,并及时报告安全管理中心。

e) 可信验证

可基于可信根对区域边界计算节点的 BIOS、引导程序、操作系统内核、区域边界安全管控程序等进行可信验证,并在检测到其可信性受到破坏后进行报警,并将验证结果形成审计记录。

7.3.2.2 云安全区域边界设计技术要求

本项要求包括:

a) 区域边界结构安全

应保证虚拟机只能接收到目的地址包括自己地址的报文或业务需求的广播报文,同时限制广播攻击。

b) 区域边界访问控制

应保证当虚拟机迁移时,访问控制策略随其迁移;应允许云租户设置不同虚拟机之间的访问控制策略;应建立租户私有网络实现不同租户之间的安全隔离。

7.3.2.3 移动互联安全区域边界设计技术要求

本项要求包括:

a) 区域边界访问控制

应能限制移动设备在不同工作场景下对 Wi-Fi、3G、4G 等网络的访问能力。

b) 区域边界完整性保护

应具备无线接入设备检测功能,对于非法无线接入设备进行报警。

7.3.2.4 物联网系统安全区域边界设计技术要求

本项要求包括:

a) 区域边界准入控制

应在安全区域边界设置准入控制机制,能够对设备进行认证。

b) 区域边界协议过滤与控制

应在安全区域边界设置协议检查,对通信报文进行合规检查。

7.3.2.5 工业控制系统安全区域边界设计技术要求

应遵守 7.3.2.1。

7.3.3 安全通信网络设计技术要求

7.3.3.1 通用安全通信网络设计技术要求

本项要求包括:

a) 通信网络安全审计

应在安全通信网络设置审计机制,由安全管理中心管理。

b) 通信网络数据传输完整性保护

可采用由密码等技术支持的完整性校验机制,以实现通信网络数据传输完整性保护。

c) 通信网络数据传输保密性保护

可采用由密码等技术支持的保密性保护机制,以实现通信网络数据传输保密性保护。

d）可信连接验证

通信节点应采用具有网络可信连接保护功能的系统软件或可信根支撑的信息技术产品，在设备连接网络时，对源和目标平台身份、执行程序进行可信验证，并将验证结果形成审计记录。

7.3.3.2　云安全通信网络设计技术要求

本项要求包括：

a）通信网络数据传输保密性

可支持云租户远程通信数据保密性保护。

b）通信网络安全审计

应支持租户收集和查看与本租户资源相关的审计信息；应保证云服务商对云租户通信网络的访问操作可被租户审计。

7.3.3.3　移动互联安全通信网络设计技术要求

应遵守 7.3.3.1。

7.3.3.4　物联网系统安全通信网络设计技术要求

本项要求包括：

a）异构网安全接入保护

应采用接入认证等技术建立异构网络的接入认证系统，保障控制信息的安全传输。

7.3.3.5　工业控制系统安全通信网络设计技术要求

本项要求包括：

a）现场总线网络数据传输完整性保护

可采用适应现场总线特点的报文短、时延小的密码技术支持的完整性校验机制或可采用物理保护机制，实现现场总线网络数据传输完整性保护。

b）无线网络数据传输完整性保护

可采用密码技术支持的完整性校验机制，以实现无线网络数据传输完整性保护。

7.3.4　安全管理中心设计技术要求

7.3.4.1　系统管理

可通过系统管理员对系统的资源和运行进行配置、控制和可信管理，包括用户身份、可信证书、可信基准库、系统资源配置、系统加载和启动、系统运行的异常处理、数据和设备的备份与恢复以及恶意代码防范等。

应对系统管理员进行身份鉴别，只允许其通过特定的命令或操作界面进行系统管理操作，并对这些操作进行审计。

在进行云计算平台安全设计时，安全管理应提供查询云租户数据及备份存储位置的方式。

在进行物联网系统安全设计时，应通过系统管理员对感知设备、感知层网关等进行统一身份标志管理。

7.3.4.2　审计管理

可通过安全审计员对分布在系统各个组成部分的安全审计机制进行集中管理，包括根据安全审计策略对审计记录进行分类；提供按时间段开启和关闭相应类型的安全审计机制；对各类审计记录进行存储、管理和查询等。

应对安全审计员进行身份鉴别，只允许其通过特定的命令或操作界面进行安全审计操作。

在进行云计算平台安全设计时，云计算平台应对云服务器、云数据库、云存储等云服务的创建、删除等操作行为进行审计。

在进行工业控制系统安全设计时，应通过安全管理员对工业控制现场控制设备、网络安全设备、网络设备、服务器、操作站等设备中主体和客体进行登记，并对各设备的网络安全监控和报警、网络安全日志信息进行集中管理。根据安全审计策略对各类网络安全信息进行分类管理与查询,并生成统一的审计报告。

8 第三级系统安全保护环境设计

8.1 设计目标

第三级系统安全保护环境的设计目标是:按照 GB 17859—1999 对第三级系统的安全保护要求,在第二级系统安全保护环境的基础上,通过实现基于安全策略模型和标记的强制访问控制以及增强系统的审计机制,使系统具有在统一安全策略管控下,保护敏感资源的能力,并保障基础计算资源和应用程序可信,确保关键执行环节可信。

8.2 设计策略

第三级系统安全保护环境的设计策略是:在第二级系统安全保护环境的基础上,遵循 GB 17859—1999 的 4.3 中相关要求,构造非形式化的安全策略模型,对主、客体进行安全标记,表明主、客体的级别分类和非级别分类的组合,以此为基础,按照强制访问控制规则实现对主体及其客体的访问控制。第三级系统安全保护环境在使用密码技术设计时,应支持国家密码管理主管部门批准使用的密码算法,使用国家密码管理主管部门认证核准的密码产品,遵循相关密码国家标准和行业标准。

第三级系统安全保护环境的设计通过第三级的安全计算环境、安全区域边界、安全通信网络以及安全管理中心的设计加以实现。计算节点都应基于可信根实现开机到操作系统启动,再到应用程序启动的可信验证,并在应用程序的关键执行环节对其执行环境进行可信验证,主动抵御病毒入侵行为,并将验证结果形成审计记录,送至管理中心。

8.3 设计技术要求

8.3.1 安全计算环境设计技术要求

8.3.1.1 通用安全计算环境设计技术要求

本项要求包括:

a) 用户身份鉴别

应支持用户标志和用户鉴别。在对每一个用户注册到系统时,采用用户名和用户标志符标志用户身份,并确保在系统整个生存周期用户标志的唯一性;在每次用户登录系统时,采用受安全管理中心控制的口令、令牌、基于生物特征、数字证书以及其他具有相应安全强度的两种或两种以上的组合机制进行用户身份鉴别,并对鉴别数据进行保密性和完整性保护。

b) 自主访问控制

应在安全策略控制范围内,使用户对其创建的客体具有相应的访问操作权限,并能将这些权限的部分或全部授予其他用户。自主访问控制主体的粒度为用户级,客体的粒度为文件或数据库表级和(或)记录或字段级。自主访问操作包括对客体的创建、读、写、修改和删除等。

c) 标记和强制访问控制

在对安全管理员进行身份鉴别和权限控制的基础上,应由安全管理员通过特定操作界面对主、客体进行安全标记;应按安全标记和强制访问控制规则,对确定主体访问客体的操作进行控制。强制访问控制主体的粒度为用户级,客体的粒度为文件或数据库表级。应确保安全计算环境内的所有主、客体具有一致的标记信息,并实施相同的强制访问控制规则。

d) 系统安全审计

应记录系统的相关安全事件。审计记录包括安全事件的主体、客体、时间、类型和结果等内容。应提供审计记录查询、分类、分析和存储保护；确保对特定安全事件进行报警；确保审计记录不被破坏或非授权访问。应为安全管理中心提供接口；对不能由系统独立处理的安全事件，提供由授权主体调用的接口。

e）用户数据完整性保护

应采用密码等技术支持的完整性校验机制，检验存储和处理的用户数据的完整性，以发现其完整性是否被破坏，且在其受到破坏时能对重要数据进行恢复。

f）用户数据保密性保护

应采用密码等技术支持的保密性保护机制，对在安全计算环境中存储和处理的用户数据进行保密性保护。

g）客体安全重用

应采用具有安全客体复用功能的系统软件或具有相应功能的信息技术产品，对用户使用的客体资源，在这些客体资源重新分配前，对其原使用者的信息进行清除，以确保信息不被泄露。

h）可信验证

可基于可信根对计算节点的 BIOS、引导程序、操作系统内核、应用程序等进行可信验证，并在应用程序的关键执行环节对系统调用的主体、客体、操作可信验证，并对中断、关键内存区域等执行资源进行可信验证，并在检测到其可信性受到破坏时采取措施恢复，并将验证结果形成审计记录，送至管理中心。

i）配置可信检查

应将系统的安全配置信息形成基准库，实时监控或定期检查配置信息的修改行为，及时修复和基准库中内容不符的配置信息。

j）入侵检测和恶意代码防范

应通过主动免疫可信计算检验机制及时识别入侵和病毒行为，并将其有效阻断。

8.3.1.2　云安全计算环境设计技术要求

本项要求包括：

a）用户身份鉴别

应支持注册到云计算服务的云租户建立主子账号，并采用用户名和用户标志符标志主子账号用户身份。

b）用户账号保护

应支持建立云租用户账号体系，实现主体对虚拟机、云数据库、云网络、云存储等客体的访问授权。

c）安全审计

应支持对云服务商和云租户远程管理时执行的特权命令进行审计。

应支持租户收集和查看与本租户资源相关的审计信息，保证云服务商对云租户系统和数据的访问操作可被租户审计。

d）入侵防范

应能检测到虚拟机对宿主机物理资源的异常访问。应支持对云租户进行行为监控，对云租户发起的恶意攻击或恶意对外连接进行检测和告警。

e）数据保密性保护

应提供重要业务数据加密服务，加密密钥由租户自行管理；应提供加密服务，保证虚拟机在迁移过程中重要数据的保密性。

f）数据备份与恢复

应采取冗余架构或分布式架构设计；应支持数据多副本存储方式；应支持通用接口确保云租户可以将业务系统及数据迁移到其他云计算平台和本地系统，保证可移植性。

g）虚拟化安全

应实现虚拟机之间的 CPU、内存和存储空间安全隔离，能检测到非授权管理虚拟机等情况，并进行告警;应禁止虚拟机对宿主机物理资源的直接访问,应能对异常访问进行告警;应支持不同云租户虚拟化网络之间安全隔离;应监控物理机、宿主机、虚拟机的运行状态。

h) 恶意代码防范

物理机和宿主机应安装经过安全加固的操作系统或进行主机恶意代码防范;虚拟机应安装经过安全加固的操作系统或进行主机恶意代码防范;应支持对 Web 应用恶意代码检测和防护的能力。

i) 镜像和快照安全

应支持镜像和快照提供对虚拟机镜像和快照文件的完整性保护;防止虚拟机镜像、快照中可能存在的敏感资源被非授权访问;针对重要业务系统提供安全加固的操作系统镜像或支持对操作系统镜像进行自加固。

8.3.1.3 移动互联安全计算环境设计技术要求

本项要求包括:

a) 用户身份鉴别

应对移动终端用户实现基于口令或解锁图案、数字证书或动态口令、生物特征等方式的两种或两种以上的组合机制进行用户身份鉴别。

b) 标记和强制访问控制

应确保用户或进程对移动终端系统资源的最小使用权限;应根据安全策略,控制移动终端接入访问外设,外设类型至少应包括扩展存储卡、GPS 等定位设备、蓝牙、NFC 等通信外设,并记录日志。

c) 应用管控

应具有软件白名单功能,能根据白名单控制应用软件安装、运行;应提供应用程序签名认证机制,拒绝未经过认证签名的应用软件安装和执行。

d) 安全域隔离

应能够为重要应用提供基于容器、虚拟化等系统级隔离的运行环境,保证应用的输入、输出、存储信息不被非法获取。

e) 移动设备管控

应基于移动设备管理软件,实行对移动设备全生命周期管控,保证移动设备丢失或被盗后,通过网络定位搜寻设备的位置、远程锁定设备、远程擦除设备上的数据、使设备发出警报音,确保在能够定位和检索的同时最大限度地保护数据。

f) 数据保密性保护

应采取加密、混淆等措施,对移动应用程序进行保密性保护,防止被反编译;应实现对扩展存储设备的加密功能,确保数据存储的安全。

g) 可信验证

应能对移动终端的引导程序、操作系统内核、应用程序等进行可信验证,确保每个部件在加载前的真实性和完整性。

8.3.1.4 物联网系统安全计算环境设计技术要求

本项要求包括:

a) 感知层设备身份鉴别

应采用密码技术支持的鉴别机制实现感知层网关与感知设备之间的双向身份鉴别,确保数据来源于正确的设备;应对感知设备和感知层网关进行统一入网标志管理和维护,并确保在整个生存周期设备标志的唯一性;应采取措施对感知设备组成的组进行组认证以减少网络拥塞。

b) 感知层设备访问控制

应通过制定安全策略如访问控制列表,实现对感知设备的访问控制;感知设备和其他设备(感知层网关、其他感知设备)通信时,根据安全策略对其他设备进行权限检查;感知设备进行更新配置时,根据安全策略对用户进行权限检查。

8.3.1.5 工业控制系统安全计算环境设计技术要求

本项要求包括:

a) 工业控制身份鉴别

现场控制层设备及过程监控层设备应实施唯一性的标志、鉴别与认证,保证鉴别认证与功能完整性状态随时能得到实时验证与确认。在控制设备及监控设备上运行的程序、相应的数据集合应有唯一性标志管理,防止未经授权的修改。

b) 现场设备访问控制

应对通过身份鉴别的用户实施基于角色的访问控制策略,现场设备收到操作命令后,应检验该用户绑定的角色是否拥有执行该操作的权限,拥有权限的该用户获得授权,用户未获授权应向上层发出报警信息。只有获得授权的用户才能对现场设备进行组态下装、软件更新、数据更新、参数设定等操作。

c) 现场设备安全审计

在有冗余的重要应用环境,双重或多重控制器可采用实时审计跟踪技术,确保及时捕获网络安全事件信息并报警。

d) 现场设备数据完整性保护

应采用密码技术或应采用物理保护机制保证现场控制层设备和现场设备层设备之间通信会话完整性。

e) 现场设备数据保密性保护

应采用密码技术支持的保密性保护机制或应采用物理保护机制,对现场设备层设备及连接到现场控制层的现场总线设备内存储的有保密需要的数据、程序、配置信息等进行保密性保护。

f) 控制过程完整性保护

应在规定的时间内完成规定的任务,数据应以授权方式进行处理,确保数据不被非法篡改、不丢失、不延误,确保及时响应和处理事件,保护系统的同步机制、校时机制,保持控制周期稳定、现场总线轮询周期稳定;现场设备应能识别和防范破坏控制过程完整性的攻击行为,应能识别和防止以合法身份、合法路径干扰控制器等设备正常工作节奏的攻击行为;在控制系统遭到攻击无法保持正常运行时,应有故障隔离措施,应使系统导向预先定义好的安全的状态,将危害控制到最小范围。

8.3.2 安全区域边界设计技术要求

8.3.2.1 通用安全区域边界设计技术要求

本项要求包括:

a) 区域边界访问控制

应在安全区域边界设置自主和强制访问控制机制,应对源及目标计算节点的身份、地址、端口和应用协议等进行可信验证,对进出安全区域边界的数据信息进行控制,阻止非授权访问。

b) 区域边界包过滤

应根据区域边界安全控制策略,通过检查数据包的源地址、目的地址、传输层协议、请求的服务等,确定是否允许该数据包进出该区域边界。

c) 区域边界安全审计

应在安全区域边界设置审计机制,由安全管理中心集中管理,并对确认的违规行为及时报警。

d) 区域边界完整性保护

应在区域边界设置探测器,例如外接探测软件,探测非法外联和入侵行为,并及时报告安全管理中心。

e) 可信验证

可基于可信根对计算节点的 BIOS、引导程序、操作系统内核、区域边界安全管控程序等进行可信验证,并在区域边界设备运行过程中定期对程序内存空间、操作系统内核关键内存区域等执行资源进行可信验证,并在检测到其可信性受到破坏时采取措施恢复,并将验证结果形成审计记录,送至管理中心。

8.3.2.2 云安全区域边界设计技术要求

本项要求包括:

a) 区域边界结构安全

应保证虚拟机只能接收到目的地址包括自己地址的报文或业务需求的广播报文,同时限制广播攻击;应实现不同租户间虚拟网络资源之间的隔离,并避免网络资源过量占用;应保证云计算平台管理流量与云租户业务流量分离。

应能够识别、监控虚拟机之间、虚拟机与物理机之间的网络流量;提供开放接口或开放性安全服务,允许云租户接入第三方安全产品或在云平台选择第三方安全服务。

b) 区域边界访问控制

应保证当虚拟机迁移时,访问控制策略随其迁移;应允许云租户设置不同虚拟机之间的访问控制策略;应建立租户私有网络实现不同租户之间的安全隔离;应在网络边界处部署监控机制,对进出网络的流量实施有效监控。

c) 区域边界入侵防范

当虚拟机迁移时,入侵防范机制可应用于新的边界处;应将区域边界入侵防范机制纳入安全管理中心统一管理。

应向云租户提供互联网内容安全监测功能,对有害信息进行实时检测和告警。

d) 区域边界审计要求

根据云服务商和云租户的职责划分,收集各自控制部分的审计数据;根据云服务商和云租户的职责划分,实现各自控制部分的集中审计;当发生虚拟机迁移或虚拟资源变更时,安全审计机制可应用于新的边界处;为安全审计数据的汇集提供接口,并可供第三方审计。

8.3.2.3 移动互联安全区域边界设计技术要求

8.3.2.3.1 区域边界访问控制

应对接入系统的移动终端,采取基于 SIM 卡、证书等信息的强认证措施;应能限制移动设备在不同工作场景下对 Wi-Fi、3G、4G 等网络的访问能力。

8.3.2.3.2 区域边界完整性保护

移动终端区域边界检测设备监控范围应完整覆盖移动终端办公区,并具备无线路由器设备位置检测功能,对于非法无线路由器设备接入进行报警和阻断。

8.3.2.4 物联网系统安全区域边界设计技术要求

本项要求包括:

a) 区域边界访问控制

应能根据数据的时间戳为数据流提供明确的允许/拒绝访问的能力;应提供网络最大流量及网络连接数限制机制;应能够根据通信协议特性,控制不规范数据包的出入。

b) 区域边界准入控制

应在安全区域边界设置准入控制机制,能够对设备进行认证,保证合法设备接入,拒绝恶意设备接入;应根据感知设备特点收集感知设备的健康性相关信息如固件版本、标志、配置信息校验值等,并能够对接入的感知设备进行健康性检查。

c) 区域边界协议过滤与控制

应在安全区域边界设置协议过滤,能够对物联网通信内容进行过滤,对通信报文进行合规检查,根据协议特性,设置相对应控制机制。

8.3.2.5 工业控制系统安全区域边界设计技术要求

本项要求包括:

a) 工控通信协议数据过滤

对通过安全区域边界的工控通信协议,应能识别其所承载的数据是否会对工控系统造成攻击或破坏,应控制通信流量、帧数量频度、变量的读取频度稳定且在正常范围内,保护控制器的工作节奏,识别和过滤写变量参数超出正常范围的数据,该控制过滤处理组件可配置在区域边界的网络设备上,也可配置在本安全区域内的工控通信协议的端点设备上或唯一的通信链路设备上。

b) 工控通信协议信息泄露防护

应防止暴露本区域工控通信协议端点设备的用户名和登录密码,采用过滤变换技术隐藏用户名和登录密码等关键信息,将该端点设备单独分区过滤及其他具有相应防护功能的一种或一种以上组合机制进行防护。

c) 工控区域边界安全审计

应在安全区域边界设置实时监测告警机制,通过安全管理中心集中管理,对确认的违规行为及时向安全管理中心和工控值守人员报警并做出相应处置。

8.3.3　安全通信网络设计技术要求

8.3.3.1　通用安全通信网络设计技术要求

本项要求包括:

a) 通信网络安全审计

应在安全通信网络设置审计机制,由安全管理中心集中管理,并对确认的违规行为进行报警。

b) 通信网络数据传输完整性保护

应采用由密码技术支持的完整性校验机制,以实现通信网络数据传输完整性保护,并在发现完整性被破坏时进行恢复。

c) 通信网络数据传输保密性保护

应采用由密码技术支持的保密性保护机制,以实现通信网络数据传输保密性保护。

d) 可信连接验证

通信节点应采用具有网络可信连接保护功能的系统软件或可信根支撑的信息技术产品,在设备连接网络时,对源和目标平台身份、执行程序及其关键执行环节的执行资源进行可信验证,并将验证结果形成审计记录,送至管理中心。

8.3.3.2　云安全通信网络设计技术要求

本项要求包括:

a) 通信网络数据传输保密性

应支持云租户远程通信数据保密性保护。

应对网络策略控制器和网络设备(或设备代理)之间网络通信进行加密。

b) 通信网络可信接入保护

应禁止通过互联网直接访问云计算平台物理网络;应提供开放接口,允许接入可信的第三方安全产品。

c) 通信网络安全审计

应支持租户收集和查看与本租户资源相关的审计信息;应保证云服务商对云租户通信网络的访问操作可被租户审计。

8.3.3.3　移动互联安全通信网络设计技术要求

本项要求包括:

a) 通信网络可信保护

应通过 VPDN 等技术实现基于密码算法的可信网络连接机制,通过对连接到通信网络的设备进行可信检验,确保接入通信网络的设备真实可信,防止设备的非法接入。

警;应禁止虚拟机对宿主机物理资源的直接访问,应能对异常访问进行告警;应支持不同云租户虚拟化网络之间安全隔离;应监控物理机、宿主机、虚拟机的运行状态。

h) 恶意代码防范

物理机和宿主机应安装经过安全加固的操作系统或进行主机恶意代码防范;虚拟机应安装经过安全加固的操作系统或进行主机恶意代码防范;应支持对 Web 应用恶意代码检测和防护的能力。

i) 镜像和快照安全

应支持镜像和快照提供对虚拟机镜像和快照文件的完整性保护;防止虚拟机镜像、快照中可能存在的敏感资源被非授权访问;针对重要业务系统提供安全加固的操作系统镜像或支持对操作系统镜像进行自加固。

8.3.1.3　移动互联安全计算环境设计技术要求

本项要求包括:

a) 用户身份鉴别

应对移动终端用户实现基于口令或解锁图案、数字证书或动态口令、生物特征等方式的两种或两种以上的组合机制进行用户身份鉴别。

b) 标记和强制访问控制

应确保用户或进程对移动终端系统资源的最小使用权限;应根据安全策略,控制移动终端接入访问外设,外设类型至少应包括扩展存储卡、GPS 等定位设备、蓝牙、NFC 等通信外设,并记录日志。

c) 应用管控

应具有软件白名单功能,能根据白名单控制应用软件安装、运行;应提供应用程序签名认证机制,拒绝未经过认证签名的应用软件安装和执行。

d) 安全域隔离

应能够为重要应用提供基于容器、虚拟化等系统级隔离的运行环境,保证应用的输入、输出、存储信息不被非法获取。

e) 移动设备管控

应基于移动设备管理软件,实行对移动设备全生命周期管控,保证移动设备丢失或被盗后,通过网络定位搜寻设备的位置、远程锁定设备、远程擦除设备上的数据、使设备发出警报音,确保在能够定位和检索的同时最大限度地保护数据。

f) 数据保密性保护

应采取加密、混淆等措施,对移动应用程序进行保密性保护,防止被反编译;应实现对扩展存储设备的加密功能,确保数据存储的安全。

g) 可信验证

应能对移动终端的引导程序、操作系统内核、应用程序等进行可信验证,确保每个部件在加载前的真实性和完整性。

8.3.1.4　物联网系统安全计算环境设计技术要求

本项要求包括:

a) 感知层设备身份鉴别

应采用密码技术支持的鉴别机制实现感知层网关与感知设备之间的双向身份鉴别,确保数据来源于正确的设备;应对感知设备和感知层网关进行统一入网标志管理和维护,并确保在整个生存周期设备标志的唯一性;应采取措施对感知设备组成的组进行组认证以减少网络拥塞。

b) 感知层设备访问控制

应通过制定安全策略如访问控制列表,实现对感知设备的访问控制;感知设备和其他设备(感知层网关、其他感知设备)通信时,根据安全策略对其他设备进行权限检查;感知设备进行更新配置时,根据安全策略对用户进行权限检查。

8.3.1.5 工业控制系统安全计算环境设计技术要求

本项要求包括：

a) 工业控制身份鉴别

现场控制层设备及过程监控层设备应实施唯一性的标志、鉴别与认证，保证鉴别认证与功能完整性状态随时能得到实时验证与确认。在控制设备及监控设备上运行的程序、相应的数据集合应有唯一性标志管理，防止未经授权的修改。

b) 现场设备访问控制

应对通过身份鉴别的用户实施基于角色的访问控制策略，现场设备收到操作命令后，应检验该用户绑定的角色是否拥有执行该操作的权限，拥有权限的该用户获得授权，用户未获授权应向上层发出报警信息。只有获得授权的用户才能对现场设备进行组态下装、软件更新、数据更新、参数设定等操作。

c) 现场设备安全审计

在有冗余的重要应用环境，双重或多重控制器可采用实时审计跟踪技术，确保及时捕获网络安全事件信息并报警。

d) 现场设备数据完整性保护

应采用密码技术或应采用物理保护机制保证现场控制层设备和现场设备层设备之间通信会话完整性。

e) 现场设备数据保密性保护

应采用密码技术支持的保密性保护机制或应采用物理保护机制，对现场设备层设备及连接到现场控制层的现场总线设备内存储的有保密需要的数据、程序、配置信息等进行保密性保护。

f) 控制过程完整性保护

应在规定的时间内完成规定的任务，数据应以授权方式进行处理，确保数据不被非法篡改、不丢失、不延误，确保及时响应和处理事件，保护系统的同步机制、校时机制，保持控制周期稳定、现场总线轮询周期稳定；现场设备应能识别和防范破坏控制过程完整性的攻击行为，应能识别和防止以合法身份、合法路径干扰控制器等设备正常工作节奏的攻击行为；在控制系统遭到攻击无法保持正常运行时，应有故障隔离措施，应使系统导向预先定义好的安全的状态，将危害控制到最小范围。

8.3.2 安全区域边界设计技术要求

8.3.2.1 通用安全区域边界设计技术要求

本项要求包括：

a) 区域边界访问控制

应在安全区域边界设置自主和强制访问控制机制，应对源及目标计算节点的身份、地址、端口和应用协议等进行可信验证，对进出安全区域边界的数据信息进行控制，阻止非授权访问。

b) 区域边界包过滤

应根据区域边界安全控制策略，通过检查数据包的源地址、目的地址、传输层协议、请求的服务等，确定是否允许该数据包进出该区域边界。

c) 区域边界安全审计

应在安全区域边界设置审计机制，由安全管理中心集中管理，并对确认的违规行为及时报警。

d) 区域边界完整性保护

应在区域边界设置探测器，例如外接探测软件，探测非法外联和入侵行为，并及时报告安全管理中心。

e) 可信验证

可基于可信根对计算节点的 BIOS、引导程序、操作系统内核、区域边界安全管控程序等进行可信验证，并在区域边界设备运行过程中定期对程序内存空间、操作系统内核关键内存区域等执行资源进行可信验证,并在检测到其可信性受到破坏时采取措施恢复,并将验证结果形成审计记录,送至管理中心。

8.3.2.2 云安全区域边界设计技术要求

本项要求包括:

a) 区域边界结构安全

应保证虚拟机只能接收到目的地址包括自己地址的报文或业务需求的广播报文,同时限制广播攻击;应实现不同租户间虚拟网络资源之间的隔离,并避免网络资源过量占用;应保证云计算平台管理流量与云租户业务流量分离。

应能够识别、监控虚拟机之间、虚拟机与物理机之间的网络流量;提供开放接口或开放性安全服务,允许云租户接入第三方安全产品或在云平台选择第三方安全服务。

b) 区域边界访问控制

应保证当虚拟机迁移时,访问控制策略随其迁移;应允许云租户设置不同虚拟机之间的访问控制策略;应建立租户私有网络实现不同租户之间的安全隔离;应在网络边界处部署监控机制,对进出网络的流量实施有效监控。

c) 区域边界入侵防范

当虚拟机迁移时,入侵防范机制可应用于新的边界处;应将区域边界入侵防范机制纳入安全管理中心统一管理。

应向云租户提供互联网内容安全监测功能,对有害信息进行实时检测和告警。

d) 区域边界审计要求

根据云服务商和云租户的职责划分,收集各自控制部分的审计数据;根据云服务商和云租户的职责划分,实现各自控制部分的集中审计;当发生虚拟机迁移或虚拟资源变更时,安全审计机制可应用于新的边界处;为安全审计数据的汇集提供接口,并可供第三方审计。

8.3.2.3 移动互联安全区域边界设计技术要求

8.3.2.3.1 区域边界访问控制

应对接入系统的移动终端,采取基于 SIM 卡、证书等信息的强认证措施;应能限制移动设备在不同工作场景下对 Wi-Fi、3G、4G 等网络的访问能力。

8.3.2.3.2 区域边界完整性保护

移动终端区域边界检测设备监控范围应完整覆盖移动终端办公区,并具备无线路由器设备位置检测功能,对于非法无线路由器设备接入进行报警和阻断。

8.3.2.4 物联网系统安全区域边界设计技术要求

本项要求包括:

a) 区域边界访问控制

应能根据数据的时间戳为数据流提供明确的允许/拒绝访问的能力;应提供网络最大流量及网络连接数限制机制;应能够根据通信协议特性,控制不规范数据包的出入。

b) 区域边界准入控制

应在安全区域边界设置准入控制机制,能够对设备进行认证,保证合法设备接入,拒绝恶意设备接入;应根据感知设备特点收集感知设备的健康性相关信息如固件版本、标志、配置信息校验值等,并能够对接入的感知设备进行健康性检查。

c) 区域边界协议过滤与控制

应在安全区域边界设置协议过滤,能够对物联网通信内容进行过滤,对通信报文进行合规检查,根据协议特性,设置相对应控制机制。

8.3.2.5 工业控制系统安全区域边界设计技术要求

本项要求包括:

a）工控通信协议数据过滤

对通过安全区域边界的工控通信协议,应能识别其所承载的数据是否会对工控系统造成攻击或破坏,应控制通信流量、帧数量频度、变量的读取频度稳定且在正常范围内,保护控制器的工作节奏,识别和过滤写变量参数超出正常范围的数据,该控制过滤处理组件可配置在区域边界的网络设备上,也可配置在本安全区域内的工控通信协议的端点设备上或唯一的通信链路设备上。

b）工控通信协议信息泄露防护

应防止暴露本区域工控通信协议端点设备的用户名和登录密码,采用过滤变换技术隐藏用户名和登录密码等关键信息,将该端点设备单独分区过滤及其他具有相应防护功能的一种或一种以上组合机制进行防护。

c）工控区域边界安全审计

应在安全区域边界设置实时监测告警机制,通过安全管理中心集中管理,对确认的违规行为及时向安全管理中心和工控值守人员报警并做出相应处置。

8.3.3　安全通信网络设计技术要求

8.3.3.1　通用安全通信网络设计技术要求

本项要求包括:

a）通信网络安全审计

应在安全通信网络设置审计机制,由安全管理中心集中管理,并对确认的违规行为进行报警。

b）通信网络数据传输完整性保护

应采用由密码技术支持的完整性校验机制,以实现通信网络数据传输完整性保护,并在发现完整性被破坏时进行恢复。

c）通信网络数据传输保密性保护

应采用由密码技术支持的保密性保护机制,以实现通信网络数据传输保密性保护。

d）可信连接验证

通信节点应采用具有网络可信连接保护功能的系统软件或可信根支撑的信息技术产品,在设备连接网络时,对源和目标平台身份、执行程序及其关键执行环节的执行资源进行可信验证,并将验证结果形成审计记录,送至管理中心。

8.3.3.2　云安全通信网络设计技术要求

本项要求包括:

a）通信网络数据传输保密性

应支持云租户远程通信数据保密性保护。

应对网络策略控制器和网络设备(或设备代理)之间网络通信进行加密。

b）通信网络可信接入保护

应禁止通过互联网直接访问云计算平台物理网络;应提供开放接口,允许接入可信的第三方安全产品。

c）通信网络安全审计

应支持租户收集和查看与本租户资源相关的审计信息;应保证云服务商对云租户通信网络的访问操作可被租户审计。

8.3.3.3　移动互联安全通信网络设计技术要求

本项要求包括:

a）通信网络可信保护

应通过 VPDN 等技术实现基于密码算法的可信网络连接机制,通过对连接到通信网络的设备进行可信检验,确保接入通信网络的设备真实可信,防止设备的非法接入。

8.3.3.4 物联网系统安全通信网络设计技术要求

本项要求包括：

a）感知层网络数据新鲜性保护

应在感知层网络传输的数据中加入数据发布的序列信息如时间戳、计数器等，以实现感知层网络数据传输新鲜性保护。

b）异构网安全接入保护

应采用接入认证等技术建立异构网络的接入认证系统，保障控制信息的安全传输；应根据各接入网的工作职能、重要性和所涉及信息的重要程度等因素，划分不同的子网或网段，并采取相应的防护措施。

8.3.3.5 工业控制系统安全通信网络设计技术要求

本项要求包括：

a）现场总线网络数据传输完整性保护

应采用适应现场总线特点的报文短、时延小的密码技术支持的完整性校验机制或应采用物理保护机制，实现现场总线网络数据传输完整性保护。

b）无线网络数据传输完整性保护

应采用密码技术支持的完整性校验机制，以实现无线网络数据传输完整性保护。

c）现场总线网络数据传输保密性保护

应采用适应现场总线特点的报文短、时延小的密码技术支持的保密性保护机制或应采用物理保护机制，实现现场总线网络数据传输保密性保护。

d）无线网络数据传输保密性保护

应采用由密码技术支持的保密性保护机制，以实现无线网络数据传输保密性保护。

e）工业控制网络实时响应要求

对实时响应和操作要求高的场合，应把工业控制通信会话过程设计为三个阶段：开始阶段，应完成对主客体身份鉴别和授权；运行阶段，应保证对工业控制系统的实时响应和操作，此阶段应对主客体的安全状态实时监测；结束阶段，应以显式的方式结束。在需要连续运行的场合，人员交接应不影响实时性，应保证访问控制机制的持续性。

f）通信网络异常监测

应对工业控制系统的通讯数据、访问异常、业务操作异常、网络和设备流量、工作周期、抖动值、运行模式、各站点状态、冗余机制等进行监测，发现异常进行报警；在有冗余现场总线和表决器的应用场合，可充分监测各冗余链路在同时刻的状态，捕获可能的恶意或入侵行为；应在相应的网关设备上进行流量监测与管控，对超出最大 PS 阈值的通信进行控制并报警。

g）无线网络攻击的防护

应对通过无线网络攻击的潜在威胁和可能产生的后果进行风险分析，应对可能遭受无线攻击的设备的信息发出（信息外泄）和进入（非法操控）进行屏蔽，可综合采用检测和干扰、电磁屏蔽、微波暗室吸收、物理保护等方法，在可能传播的频谱范围将无线信号衰减到不能有效接收的程度。

8.3.4 安全管理中心设计技术要求

8.3.4.1 系统管理

可通过系统管理员对系统的资源和运行进行配置、控制和可信及密码管理，包括用户身份、可信证书及密钥、可信基准库、系统资源配置、系统加载和启动、系统运行的异常处理、数据和设备的备份与恢复等。

应对系统管理员进行身份鉴别，只允许其通过特定的命令或操作界面进行系统管理操作，并对这些操作进行审计。

在进行云计算平台安全设计时，安全管理应提供查询云租户数据及备份存储位置的方式；云计算平台的运维应在中国境内,境外对境内云计算平台实施运维操作应遵循国家相关规定。

在进行物联网系统安全设计时,应通过系统管理员对感知设备、感知网关等进行统一身份标志管理;应通过系统管理员对感知设备状态(电力供应情况、是否在线、位置等)进行统一监测和处理。

8.3.4.2 安全管理

应通过安全管理员对系统中的主体、客体进行统一标记,对主体进行授权,配置可信验证策略,维护策略库和度量值库。

应对安全管理员进行身份鉴别,只允许其通过特定的命令或操作界面进行安全管理操作,并进行审计。

在进行云计算平台安全设计时,云计算安全管理应具有对攻击行为回溯分析以及对网络安全事件进行预测和预警的能力;应具有对网络安全态势进行感知、预测和预判的能力。

在进行物联网系统安全设计时,应通过安全管理员对系统中所使用的密钥进行统一管理,包括密钥的生成、分发、更新、存储、备份、销毁等。

在进行工业控制系统安全设计时,应通过安全管理员对工业控制系统设备的可用性和安全性进行实时监控,可以对监控指标设置告警阈值,触发告警并记录;应通过安全管理员在安全管理中心呈现设备间的访问关系,及时发现未定义的信息通讯行为以及识别重要业务操作指令级的异常。

8.3.4.3 审计管理

应通过安全审计员对分布在系统各个组成部分的安全审计机制进行集中管理,包括根据安全审计策略对审计记录进行分类;提供按时间段开启和关闭相应类型的安全审计机制;对各类审计记录进行存储、管理和查询等。对审计记录应进行分析,并根据分析结果进行处理。

应对安全审计员进行身份鉴别,只允许其通过特定的命令或操作界面进行安全审计操作。

在进行云计算平台安全设计时,云计算平台应对云服务器、云数据库、云存储等云服务的创建、删除等操作行为进行审计;应通过运维审计系统对管理员的运维行为进行安全审计;应通过租户隔离机制,确保审计数据隔离的有效性。

在进行工业控制系统安全设计时,应通过安全管理员对工业控制现场控制设备、网络安全设备、网络设备、服务器、操作站等设备中主体和客体进行登记,并对各设备的网络安全监控和报警、网络安全日志信息进行集中管理。根据安全审计策略对各类安全信息进行分类管理与查询,并生成统一的审计报告。系统对各类网络安全报警和日志信息进行关联分析。

9 第四级系统安全保护环境设计

9.1 设计目标

第四级系统安全保护环境的设计目标是:按照 GB 17859—1999 对第四级系统的安全保护要求,建立一个明确定义的形式化安全策略模型,将自主和强制访问控制扩展到所有主体与客体,相应增强其他安全功能强度;将系统安全保护环境结构化为关键保护元素和非关键保护元素,以使系统具有抗渗透的能力;保障基础计算资源和应用程序可信,确保所有关键执行环节可信,对所有可信验证结果进行动态关联感知。

9.2 设计策略

第四级系统安全保护环境的设计策略是:在第三级系统安全保护环境设计的基础上,遵循 GB 17859—1999 的 4.4 中相关要求,通过安全管理中心明确定义和维护形式化的安全策略模型。依据该模型,采用对系统内的所有主、客体进行标记的手段,实现所有主体与客体的强制访问控制。同时,相应增强身份鉴别、审计、安全管理等功能,定义安全部件之间接口的途径,实现系统安全保护环境关键保护部件和非关键保护部件的区分,并进行测试和审核,保障安全功能的有效性。第四级系统安全保护环境在使用密码技术设计时,应支持国家密码管理主管部门批准使用的密码算法,使用国家密码管理主管部门认证核准的密码产品,遵循相关密码国家标准和行业标准。

第四级系统安全保护环境的设计通过第四级的安全计算环境、安全区域边界、安全通信网络以及安全管理中心的设计加以实现。所有计算节点都应基于可信计算技术实现开机到操作系统启动,再到应用程序启动的可信验证,并在应用程序的所有执行环节对其执行环境进行可信验证,主动抵御病毒入侵行为,同时验证结果,进行动态关联感知,形成实时的态势。

9.3　设计技术要求

9.3.1　安全计算环境设计技术要求

9.3.1.1　通用安全计算环境设计技术要求

本项要求包括:

a) 用户身份鉴别

应支持用户标志和用户鉴别。在每一个用户注册到系统时,采用用户名和用户标志符标志用户身份,并确保在系统整个生存周期用户标志的唯一性;在每次用户登录和重新连接系统时,采用受安全管理中心控制的口令、基于生物特征的数据、数字证书以及其他具有相应安全强度的两种或两种以上的组合机制进行用户身份鉴别,且其中一种鉴别技术产生的鉴别数据是不可替代的,并对鉴别数据进行保密性和完整性保护。

b) 自主访问控制

应在安全策略控制范围内,使用户对其创建的客体具有相应的访问操作权限,并能将这些权限部分或全部授予其他用户。自主访问控制主体的粒度为用户级,客体的粒度为文件或数据库表级和(或)记录或字段级。自主访问操作包括对客体的创建、读、写、修改和删除等。

c) 标记和强制访问控制

在对安全管理员进行身份鉴别和权限控制的基础上,应由安全管理员通过特定操作界面对主、客体进行安全标记,将强制访问控制扩展到所有主体与客体;应按安全标记和强制访问控制规则,对确定主体访问客体的操作进行控制。强制访问控制主体的粒度为用户级,客体的粒度为文件或数据库表级。应确保安全计算环境内的所有主、客体具有一致的标记信息,并实施相同的强制访问控制规则。

d) 系统安全审计

应记录系统相关安全事件。审计记录包括安全事件的主体、客体、时间、类型和结果等内容。应提供审计记录查询、分类、分析和存储保护;能对特定安全事件进行报警,终止违例进程等;确保审计记录不被破坏或非授权访问以及防止审计记录丢失等。应为安全管理中心提供接口;对不能由系统独立处理的安全事件,提供由授权主体调用的接口。

e) 用户数据完整性保护

应采用密码等技术支持的完整性校验机制,检验存储和处理的用户数据的完整性,以发现其完整性是否被破坏,且在其受到破坏时能对重要数据进行恢复。

f) 用户数据保密性保护

采用密码等技术支持的保密性保护机制,对在安全计算环境中的用户数据进行保密性保护。

g) 客体安全重用

应采用具有安全客体复用功能的系统软件或具有相应功能的信息技术产品,对用户使用的客体资源,在这些客体资源重新分配前,对其原使用者的信息进行清除,以确保信息不被泄露。

h) 可信验证

可基于可信根对计算节点的 BIOS、引导程序、操作系统内核、应用程序等进行可信验证,并在应用程序的所有执行环节对系统调用的主体、客体、操作可信验证,并对中断、关键内存区域等执行资源进行可信验证,并在检测到其可信性受到破坏时采取措施恢复,并将验证结果形成审计记录,送至管理中心,进行动态关联感知。

i）配置可信检查

应将系统的安全配置信息形成基准库,实时监控或定期检查配置信息的修改行为,及时修复和基准库中内容不符的配置信息,可将感知结果形成基准值。

j）入侵检测和恶意代码防范

应通过主动免疫可信计算检验机制及时识别入侵和病毒行为,并将其有效阻断。

9.3.1.2　云安全计算环境设计技术要求

本项要求包括:

a）用户身份鉴别

应支持注册到云计算服务的云租户建立主子账号,并采用用户名和用户标志符标志主子账号用户身份。

当进行远程管理时,管理终端和云计算平台边界设备之间应建立双向身份验证机制。

b）用户账号保护

应支持建立云租户用户账号体系,实现主体对虚拟机、云数据库、云网络、云存储等客体的访问授权。

c）安全审计

应支持对云服务商和云租户远程管理时执行的特权命令进行审计。

应支持租户收集和查看与本租户资源相关的审计信息,保证云服务商对云租户系统和数据的访问操作可被租户审计。

d）入侵防范

应支持对云租户进行行为监控,对云租户发起的恶意攻击或恶意对外连接进行检测和告警。

e）数据保密性保护

应提供重要业务数据加密服务,加密密钥由租户自行管理;应提供加密服务,保证虚拟机在迁移过程中重要数据的保密性。

f）数据备份与恢复

应采取冗余架构或分布式架构设计;应支持数据多副本存储方式;应支持通用接口确保云租户可以将业务系统及数据迁移到其他云计算平台和本地系统,保证可移植性;应建立异地灾难备份中心,提供业务应用的实时切换。

g）虚拟化安全

应实现虚拟机之间的 CPU、内存和存储空间安全隔离,能检测到非授权管理虚拟机等情况,并进行告警;应禁止虚拟机对宿主机物理资源的直接访问,应能对异常访问进行告警;应支持不同云租户虚拟化网络之间安全隔离;应监控物理机、宿主机、虚拟机的运行状态,并提供接口供安全管理中心集中监控。

h）恶意代码防范

物理机和宿主机应安装经过安全加固的操作系统或进行主机恶意代码防范;虚拟机应安装经过安全加固的操作系统或进行主机恶意代码防范;应支持对 Web 应用恶意代码检测和防护的能力。

i）镜像和快照安全

应支持镜像和快照提供对虚拟机镜像和快照文件的完整性保护;防止虚拟机镜像、快照中可能存在的敏感资源被非授权访问;针对重要业务系统提供安全加固的操作系统镜像或支持对操作系统镜像进行自加固。

9.3.1.3　移动互联安全计算环境设计技术要求

本项要求包括:

a）用户身份鉴别

应对移动终端用户实现基于口令或解锁图案、数字证书或动态口令、生物特征等方式的两种或两种以上的组合身份鉴别；应基于硬件为身份鉴别机制构建隔离的运行环境。

b）标记和强制访问控制

应确保用户或进程对移动终端系统资源的最小使用权限；应根据安全策略，控制移动终端接入访问外设，外设类型至少应包括扩展存储卡、GPS等定位设备、蓝牙、NFC等通信外设，并记录日志。

c）应用管控

应具有软件白名单功能，能根据白名单控制应用软件安装、运行；应提供应用程序签名认证机制，拒绝未经过认证签名的应用软件安装和执行。应确保移动终端为专用终端，不得处理与系统无关的业务。

d）安全域隔离

应能够为重要应用提供基于容器、虚拟化等系统级隔离的运行环境，保证应用的输入、输出、存储信息不被非法获取。

e）移动设备管控

应基于移动设备管理软件，实行对移动设备全生命周期管控，保证移动设备丢失或被盗后，通过网络定位搜寻设备的位置、远程锁定设备、远程擦除设备上的数据、使设备发出警报音，确保在能够定位和检索的同时最大限度地保护数据。

f）数据保密性保护

应采取加密、混淆等措施，对移动应用程序进行保密性保护，防止被反编译；应实现对扩展存储设备的加密功能，确保数据存储的安全。

g）可信验证

应能对移动终端的引导程序、操作系统内核、应用程序等进行可信验证，确保每个部件在加载前的真实性和完整性。

9.3.1.4　物联网系统安全计算环境设计技术要求

本项要求包括：

a）感知层设备身份鉴别

应采用密码技术支持的鉴别机制实现感知层网关与感知设备之间的双向身份鉴别，确保数据来源于正确的设备；应对感知设备和感知层网关进行统一入网标志管理和维护，并确保在整个生存周期设备标志的唯一性；应采取措施对感知设备组成的组进行组认证以减少网络拥塞。

b）感知层设备访问控制

应通过制定安全策略如访问控制列表，实现对感知设备的访问控制；感知设备和其他设备（感知层网关、其他感知设备）通信时，根据安全策略对其他设备进行权限检查；感知设备进行更新配置时，根据安全策略对用户进行权限检查。

9.3.1.5　工业控制系统安全计算环境设计技术要求

本项要求包括：

a）工业控制身份鉴别

现场控制层设备、现场设备层设备以及过程监控层设备应实施唯一性的标志、鉴别与认证，保证鉴别认证与功能完整性状态随时能得到实时验证与确认。在控制设备及监控设备上运行的程序、相应的数据集合应有唯一性标志管理，防止未经授权的修改。

b）现场设备访问控制

应对通过身份鉴别的用户实施基于角色的访问控制策略，现场设备收到操作命令后，应检验该用户绑定的角色是否拥有执行该操作的权限，拥有权限的该用户获得授权，用户未获授权应向上层发出报警信息。只有获得授权的用户才能对现场设备进行组态下装、软件更新、数据更新、参数设定等操作，才能对控制器的操作界面进行操作。

OPC服务器和客户机可分别单独放置在各自的安全区内,以访问控制设备进行隔离保护,应对进出安全区的信息实行访问控制等安全策略。

c) 现场设备安全审计

在有冗余的重要应用环境,双重或多重控制器应采用实时审计跟踪技术,确保及时捕获网络安全事件信息并报警。

d) 现场设备数据完整性保护

应采用密码技术或应采用物理保护机制保证现场控制层设备和现场设备层设备之间通信会话完整性。

e) 现场设备数据保密性保护

应采用密码技术支持的保密性保护机制或应采用物理保护机制,对现场设备层设备及连接到现场控制层的现场总线设备内存储的有保密需要的数据、程序、配置信息等进行保密性保护。

f) 程序安全执行保护

应构建从工程师站组态逻辑通过通讯链路下装到现场控制层的控制设备进行接收、存储的信任链或安全可控链,构建控制回路中从控制设备启动程序到操作系统(如果有的)直至到调用控制应用程序、现场总线的接收－发送模块、现场设备层设备接收－发送模块的程序的信任链或安全可控链,以实现系统运行过程中可执行程序的完整性检验,防范恶意代码等攻击,并在检测到其完整性受到破坏时采取措施恢复;应构建基于系统的整个完整链路的可信的或安全可控的时钟源、可信的或安全可控的同步和校时机制,防范恶意干扰和破坏。

g) 控制过程完整性保护

应在规定的时间内完成规定的任务,数据应以授权方式进行处理,确保数据不被非法篡改、不丢失、不延误,确保及时响应和处理事件,保护系统的同步机制、校时机制,保持控制周期稳定、现场总线轮询周期稳定;现场设备应能识别和防范破坏控制过程完整性的攻击行为,应能识别和防止以合法身份、合法路径干扰控制器等设备正常工作节奏的攻击行为;在控制系统遭到攻击无法保持正常运行时,应有故障隔离措施,应使系统导向预先定义好的安全的状态,将危害控制到最小范围。

9.3.2　安全区域边界设计技术要求

9.3.2.1　通用安全区域边界设计技术要求

本项要求包括:

a) 区域边界访问控制

应在安全区域边界设置自主和强制访问控制机制,应对源及目标计算节点的身份、地址、端口和应用协议等进行可信验证,对进出安全区域边界的数据信息进行控制,阻止非授权访问。

b) 区域边界包过滤

应根据区域边界安全控制策略,通过检查数据包的源地址、目的地址、传输层协议、请求的服务等,确定是否允许该数据包进出受保护的区域边界。

c) 区域边界安全审计

应在安全区域边界设置审计机制,通过安全管理中心集中管理,对确认的违规行为及时报警并做出相应处置。

d) 区域边界完整性保护

应在区域边界设置探测器,例如外接探测软件,探测非法外联和入侵行为,并及时报告安全管理中心。

e) 可信验证

可基于可信根对计算节点的 BIOS、引导程序、操作系统内核、安全管控程序等进行可信验证,并在区域边界设备运行过程中实时的对程序内存空间、操作系统关键内存区域等执行资源进行可信验证,并在检测到其可信性受到破坏时采取措施恢复,并将验证结果形成审计记录,送至管理中心,进行动态关联感知。

9.3.2.2 云安全区域边界设计技术要求

本项要求包括:

a) 区域边界结构安全

应保证虚拟机只能接收到目的地址包括自己地址的报文或业务需求的广播报文,同时限制广播攻击;应实现不同租户间虚拟网络资源之间的隔离,并避免网络资源过量占用;应保证云计算平台管理流量与云租户业务流量分离;保证信息系统的外部通信接口经授权后方可传输数据;应确保云计算平台具有独立的资源池。

应能够识别、监控虚拟机之间、虚拟机/物理机之间的网络流量;提供开放接口或开放性安全服务,允许云租户接入第三方安全产品或在云平台选择第三方安全服务;应确保云租户的四级业务应用系统具有独立的资源池。

b) 区域边界访问控制

应保证当虚拟机迁移时,访问控制策略随其迁移;应允许云租户设置不同虚拟机之间的访问控制策略;应建立租户私有网络实现不同租户之间的安全隔离;应在网络边界处部署监控机制,对进出网络的流量实施有效监控。

c) 区域边界入侵防范

当虚拟机迁移时,入侵防范机制可应用于新的边界处;应将区域边界入侵防范机制纳入安全管理中心统一管理。

应向云租户提供互联网内容安全监测功能,对有害信息进行实时检测和告警。

应在关键区域边界处部署相应形态的文件级代码检测或文件运行行为检测的安全系统,对恶意代码进行检测和清除。

d) 区域边界审计要求

根据云服务商和云租户的职责划分,收集各自控制部分的审计数据;根据云服务商和云租户的职责划分,实现各自控制部分的集中审计;当发生虚拟机迁移或虚拟资源变更时,安全审计机制可应用于新的边界处;为安全审计数据的汇集提供接口,并可供第三方审计;对确认的违规行为及时报警并做出相应处置。

9.3.2.3 移动互联安全区域边界设计技术要求

9.3.2.3.1 区域边界访问控制

应对接入系统的移动终端,采取基于SIM卡、证书等信息的强认证措施;应能限制移动设备在不同工作场景下对Wi-Fi、3G、4G等网络的访问能力。

9.3.2.3.2 区域边界完整性保护

移动终端区域边界检测设备监控范围应完整覆盖移动终端办公区,并具备无线路由器设备位置检测功能,对于非法无线路由器设备接入进行报警和阻断。

9.3.2.4 物联网系统安全区域边界设计技术要求

本项要求包括:

a) 物联网系统区域边界访问控制

应能根据数据的时间戳为数据流提供明确的允许/拒绝访问的能力,控制粒度为节点级;应提供网络最大流量及网络连接数限制机制;应能够根据通信协议特性,控制不规范数据包的出入;应对进出网络的信息内容进行过滤,实现对通信协议的命令级的控制。

b) 物联网系统区域边界准入控制

应在安全区域边界设置准入控制机制,能够对设备进行认证;应根据感知设备特点收集感知设备的健康性相关信息如固件版本、标志、配置信息校验值等,并能够对接入的感知设备进行健康性检查。

c) 物联网系统区域边界协议过滤与控制

应在安全区域边界设置协议过滤,能够对物联网通信内容进行深度检测和过滤,对通信报文进行合规检查;根据协议特性,设置相对应基于白名单控制机制。

9.3.2.5 工业控制系统安全区域边界设计技术要求

本项要求包括:

a) 工控通信协议数据过滤

对通过安全区域边界的工控通信协议,应能识别其所承载的数据是否会对工控系统造成攻击或破坏,应控制通信流量、帧数量频度、变量的读取频度稳定且在正常范围内,保护控制器的工作节奏,识别和过滤写变量参数超出正常范围的数据,该控制过滤处理组件可配置在区域边界的网络设备上,也可配置在本安全区域内的工控通信协议的端点设备上或唯一的通信链路设备上。

b) 工控通信协议信息泄露防护

应防止暴露本区域工控通信协议端点设备的用户名和登录密码,采用过滤变换技术隐藏用户名和登录密码等关键信息,将该端点设备单独分区过滤及其他具有相应防护功能的一种或一种以上组合机制进行防护。

c) 工控区域边界安全审计

应在安全区域边界设置实时监测告警机制,通过安全管理中心集中管理,对确认的违规行为及时向安全管理中心和工控值守人员报警并做出相应处置。

9.3.3 安全通信网络设计技术要求

9.3.3.1 通用安全通信网络设计技术要求

本项要求包括:

a) 通信网络安全审计

应在安全通信网络设置审计机制,由安全管理中心集中管理,并对确认的违规行为进行报警,且做出相应处置。

b) 通信网络数据传输完整性保护

应采用由密码等技术支持的完整性校验机制,以实现通信网络数据传输完整性保护,并在发现完整性被破坏时进行恢复。

c) 通信网络数据传输保密性保护

采用由密码等技术支持的保密性保护机制,以实现通信网络数据传输保密性保护。

d) 可信连接验证

应采用具有网络可信连接保护功能的系统软件或具有相应功能的信息技术产品,在设备连接网络时,对源和目标平台身份、执行程序及其所有执行环节的执行资源进行可信验证,并将验证结果形成审计记录,送至管理中心,进行动态关联感知。

9.3.3.2 云安全通信网络设计技术要求

本项要求包括:

a) 通信网络数据传输保密性

应支持云租户远程通信数据保密性保护;应支持使用硬件加密设备对重要通信过程进行密码运算和密钥管理。

应对网络策略控制器和网络设备(或设备代理)之间网络通信进行加密。

b) 通信网络可信接入保护

应禁止通过互联网直接访问云计算平台物理网络;应提供开放接口,允许接入可信的第三方安全产品;应确保外部通信接口经授权后方可传输数据。

c) 通信网络安全审计

应支持租户收集和查看与本租户资源相关的审计信息;应保证云服务商对云租户通信网络的访问操作可被租户审计。

应通过安全管理中心集中管理,并对确认的违规行为进行报警,且做出相应处置。

9.3.3.3 移动互联安全通信网络设计技术要求

本项要求包括:

a) 通信网络可信保护

应通过 VPDN 等技术实现基于密码算法的可信网络连接机制,通过对连接到通信网络的设备进行可信检验,确保接入通信网络的设备真实可信,防止设备的非法接入。

9.3.3.4 物联网系统安全通信网络设计技术要求

本项要求包括:

a) 感知层网络数据新鲜性保护

应在感知层网络传输的数据中加入数据发布的序列信息如时间戳、计数器等,以实现感知层网络数据传输新鲜性保护。

b) 异构网安全接入保护

应采用接入认证等技术建立异构网络的接入认证系统,保障控制信息的安全传输;应根据各接入网的工作职能、重要性和所涉及信息的重要程度等因素,划分不同的子网或网段,并采取相应的防护措施。应对重要通信提供专用通信协议或安全通信协议服务,避免来自基于通用通信协议的攻击破坏数据完整性。

9.3.3.5 工业控制系统安全通信网络设计技术要求

本项要求包括:

a) 总线网络安全审计

应支持工控总线网络审计,可通过总线审计的接口对访问控制、请求错误、系统事件、备份和存储事件、配置变更、潜在的侦查行为等事件进行审计。

b) 现场总线网络数据传输完整性保护

应采用适应现场总线特点的报文短、时延小的密码技术支持的完整性校验机制或应采用物理保护机制,实现现场总线网络数据传输完整性保护。

c) 无线网络数据传输完整性保护

应采用密码技术支持的完整性校验机制,以实现无线网络数据传输完整性保护。

d) 现场总线网络数据传输保密性保护

应采用适应现场总线特点的报文短、时延小的密码技术支持的保密性保护机制或应采用物理保护机制,实现现场总线网络数据传输保密性保护。

e) 无线网络数据传输保密性保护

应采用由密码技术支持的保密性保护机制,以实现无线网络数据传输保密性保护。

f) 工业控制网络实时响应要求

对实时响应和操作要求高的场合,应把工业控制通信会话过程设计为三个阶段:开始阶段,应完成对主客体身份鉴别和授权;运行阶段,应保证对工业控制系统的实时响应和操作,此阶段应对主客体的安全状态实时监测;结束阶段,应以显式的方式结束。在需要连续运行的场合,人员交接应不影响实时性,应保证访问控制机制的持续性。

g) 通信网络异常监测

应对工业控制系统的通讯数据、访问异常、业务操作异常、网络和设备流量、工作周期、抖动值、运行模式、各站点状态、冗余机制等进行监测,发现异常进行报警;在有冗余现场总线和表决器的应用场合,可充分监测各冗余链路在同时刻的状态,捕获可能的恶意或入侵行为;应在相应的网关设备上进行流量监测与管控,对超出最大 PPS 阈值的通信进行控制并报警。

h) 无线网络攻击的防护

应对通过无线网络攻击的潜在威胁和可能产生的后果进行风险分析,应对可能遭受无线攻击的设备的信息发出(信息外泄)和进入(非法操控)进行屏蔽,可综合采用检测和干扰、电磁屏蔽、微波暗室吸收、物理保护等方法,在可能传播的频谱范围将无线信号衰减到不能有效接收的程度。

9.3.4 安全管理中心设计技术要求

9.3.4.1 系统管理

可通过系统管理员对系统的资源和运行进行配置、控制和可信管理,包括用户身份、可信证书、可信基准库、系统资源配置、系统加载和启动、系统运行的异常处理、数据和设备的备份与恢复等。

应对系统管理员进行身份鉴别,只允许其通过特定的命令或操作界面进行系统管理操作,并对这些操作进行审计。

在进行云计算平台安全设计时,安全管理应提供查询云租户数据及备份存储位置的方式;云计算平台的运维应在中国境内,境外对境内云计算平台实施运维操作应遵循国家相关规定。

在进行物联网系统安全设计时,应通过系统管理员对感知设备、感知网关等进行统一身份标志管理;应通过系统管理员对感知设备状态(电力供应情况、是否在线、位置等)进行统一监测和处理。应通过系统管理员对下载到感知设备上的应用软件进行授权。

在进行工业控制系统安全设计时,安全管理中心系统应具有自身运行监控与告警、系统日志记录等功能。

9.3.4.2 安全管理

应通过安全管理员对系统中的主体、客体进行统一标记,对主体进行授权,配置可信验证策略,并确保标记、授权和安全策略的数据完整性。

应对安全管理员进行身份鉴别,只允许其通过特定的命令或操作界面进行安全管理操作,并进行审计。

在进行云计算平台安全设计时,安全管理应具有对攻击行为回溯分析以及对网络安全事件进行预测和预警的能力;应具有对网络安全态势进行感知、预测和预判的能力。

在进行物联网系统安全设计时,应通过安全管理员对系统中所使用的密钥进行统一管理,包括密钥的生成、分发、更新、存储、备份、销毁等,并采取必要措施保证密钥安全。

在进行工业控制系统安全设计时,应通过安全管理员对工业控制系统设备的可用性和安全性进行实时监控,可以对监控指标设置告警阈值,触发告警并记录;应通过安全管理员在安全管理中心呈现设备间的访问关系,及时发现未定义的信息通讯行为以及识别重要业务操作指令级的异常;应通过安全管理员分析系统面临的安全风险和安全态势。

9.3.4.3 审计管理

应通过安全审计员对分布在系统各个组成部分的安全审计机制进行集中管理,包括根据安全审计策略对审计记录进行分类;提供按时间段开启和关闭相应类型的安全审计机制;对各类审计记录进行存储、管理和查询等,对审计记录应进行分析,并根据分析结果进行及时处理。

应对安全审计员进行身份鉴别,只允许其通过特定的命令或操作界面进行安全审计操作。

在进行云计算平台安全设计时,云计算平台应对云服务器、云数据库、云存储等云服务的创建、删除等操作行为进行审计;应通过运维审计系统对管理员的运维行为进行安全审计;应通过租户隔离机制,确保审计数据隔离的有效性。

在进行工业控制系统安全设计时,应通过安全管理员对工业控制现场控制设备、网络安全设备、网络设备、服务器、操作站等设备中主体和客体进行登记,并对各设备的网络安全监控和报警、网络安全日志信息进行集中管理。根据安全审计策略对各类网络安全信息进行分类管理与查询,并生成统一的审计报告。系统对各类安全报警和日志信息进行关联分析。系统通过各设备安全日志信息的关联分析提取出少量的、或者是概括性的重要安全事件或发掘隐藏的攻击规律,进行重点报警和分析,并对全局存在类似风险的系统进行安全预警。

9.3.5　系统安全保护环境结构化设计技术要求

9.3.5.1　安全保护部件结构化设计技术要求

第四级系统安全保护环境各安全保护部件的设计应基于形式化的安全策略模型。安全保护部件应划分为关键安全保护部件和非关键安全保护部件,防止违背安全策略致使敏感信息从关键安全保护部件流向非关键安全保护部件。关键安全保护部件应划分功能层次,明确定义功能层次间的调用接口,确保接口之间的安全交换。

9.3.5.2　安全保护部件互联结构化设计技术要求

第四级系统各安全保护部件之间互联的接口功能及其调用关系应明确定义;各安全保护部件之间互联时,需要通过可信验证机制相互验证对方的可信性,确保安全保护部件间的可信连接。

9.3.5.3　重要参数结构化设计技术要求

应对第四级系统安全保护环境设计实现的与安全策略相关的重要参数的数据结构给出明确定义,包括参数的类型、使用描述以及功能说明等,并用可信验证机制确保数据不被篡改。

10　第五级系统安全保护环境设计

略。

11　定级系统互联设计

11.1　设计目标

定级系统互联的设计目标是:对相同或不同等级的定级系统之间的互联、互通、互操作进行安全保护,确保用户身份的真实性、操作的安全性以及抗抵赖性,并按安全策略对信息流向进行严格控制,确保进出安全计算环境、安全区域边界以及安全通信网络的数据安全。

11.2　设计策略

定级系统互联的设计策略是:遵循 GB 17859—1999 对各级系统的安全保护要求,在各定级系统的计算环境安全、区域边界安全和通信网络安全的基础上,通过安全管理中心增加相应的安全互联策略,保持用户身份、主/客体标记、访问控制策略等安全要素的一致性,对互联系统之间的互操作和数据交换进行安全保护。

11.3　设计技术要求

11.3.1　安全互联部件设计技术要求

应通过通信网络交换网关与各定级系统安全保护环境的安全通信网络部件相连接,并按互联互通的安全策略进行信息交换,实现安全互联部件。安全策略由跨定级系统安全管理中心实施。

11.3.2　跨定级系统安全管理中心设计技术要求

11.3.2.1　系统管理

应通过安全通信网络部件与各定级系统安全保护环境中的安全管理中心相连,主要实施跨定级系统的系统管理。应通过系统管理员对安全互联部件与相同和不同等级的定级系统中与安全互联相关的系统资源和运行进行配置和管理,包括用户身份管理、安全互联部件资源配置和管理等。

11.3.2.2 安全管理

应通过安全通信网络部件与各定级系统安全保护环境中的安全管理中心相连,主要实施跨定级系统的安全管理。应通过安全管理员对相同和不同等级的定级系统中与安全互联相关的主/客体进行标记管理,使其标记能准确反映主/客体在定级系统中的安全属性;对主体进行授权,配置统一的安全策略,并确保授权在相同和不同等级的定级系统中的合理性。

11.3.2.3 审计管理

应通过安全通信网络部件与各定级系统安全保护环境中的安全管理中心相连,主要实施跨定级系统的审计管理。应通过安全审计员对安全互联部件的安全审计机制、各定级系统的安全审计机制以及与跨定级系统互联有关的安全审计机制进行集中管理。包括根据安全审计策略对审计记录进行分类;提供按时间段开启和关闭相应类型的安全审计机制;对各类审计记录进行存储、管理和查询等。对审计记录应进行分析,并根据分析结果进行及时处理。

附 录 A
（资料性附录）
访问控制机制设计

A.1 自主访问控制机制设计

系统在初始配置过程中,安全管理中心首先需要对系统中的主体及客体进行登记命名,然后根据自主访问控制安全策略,按照主体对其创建客体的授权命令,为相关主体授权,规定主体允许访问的客体和操作,并形成访问控制列表。自主访问控制机制结构如图 A.1 所示。

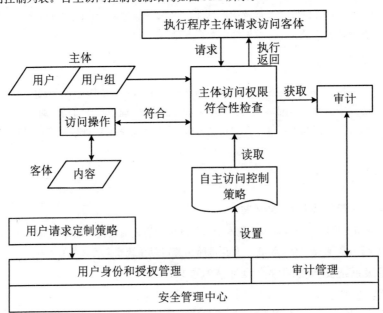

图 A.1 自主访问控制机制结构

　　用户登录系统时,首先进行身份鉴别,经确认为合法的注册用户可登录系统,并执行相应的程序。当执行程序(主体)发出访问系统中资源(客体)的请求后,自主访问控制安全机制将截获该请求,然后查询对应的访问控制列表。如果该请求符合自主访问控制列表规定的权限,则允许其执行;否则将拒绝执行,并将此行为记录在审计记录中。

A.2　强制访问控制机制设计

　　系统在初始配置过程中,安全管理中心需要对系统中的确定主体及其所控制的客体实施身份管理、标记管理、授权管理和策略管理。身份管理确定系统中所有合法用户的身份、工作密钥、证书等与安全相关的内容。标记管理根据业务系统的需要,结合客体资源的重要程度,确定系统中所有客体资源的安全级别及范畴,生成全局客体安全标记列表;同时根据用户在业务系统中的权限和角色确定主体的安全级别及范畴,生成全局主体安全标记列表。授权管理根据业务系统需求和安全状况,授予用户(主体)访问资源(客体)的权限,生成强制访问控制策略和级别调整策略列表。策略管理则根据业务系统的需求,生成与执行主体相关的策略,包括强制访问控制策略和级别调整策略。除此之外,安全审计员需要通过安全管理中心制定系统审计策略,实施系统的审计管理。强制访问控制机制结构如图 A.2 所示。

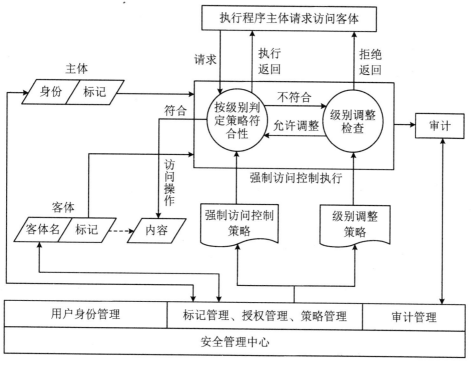

图 A.2　强制访问控制机制结构

　　系统在初始执行时,首先要求用户标志自己的身份,经过系统身份认证确认为授权主体后,系统将下载全局主/客体安全标记列表及与该主体对应的访问控制列表,并对其进行初始化。当执行程序(主体)发出访问系统中资源(客体)的请求后,系统安全机制将截获该请求,并从中取出访问控制相关的主体、客体、操作三要素信息,然后查询全局主/客体安全标记列表,得到主/客体的安全标记信息,并依据强制访问控制策略对该请求实施策略符合性检查。如果该请求符合系统强制访问控制策略,则系统将允许该主体执行资源访问。否则,系统将进行级别调整审核,即依据级别调整策略,判断发出该请求的主体是否有权访问该客体。如果上述检查通过,系统同样允许该主体执行资源访问,否则,该请求将被系统拒绝执行。

系统强制访问控制机制在执行安全策略过程中,需要根据安全审计员制定的审计策略,对用户的请求及安全决策结果进行审计,并且将生成的审计记录发送到审计服务器存储,供安全审计员管理。

附　录　B
（资料性附录）
第三级系统安全保护环境设计示例

B.1　概述

根据"一个中心"管理下的"三重防护"体系框架,构建安全机制和策略,形成定级系统的安全保护环境。该环境分为如下四部分:安全计算环境、安全区域边界、安全通信网络和安全管理中心。每个部分由 1 个或若干个子系统(安全保护部件)组成,子系统具有安全保护功能独立完整、调用接口简洁、与安全产品相对应和易于管理等特征。安全计算环境可细分为节点子系统和典型应用支撑子系统;安全管理中心可细分为系统管理子系统、安全管理子系统和审计子系统。以上各子系统之间的逻辑关系如图 B.1 所示。

B.2　各子系统主要功能

第三级系统安全保护环境各子系统的主要功能如下:

a) 节点子系统

节点子系统通过在操作系统核心层、系统层设置以强制访问控制为主体的系统安全机制,形成防护层,通过对用户行为的控制,可以有效防止非授权用户访问和授权用户越权访问,确保信息和信息系统的保密性和完整性,为典型应用支撑子系统的正常运行和免遭恶意破坏提供支撑和保障。

b) 典型应用支撑子系统

典型应用支撑子系统是系统安全保护环境中为应用系统提供安全支撑服务的接口。通过接口平台使应用系统的主客体与保护环境的主客体相对应,达到访问控制策略实现的一致性。

c) 区域边界子系统

区域边界子系统通过对进入和流出安全保护环境的信息流进行安全检查,确保不会有违反系统安全策略的信息流经过边界。

d) 通信网络子系统

通信网络子系统通过对通信数据包的保密性和完整性的保护,确保其在传输过程中不会被非授权窃听和篡改,以保障数据在传输过程中的安全。

e) 系统管理子系统

系统管理子系统负责对安全保护环境中的计算节点、安全区域边界、安全通信网络实施集中管理和维护,包括用户身份管理、资源配置和可信库管理、异常情况处理等。

f) 安全管理子系统

安全管理子系统是系统的安全控制中枢,主要实施标记管理、授权管理及可信管理等。安全管理子系统通过制定相应的系统安全策略,并要求节点子系统、区域边界子系统和通信网络子系统强制执行,从而实现对整个信息系统的集中管理。

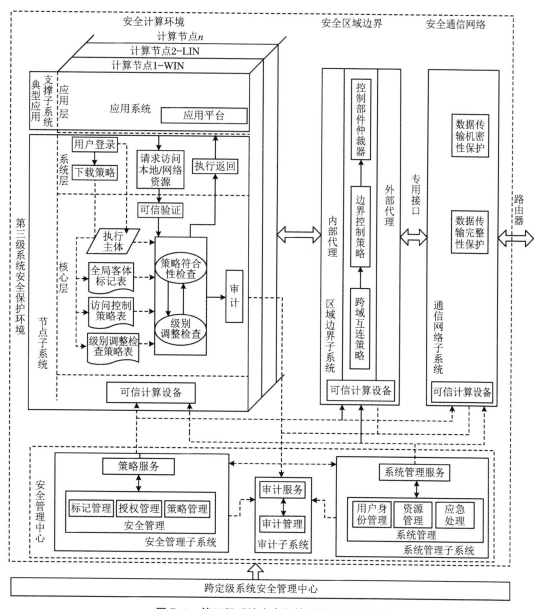

图 B.1 第三级系统安全保护环境结构与流程

g) 审计子系统

审计子系统是系统的监督中枢。安全审计员通过制定审计策略,并要求节点子系统、区域边界子系统、通信网络子系统、安全管理子系统、系统管理子系统强制执行,实现对整个信息系统的行为审计,确保用户无法抵赖违反系统安全策略的行为,同时为应急处理提供依据。

B.3 各子系统主要流程

第三级系统安全保护环境的结构与流程可以分为安全管理流程与访问控制流程。安全管理流程主要由安全管理员、系统管理员和安全审计员通过安全管理中心执行,分别实施系统维护、安全策略制定和部署、审计记录分析和结果响应等。访问控制流程则在系统运行时执行,实施自主访问控制、强制访问控制等。

a) 策略初始化流程

节点子系统在运行之前,首先由安全管理员、系统管理员和安全审计员通过安全管理中心为其部署相应的安全策略。其中,系统管理员首先需要为定级系统中的所有用户实施身份管理,即确定所有用户的身份、工作密钥、证书等。同时需要为定级系统实施资源管理,以确定业务系统正常运行需要使用的执行程序等。安全管理员需要通过安全管理中心为定级系统中所有主、客体实施标记管理,即根据业务系统的需要,结合客体资源的重要程度,确定其安全级,生成全局客体安全标记列表。同时根据用户在业务系统中的权限和角色确定其安全标记,生成全局主体安全标记列表。在此基础上,安全管理员需要根据系统需求和安全状况,为主体实施授权管理,即授予用户访问客体资源的权限,生成强制访问控制列表和级别调整策略列表。除此之外,安全审计员需要通过安全管理中心中的审计子系统制定系统审计策略,实施系统的审核管理。如果定级系统需要和其他系统进行互联,则上述初始化流程需要结合跨定级系统安全管理中心制定的策略执行。

b) 计算节点启动流程

策略初始化完成后,授权用户才可以启动并使用计算节点访问定级系统中的客体资源。为了确保计算节点的系统完整性,节点子系统在启动时需要对所装载的可执行代码进行可信验证,确保其在可执行代码预期值列表中,并且程序完整性没有遭到破坏。计算节点启动后,用户便可以安全地登录系统。在此过程中,系统首先装载代表用户身份唯一标志的硬件令牌,然后获取其中的用户信息,进而验证登录用户是否是该节点上的授权用户。如果检查通过,系统将请求策略服务器下载与该用户相关的系统安全策略。下载成功后,系统可信计算基将确定执行主体的数据结构,并初始化用户工作空间。此后,该用户便可以通过启动应用访问定级系统中的客体资源。

c) 计算节点访问控制流程

用户启动应用形成执行主体后,执行主体将代表用户发出访问本地或网络资源的请求,该请求将被操作系统访问控制模块截获。访问控制模块首先依据自主访问控制策略对其执行策略符合性检查。如果自主访问控制策略符合性检查通过,则该请求允许被执行;否则,访问控制模块依据强制访问控制策略对该请求执行策略符合性检查。如果强制访问策略符合性检查通过,那么该请求允许被执行;否则,系统对其进行级别调整检查。即依照级别调整检查策略,判断发出该请求的主体是否有权访问该客体。如果通过,该请求同样允许被执行;否则,该请求被拒绝执行。系统访问控制机制在安全决策过程中,需要根据安全审计员制定的审计策略,对用户的请求及决策结果进行审计,并且将生成的审计记录发送到审计服务器存储,供安全审计员检查和处理。

d) 跨计算节点访问控制流程

如果主体和其所请求访问的客体资源不在同一个计算节点,则该请求会被可信接入模块截获,用来判断该请求是否会破坏系统安全。在进行接入检查前,模块首先通知系统安全代理获取对方计算节点的身份,并检验其安全性。如果检验结果是不安全的,则系统拒绝该请求;否则,系统将依据强制访问控制策略,判断该主体是否允许访问相应端口。如果检查通过,该请求被放行;否则,该请求被拒绝。

e) 跨边界访问控制流程

如果主体和其所请求访问的客体资源不在同一个安全保护环境内,那么该请求将会被区域边界控制设备截获并且进行安全性检查,检查过程类似于跨计算节点访问控制流程。

B.4 第三级系统可信验证实现机制

可信验证是基于可信根,构建信任链,一级度量一级,一级信任一级,把信任关系扩大到整个计算节点,从而确保计算节点可信的过程,可信验证实现框架如图 B.2 所示。

可信根内部有密码算法引擎、可信裁决逻辑、可信存储寄存器等部件,可以向节点提供可信度量、可信存储、可信报告等可信功能,是节点信任链的起点。可信固件内嵌在 BIOS 之中,用来验证操作系统引导程序的可信性。可信基础软件由基本信任基、可信支撑机制、可信基准库和主动监控机制组成。其中基本信任基内嵌在引导程序之中,在节点启动时从 BIOS 中接过控制权,验证操作系统内核的可信性。可信支撑机制向应用程序传递可信硬件和可信基础软件的可信支撑功能,并将可信管理信息传送给可信基础软件。可信基准库存放节点各对象的可信基准值和预定控制策略。主动监控机制实现对应用程序的行为监测,判断应用程序的可信状态,根据可信状态确定并调度安全应对措施。主动监控机制根据其功能可以分成控制机制、度量机制和决策机制。控制机制主动截获应用程序发出的系统调用,既可以在截获点提取监测信息提交可信度量机制,也可以依据判定机制的决策,在截获点实施控制措施。度量机制依据可信基础库度量可信基础软件、安全机制和监测行为,确定其可信状态。可信判定机制依据度量结果和预设策略确定当前的安全应对措施,并调用不同的安全机制实施这些措施。

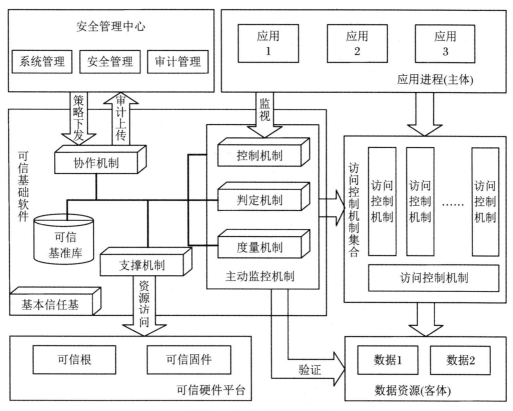

图 B.2 可信验证实现框架图

附 录 C

（资料性附录）
大数据设计技术要求

C.1 大数据等级保护安全技术设计框架

大数据等级保护安全技术体系设计，从大数据应用安全、大数据支撑环境安全、访问安全、数据传输安全及管理安全等角度出发，围绕"一个中心、三重防护"的原则，构建大数据安全防护技术设计框架，其中一个中心指安全管理中心，三重防护包括安全计算环境、安全区域边界和安全通信网络，具体如图 C.1 所示。

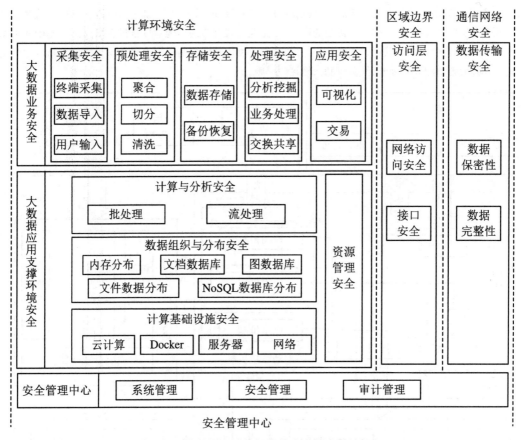

图 C.1　大数据系统等级保护安全技术设计框架

大数据业务安全：对采集、预处理、存储、处理及应用等大数据业务采用适合的安全防护技术，保障大数据应用的安全。

大数据应用支撑环境安全：对大数据应用的计算基础设施、数据组织与分布应用软件、计算与分析应用软件等各层面，采用适合的安全防护技术及监管措施，保障大数据应用支撑环境的安全。

区域边界安全：采用适合的网络安全防护技术，保障网络访问安全、接口安全等。

通信网络安全：对采集数据和用户数据的网络传输进行安全保护，保障数据传输过程的完整性和保密性不受破坏。

安全管理中心:对系统管理、安全管理和审计管理实行统一管理。

C.2　第一级系统安全保护环境设计

C.2.1　大数据系统安全计算环境设计技术要求

a) 可信访问控制

应提供大数据访问可信验证机制,并对大数据的访问、处理及使用行为进行控制。

C.2.2　大数据系统安全区域边界设计技术要求

应遵守6.3.2.1。

C.2.3　大数据系统安全通信网络设计技术要求

应遵守6.3.3.1。

C.3　第二级系统安全保护环境设计

C.3.1　大数据系统安全计算环境设计技术要求

a) 可信访问控制

应提供大数据访问可信验证机制,并对大数据的访问、处理及使用行为进行细粒度控制,对主体客体进行可信验证。

b) 数据保密性保护

应提供数据脱敏和去标志化等机制,确保敏感数据的安全性;应采用技术手段防止进行未授权的数据分析。

c) 剩余信息保护

应为大数据应用提供数据销毁机制,并明确销毁方式和销毁要求。

C.3.2　大数据系统安全区域边界设计技术要求

应遵守7.3.2.1。

C.3.3　大数据系统安全通信网络设计技术要求

应遵守7.3.3.1。

C.4　第三级系统安全保护环境设计

C.4.1　大数据系统安全计算环境设计技术要求

a) 可信访问控制

应对大数据进行分级分类,并确保在数据采集、存储、处理及使用的整个生命周期内分级分类策略的一致性;应提供大数据访问可信验证机制,并对大数据的访问、处理及使用行为进行细粒度控制,对主体客体进行可信验证。

b) 数据保密性保护

应提供数据脱敏和去标志化等机制,确保敏感数据的安全性;应采用技术手段防止进行未授权的数据分析。

　　c) 剩余信息保护

应为大数据应用提供基于数据分类分级的数据销毁机制,并明确销毁方式和销毁要求。

　　d) 数据溯源

应采用技术手段实现敏感信息、个人信息等重要数据的数据溯源。

　　e) 个人信息保护

应仅采集和保护业务必需的个人信息。

C.4.2　大数据系统安全区域边界设计技术要求

　　a) 区域边界访问控制

应仅允许符合安全策略的设备通过受控接口接入大数据信息系统网络。

C.4.3　大数据系统安全通信网络设计技术要求

应遵守 8.3.3.1。

C.5　第四级系统安全保护环境设计

C.5.1　大数据系统安全计算环境设计技术要求

　　a) 可信访问控制

应对大数据进行分级分类,并确保在数据采集、存储、处理及使用的整个生命周期内分级分类策略的一致性;应提供大数据访问可信验证机制,并对大数据的访问、处理及使用行为进行细粒度控制,对主体客体进行可信验证。

　　b) 数据保密性保护

应提供数据脱敏和去标志化等机制,确保敏感数据的安全性;应提供数据加密保护机制,确保数据存储安全;应采用技术手段防止进行未授权的数据分析。

　　c) 剩余信息保护

应为大数据应用提供基于数据分类分级的数据销毁机制,并明确销毁方式和销毁要求。

　　d) 数据溯源

应采用技术手段实现敏感信息、个人信息等重要数据的数据溯源。

　　e) 个人信息保护

应仅采集和保护业务必需的个人信息。

C.5.2　大数据系统安全区域边界设计技术要求

　　a) 区域边界访问控制

应仅允许符合安全策略的设备通过受控接口接入大数据信息系统网络。

C.5.3　大数据系统安全通信网络设计技术要求

应遵守 9.3.3.1。

参 考 文 献

［1］ 中国医院协会信息管理专业委员会,埃森哲咨询公司.《中国医院信息化发展研究报告(白皮书)》(摘录一)[J].中国数字医学,2008(6):10-18.

［2］ 刘同柱,严光,徐冬,等.智慧医院建设规范[S].安徽省医院协会,2018-09-10.

［3］ 于树强.居民健康和慢性病管理信息系统设计与实现[D].山东:山东大学,2011.

［4］ Coleman E A, Chad B. Improving the quality of transitional care for persons with complex care needs.[J].Journal of the American Geriatrics Society,2003,51(4):556-557.

［5］ 田霞.大数据时代健康管理信息化发展的新思路[N].中国人口报,2019-01-28(3).

［6］ 张鹭鹭,王羽.医院管理学[M].北京:人民卫生出版社,2014.

［7］ 史素丽,尚秀娟,郝小艳,等.病案管理系统的设计与应用[J].中国病案,2015,16(5):27-29.

［8］ 陈倩,范靖,朱雯,等.DRGs 管理信息系统的建设与应用[J].中华医院管理杂志,2017,33(12):902-904.

［9］ 郑西川,陈霆,孙宇,等.基于临床数据中心的医疗管理和临床决策信息化应用实践[J].中国医院,2017,21(11):64-66.

［10］ 万艳春,李玉.医院感染管理信息系统的开发与应用[J].中国卫生质量管理,2015,22(2):70-72.

［11］ 朱新青,梁业梅,梁雁芳,等.护理管理信息系统的设计与应用[J].中国卫生质量管理,2018,25(2):65-68.

［12］ 郭海娟.护理管理信息系统在医院的应用[J].信息技术与信息化,2018(Z1):39-42.

［13］ 曹茂诚,张文武,何及夫,等.数字化医院临床路径信息系统的研究与实现[J].中国医疗设备,2014,29(4):51-53,9.

［14］ 陈莉莉,胡宁.基因遗传算法在智能排课系统中的应用研究[J].电脑知识与技术,2019,15(6):159-161.

［15］ 陈明军,陈潇军,李无迪,等.智能化医教协同管理方案设计及应用[J].中国卫生事业管理,2018,35(12):931-933.

［16］ 梁钰.高校教学质量监控体系构建与实施[J].新西部(中旬刊),2015(7):33,29.

［17］ 武玲娥.高校院(系)教学档案信息化管理研究[J].数字兰台,2018(4):49-51.

［18］ 陈词,马晓鹏,陈词.教学档案信息化管理在药学实习生带教中的应用[J].台兰世界,

2017(24):45-46.

[19] 教育部.教育部关于印发《教育信息化2.0行动计划》的通知[Z].2018-04-13.

[20] 高霞.信息化环境下高校教学档案管理研究综述[J].档案管理,2016(4):75-77.

[21] 孙晓靓,康宝丽,孟玮,等.住院医师规范化培训质量控制信息管理系统的构建与应用[J].中华医学教育杂志,2018,38(2):277-285.

[22] 郝梅,谢嵘,王立,等.医疗大数据搜索系统的建设与应用[J].医疗卫生装备,2019,40(2):43-46,59.

[23] 李焱,马文秀.基于BB平台的管理信息系统网络课程建设[J].西部素质教育,2019,5(3):118-119.

[24] 王杰,钱旦敏,娄帅,等.基于大数据的住院医师规范化培训系统设计与实现[J].计算机应用与软件,2018,35(3):61-66,172.

[25] 常青,廖伟,于宏,等.以电子学习档案为核心的住院医师规范化培训管理信息系统的设计与实现[J].现代医院管理,2017,15(5):2-4,29.

[26] 周奎,殷鹏岚,赵云朋.智能化外聘教师管理系统的研究与开发[J].中国教育信息化,2019(1):74-76.

[27] 付月,刘梦琦,陈志晔.浅谈放射学专业住院医师规范化培训教学的培训流程和管理模式[J].中国继续医学教育,2018,10(33):1-2.

[28] 岳靖凯.基于运营管理数据中心的医院人力资源管理系统的设计与应用[D].武汉:华中科技大学,2018.

[29] 宋芳.对基于大数据技术提升医院科研管理水平的几点思考[J].天津科技,2018,45(8):30-32.

[30] 董皓.智能时代财务管理[M].北京:电子工业出版社,2018.

[31] 黄伟.财务共享服务模式研究及实践[J].财会学习,2017(15):88.

[32] 杨亮宇,朱思怡,蔡家轩,等.基于互联网＋的智能停车场管理系统[J].科技视界,2019(10):220-221

[33] 陈天雨,巴志强,陈阳,等.医院后勤信息化建设的探索与实践[J].现代医院管理,2018,16(4):11-13.

[34] 黄春.计算机图像识别技术的现状及改进建议[J/OL].电子技术与软件工程,2019(16):73-74.

[35] 张鲁丹.智能图像识别技术研究[D].锦州:渤海大学,2016.

[36] 梁书彤,郭茂祖,赵玲玲.基于机器学习的医疗决策支持系统综述[J/OL].计算机工程与应用:1-15.

[37] 李景龙.智能服务机器人在医疗方面的应用研究[J].企业技术开发,2018,37(7):4-7,13.

[38] 任福继,孙晓.智能机器人的现状及发展[J].科技导报,2015,33(21):32-38.

[39] 高兴莲,苏法安,谭小珏,等.物流机器人在手术室高值耗材配送管理中的应用及效果评价[J].中华护理杂志,2017,52(9):1052-1054.

[40] 孟群,毕丹,张一鸣,等.健康医疗大数据的发展现状与应用模式研究[J].中国卫生信

息管理杂志,2016,13(6):547-552.

[41] 俞沁圆,顾婷,孔玉琴,等.物联网概念及技术应用概述[J].数码世界,2017,
(10):276.

[42] 张宇锋,张更路.医疗物联网应用综述[J].物联网技术,2019,9(1):91-94.

[43] 陈亮,张乐乐,张文彪,等.物联网技术在智慧医疗中的应用分析[J].中国新通信,
2018,20(24):111.

[44] 薛腾飞,傅群超,王枞,等.基于区块链的医疗数据共享模型研究[J].自动化学报,
2017,43(9):1555-1562.

[45] 沈甦.我国智慧医疗建设的现状及发展策略研究[J].上海医药,2016,37(15):54-
56,60.

[46] 李星霖,李兵.基于区块链技术的医疗信息互联互通应用分析[J].无线互联科技,
2019,16(12):9-10.

[47] 健康e刻研究院.5G为医疗健康行业描绘新赛道[N].健康报,2019-04-27(3).

[48] 张勉.移动通信技术的发展历史及趋势[J].电脑与电信,2007(9):19-20,36.

[49] 沈磊.互联网医院发展研究[D].武汉:华中科技大学,2017.

[50] 中国工程院.智慧医疗与医疗资源优化配置[M].北京:高等教育出版社,2016.